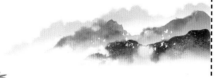

国医大师雷忠义痰瘀流派论文集

主编◎陈金锋

世界图书出版公司

图书在版编目（CIP）数据

国医大师雷忠义痰瘀流派论文集/陈金锋主编 . --
北京：世界图书出版公司，2020.3
ISBN 978-7-5192-7247-0

Ⅰ.①国… Ⅱ.①陈… Ⅲ.①心痛（中医）—中医临床
—经验—中国—现代 Ⅳ.① R256.22

中国版本图书馆 CIP 数据核字 (2020) 第 008357 号

书　　　名	国医大师雷忠义痰瘀流派论文集	
（汉语拼音）	GUOYIDASHI LEIZHONGYI TANYU LIUPAI LUNWENJI	
主　　　编	陈金锋	
总　策　划	吴　迪	
责 任 编 辑	韩　捷　王　平	
责 任 校 对	李亚哲	
装 帧 设 计	包　莹	
出 版 发 行	世界图书出版公司长春有限公司	
地　　　址	吉林省长春市春城大街 789 号	
邮　　　编	130062	
电　　　话	0431-86805551（发行）　　0431-86805562（编辑）	
网　　　址	http：//www.wpcdb.com.cn	
邮　　　箱	DBSJ@163.com	
经　　　销	各地新华书店	
印　　　刷	长春市卓奥印业有限公司	
开　　　本	787 mm×1092 mm　1/16	
印　　　张	30	
字　　　数	556 千字	
印　　　数	1—5 000	
版　　　次	2020 年 3 月第 1 版　　2020 年 3 月第 1 次印刷	
国 际 书 号	ISBN 978-7-5192-7247-0	
定　　　价	128.00 元	

《雷忠义国医大师工作室系列图书》
编委会

总　　编　雷忠义　刘超峰　雷　鹏　范　虹

参编人员（按姓氏笔画排序）

于小勇　卫培峰　王　勇　文颖娟　田　心

朱富华　任得志　刘超峰　闫亚莉　安　静

苏　建　李光善　李翠娟　张军茹　陈书存

陈金锋　武雪萍　范　虹　周岩芬　郑旭锐

胡　勇　胡龙涛　侯杰军　贺兰萍　谢　妍

谢华宁　雷　鹏　雷忠义

《国医大师雷忠义痰瘀流派论文集》
编委会

长安雷氏心病痰瘀流派传承谱系图

雷忠义（国医大师）

陕西省第一届名中医、国家级中医师承制导师、中国中医科学院博士生导师、
国家优秀中医临床人才指导老师、全国中医杰出贡献奖获得者

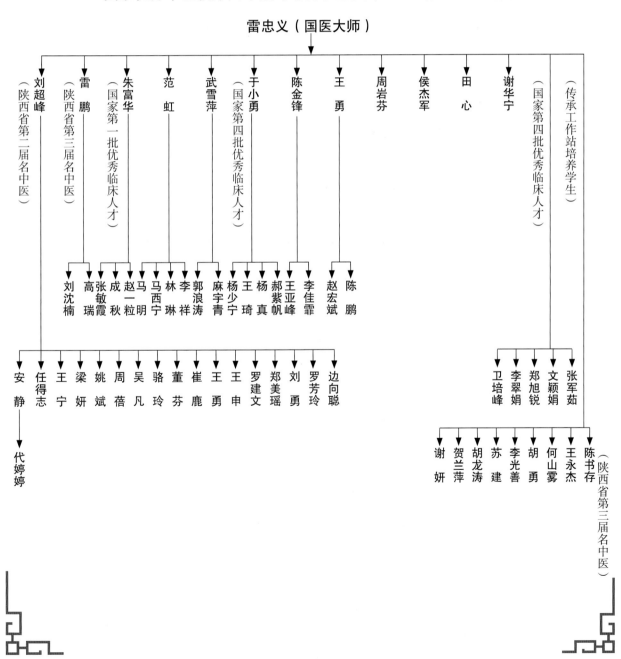

雷忠义 简介

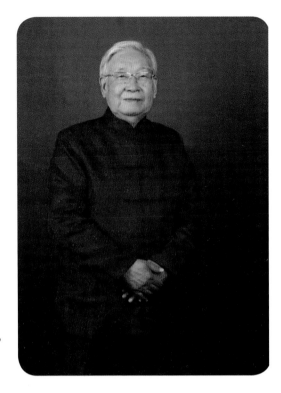

雷忠义，男，1934年出生，陕西合阳人，主任医师，第三届国医大师、中国中医科学院中医师承制博士生导师；全国第四、第六批老中医药专家学术经验继承导师，陕西省第一、第二、第五、第六批老中医药专家学术经验继承导师。曾任中国中西医结合学会心血管专业委员会委员、《实用中西医结合杂志》编委、陕西省中医药学会心血管与活血化瘀专业委员会副主任委员、中华医学会陕西分会老年医学学会常委，现任《国医年鉴》顾问、陕西省中医、中西医结合学术委员会名誉会长、长安医学传承发展委员会副主任委员、世界中医药联合会秦药分会名誉主席、泰国中医协会终身名誉主席等职。雷忠义是国内最早提出胸痹心痛痰瘀互结理论者之一，雷忠义提出"胸痹心痛痰瘀互结理论、痰瘀毒互结理论、痰瘀毒风互结理论"被业内专家广泛认可，并在这些理论指导下研制成功国家级新药"丹蒌片"、省级新药"舒心宁片"等。曾荣获陕西省政府科技成果二等奖、陕西省医药卫生科技成果二等奖。荣获"陕西省科教耆英称号"，陕西省及全国"优秀科技工作者称号"，获"全国科技突出贡献奖"。2008年被评为"陕西省名老中医"，2011年建立"国家级名老中医雷忠义工作室"。2017年被评为第三届国医大师。2019年获得"全国中医药杰出贡献奖"。

雷忠义擅长冠心病心绞痛、心力衰竭、心律失常、高血压等心血管疾病的中西医结合诊治。自创方剂雷氏丹蒌方、雷氏丹曲方、雷氏养心活血汤、雷氏丹蒌心水方、雷氏心悸方，用于治疗胸痹心痛病、心衰病、心悸病等，疗效显著。痰瘀互结证和丹蒌片于2014年、2016年被列入《中西医结合Ⅰ期心脏康复专家共识》，丹蒌片于2015年被列入《中华人民共和国药典：2015年版．一部》，2016年被列入由陈可冀院士、张敏州教授、霍勇教授、吴宗贵教授等65位中西医专家制定的《急性心肌梗死中西医临床诊疗专家共识》《诊疗指南》，2017年相继被列入《动脉粥样硬化中西医结合诊疗专家共识》《血脂异常中西医结合诊疗专家共识》，2018年相继被列入《经皮冠状动脉介入治疗围手术期心肌损伤中医诊疗专家共识》《冠心病用药指南》。雷忠义先后主持3项省级课题，撰写学术论文30余篇，参编《中西医结合开拓者》等专著五部，培养传承人26人，传承流派弟子62人。

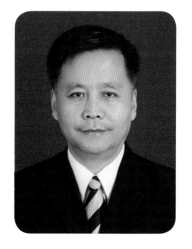

刘超峰 简介

刘超峰，男，1960 年出生，汉族，陕西凤翔人。主任医师，硕士研究生导师。陕西省中医医院心病科主任、雷忠义国医大师研究所所长。第二届陕西省名中医，陕西省有突出贡献的专家，国家第二批"西部之光"访问学者，三秦学者，国医大师雷忠义学术经验继承人，第五批名老中医学术经验继承导师。现兼任中华中医药学会心病学分会常委，中国医师协会中西医结合分会高血压病专业委员会委员，中国民族医药学会理事，陕西省中医药学会理事，陕西省医学会心血管专业委员会委员，陕西省中医药学会心血管业委员会副主任委员兼秘书长，陕西省中医药学会内科分会委员，陕西省保健协会高血压专业委员会委员，西安市科协医学咨询专家。

擅长冠心病心绞痛、心力衰竭、心律失常、心肌炎、高血压等多种心血管疾病诊治。从医 30 余年来，在内科心血管病的临床诊治中积累了丰富的经验，有深厚的学术造诣。目前在研课题及项目 4 项，已发表学术论文 30 余篇，参编专著 2 部。

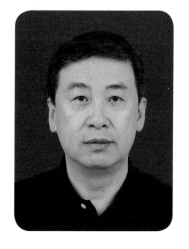

雷 鹏 简介

雷鹏，男，1965 年出生，汉族，陕西合阳人。主任医师，硕士研究生导师，陕西省人民医院中医康复病院常务副院长、中医科主任，雷忠义国医大师研究所副所长，第三届陕西省名中医，国医大师雷忠义学术思想继承人，国家中医药管理局"十二五"重点专科学科带头人，陕西省人民医院国家药物临床研究机构中医专业负责人。兼任中华中医药学会心血管分会委员、中华中医药学会风湿病分会委员、中国中医药促进会痰瘀同治专业委员会常委、中国老年医学学会常务、陕西省中西医结合学会理事、陕西中医药学会脑心同治专业委员会副主任委员、陕西省中医药学会风湿病分会副主任委员、陕西省中医药学会络病分会副主任委员、西安市中西医结合学会常务委员及心血管分会副主任委员、西安市医疗事故鉴定专家库成员、陕西省优秀中青年中医药科技工作者。

从事中医临床工作 30 年，积累了丰富的临床经验，对内科常见病、疑难病都有较高的水平，擅长中医药治疗心血管病、风湿、脾胃病及疑难杂症等。参与国家临床新药研究 20 余项，主持参与国家及省市级科研项目 10 余项，发表科技论文 20 余篇。

范 虹 简介

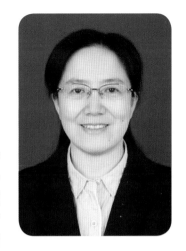

范虹，女，1972年出生，汉族，四川三台人。主任医师，研究生学历，中共党员。雷忠义国医大师研究所副所长，国医大师雷忠义学术继承人，"沈氏女科"第20代传人，"陕西省首届优秀中医临床人才"。现任世界中医联合会动脉粥样硬化性疾病专业委员会理事，陕西省中医药学会心血管病分会委员，陕西省中医药专家委员会委员，陕西省中医药科技开发研究会心血管病研究分会委员，陕西省心血管病证中西医结合研究联盟专家组成员，西安市中西医结合心血管学会委员。曾在北京安贞医院研修心血管1年。

擅长冠心病心绞痛、心力衰竭、心律失常、心肌炎、高血压等多种心血管疾病及月经不调、痛经、乳腺增生、更年期综合征等妇科疾病诊治。发表论文10篇，主编专著《国医名师雷忠义临证菁华》1部，参编专著3部，参与厅局级科研课题共6项。

陈金锋 简介

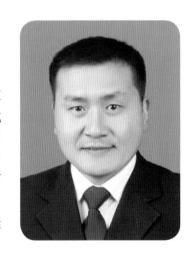

陈金锋，男，1978年出生，汉族，陕西柞水人。在读博士，副主任医师，中共党员，中医世家陈氏第五代传人，国医大师雷忠义学术思想继承人，现任雷忠义国医大师秘书。兼任世界中医药联合会秦药分会理事，中国医师协会陕西省医学会心血管专业委员会会员，陕西省中医药专家协会委员，中国民族中医药协会副秘书长、海外华人中医协会委员、泰国中医药学会顾问。曾相继毕业于宝鸡市中医学校、陕西中医学院、商洛师范学院、西安交通大学、天津中医药大学。同时师承于陕西省名中医"宝鸡针灸王"王新明教授学习针灸，继承发扬了雷氏痰瘀毒风互结理论。

擅长中西医治疗冠心病、心律失常、心力衰竭、心肌病、高血压等，曾进修于西安交通大学第一附属医院导管室，掌握冠心病介入和射频消融、起搏器植入等新技术。曾参加过国家自然科学基金主办第四军医大学和南京中医药大学承办的两届全国研究生暑期培训学习。曾获得天津中医药大学"优秀研究生干部，优秀团干部""神州奖学金"，西安交通大学"优秀学生干部"等称号。主持参与科研课题5个，发表学术论文16篇，其中11篇发表在核心期刊，2篇被评为"优秀学术论文"，参编著作4部，业余爱好：文学、书画、戏曲、武术等。

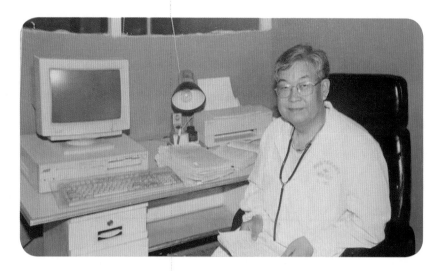

▲国医大师雷忠义潜心科研

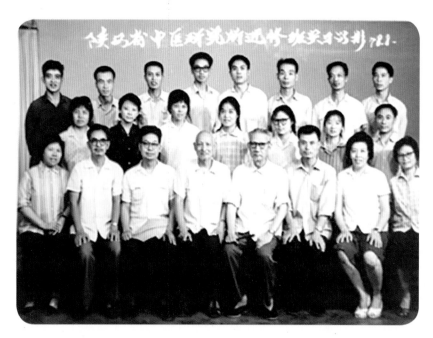

▲1978年陕西省中医研究所进修班合影 前排（左三）雷忠义、右四（米伯让）

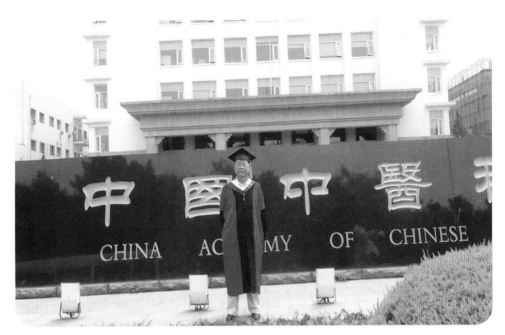

▲中国中医科学院博士生导师雷忠义

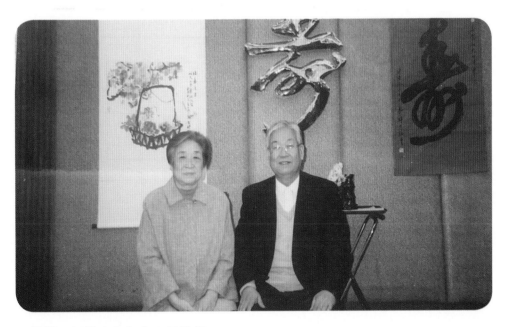

▲国医大师雷忠义与夫人王静华

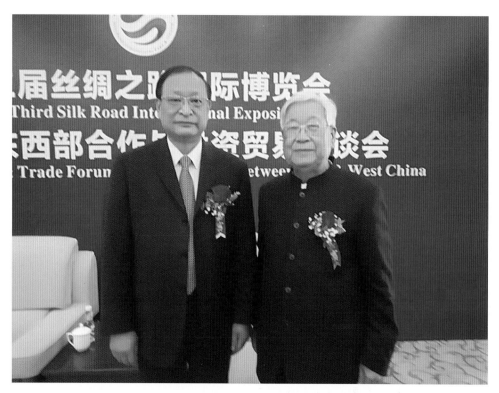

▲国医大师雷忠义与国家中医药管理局原局长王国强在丝博会上

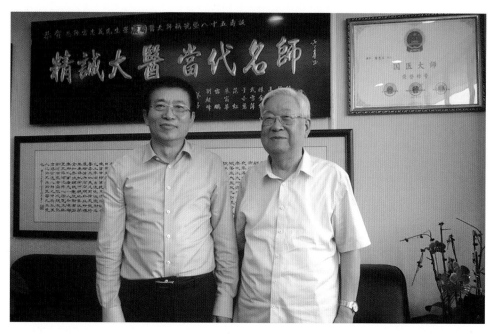

▲国医大师雷忠义与国家中医药管理局于文明局长

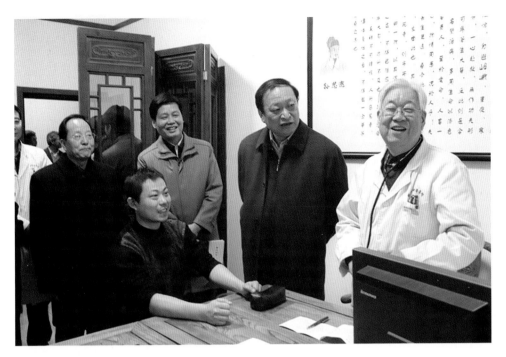

▲国家中医药管理局原局长王国强（右二）、陕西省卫健委党组书记刘勤社（右三）、陕西省卫生厅原厅长刘少明（左一）

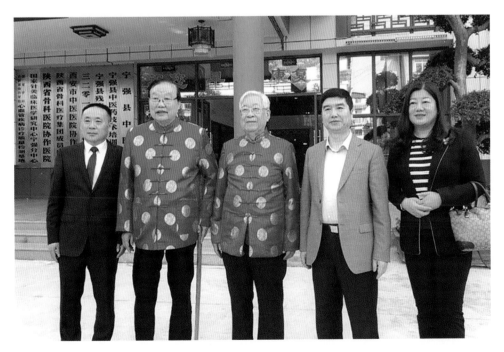

▲国医大师雷忠义与张学文大师（左二）、陕西省中医药管理局马光辉局长（右二）、陕西省中医药管理局孔群副局长（右一）

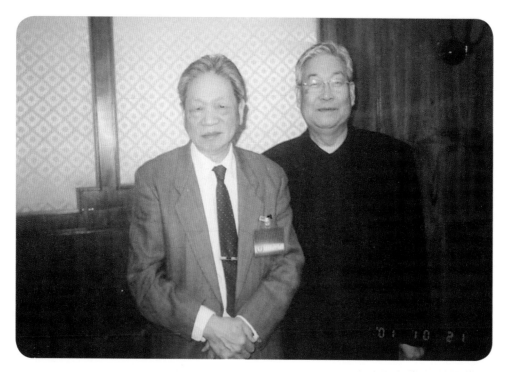

▲国医大师雷忠义与中国中医科学院陈可冀院士

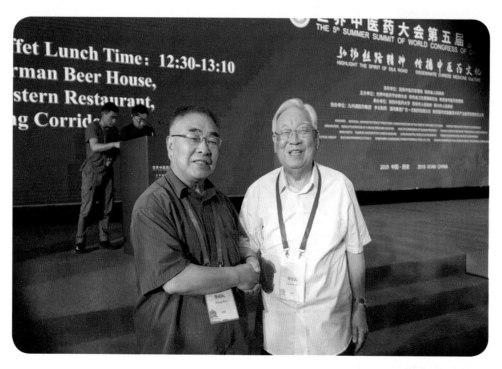

▲国医大师雷忠义与中国中医科学院原院长、中国工程院院士张伯礼教授

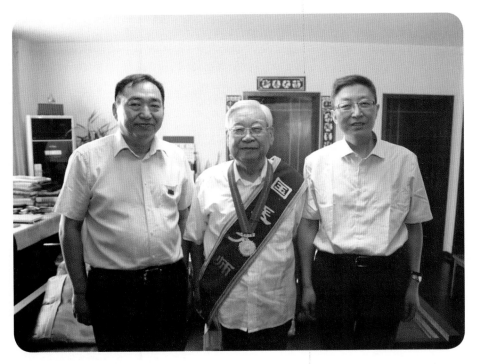

▲陕西省中医医院党委书记李玉明、副书记刘小宾与国医大师雷忠义

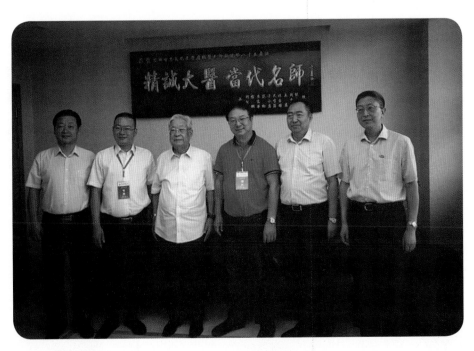

▲国医大师雷忠义同陕西省中医医院许建秦院长（左一）、西南医科大学附属医院杨思进院长（右三）、陕西省中医医院党委书记李玉明（右二）、副书记刘小宾（右一）

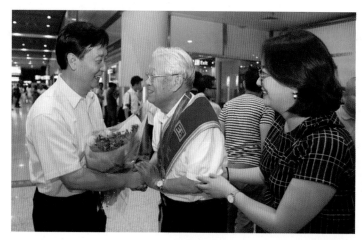

▲陕西中医药大学书记、陕西省中医药研究院原院长刘力到机场迎接国医大师雷忠义

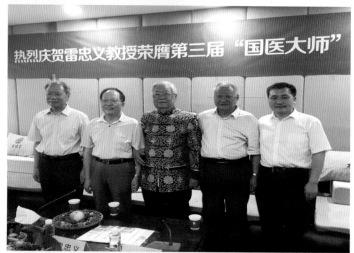

▲陕西省卫生厅原厅长刘少明（左二）、原副厅长耿庆义（右二）与国医大师雷忠义（中）

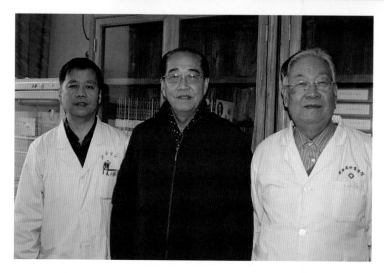

▲国医大师雷忠义（右一）与原第四军医大学校长鞠明达教授（中）、陕西省中医医院心病科主任刘超峰（左一）

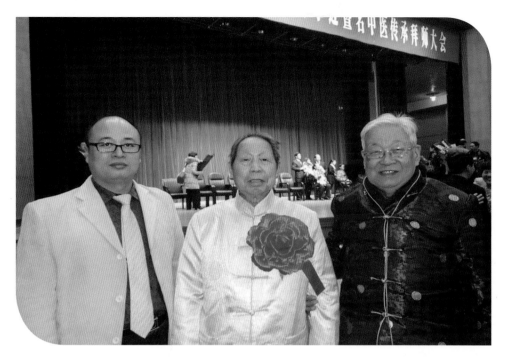

▲ 国医大师雷忠义（右一）与国医大师郭诚杰（中）

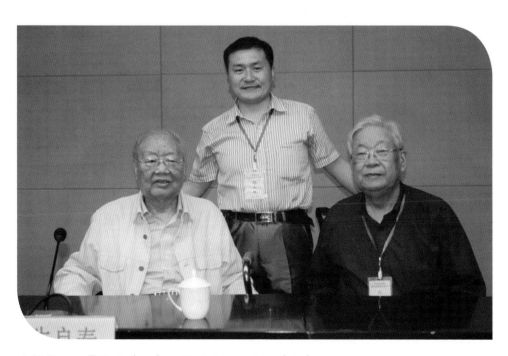

▲ 国医大师雷忠义（右）与国医大师朱良春（左）

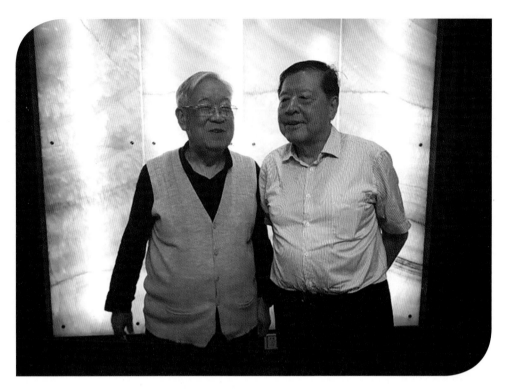

▲国医大师雷忠义与国医大师沈宝藩

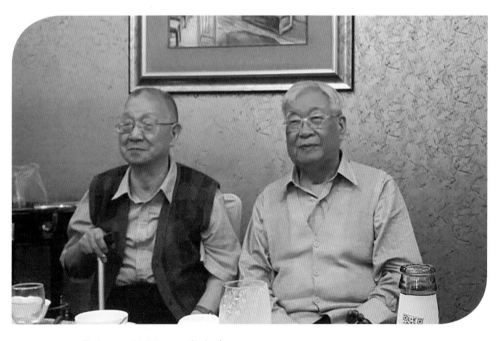

▲国医大师雷忠义与国医大师李今庸

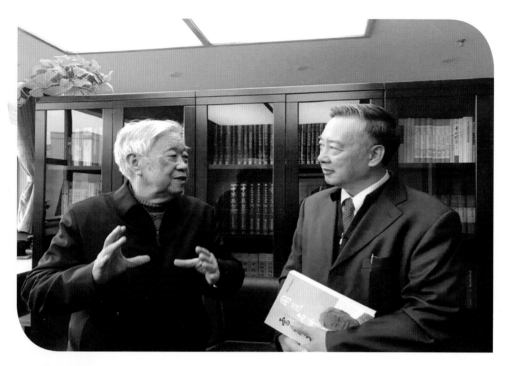

▲国医大师雷忠义与泰国中医学会会长陈少挺先生

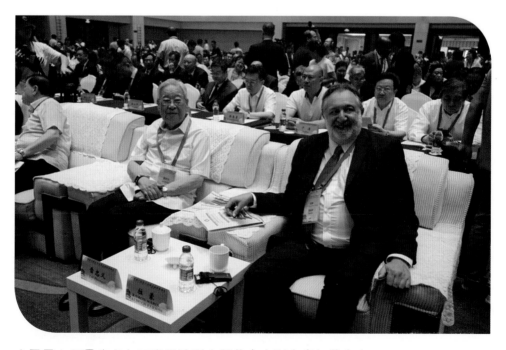

▲国医大师雷忠义与西班牙欧洲中医基金会副主席拉蒙先生

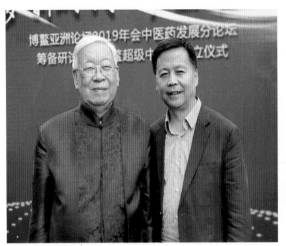

▲ 国医大师雷忠义与弟子刘超峰

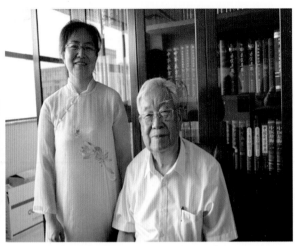

▲ 国医大师雷忠义与弟子范虹合影

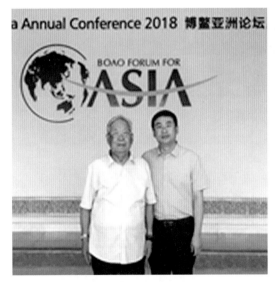

▲ 国医大师雷忠义与弟子雷鹏

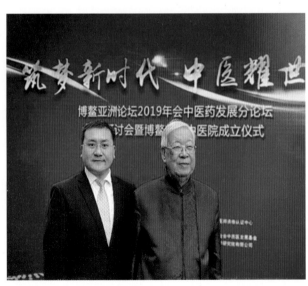

▲ 国医大师雷忠义与弟子陈金锋

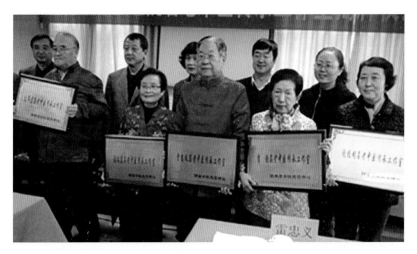

▲国家级名老中医传承工作室挂牌

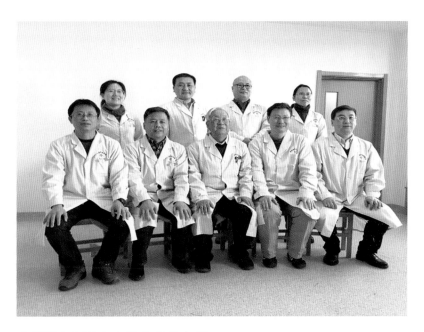

▲国医大师雷忠义传承弟子合影

前排左起：于小勇、刘超峰、雷忠义、朱富华、雷鹏；

后排左起：范虹、陈金锋、王勇、武雪萍

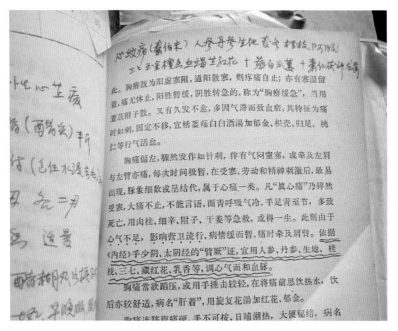

▲ 1969 年雷忠义痰瘀同治学术思想萌芽、用秦伯未方治胸痹的手稿笔记

加味瓜蒌薤白汤治疗冠心病心绞痛44例小结

陕西省防治冠心病、高血压病协作组

加味瓜蒌薤白汤治疗冠心病观察小组

▲ 1974 年雷忠义所在的陕西省防治冠心病、高血压学组在《陕西新医药》上发表的第一篇痰瘀同治的论文

1983年第4卷第4期（总22期）　　　　　　　　　· 23 ·

加味瓜蒌薤白汤治疗冠心病心绞痛104例

陕西省中医药研究院附院内科心血管病研究组

雷忠义　苏亚秦　吴亚兰　王莎萍　孙毓明

我们学习北京地区先进经验，将"活血化瘀"与"宜痹通阳"两法相结合，组成加味瓜蒌薤白汤。从1972年以来，由七个协作单位共同

检查7例患者，治疗后有5例患者心功能有不同程度的改善，其中以PEP、LVET及PEP/LVET及ICL/CVEL较为敏感。

▲ 1983 年雷忠义所在的陕西省中医研究院附院内科心血管病研究组领衔的西安市六个协作单位共同观察的"加味瓜蒌薤白汤治疗冠心病104例"，发表于《陕西中医》

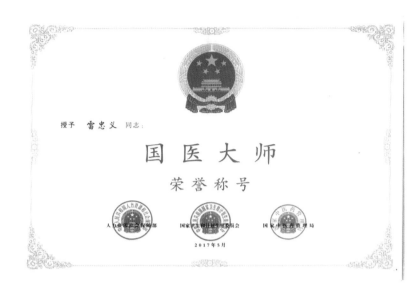

▲国医大师证书

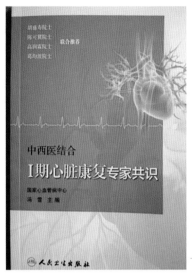

▲2014年、2016年痰瘀互结理论和丹蒌片入编《中西医结合Ⅰ期心脏康复专家共识》

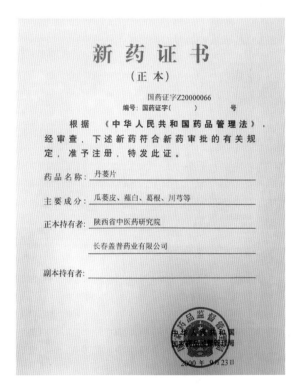

▲丹蒌片国家级新药证书

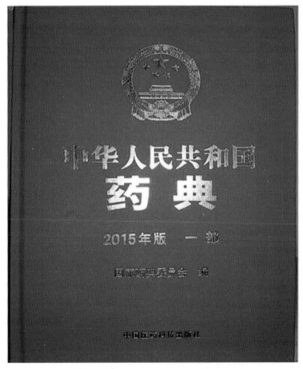

▲丹蒌片被载入《中华人民共和国药典:2015年版.一部》

国医大师雷忠义传承工作站成立花絮

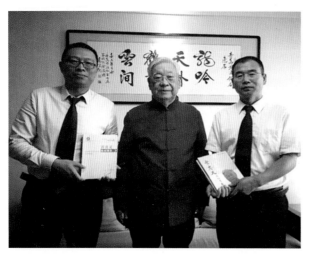

▲国医大师雷忠义与青岛弟子李光善、胡勇

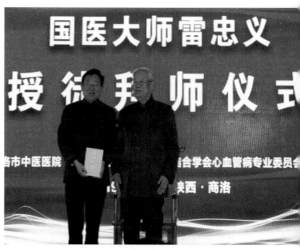

▲国医大师雷忠义与商洛弟子陈书存

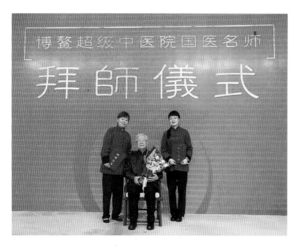

▲国医大师雷忠义与海南弟子贺兰萍、谢妍

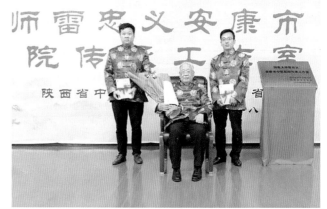

▲国医大师雷忠义与安康弟子胡龙涛、苏建

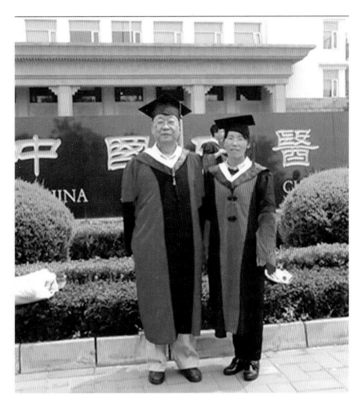

▲国医大师雷忠义与弟子武雪萍

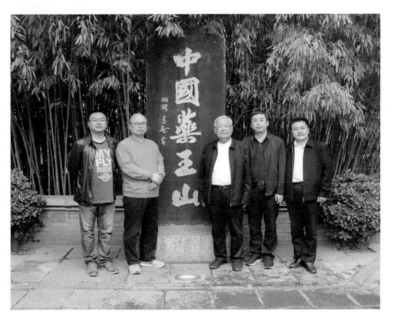

▲国医大师雷忠义与弟子雷鹏（右二）、王勇（左二）、侯杰军（左一）、陈金锋（右一）参观药王山

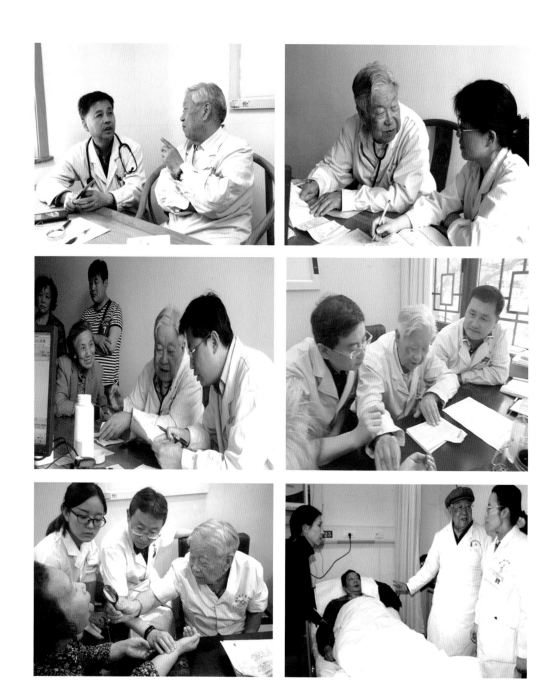

▲国医大师雷忠义门诊临床工作花絮

弘揚國醫

承前啟後

戊戌年秋月　雷忠義題

勤求古訓

博採眾方

金鋒謹記

戊戌年秋月忠義

序 一

国医大师雷忠义先生给我的印象非常深刻，诙谐，幽默，交流中不乏虔敬！今年夏天，世界中医药联合会夏季峰会于古城西安召开，其间又专程去看望雷大师，他耄耋之年，鹤发童颜，面含微笑，和蔼可亲，慈祥睿智，非常健谈。他谈及20世纪六七十年代，下乡义诊走基层，做临床和实验研究，创立心病痰瘀互结理论和研发国家级新药"丹蒌片"、地标产品"复方羊红膻片（舒心宁片）"的经过，令人钦佩。他持之以恒！坚持心病痰瘀互结理论的研究半个多世纪，且能与时俱进，不断学习，不断进取，创立并不断完善胸痹心痛病痰瘀互结→痰瘀毒互结→痰瘀毒风互结理论，对胸痹心痛病、心衰病、心悸病、眩晕病的辨治有一套理、法、方、药俱全的理论体系。心病痰瘀互结理论和他研发的国家级新药"丹蒌片"相继被载入《中西医结合Ⅰ期心脏康复专家共识》《中华人民共和国药典:2015年版.一部》《急性心肌梗死中西医临床诊疗专家共识》《动脉粥样硬化中西医结合诊疗专家共识》《血脂异常中西医结合诊疗专家共识》《经皮冠状动脉介入治疗围手术期心肌损伤中医诊疗专家共识》《冠心病用药指南》等。他这种锲而不舍的科研精神令人敬佩，是我们中医发展与传承的榜样。

在新中国成立70周年华诞，也是心病痰瘀互结理论提出50周年之际，作为献礼作，《国医大师雷忠义痰瘀流派论文集》即将出版，此论文集记录了雷大师和团队创立并不断完善心病痰瘀互结理论的整个历程。在此，我表示衷心祝贺，也深感欣慰。可以看出雷大师披肝沥胆、老骥伏枥，传承队伍越来越壮大，学术思想传承源远流长。这种跨世纪之作也是我们中医传承和发展的很好体现。

祝愿雷大师健康长寿，学术思想继续传承、发扬光大！

国家中医药管理局局长 于文明

二〇一九年八月

序　二

　　我与国医大师雷忠义先生相识已经半个多世纪了，20 世纪 70 年代他到西苑医院来学习，我们就认识了。他勤奋好学，刻苦认真，悉心向赵锡武、郭士魁等老前辈学习，并常和我们探讨、切磋。在西苑医院学习期间，从郭士魁活血化瘀辨治胸痹心痛及赵锡武力主祛痰宣痹通阳辨治中受到启发，融会贯通，提出从痰瘀互结辨治胸痹心痛、心悸。痰瘀互结理论研究和拓展，他还常打电话和我交流、探讨，他态度之谦逊、学术之严谨，令人敬佩！他研发的国家级新药"丹蒌片"的几次全国研讨会上，我也看到丹蒌片治疗冠心病、动脉粥样硬化的多项研究，硕果累累，也为冠心病痰瘀互结证开辟了中医治疗的新蹊径。我也参与了丹蒌片的临床实验指导工作。他一生持之以恒！执着于心病痰瘀互结理论与临床研究工作，坚持了 50 余载，实属不易。

　　在新中国成立 70 周年大庆、痰瘀互结理论提出 50 周年之际，他的学生陈金锋组织编写《国医大师雷忠义痰瘀流派论文集》，邀我作序，甚感欣慰。文集收集了雷忠义从 20 世纪 70 年代起发表的关于痰瘀互结理论的文章，以及传承弟子近年发表的论文 60 余篇。他的学术理论像一棵大树，有根有干，有枝有叶，欣欣向荣。耄耋之年还坚持科研创新，我佩服他这种精神。祝贺他！长安医学雷氏心病痰瘀流派已形成，传承队伍也越来越壮大。我也相信，在他的带领下，一代代中医人能够接力传承，把中医事业发扬光大！

中国科学院院士　陈可冀

二〇一九年八月

序　三

　　落笔作序，诚惶诚恐！我是1961年4月至1964年4月参加陕西中医学院第二期西医离职学习中医研究班(西学中班)成员，受到西医和中医两种理念的熏陶，从20世纪60年代，我就对冠心病的中医治疗进行探索，受到老前辈名老中医张翰祥和米伯让先生探论《伤寒论》的启示，开始思考胸痹心痛病的中医治疗，结合临床，很多冠心病患者既有"痛"也有"闷"的表现，提出从"痰瘀互结"辨治胸痹心痛病。1969年阅读秦伯未《中医临证备要》后，用其中的胸痛方加瓜蒌、薤白等，治疗了一例急性心肌梗死患者，效果非常好。从此构思，痰瘀可以结合起来论治胸痹心痛病。痰瘀互结思想萌芽。

　　翻阅经典，痰瘀古已有之，经典和先贤都有论述，不过以前都是单独论"痰"或单独论"瘀"，没有两者合一系统的论述。如《黄帝内经》已有论述，《灵枢·百病始生》说："汁沫与血相抟"，《金匮要略》首先提出了"瘀血""痰饮"病名，《金匮要略·水气病篇》所言"血不利则为水"，元代朱丹溪明确提出了"痰挟瘀血，遂成窠囊"，这些都是只提及疾病，未涉及系统论述，可以说是痰瘀互结的雏形。

　　20世纪70年代，我荣幸在北京西苑医院进修，遇到王文鼎、郭士魁、赵锡武等中医大家。关于胸痹心痛病，在郭士魁主张瘀血和赵锡武主张痰湿的争论中，我受到进一步启发，把痰瘀结合起来提出痰瘀互结辨治胸痹心痛病。1973年，我所在的陕西省防治冠心病、高血压病协作组，联合西安市六家医院，以痰瘀互结理论立方，观察了加味瓜蒌薤白汤治疗冠心病44例，1974年发表在《陕西新医药》。

　　20世纪80年代，我和我的团队在陕西省科技厅立项，做了大量的临床和基础研究，并研制成"舒心片"推向市场。20世纪90年代末，在李连达院士和他的博士生刘建勋的协助下，重新做基础实验后，向国家申报，成功获批国家级新药"丹蒌片"。

2000年至今，痰瘀互结理论和丹蒌片已在兄弟单位和同仁们的共同研究下，被广泛认可和应用。我无比欣慰！吴宗贵教授曾说："陕西省中医医院对痰瘀互结证和丹蒌片的研究具有里程碑的作用。"痰瘀互结理论和丹蒌片也于2015年被载入《中华人民共和国药典:2015年版.一部》，2014年、2016年被胡盛寿、陈可冀、高润霖、葛均波等四大心血管领域权威院士联合推荐为《中西医结合Ⅰ期心脏康复专家共识》，2016年被列入由陈可冀院士、张敏州教授、霍勇教授、吴宗贵教授等65位中西医专家制定的《急性心肌梗死中西医临床诊疗专家共识》《诊疗指南》，2017年相继被列入《动脉粥样硬化中西医结合诊疗专家共识》《血脂异常中西医结合诊疗专家共识》，2018年相继被列入《经皮冠状动脉介入治疗围手术期心肌损伤中医诊疗专家共识》《冠心病用药指南》。各界专家的认可和共识，给了我继续开拓创新的信心。

2000年后，我和我的团队进一步深入探索，发现痰瘀日久可以化热，提出了胸痹心痛病痰瘀毒互结理论，经过大量的临床和基础研究，也证实这一证候的确存在，我们根据胸痹心痛病痰瘀毒互结理论，配伍组方创立"丹曲方"，制成院内制剂"丹曲胶囊"。

2010年后，在临床用中医治疗室性心动过速、室颤等心律失常时，我们发现心律失常与"风性善行而数变"的特性相近，于是在治疗心悸病时加入熄风定悸药取得非常好的疗效。就此进一步发展完善痰瘀毒互结理论，我们提出了痰瘀毒风互结理论。

在半个多世纪临床、科研和教学中，积淀和推进，我自觉没有多么伟大的创举，我带教的学生也是默默传承、接力延续，目前已有60余人，2018年，经陕西省中医药管理局批准，建立了"长安雷氏心病痰瘀流派传承工作室"。出此论文集也是在新中国70华诞之际，记录历史，启发未来。有很多不足和谬误，还望读者多多斧正和包涵！希望在新中国日益兴隆、飞速发展的今天，能启迪中医后学，坚持临床和科研探索，让中医药事业发扬光大，造福于更多的人类！

国医大师　雷忠义
二〇一九年八月

前　言

我的恩师雷忠义教授是第三届国医大师，中国中医科学院师承制博士生导师，全国第四、六批老中医药专家经验继承导师；陕西省第一、二、五、六批名老中医学术经验继承导师。他从 20 世纪 60 年代末投身于中西医结合心血管疾病的临床和研究工作，用秦伯未的胸痛方加瓜蒌、薤白等诊治一例急性心肌梗死患者，取得很好的疗效，悟出胸痹心痛病病机不仅有"瘀"，而且有"痰"。20 世纪 70 年代初于北京学习，从赵锡武、郭士魁等老前辈关于痰和瘀主次的争论中受到启发，提出胸痹心痛病痰瘀互结理论，临床中开拓创新地用加味瓜蒌半夏汤治疗冠心病，并联合西安市六家医院进行研究，1974 年最早在学术期刊《陕西新医药》发表了关于痰瘀同治的文章。他锲而不舍，坚持临床科研几十年，2000 年治疗痰瘀互结证的国家级新药"丹蒌片"申报获批，从此，痰瘀互结证和丹蒌片的研究如雨后春笋，近二十年在全国掀起了研究热潮。

先生德高望重、和蔼可亲、平易近人，对学生们关怀有佳！先生老骥伏枥、不懈余力。继续奉献于中医药事业，继续开拓创新，相继提出胸痹心痛病痰瘀互结理论、痰瘀毒互结理论、痰瘀毒风互结理论，至今已有五十年了。先生守正创新、传承接力、下自成蹊。传承队伍六十余人，耄耋之年，还在继续为中医传承事业发挥光和热。在新中国七十华诞、痰瘀互结理论提出五十周年之际，同时，今年长安医学雷氏心病痰瘀流派成立。为此庆贺，我们搜集整理了先生从事临床科研的所有科技论文和媒体朋友的报道文稿，还有传承队伍中已发表的大量关于先生经验和痰瘀理论研究的论文，并予归类汇编。以记录这一流年岁月和科研足迹！为了真实反映雷教授的学术思想和临床经验，尽量保持原有资料的真实性，我们除对论文中出现的笔误及个例进行更正外，其他未进行修改变动，并在文后附有流年事记。

因我们编校水平有限，难免有错漏之处，敬请不吝指教。

编　者

2019 年 9 月

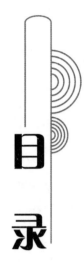

目 录

第一部分

国医大师雷忠义文稿及相关文献

国医大师雷忠义文稿

从医励志铭

——雷忠义

山不在高，有仙则名。水不在深，有龙则灵。

斯是陋室，惟吾德馨。名医汇集，超越山峰。

水有源头，树木有根。根叶互济，冠干相成。

科学传承，求实创新。老树新芽，繁荣杏林。

精研方术，中西贯通。痰瘀同治，独辟蹊径。

中华医学，博大精深。欣逢盛世，国医振兴。

长路漫漫，苦修践行。六十寒暑，经典未精。

韶华不再，专业力争。同行老友，众志成城。

耄耋不已，何惧艰辛。实现梦想，不负此生。

雷忠义大师礼赞

——赵馥洁（静致斋人、西北政法大学哲学教授）

道继岐黄慧境深，回春妙术本仁心。

羊红点化①成仙草，痰瘀精研②耀杏林。

济世情怀常煦煦③，救人鸿志总忪忪④。

病躯幸遇清风拂，仰望医坛拜碧岑。

2018 年 8 月 19 日于首届中国医师节

注：

①羊红点化：20 世纪 70 年代，雷忠义先生和他的课题组完成了从草药羊红膻到复方羊红膻片（舒心宁片）的临床实验和研究。该成果作为地标产品，荣获

了 1978 年度的陕西省卫生科技二等奖，打开了以中草药防治心血管病的路径。

②痰瘀精研：雷先生多年来潜心研究从痰瘀毒风互结辨治胸痹心痛病理论，痰瘀互结→痰瘀毒互结→痰瘀毒风互结理论。并提出痰瘀同治的辨证论治原则，总结出理、法、方、药俱全的辨治体系。

③煦煦：温暖，惠爱。

④忱忱：真诚，热情。

雷大师授徒训诫词

一、端正医德医风，反对不良倾向

继承人必须忠于中医事业，坚持中西医并重的方针，突出中医特色，时时事事要首先想到——"我是一名中医人，我要为中医事业的继承与发展做贡献！"坚决反对"吃中医饭，砸中医锅"的邪风，摒弃重西轻中的思想。中医的发展永远都是科学发展的必然！决心做中医的继承人。

二、提倡严谨治学，贯彻实事求是的科学发展观

在跟师临床实践中，必须加强基本功训练，用中医中药解决临床问题；向老师、向同事、向患者虚心学习，切磋疑难。查典籍、找文献，博览群书，精读与博览相结合。在全面继承老中医理论与临床经验的基础上，要善于"知常达变"，推陈出新，探索新的思路与方法，力争为中医再创辉煌，造福苍生。

用严肃、严格、严密的"三严"精神进行临床科研，反对浮躁、造假等不良行为，克服"我是老大""老王卖瓜"等故步自封的陋习。

跟一天师，就要有一天的收获。及时整理典型病案，聚少成多。月、季、年都应分类总结写出心得体会。发掘老中医理论与经验的闪光点，尽早顿悟。跟师与独立临床相结合，经验总结与临床再验证相结合。按时递交跟师经验与临床科研论文，圆满完成学业。

三、对指导老师的要求

1. 不断学习，不断自我完善。向古人、向今人、向患者、向学生学习。解决疑难，教学相长。经常翻看、温习典籍与学术杂志，在探究中医精髓的基础上，掌握学术动向，探索、更新学术观念。在实践中求进步、求发展，与时共进。

2. 老骥伏枥，志在千里，诚心诚意，专心全力传承。以能与中医的继承人共事传承为荣；尽献所能，绝不保留；甘为人梯，无怨无悔。为中医的传承与发扬光大竭尽烛炬之光！

大医精诚　　垂范后人

雷忠义

孙思邈，1400多年前诞生在京兆华原孙家原（今陕西铜川市耀州区）。他一生的医药活动遍及三秦，并且东及中原，南到四川，"游历诸处，不恒所居"，通过他毕生的临床实践，继承创新，于永徽三年，著成《备急千金要方》三十卷，三十年后又写成《千金翼方》三十卷。这两部医学巨著博大精深，是我国唐代最伟大的医药学巨著，堪称医药学之百科全书，宋代学者宋亿评价：上极文字之初，下讫有隋之世，或经或方，无不采摭，集诸家之所秘要，去众说之所未至。孙思邈对医药学的贡献主要反映在他的两部著作中。内容涉及药学、方剂学、医学理论、医学临床、针灸学、预防医学、社会医学、医学心理学、养生保健等。特别是在《大医精诚》一文中，首次系统地论述了医学伦理道德的理论和实践问题，是可与古希腊希波克拉底誓言相媲美的东方医学道德准则，至今依然具有现实意义。孙思邈品德高洁、学识渊博，为我国的医药学做出了卓越贡献，被朝廷封为真人，后人称"孙真人"，人民群众爱称为"药王"。我只就他在《大医精诚》中的精辟论述简略地说说个人的感受。

精诚兼备　　方为大医

据记载，孙思邈自幼羸弱多病，为支付医药费用，几乎耗尽家产。病痛的折磨促使他走上了学医之道。他精勤不倦的钻研医药学，行医于亲邻乡里："一事长于己者"，不远万里，也去拜访求教；为求一个秘方，不惜花费百金。他的一生贡献给了医药学事业，他奉命撰修明堂（讲脏腑经络的学问，并绘制成图），著述"针灸经"，亲手绘制成我国第一部彩色"明堂三人图"。他强调"精诚兼务，方为大医"，是说大医必须做到医德与医术的高度与完美结合。他认为"人命至重，有贵千金，一方济之，德瑜于此"，济世活人是医生最崇高的责任。他同时认为学医者必须博极医源，精勤不倦地掌握全部医道，大医者乃医术精湛，医德高尚的医学家。否则，一知半解，不但不会救人，还会害人。孙思邈的这一见解，至今仍有现实意义。

救死扶伤　责无旁贷

对待重危患者，孙思邈要求"不得瞻前顾后，自虑吉凶。护惜性命，见彼苦恼，若己有之，深心凄怆，勿避崄峻，昼夜寒暑，饥渴疲劳，一心赴救，无作功夫形迹之心，如此可为苍生大医"，也就是说，要不顾个人安危和风险，全力抢救。孙思邈还说，遇有"疮痍下痢，臭秽不可瞻视，人所恶见者，但发惭愧凄怜忧恤之意，不得起一念芥蒂之心"，也就是说，面对臭秽不堪或凶险的传染病，医生要以高度的责任心和同情心去救治，不得有一丝一毫的患得患失，不能临证退缩。在非典流行期间，我国的医务工作者表现出高度的责任心，被社会公认为是最可爱的人。我以为，这就是继承、弘扬了孙思邈的高尚医德。

对待患者　皆如亲人

凡人患病痛时，都有需要医护关怀的心理。孙思邈强调说："凡大医治病，必当安神定志，无欲无求，先发大慈恻隐之心，誓愿普救众灵之苦，如有疾厄来求救者，不得问其贵贱贫富，长幼妍媸，怨亲善友，华夷愚智，普同一等，皆如至亲之想"。也就是说，医生治病，务必抛弃一切私心杂念，对所有患者无论贫富贵贱，是老人是小孩，长得好看难看，跟自己关系好或不好，都要一视同仁，如同对待自己的亲人一样，去解救他们的疾苦。这样的理念，应该说，与当今我们提倡的"全心全意为人民服务""以人为本"一脉相承。

不贪钱财　不谋私利

孙思邈认为，凭借自己的技术，利欲熏心，趁危劫财，是最可耻的。他说："纵绮罗满目，勿左顾右盼，丝竹凑耳，无得似有所娱；珍馐迭荐，食如无味，水陆兼陈，看有若无，患者苦楚，不离斯须。而医者安然欢娱，傲然自得"，甚至"多语调笑，谈笑喧哗，兹乃人神之所共耻。"更不能"恃己所长，专心经略财物"。在这里，孙思邈将治病救人放到了医生的最高宗旨、最高境界，所有因治病救人产生的个人收费获益，都只能服从于治病救人这一最高宗旨、最高境界。这种高尚思想，对于我们每个医生，都是深深的教益。

嫉贤妒能　最应鄙弃

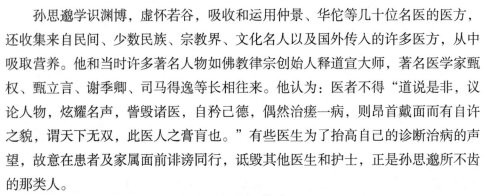

　　孙思邈学识渊博，虚怀若谷，吸收和运用仲景、华佗等几十位名医的医方，还收集来自民间、少数民族、宗教界、文化名人以及国外传入的许多医方，从中吸取营养。他和当时许多著名人物如佛教律宗创始人释道宣大师，著名医学家甄权、甄立言、谢季卿、司马得逸等长相往来。他认为：医者不得"道说是非，议论人物，炫耀名声，訾毁诸医，自矜己德，偶然治瘥一病，则昂首戴面而有自许之貌，谓天下无双，此医人之膏肓也。"有些医生为了抬高自己的诊断治病的声望，故意在患者及家属面前诽谤同行，诋毁其他医生和护士，正是孙思邈所不齿的那类人。

　　孙思邈第一个系统地论述医德的理论和实践，并身体力行，成为崇高医德的一代宗师。他的医学伦理思想对后世医德思想理论体系的形成和完善，起了很大的推动作用。宋代张杲《医说》中的"医药之难"，南宋《小儿卫生总微论方》中的"医工论"，明代龚廷贤《万病回春》中的"医家十要"，明代陈实功《外科正宗》中的"医家五戒十要"等，都是对"大医精诚"思想的发展。我们在当前形势下，更应联系实际，弘扬这种精神，以树立良好的社会风尚，更好地为患者服务。

国医大师雷忠义
电视台及报纸杂志等媒体采访报道

雷忠义：仁心仁术六十载

他是"胸痹痰瘀互结"理论的创始人，并历时16年潜心研究发明了国家级新药——丹蒌片，该药成为治疗冠心病的权威中成药。

他行医近60年，始终秉持"患者至上"原则，不分贵贱亲疏，也不分昼夜，只要有患者找来，任何地方都是他的诊室。

他主编了《心脏病养生保健200问》，参编了《验方精选》等，为我国中医药事业的发展不断鼓与呼；

......

他就是陕西省中医医院心内科主任医师、博士生导师、国家级名老中医带徒导师雷忠义先生。

患者称他为"活菩萨"

如今，已经80岁的雷忠义，每周仍然会上门诊一次。在一个周三的上午，记者悄悄走进雷忠义诊室，但见这位慈祥和善的老人精神矍铄，对每位患者都是轻声细语，询问、诊脉、察言观色等，非常认真，不放过任何一个小的环节。有瞧过病的患者心中有疑问，又返回来问东问西，雷忠义也是不急不躁，耐心解答。

"你们看，她指甲上有明显的暗沟，这说明患者体内有瘀血！"一边给患者诊病，一边不忘给所带的徒弟们传授经验，难怪雷老看一个患者都在15分钟以上。有位医生介绍说，雷老的专家号只有15个，可很多患者都是慕名从外地赶来，不得已每次都加到二十多个患者，从未按时下过班。记者待了近11时，预约患者已加到23名，雷老上午的门诊"拖班"至下午14时后才结束。

说实话，雷老对待患者的那份耐心、关心和细心，真是让人感动。用患者陈静的话说："我见过无数的医生，像雷老这样医德高尚的医生还真少见。他诊病时给你解释得太详尽了，不但说应该怎么治，还分析发病机因，并给周围医生和患者讲此病该如何预防等等，我能感受到那份医者父母心！将来我一定把他当自己的老人一样看待。"陈静长期胸闷、半个头发麻，每天人都是晕晕乎乎的，为此只有依赖咖啡提神。吃雷老开出的方剂约10多天后，整个人就精神焕发了。

雷老在60年的行医生涯中，特别重视精神调摄，兼顾医学心理学的研究，强调治病先治心，鼓励患者树立起战胜疾病的信心，祛除消极、悲观情绪。难怪有患者临别时说："听你一说，还没有吃药病情就减轻许多。"

在儿子雷鹏的记忆里，他小时候，父亲几乎天天在家里看病。有一次自己都睡一觉醒来了，却看见父亲还在灯下为患者诊病。忍不住说："老爸，别看了！"父亲根本不予理睬，只说"你睡吧！"继续为患者诊病。后来受父亲影响也成为医生的雷鹏，终于理解了父亲："他一生天真得像个孩子，对患者有着特殊的感情，唯一的爱好就是看医书。"

雷老说："医生的天职就是通过治病救人贡献社会，爱护患者务必精研医术。"

精湛的医术，加上对患者特有的情感，雷老始终秉持"患者至上"原则，尊重、爱护、体贴每位患者，不开大处方、不做重复检查、不增加患者负担。基本上是一个患者治好了病，下次就会拉一车的人找雷老瞧病。行医60年里，转危为安的患者不计其数。一位急性心肌梗死患者，在某医院误被认为死亡送往太平间，亏得单位同事前往探视，求医生到太平间看最后一眼，却发现患者仍有呼吸，被抢救过来出院后，患者慕名找到雷忠义，经过4个月的精心治疗，奇迹出现，患者心脏供血情况明显改善。这令患者惊喜不已！以后坚持数年调理，病情稳定。一台湾返乡探亲的老兵突发心脏病被雷老成功救治，执意送一枚金戒指感谢被婉拒；外地一基层公安干警陪母亲看病，送千元红包，雷老转手交到住院处作为患者的住院费；穷苦患者带给他的土特产，他换个花样再返还回去；患者和家属送来的锦旗和感谢信被压在了箱底。

退休后的近20年中，尽管健康状况欠佳，雷忠义还是坚持正常门诊、查房、疑难病会诊、抢救危重患者等工作。"医者，父母心也。"无大爱，难以成大医。他重视患者，患者也没有忘记他，众多患者称他为"活菩萨"。

潜心研究创立"痰瘀互结"理论

20世纪70年代，雷忠义在临床接诊大量高血压、冠心病患者，强烈的责任感驱使他把心脑血管病作为了主攻方向。以后医院送他到北京学习中西医结合治疗心血管病，一年的时间里，雷忠义跟随全国知名专家王文鼎、赵锡武、郭士魁等学习，这为他以后的科研之路打下坚实基础。

在院领导的支持下，雷忠义和他所在的心血管病课题研究组，挖掘出了民间草药——羊红膻，并制成了单味和复方片剂，率先在关中四个县建立防治科研点，定期派人轮换驻队，无偿送医药上门。冬天，踏着一尺多厚的大雪；夏天，顶着烈日冒酷暑，就这样坚持了10余年，每天送医送药到群众家里，这在全国是个创举。后来，复方羊红膻片（即舒心宁片）的临床和基础研究，作为地标产品，无偿献给了国家——西安国药厂，药厂获得了客观的社会和经济效益。此项药品的开展1978年荣获陕西省卫生科技二等奖。

羊红膻是陕北民间草药。延安地区民间用以补肾、壮阳，治阳痿，防治僵猪，幼畜发育迟缓及老牲畜的头低、倦卧、倒毛等衰老征象，陕北有民谣道："家有羊红膻，老牛老马拴满圈。"羊红膻的研究，开启了传统医学筛选防治心血管病药物的新思路。临床接诊中，雷忠义发现胸痛（属瘀）者有之，胸闷（属痰）者亦有之，但更多的是痛与闷并见。单用活血化瘀的方法不能完全解除症状，单用祛湿化痰也不理想，于是尝试将两者合二为一，采用痰瘀并治的方法。随后，他查阅了大量的文献资料，反复思考，首倡："胸痹痰瘀互结辨治"，并以痰瘀互结为理论基础，历时16年，研制出至今唯一治疗胸痹痰瘀互结证型的国家级新药——丹蒌片，2003年荣获陕西省科技成果二等奖，科技成果转让为雷忠义所在单位——陕西省中医医院创造了200多万的经济效益。而后接手药企又以500万元转让给另一药企，如今，该药除青海、西藏、新疆外，全国各地畅销，在为企业带来巨大利润的同时，也为冠心病患者的治疗带来了新希望。据了解，该药目前成功申请到四个国家级科研攻关资助项目。一名认识雷忠义的国家工程院院士直言："研制出这么好的药，你们那点钱就卖了，真是可惜！"

近10年来，胸痹痰瘀互结已受到同行的重视和关注。我国著名中西医结合心血管专家、解放军上海第二军医大学长征心内科主任教授吴宗贵，在全国各地讲学中提到：陕西省中医医院对胸痹痰瘀互结证及丹蒌片的研究，具有"里程碑"意义。

作为国家级名老中医带徒导师，雷忠义现在更多的精力用在细心传教上，他不计个人名利得失，倾尽毕生积累的学术经验，全力传承。他主编了《心脏病养生保健200问》，参编了《验方精选》等，为我国中医药事业的发展不断鼓与呼。学生范虹说："在老师身边这么多年，体会最多的是雷老对患者的仁德、仁心、仁术。"

"精诚大医，当代良师"，这是第四军医大学原校长、心血管外科专家鞠名达，给即将出版的《名医雷忠义临证菁华》一书的题词，应该说是对雷忠义名医之路的最好阐述。

（陕西日报 2013 年 10 月 10 日第一版，记者：党朝晖，车喜韵）

精诚大医　当代良师
为医学理想奋斗终生

——记陕西省名老中医雷忠义先生

"雷老先生救了我一条命，中医疗效是显著的。"60 多岁的井先生前来陕西省中医医院复诊时欣喜地说。

这个被某三甲医院判定只剩换心脏一条路可走的患者，在几乎绝望的情况下慕名找到雷忠义医生，用药 10 多天，病情就开始好转，停用心电监护。出院后患者继续服药 218 剂，一年后随访病情稳定，已可以独自外出散步健身了。次年夏天，患者去心外科拟做换心手术，后经复查综合评价，左室心功能 EF 值已由原来的 0.24 回升到 0.48，心外科医生告诉他现在不需要换心脏了。

"精诚大医，当代良师"，第四军医大学原校长、心血管外科专家鞠名达教授的题词，是对雷忠义老先生（以下简称雷老）高超医术的高度概括。

白求恩式好医生

今年 83 岁的雷老，每周三、周五上午仍坚持上门诊。记者走进雷老接诊室，但见这位慈祥和善的老人精神矍铄，对每位患者都是轻声细语，询问、诊脉、察言观色等，非常认真，不放过任何一个小的环节。有瞧过病的患者心中有疑问，又返回来问东问西，雷老也是不急不躁，耐心解答。

"你们看，她指甲上有明显的暗沟纵纹，这说明患者体内有瘀血！"一边给患者诊病，一边不忘给所带的徒弟们传授经验，难怪雷老看一个患者都在 15 分钟以上。他的学生介绍说，雷老的专家号只有 15 个，可很多患者都是慕名从外地赶来，不得已每次都加到 20 多个患者，从未按时下过班。记者待到近 11 时，预约患者已加到了 23 名，雷老上午的门诊"拖班"至下午 14 时后才结束。

说实话，雷老对待患者的那份耐心、关怀和细心，真是让人感动。用患者陈静的话说："我见过无数的医生，像雷老这样医德高尚的医生还真少见。他诊病时给你解释得太详尽了，不但说应该怎么治，还分析发病机因，并给周围医生和患者讲此病该如何预防等，我能感受到那份医者父母心！将来我一定把他当自己的老人一样看待。"陈静长期胸闷、半个头发麻，每天人都是晕晕乎乎的，为此只有依赖咖啡提神。吃雷老开出的方剂约 10 多天后，整个人就精神焕发了。

雷老在 60 年的行医生涯中，始终将患者的利益奉为至上，尊重、爱护、体贴每位患者，尽最大努力为其解除病痛。不开大处方、不做重复检查、不增加患者负担。在医院是这样，在出诊、义诊、下乡医疗中也是这样。诊断分析病情，仔细推敲，力求准确；开方选药，力求精当。对患者不分贵贱亲疏，在保证疗效的同时，尽可能减轻患者的负担。特别重视精神调摄，强调治病先治心，鼓励患者树立起战胜疾病的信心，力求善待每一个患者，尽最大努力为其解除病痛。难怪有患者说："听雷老一说，还没吃药病情就已经减轻许多。"

1957 年，陕南略阳流感肆虐，雷医生白天和农民一起抬土造田、挖塘修水利，且背着保健箱和针灸包，为群众治病疗伤；晚上常常跟着乡民的火把，步行数十里救治危重患者。20 世纪 60 年代他多次在陕南城固、勉县防治钩端螺旋体病、乙脑、痢疾等急性热性病，设家庭病床，定期巡回医疗，在自己也感染了钩端螺旋体病的情况下，仍照样天天出诊。

20 世纪 70 年代在农村山区，冬天他冒着大风雪，背负数十斤重的老式心电图机、步行数十里按时上门给患者诊治，准时为科研观察的患者做复查，并记录采集相关指标；夏秋多雨季节，撑着雨伞踏着泥水挨家挨户送医上门。这种全心全意为病患服务、把患者当亲人的精神被当地电台宣传表彰。

在门诊，为了照顾边远外地患者，他常常延迟下班、废寝忘食；下班后又常骑着自行车给一些卧病在床的患者送医上门。被患者誉为"白求恩式好医生"。在科研活动中，他也永远把患者的利益放在首位。比如在进行新药丹蒌片组方的研究中，他始终坚持安全、有效、价廉的原则，尽可能优选那些无毒、高效及药理学结果明确，且价格不会过于高昂的中药来组方，用他当时的话说，就是"冠心病是一种慢性病，需要长期服药，所以我们研发的药品要让我们国家大多数的人民群众都能用得起，而且要绝对安全。"这些平时工作中的细节无不体现着先生令人敬仰的医者仁心。

在儿子雷鹏的记忆里，他小时候，父亲经常在家里看病。有一次自己都睡一觉醒来了，却看见父亲还在灯下为患者诊病。忍不住说："老爸，别看了！"而父亲根本不予理睬，只说"你睡吧！"继续为患者诊病。后来受父亲影响也成为医生的雷鹏，终于理解了父亲："他一生天真得像个孩子，对患者有着特殊的感情，唯一的爱好就是看医书、看病。当那些疑难的患者转危为安，他就特别开心，当有些患者疗效不佳，他就不停地找资料、查文献，直至问题解决！"

雷老说："医生的天职就是通过治病救人贡献社会，爱护患者务必精研医术。"

精湛的医术，加上对患者特有的情感，基本上是一个患者治好了，下次就带来更多的人找雷老瞧病。行医60余年里，转危为安的患者不计其数。一位急性心肌梗死患者，在某医院误被认为死亡送往太平间，亏得单位同事前往探视，求医生到太平间看最后一眼，却发现患者仍有呼吸，被抢救过来出院后，患者慕名找到雷忠义，经过4个月的精心治疗，奇迹出现，患者心脏供血情况明显改善。这令患者惊喜不已！以后坚持数年调理，病情稳定，生活质量改善。一位雷姓患者，被某三甲医院确诊为"扩张性心肌病，心力衰竭"，重度乏力，心慌气短，走上几步路就上气不接下气，心脏超示：左室EF值只有0.28，医院的主管医生告诉他，"准备排队去做心脏移植吧！"2011年3月，他找到了雷老，开始接受中医治疗。雷老仔细分析后为其拟定了养心阴、温心阳、活血利水的治疗大法，患者症状逐步好转。2013年再次复查心脏超声结果提示：心界退缩至正常，射血分数二年来逐渐改善为0.30，0.48，0.50，0.51，0.53，升高到50%以上。原来主管他的西医专家看到这一结果，非常惊讶，提出"是否最初的诊断不妥？也可能是心肌炎"的推断。这样的事例不胜枚举，但雷忠义谦虚地说，"这算不上什么，在医学的道路上只是刚做了一点点的探索，却忽然发现已经白发苍苍了！"平常的话语中满含着老骥伏枥、只争朝夕的气概！

退休后的近20年中，尽管健康状况欠佳，雷忠义还是坚持正常门诊、查房、疑难病会诊、抢救危重患者等工作。"医者，父母心也。"心怀大爱，方能成为一代大医！

走中医为主科研之路

1952年雷忠义中学毕业，正是新中国初建，百废待兴之际，他服从国家需要，就读于陕西省第一卫生学校，从此走上了毕生为之奉献的医学道路。1954年，雷忠义以优异成绩提前毕业留校工作，被分配到新建立的电针研究室（陕西省中医药研究院前身），在我国电针发明人朱龙玉先生指导下从事临床研究。雷忠义学习勤奋，善于观察总结，认真收集、统计临床病例，为编辑出版《电针疗法》一书做了大量准备工作，在学习过程中，他对于针灸学乃至于中医学的博大精深产生了浓厚的兴趣，对于知识的渴望促使他开始自觉地学习中医的理论，《汤头歌诀》《药性赋》这些中医基础的读本雷忠义能够背诵得滚瓜烂熟。

1961年，雷忠义参加"陕西省高级西医学习中医班"，学制3年，从而正式迈入中医高等学府之门，进行中西医结合的学习。回忆往事，当时的学习过程可谓艰苦之极。一方面是初学中医经典，《内经》《伤寒论》、五运六气、阴阳五行这些陌生而晦涩的理论一时让人如听天书，望而生畏。所以竟出现了50%的学员相继退学的情况。对于雷忠义而言，另一重困难来自于健康方面的威胁，当时雷忠义罹患肝病，再加上食物匮乏，重度营养不良，身体的虚弱已到了不堪忍受的程度，每上完一节课，他都要拖着疲惫的脚步，慢慢挪到休息室静卧数分钟，恢复一下体能，才能再次集中精力完成下面的听课。

这是一种怎样的信念和毅力啊？很多人不理解，甚至冷嘲热讽，认为这样不值得，雷忠义说，那时他的心中其实很简单，那就是一种对党和毛主席倡导的中西医结合事业的美好憧憬，一种"寻幽探微或有斩获"的朦胧意念，他相信"有疗效就有存在的价值和科学内涵"。就是靠着这样一种精神的支撑，他克服了各方面的困难，出色地完成了学业，而正是这份坚持，也为雷忠义以后的中医科研之路奠定了坚实的基础。

雷忠义毕业时在甘肃省中医院实习，那时中医院的院长是全国著名的老中医张翰祥先生，有一次夜间值班，雷忠义先生紧张忙碌地抢救了一位危急重症患者，第二天清早的查房，原以为会得到上级医师的表扬，却反而受到张翰祥老先生的严厉批评："在中医医院，救治患者，想不到用中医的方法，这算什么中医？"这次经历对雷忠义先生的影响是深远的，时至今日，雷忠义和论及此事还非常感慨，并把当时卫生部郭子化副部长赠张翰祥先生的一首诗转赠年轻医生以作勉励。"既知方向正，逆水也坚行。三峡漩流急，神思更坦平。"雷忠义此后始终坚定地走中医为主的临床科研之路，应该讲和张翰祥先生的影响不无关系。

在60余年的临床科研历程中，雷老始终坚持继承发扬祖国医学的宗旨，坚持中西医结合的方向，求真务实，一切以解决临床的实际问题为目的，以提高临床疗效为目的。早在20世纪50年代他就曾经进行过诸如葎草治疗结核瘤、太白米治疗冠心病、朱砂莲治疗溃疡病等的临床观察研究，但始终因疗效不能令他满意而毅然放弃。他对学术上的弄虚作假深恶痛绝，经常讲，"如果我们进行的科研和新药研发不能真正解决患者的问题，减轻患者的病痛，就算我们拿到再多的荣誉奖励，那也不过是欺世盗名罢了！"

潜心研究"痰瘀互结"理论

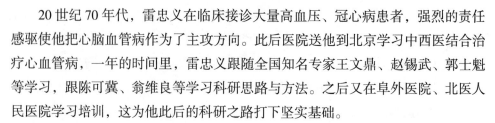

20世纪70年代，雷忠义在临床接诊大量高血压、冠心病患者，强烈的责任感驱使他把心脑血管病作为了主攻方向。此后医院送他到北京学习中西医结合治疗心血管病，一年的时间里，雷忠义跟随全国知名专家王文鼎、赵锡武、郭士魁等学习，跟陈可冀、翁维良等学习科研思路与方法。之后又在阜外医院、北医人民医院学习培训，这为他此后的科研之路打下坚实基础。

在院领导的支持下，雷忠义和他所在的心血管病课题研究组，挖掘出了民间草药——羊红膻，并制成了单味和复方片剂（羊红膻原是陕北民间草药，延安地区民间用以补肾、壮阳，治阳痿，防止僵猪、幼畜发育迟缓及老牲畜的头低、倦卧、倒毛等衰老征象，陕北有民谣道："家有羊红膻，老牛老马拴满圈"）。后来，复方羊红膻片（即舒心宁片）的临床和基础研究，作为地标产品，无偿献给了国家——西安国药厂，药厂获得了可观的社会和经济效益。此项药品的开发1978年荣获陕西省卫生科技二等奖。课题组用此奖金给当时所有大内科的同志每人购买了一张电影票（内科当时有70人左右），以感谢同人们对科研的支持。此后，基于此项研究成果，院领导又组织力量与日本某化学公司联手历十年开发出有效的抗高血压药，并合成确定了其化学成分的结构式。开启了传统医学筛选防治心血管病药物的新思路，也印证了雷忠义"从肾治心"的学术思想。

临床接诊中，雷忠义发现胸痛（属瘀）者有之，胸闷（属痰）者亦有之，但更多的是痛与闷并见。单用活血化瘀的方法不能完全解除症状，单用祛湿化痰也不理想，于是萌发了是否可以将两者合二为一，采用痰瘀并治的思路。中医学痰瘀互结的思想源远流长，但在胸痹心痛病方面却鲜有论述，在早期的教材中，也没有此证型明确的诊治方案。他和课题组首先提出了以加味瓜蒌薤白汤治疗胸痹心痛病（冠心病）的临床初试方案。该方案被西安地区冠心病协作组审定并采纳，决定在全市六家市级以上医院进行观察研究。1973年，对44例冠心病心绞痛患者的临床观察呈现令人鼓舞的结果，并在《陕西新医药》杂志1974年第一期上发表了首篇论文。1978年，继续总结97例的观察报告一文，由先生在太原召开的中华心血管学会成立会议上交流。1982年，在上海召开的全国首届活血化瘀会议上，先生宣读了《加味瓜蒌薤白汤治疗冠心病心绞痛104例》一文，受到与会代表的高度好评，并在之后被多位专家在讲学和著述中引用，本文也在《陕西中医》1983年第4卷第4期上刊登。以上当属国内最早应用痰瘀互结理论指导胸痹心痛病治疗的临床研究报道。

国医大师雷忠义痰瘀流派论文集

1987 年，以此为基础，雷忠义将加味瓜蒌薤白汤进一步改进为"丹蒌片"，申请并主持了陕西省科委课题"胸痹痰瘀互结证和丹蒌片的临床和基础研究"，从传统中医理论以及药理学、毒理学、药化学、病理学、生理学、生化学、血流动力学、血液流变学等不同角度，论证了痰瘀互结证型冠心病在临床上的大量存在，同时也证实了丹蒌片疗效的客观性、显著有效性。丹蒌片，这个至今唯一治疗胸痹痰瘀互结证型的国家级中药新药历经十数年，终于研制成功，为冠心病患者的治疗带来了新希望和选择，也为陕西省中医医院创造了两百多万的经济效益。2003 年该项目获陕西省科技成果二等奖。此项研究受到中医科学院翁维良、陈可冀、李连达等老师的关怀指导支持。

近 10 年来，胸痹痰瘀互结已受到同行的高度重视与密切关注。2003 年中国中医科学院广安门医院王阶教授牵头的国家重点研究发展计划 863 项目子课题，重新对丹蒌片在稳定动脉硬化粥样斑块、抑制炎性反应、降低心血管事件中的作用进行了临床及基础研究，研究结果显示丹蒌片明显优于西药对照组，再一次证实了胸痹痰瘀互结理论的正确性，丹蒌片疗效可靠。我国著名中西医结合心血管专家，第二军医大学长征医院心内科主任、教授吴宗贵，在全国各地讲学中提到：陕西省中医医院对胸痹痰瘀互结证及丹蒌片的研究具有"里程碑"意义；在另一篇公开发表的刊物中他又指出：初步观察显示，丹蒌片"有稳定和缩小颈动脉粥样硬化斑块的作用"。丹蒌片的基础与临床研究先后列入"国家重点攻关"项目。现在，丹蒌片已进入《中国药典》，并入选由四位博士联合推荐的《中西医结合 I 期心脏康复专家共识》，作为痰瘀互结证的唯一推荐用药。

提出冠心病痰瘀毒理论

"老骥伏枥，志在千里"。近年来，随着临床实践的不断深入，雷老发现部分患者临床表现为：胸闷痛伴有灼烧感，心烦，易怒，头晕，少寐，大便干结，舌红苔黄厚腻，脉滑等，不是单纯的痰瘀互结证，可见较明显热象，给予化痰宣痹、活血化瘀之剂，虽然有效但多不尽人意。这些患者多为久病不愈或急性加重者，这明显的热象是从何而来？此热若非外感，必是内伤。雷老认为，胸痹心痛多发生于老年人，与年老体衰、气血阴阳亏损、脏腑功能失调关系密切，痰瘀互结日久，每易从阳化热。基于此观点的建立，在临床辨证施治中若能及时据此认识及时准确调治，在原有治疗法则的基础上，依据辨证需要适当加入清热凉血解毒之品，如黄连、牡丹皮、赤芍等，即涤痰化浊、活血化瘀、配伍清热凉血解毒之法，常能得心应手，挽救濒危，收效显著。这一观点与现代医学中认为本病病理病机为炎症免疫之说颇有异曲同工之妙。审慎起见，雷老又将自己的思考和张学文大师、傅贞亮先生共同商榷，得到了两位中医大师的一致认同。据此他又提出了胸痹心痛病痰瘀毒互结的新理论，并拟定了治疗该证的雷氏丹曲方。

目前雷老以痰瘀毒为理论依据，所创制的丹曲方已在临床应用多年，以该方制成的"丹曲片"，已成功申报院内制剂。作为在研中药新药，目前该药已进入新药研发程序，前期进行了临床前研究，并进行了丹曲片Ⅰ期临床试验，共观察病例 60 例。本观察结果表明：丹曲片治疗冠心病稳定型心绞痛 4 周后，心绞痛疗效总有效率为 87.5%，心电图有效率 59.38%，硝酸甘油停减率 81.25%，中医证候总有效率为 90.63%，能改善胸痛、胸闷、心悸等症状，且能明显改善心烦、胸闷灼痛、大便干结症状。刘超峰申请的"丹曲方抗载脂蛋白 E（Apo E）基因敲除小鼠动脉粥样硬化的研究"获得省科委重大科研课题资助，已完成实验部分。

提出"痰瘀毒风致病理论"

新近几年，雷老又提出"痰瘀毒风致病理论"。雷老认为，风有内外之分，风为百病之长，常与寒邪相伴而侵犯肌腠致病，百病由生。内风有不同来源：①脉络瘀阻，其后必有血虚失养，则血虚生风；②痰瘀热毒互结，热极则生风；③心为火脏，其象为离，阳中寓阴，病久脏阴亏涸，心脏本体受损，阴不制阳，则虚阳偏亢生风。导致严重心律失常、传导阻滞、高血压危象、交感风暴、心力衰竭等重危急症。痰瘀毒风既是致病因素，又是病理产物，再加之病家体质各异，耗气伤血，损阴伐阳，若不能有效逆转遏制疾病的发展，各种心系疾病的终末阶段常会形成由实致虚，因虚致实，本虚标实，虚实错杂，气血阴阳俱衰的心衰危局。目前雷老对该理论还在进一步探索和完善之中。

倾尽毕生悉心传教

作为国家级名老中医师带徒导师，雷老现在更多的精力用在悉心传教上，他不计个人名利得失，倾尽毕生积累的学术经验，全力传承。先生为全国第二批名老中医师承导师，中国中医科学院博士生导师，陕西省第一、二、四、五批名老中医师承导师。并相继建立陕西省名中医、国家级名老中医雷忠义工作室，历经十余年带教学生 8 名，其中博士 2 名、硕士 5 名。他们中"西部之光"访问学者

2 人、陕西省有突出贡献专家 1 人、陕西省名中医 1 人、陕西省首届优秀中医临床人才 1 人、"三秦人才津贴" 1 人；国家和省级重点科室主任 4 人、主任医师 6 名，硕士研究生导师 2 人，"CCTV-1 最美乡村医生" 1 人、优秀研究生干部 1 人、"神州奖学金" 获得者 1 人；一专多能复合型人才 1 人，曾多次于"陕西电视台、河南电视台、CCTV-11"获一等奖，并参加第八届香港国际武术节获得名次。每接受一位学生，雷老都一再叮嘱：继承发扬中医学要科学传承，实践创新；临床以中西并重，取长补短，优选方案，做好服务为最高指导原则。同时，他总是强调中医学博大精深，内涵丰富，先涉猎、多实践，主张教学相长，实践出真知，力戒学风浮躁，杜绝学术造假。

他在充分尊重学生，充分发挥其主动性、创造性的基础上，怀着满腔热忱，倾尽囊中近 60 年积累的学术经验，严格、严肃地要求学生。门诊病房查房带教，不但传承对患者的仁德、仁心、仁术，同时传授多年临床独特心得体会、医疗技术，鼓励学生们运用跟师学习所得经验用于临床治病救人。雷忠义尊重和爱护学生，甘当人梯，积极扶持年轻人上进。

近年来，医院为雷老成立了国家级名老中医工作室，工作室成员含主任医师 7 名，副主任医师 2 名，主治医师 3 名，博士 3 名，在读博士 2 名，硕士及研究生学历 4 名。系统、全面地总结其临床经验及学术思想，建立名医工作室网站，先后出版《国医名师雷忠义临证菁华》《雷忠义临证精华》两部专著，从而让他的精神、思想、经验、风范惠泽更多的医者、更多的患者！

雷老的学生范虹主任医师说："在老师身边这么多年，体会最深的是雷老对患者的仁德、仁心、仁术。"

学生王勇感慨："老师是一位无私的老人，他的心中装着中医事业，装着千千万万的病患，装着为医学理想而奋斗终生的执着信念。雷老的境界永远是我们学习的标杆。"

雷老自己说："我的历史是和患者们共同书写的，是他们给了我学习、实践的机会"。

题记：雷忠义老先生，2017 年 6 月获得全国第三届"国医大师"荣誉称号。数十年主攻心血管等内科顽固性疾病，提出了"胸痹痰瘀互结"理论，并研制出治疗冠心病的日常用药——丹蒌片。行医 66 载，始终坚守中医临床一线，犹如老骥伏枥，让不计其数的患者转危为安；仁心仁术，使千百万求诊者满意而归。

（《中国中医药报》2017 年 2 月报道）

适宜为常　老有所为

大师简介：雷忠义，1934年9月出生，陕西合阳人。第三届国医大师、国家级名老中医、第二批全国老中医药专家学术经验继承工作指导老师、陕西省中医医院心内科主任医师、博士生导师。曾获得陕西省科技进步二等奖、全国优秀科技工作者及省科教耆英称号。主持和研究确立了中医（胸痹心痛病）"痰瘀互结证""痰瘀毒互结"的新理论；研制开发了新药中成药"丹蒌片"（国药准字Z200000066，后改为Z2005044），广泛应用于临床。

工作室里，我见到了身着白大褂，戴着金边眼镜的国医大师雷忠义，他正认真为患者开方。学生围坐在他的桌旁，或记录药方，或认真倾听思索，跟师学习，整个诊室环境十分轻松。雷忠义从医60多年，从未停止过学习的步伐。到了耄耋之年，依然坚持上门诊、带教、做科研。他说，工作可以让人变得年轻。虽然已经84岁，但雷忠义在工作中仍然思维灵敏，宛若青年人。他说，对待生命，不应纠结于寿命的长短，而要在有生之年有所作为，做有益的事，以拓展生命的宽度。因有所为，内心才不至于空虚，才会有富足与快乐。

气定神闲，防病之关键

人与自然的关系是十分密切的，人体内部就像是一个完整而统一的"小世界"。自然界的一切变化，都会影响到各器官的生理功能及病理过程。潜心于心血管疾病研究的雷老，常常幽默地告诫患者，心脏病、高血压病就像气象台，要认真对待，积极调适。而精气神作为"人身三宝"，必须协调统一，不能只重视身体的"精""气"，还要养神，气定神闲才是预防疾病的关键。

提到重视精气神的协调统一时，雷老强调要做到"三寡"：

寡欲以养精。《类经》指出："欲不可纵，纵则精竭。精不可竭，竭则真散。"纵欲会导致精竭，竭则真气散。这里的"欲"不仅指情欲，对于事物的过分执着都称作"欲"。寡欲可养精，而精能生气，气能生神。所以善养生者，"必宝其精，精盈则气盛，气盛则神全，神全则身健，身健则病少。"（《类经》）

寡言以养气。气，是构成人体最基本的物质，维持和推动着人体的生命活动。养气的基本要求就是谨言少语，特别是体弱或大病恢复期的人，若经常喋喋不休地大声叫喊，必然消耗肺气，影响呼吸器官的正常功能，致使体内元气不足，外邪乘虚而入，百病丛生。

寡思以养神。"寡思"就是让人少思虑，不要胡思乱想。《黄帝内经》有"思伤脾""思则气结""多思则神殆"的论述，都说明了多思会损伤脾胃和气机，最终伤及"神"。经常多思多虑的人，常常消化功能不太好，或者肝气郁结，神不得其养，注意力难以集中，甚至精神涣散。

雷老的"三寡"都意在让人内收精神，少私而寡欲，心安而不惧，以恬淡虚无的心态生活。不良情绪如紧张就是一颗定时炸弹，常会诱发或加重冠心病等诸多疾病。所以，"寿夭休言命，修真本在人"。

清淡全面，饮食之大道

雷老讲究清淡饮食，特别注意饮食结构。他认为，唯饮食上摄取所需营养又不致营养过剩，方可延年益寿。所以强调遵循营养结构的金字塔，又结合自己的饮食习惯。雷老平素以面、米、馍为主食，不特意摄取脂肪类食物，不吃动物内脏及肥肉。雷老认为，"现代（人）脂肪的摄入量是父母（一代）当年食谱中摄入量的数十倍，控制一下好"。从中医的角度来说，肥甘厚味会影响脾胃功能，容易生湿生痰，导致疾病的发生。

可经常食用海藻、海带。这类食物可以化痰软坚，且含有丰富的碘等矿物质元素。研究发现，海带具有降血脂、降血糖、调节免疫、抗凝血、抗氧化等多种生物功能，服用日久可以预防心血管疾病。

每日吃些黑木耳、芹菜，可预防血栓性、动脉粥样硬化性疾病。多摄入优质的膳食纤维，如青菜、芦笋，菌菇类如金针菇、平菇、香菇，也可以预防心血管疾病的发生。每日吃些葱、蒜、洋葱，还可以预防高脂血症的发生。

严格控制钠盐。雷老认为，咸入肾，过量则伤肾，并且容易引发高血压病。所以他喜欢淡味的食品，偏爱食材的本味。坚决戒除吃糖，要少吃含糖量高的食物。食用甘味过量容易化湿生痰，损伤脾胃，令人脘腹胀满。此外，还要避免食用墨鱼、鱼子酱等高胆固醇食物。

关于"酒"：雷老认为，酒是少饮有益，多饮有害，关键在一个"量"字。他聚会时会小酌几杯，但从不喝醉。

关于"茶"：雷老喜欢饮茶。他说，茶叶中富含300多种成分，特别是茶色素中所含的茶多酚对防治心血管疾病有确切的效果。他最喜欢的是陕西紫阳富硒茶，产于秦巴山北麓，茶形美观，茶色清澈，回味悠长，富硒量高。他建议，如果胃凉，应改饮红茶或者姜茶；夏季或上火时，则可加菊花同饮。

从医 60 余载，雷老致力于冠心病、高血压病、心律失常等心血管病的研究，并创制了胸痹心痛的有效经验方——丹蒌方（组成：瓜蒌皮、薤白、丹参、赤芍、川芎、骨碎补、黄芪、泽泻、郁金、葛根），目前已经制成了成药"丹蒌片"。雷老 30 年前因工作劳累，曾被确诊为早期冠心病，他一直坚持服用自己研制的丹蒌片，认为冠心病患者早晨长期服用此药能起到预防保健作用。

雷老还专门为心血管病患者创制了一款药膳——"雷氏养心粥"。

材料：干山楂片 15 g，薏米 15 g，大麦仁 30 g，薤白 15 g。

制作方法：将上述材料一起放入锅中，加水熬粥，煮熟为止。

功效：长期食用可以活血化瘀、化痰宣痹，还能降血脂，降低胆固醇，预防动脉粥样硬化和冠心病的发生。但应注意，阴虚者如出现潮热盗汗、口燥咽干等，则不适宜食用此粥。

现代研究发现，大麦仁含有对心血管有益的成分，可以促进血管新生。薤白，也就是民间常吃的小蒜头，为药食同源中的一味，能减慢心率，扩张血管，稳定斑块，改善心脏供血。

除此之外，雷老还十分注重运动。生命在于运动，脑筋在于开动，心脏才能一直跳动。他认为，没有运动就没有健康，心血管疾病多是缺乏运动造成的。雷老常常引用《吕氏春秋·尽数》中"流水不腐，户枢不蠹"来说明运动的重要性。雷老认为，太极拳形意皆动，运动量适中，心、脑、身都能得到锻炼。他坚持打太极拳已经有十多个年头了，只要不下雨、不下雪，每日清晨都会去家门口的公园练习半小时到一小时。

（《国医大师谈养生》8 月刊采访稿，《中国中医药报》记者：张亦舒）

国医大师雷忠义：杏林耕耘 66 载

阳春三月，杏林花艳。

正是一年春光最好的时节，本刊记者见到了慈祥和善的雷忠义先生。亲切地问候，谦和地握手，款款地落座，轻声细语地畅谈，仿佛春风拂面一般，让人心里暖融融的。挂号求诊的患者，已经排在数月之后。相信每一位在熙熙攘攘队伍中苦等的焦急求诊者，看到他都会有这样的心怡感觉。

求学之路 爱上中医

窗外阳光明媚，老先生款款而谈："1952年，我中学毕业后就读于陕西省第一卫生学校，那时候正是新中国初建，百废待兴之际，我们都是服从国家需要。上学期间，人人对于知识都充满了渴望，大家学习都很自觉、勤奋。"1954年，雷忠义以优异成绩提前毕业留校工作，被分配到新建立的电针研究室（陕西省中医药研究院前身），在我国电针发明人朱龙玉先生指导下从事临床研究。雷忠义学习勤奋，善于观察总结，认真收集、统计临床病例，为编辑出版《电针疗法》一书做了大量准备工作。在学习过程中，他对于针灸学乃至于中医学的博大精深产生了浓厚的兴趣，便自觉地学习中医的理论，"《汤头歌诀》《药性赋》这些中医基础的读本，当年都能够背诵得滚瓜烂熟。"从此他走上了毕生为之奉献的中医学道路。

"我们那批同学，不少都考取了医科大学，我也不甘落后呀！……向往医学高等教育的殿堂，向往临床医学实践，治病救人。"老先生回忆青春岁月，难掩当年勤奋求学的热情。然而，求学上进之路并非坦途，总是一波三折。1957年参加高考，雷忠义被陕西师范大学生物系录取，这不是雷忠义的医学理想，他就放弃了……直到1961年，雷忠义参加"陕西省高级西医学习中医班"，学制3年，从而正式迈入中医高等学府之门，进行中西医结合的学习。回忆往事，当时的学习过程可谓艰苦之极。初学中医经典，《内经》《伤寒论》……这些功课，大家还很刻苦用功，可是学习五运六气、阴阳五行这些陌生而晦涩的理论时，许多同学如听天书，望而生畏，竟出现了不少学员相继退学的情况。在中医不被重视的年代，雷忠义坚持完成了中医高等教育学业。

毕业时，雷忠义在甘肃省中医院实习，那时中医院的院长是全国著名的老中医张翰祥先生。有一次夜间值班，雷忠义先生紧张忙碌地抢救了一位危急重症的患者，第二天清早的查房，原以为会得到上级医师的表扬，却反而受到张翰祥老先生的严厉批评："在中医医院，救治患者，想不到用中医的方法，这算什么中医？"这次经历对雷忠义先生的影响是深远的。

"你问我啥时候爱上中医？"老先生回味了一会儿说，"这还得从我放弃留校任教，进入临床领域说起。毕业后，我被分配到陕西省中医药研究所，分别跟随米伯让、薛成和李紫莹等老中医专家临床学习。这些老专家对于诊治疑难杂症，都有深厚造诣。一个小儿患者，在多处诊治都不奏效，薛成老先生沉吟了一会儿，开出'二陈汤'的药方。这是我能背诵的 800 多首'汤头歌'之一呀，最普通不过的一剂药方，能治好吗？……两三天后，药到病除。那段时间，我眼看着薛成、李紫莹等老中医时常用普通汤药，治愈了许多患者的疑难杂症，让我感受到了中医的神奇，深深地迷上了中医。"

科研创新　硕果累累

20 世纪 70 年代，雷忠义在临床接诊大量高血压病、冠心病患者，强烈的责任感驱使他把心脑血管病作为了主攻方向。此后，他被派到北京学习中西医结合治疗心血管病。这一年的时间里，雷忠义跟随全国知名专家王文鼎、赵锡武、郭士魁等学习，跟陈可冀、翁维良等学习科研思路与方法。之后又在阜外医院、北医人民医院学习培训，这为他此后的科研之路打下坚实基础。

挖掘出了民间草药——羊红膻（羊红膻原是陕北民间草药，延安地区民间兽医用以给牲畜补肾、壮阳，治阳痿，防止僵猪、幼畜发育迟缓及老牲畜的头低、倦卧、倒毛等衰老征象，陕北有民谣道："家有羊红膻，老牛老马拴满圈"）。他在下乡支援黄龙县期间，治疗克山病过程中发现，羊红膻对克山病、高血压有效，在陕西省中医药研究所领导的支持下，雷忠义和他所在的心血管病课题研究组，以及陕西省中医药研究所基础研究组，先把羊红膻制成复方制剂舒心宁片，经过观察有效，后又制成单方制剂，后来，复方羊红膻片（即舒心宁片）经过临床和基础研究后，作为地标产品，无偿献给了国家——西安国药厂，药厂获得了可观的社会和经济效益。此项药品的开发 1978 年荣获陕西省卫生科技二等奖。随后几年对于羊红膻的化学药理研究，开启了传统医学筛选防治心血管病药物的新思路，也印证了雷忠义"从肾治心"的学术思想，总结成文，于 1983 年发表了"羊红膻治疗冠心病和高血压病 466 例分析"一文。羊红膻的研究后期由中药基础研究组和日本科研机构合作研究，有效地提取了其有效降压成分，相当于 α 受体阻滞剂、β 受体阻滞剂。后期这一研究工作中断。先生提议，目前还值得继续研究开发。

在老先生轻声细语地款款叙谈中，时间过得飞快，不知不觉过了两个小时。本刊记者担心 86 岁高龄的雷老先生坐的太久，身体不适，请老先生略微休息后，把话题直接引向"丹蒌片"。"丹蒌片"目前是冠心病患者的日常用药，是雷忠义研究成功的。据说，雷忠义在 2017 年被评为"国医大师"，与此息息相关。

"临床接诊中，我发现单纯胸痛（属瘀）者有之，单纯胸闷（属痰）者亦有之，但更多的是痛与闷并见。传统医学单用活血化瘀的方法不能完全解除症状，单用祛湿化痰也不理想，于是萌发了是否可以将两者合二为一，采用痰瘀并治的思路。中医学痰瘀互结的思想源远流长，但在胸痹心痛病方面却鲜有论述，在早期的教材中，也没有此证型明确的诊治方案"。雷忠义介绍道："我和课题组首先提出了以加味瓜蒌薤白汤治疗胸痹心痛病（冠心病）的临床初试方案。这个方案被西安地区冠心病协作组审定并采纳，决定在全市六家市级以上医院进行观察研究。1973 年，我把对 44 例冠心病心绞痛患者的临床观察结果写成论文，并在《陕西新医药》杂志 1974 年第一期上发表了，这很令人鼓舞啊。1978 年，我继续总结 97 例的观察报告一文，并在太原召开的中华心血管学会成立会议上交流。1982 年，在上海召开的全国首届活血化瘀会议上，我又宣读了《加味瓜蒌薤白汤治疗冠心病心绞痛 104 例》一文，受到与会代表的高度好评，并在之后被多位专家在讲学和著述中引用，这篇文章也在《陕西中医》1983 年第 4 卷第 4 期上刊登。"

"这些理论成果当属国内最早应用痰瘀互结理论指导胸痹心痛病治疗的临床研究报道"。雷忠义的学术传承人范虹主任医师向本刊记者补充介绍了上述理论在冠心病诊治领域的重要意义。

1987 年，雷忠义将加味瓜蒌薤白汤进一步改进为"丹蒌片"，申请并主持了陕西省科委课题"胸痹痰瘀互结证和丹蒌片的临床和基础研究"，从传统中医理论以及药理学、毒理学、药化学、病理学、生理学、生化学、血流动力学、血液流变学及临床试验观察等不同角度，论证了痰瘀互结证型冠心病在临床上的大量存在，同时也证实了丹蒌片疗效的客观性、显著有效性。

丹蒌片，这个至今唯一治疗胸痹痰瘀互结证型的国家级中药新药历经数十年，终于研制成功，为冠心病患者的治疗带来了新希望和选择。

据本刊记者了解，近 10 年来，胸痹痰瘀互结已受到同行的高度重视与密切关注。2003 年中国中医科学院广安门医院王阶教授牵头的国家重点研究发展计划 863 项目子课题，重新对丹蒌片在稳定动脉硬化粥样斑块、抑制炎性反应、降低心血管事件中的作用进行了临床及基础研究，研究结果显示丹蒌片联合西药治疗组明显优于西药对照组，再一次证实了胸痹痰瘀互结理论的正确性，丹蒌片疗效可靠。该项目取得了国家科技进步二等奖。我国著名中西医结合心血管专家，第二军医大学长征医院心内科主任吴宗贵教授也多次讲道：陕西省中医医院对胸痹痰瘀互结证及丹蒌片的研究具有"里程碑"意义！他的基础研究证实，丹蒌片可以有效地防治动物的动脉粥样硬化，该项目获得了中西医结合学会一等奖。丹蒌片的基础与临床研究先后列入多项"国家重点攻关"项目。现在，丹蒌片已进入《中国药典》，并入选由四位院士联合推荐的《中西医结合Ⅰ期心脏康复专家共识》，作为痰瘀互结证的唯一推荐用药。

育人育才　杏林花艳

"铛、铛、铛……"西华门电信大楼上的钟声传来，已经下午六点钟了。雷老先生的谈兴依然浓厚，一件件、一桩桩地向本刊记者回忆、叙说着从医66年来的往事。记忆清晰，如数家珍。

作为国家级名老中医师带徒导师，86岁的雷老现在更多的精力用在悉心传教上，他倾尽毕生积累的学术经验，全力传承国医，期盼杏林枝繁叶茂，希冀杏花怒放争艳。作为国医大师，中国中医科学院博士生导师，全国第四批、第六批名老中医师承导师，陕西省第一、第二、第四、第五、第六批名老中医师承导师，他历经十余年带出高徒10余名，其中博士2名，在读博士4名、硕士及研究生学历5名，还有基层和外地学生10余名。

对于每一位爱徒，雷老都谆谆教诲：继承发扬中医学要科学传承，实践创新；临床以中西并重，取长补短，优选方案，做好服务为最高指导原则。

作为雷老的大弟子、现任雷忠义国医大师研究所所长、陕西省名中医刘超峰说："我和雷老共事和学习时间最长，雷老始终以身作则，身体力行，在临床和科研方面堪称典范，就是耄耋之年，也时刻关注和参与我们的临床和科研工作。"

雷老的儿子、陕西省名中医、陕西省人民医院中医康复病院常务副院长、中医科主任雷鹏这样看待自己的父亲："他对知识如同孩童般充满了渴望与好奇心，勤学不倦，善于思考总结，继承创新发展；对病患如亲人，一心一意为其解除病痛，不计名利。他教导我们要与人为善，严于律己，宽以待人，认真学习工作，做一个对社会有用的人。他既是好父亲，也是好老师，更是患者心目中的好医生！"

"恩师虽然是耄耋老者，但他诊病时依然是思路清晰，严谨认真，每次给求诊者开药方，都会斟酌再三。有时候，还会亲自给患者打电话，详细询问服药后的反应。他从医66年以来，心中时刻装着的是患者，始终装着中医事业，装着为中医事业而奋斗终生的执着信念。"这是雷忠义弟子范虹对雷老的评价，"雷老的境界，永远是我们学习的标杆！"

陈金锋是雷忠义先生秘书、第五批师承制学术传承人，对于恩师雷忠义育人育才、传承国医的思想感同身受。他告诉本刊记者，"老先生特别关怀和尊重我们每一位学生，他怀着满腔热忱，倾尽囊中近60年积累的学术经验，教授我们。

比如，在门诊病房查房带教时，雷老不但传承对患者的仁德、仁心、仁术，同时传授多年临床独特心得体会、医疗技术，鼓励我们运用跟师学习所得经验用于临床治病救人。在日常生活方面，雷老爱护学生，也关心学生家人，甘当人梯，积极扶持年轻人上进"。

2017 年 6 月 30 日，陕西省中医药研究院主任医师雷忠义荣膺"国医大师"桂冠。雷忠义先生是继张学文、郭诚杰之后，陕西省第三位荣获此称号的专家。

"国医大师"是新中国成立以来我国政府在全国范围内评选的国家级中医药大师，是医疗卫生行业的代表，是中华医学文化的重要传承者。2009 年、2014 年、2017 年各评选一次，每届评选 30 名。

雷老荣膺"国医大师"称号，既是陕西中医药研究院、陕西中医医院的骄傲，也是全省中医药人的骄傲，作为陕西中医界的旗帜，必将载入史册。

（《西部大开发杂志》文 / 本刊记者张义学，图 / 刘波）

用中医方法筛选防治心血管病药物，雷忠义

——选便宜药材 开仁心良方（走近国医大师）

人物小传

雷忠义，第三届"国医大师"。20 世纪 70 年代，雷忠义发现，冠心病、高血压患者呈增多趋势。他下定决心，要以中医药方法治疗心血管疾病。经过十年沉潜，终于制成新药，开启了传统医学筛选防治心血管病药物的新思路。悬壶大半生，经其手而重获新生者，难以计数。而雷忠义在行医过程中展现出的医德更令人感动，在他的言传身教之下，众多学生"知常达变"，在中医领域屡有创新。

早上 8 点刚过，陕西省中医医院心内科，诊室前已排起长龙。

66 岁的田老伯赶来复诊，排在最前头。3 年前，他四处求医，得到同样结论："换了心脏才能活。"绝望中找到这里，用药 10 天，病情好转；坚持半年，药到病除。"多亏雷大夫，救了我一命！"他说。

听见叫号，田老伯敲门而入，但见 85 岁的雷忠义身着白衣，银发如丝，戴着金边眼镜，精神矍铄。像老友见面，二人热情问候。一番诊治，田老伯拿到新药方，感佩之至。

于雷忠义而言，这样的"救死扶伤"，每天都在上演。2017 年 6 月，雷忠

义获第三届"国医大师"称号。杏林无涯，探索一生。回望往昔岁月，雷忠义不禁感慨："中医之路上，我刚做了一点点尝试，却忽然发现，已是白发苍苍了。"

医德高——仁心铭记一生

生于陕西合阳的雷忠义自打记事起，有幅画面便印于脑海：关中乡下的老宅里，父亲苦读医书；亲朋偶染风寒，他便背起褡裢，行针把脉。

父亲曾患结核病，自学医书以自救，后爱上中医。在父亲要求下，年幼的雷忠义研墨执笔，抄写《养生铭》《汤头歌诀》……

"不为良相，便为良医。"父亲常挂嘴边的话像颗种子，在雷忠义幼小的心灵里，种下了。

1952年，18岁的雷忠义中学毕业，进入陕西省第一卫校，学习现代医学；之后，迈入中医高等学府，走上中医之路。

"人一之，我十之；人十之，我百之。"坚信勤能补拙的雷忠义，读书如饥似渴，"学中医要涉猎广泛、学问扎实；反复揣摩体悟，方有所长。这条路啊，没有捷径可走。"

1957年，陕南暴发疫情。雷忠义和老师一道，晚上跟着乡民的火把，背上保健箱、针灸包步行数十里，救治危重患者。

"稻田里，农民兄弟光脚插秧，容易染上钩体病，严重点就会休克、肾衰、肺出血。"每日颠沛的老师也染上疾病，却仍指导雷忠义熬制汤药银翘散，救治乡民。"急性传染病，中医照样能治，对此要有信心。"

一天晚上，有位妇人抱着儿子，前来求助。原来是小孩调皮，在森林里误食毒蘑菇。老师把完脉，送给妇人藿香、黄连等药材，孩童不久即愈。跟师学艺的雷忠义不禁感慨："中医医术博大精深，爱人之仁更让人感动。"

耕耘杏林一甲子，雷忠义将"医者仁心"的教诲，铭记了一生。他曾冒着大风雪，背上几十斤重的老式心电图机，为病危患者诊治；下班后骑着自行车，给卧病在床的患者送药上门……

"有次回老家，乡亲们听说父亲回来了，纷纷赶来看病，屋里屋外站了一院子。"雷忠义的儿子雷鹏仍记得，月亮爬上了树梢，门外还排着长队。"我睡了一觉起来，父亲还坐得笔直，在油灯下给乡亲把脉。"

悬壶大半生，如今雷忠义已是耄耋之龄。经其手而重获新生者，难以计数。"长路漫漫，苦修践行。六十寒暑，经典未精。"打开雷忠义的行医札记，一首小诗映入眼帘，"孜孜不已，何惧艰辛。实现梦想，不负此生。"

研究深——新药物美价廉

虽已是 85 岁高龄，端坐诊室的雷忠义，仍神采奕奕。为保障老先生身体，医院要求门诊只限 10 个号。但从早上 8 点开始，现已"拖班"至下午 1 点。

"很多病人从外地赶来，雷老都会加号，从来没按时下过班。"值班护士说，老先生很认真，病看得仔细，"每个患者至少得一刻钟"。

慕名求医者众，只因这里有妙手良方。

20 世纪 70 年代，敏锐的雷忠义发现，冠心病、高血压患者呈增多趋势。他下定决心，要以中医药之方法，治疗心血管疾病。

羊红膻，便是挖掘的第一个宝。这种民间草药，又名六月寒、鹅脚板，因有羊膻气味、茎呈红色而得名。在陕北地区，百姓用它来防治幼畜发育迟缓、老畜倦卧等衰老征象，当地民谣有言："家有羊红膻，老牛老马拴满圈。"

下乡义诊的雷忠义受到启发，将其引入研究。他带领 100 余名科研人员，白天上山采药，晚上在窑洞里拟方。十年沉潜，终于制成新药，开启了传统医学筛选防治心血管病药物的新思路。

开发一个药，跑坏几双鞋。雷忠义心念苍生，将其无偿献给国家，由西安国药厂批量生产。"研发新药，就为了减轻病患痛苦。"雷忠义说，"如果不能解决问题，即使获得再多奖励，也不过是欺世盗名罢了。"

日常接诊大量高血压、冠心病患者，雷忠义发现，单纯胸痛（属瘀）者有之，单纯胸闷（属痰）者亦有之，但多为痛、闷并见。根据传统方法，仅活血化瘀，难以尽除；单祛湿化痰，亦不理想。"能否合二为一，痰瘀并治？"雷忠义查阅大量文献，反复思考，首倡"胸痹痰瘀互结理论"。历经数十载研究，治疗胸痹心痛病（冠心病）的日常用药"丹蒌片"，终于问世。

在组方研究时，"价廉"是雷忠义坚持的一大原则："冠心病是慢性病，需要长期服药。我们尽量选便宜药材，让老百姓用得起。"如今，雷忠义和年轻同人们，在"痰瘀互结"的基础上继续探索，提出"痰瘀毒风互结"理论，正开展临床研究，并拟定了新的方药。

带徒严——牢记"认真"二字

深夜油灯下，曾看父亲治病的雷鹏，如今也精研中医，成为一名医生。

"父亲学医一辈子，就是'认真'二字。从小耳濡目染，我也对中医有了浓厚的兴趣。"雷鹏告诉记者，每次搬家，父亲的几个大书柜都是重头戏。里面装满了小卡片，上面记着当年摘抄的笔记。"就在昨晚临睡前，他还翻箱倒柜，就糖尿病人的用药思路叫上我探讨了很久。"

对学生陈金锋而言，晚上也接到过雷忠义的"紧急任务"。"有天夜里11点，雷老打电话来，让我赶紧联系患者。"陈金锋一问得知，原来是当天早上门诊时，一个药方中肉桂的量有点大，"他叮嘱我，一定要通知到患者，还要做好后期随访。"

如今，雷忠义已培养了50余名学生，"力戒学风浮躁"是其首要要求。"我提倡广泛涉猎、认真实践，向古人、向今人、向患者学习。"雷忠义话锋一转，"但前提是，要静下心来，实事求是、反对浮夸。"

在学生范虹看来，老师的仁术传授，让人获益匪浅；但仁德、仁心的无声浸润，影响更深。

两年前，哈尔滨的陈师傅用轮椅推着老伴，千里迢迢坐火车来看病。每次到西安，雷忠义都呵护有加。"前不久，已经康复的老两口，又来了。"范虹一看，老人的推车上，驮了8袋东北大米，"他们说要送给救命恩人，拦都拦不住。"盛情难却，雷忠义只好收下。

"雷老扭过头悄声叮嘱，让我们给老人的子女转回账去。"范虹对此感慨不已，"老师之仁心，吾辈当学习！"

而学习，并非单一向度。在雷忠义看来，师生互为启发、教学相长，方为正道。近年来，众多学生"知常达变"，在中医领域屡有创新，让雷忠义欣慰不已。细读其行医札记，一首小诗笔力遒劲，让人难忘——

"尤喜后学多勤勉，长江后浪越前浪。时逢盛世重传承，古树新芽焕春光。"

（《人民日报》2019年10月10日14版，记者：高炳）

国之魁宝　民之福星

——从陕西中研院走出的国医大师雷忠义

1952年，雷忠义中学毕业后，考入陕西省第一卫生学校，走上了医学道路。1954年，雷忠义以优异成绩提前毕业并留校工作，被安排到新成立的电针研究室（陕西省中医药研究院前身），在我国电针发明人朱龙玉指导下从事临床研究。期间，他对针灸和中医产生了浓厚的兴趣，自觉学习中医理论，能熟背《汤头歌诀》《药性赋》等。

1961 年，雷忠义参加了学制三年的"陕西省高级西医学习中医班"。回想起当年的学习经历，雷忠义说，"那时心中想得很简单，就是一种对党和毛主席倡导的继承发扬伟大宝库，开展中西医结合事业的美好憧憬，一种'寻幽探微，或有斩获'的朦胧意念。"雷忠义坚信"有疗效，就有存在的价值和科学内涵"，靠着这种精神的支撑，他不仅出色完成了学业，还坚持在中医研究的路上不断创新走到了今天。

"痰瘀互结"立新高

20 世纪 70 年代，雷忠义发现高血压病和冠心病患者持续增多，职业的敏感促使他加大了对此类患者的关注，心脑血管疾病的中医药治疗成为他的研究方向。恰逢医院选送专业人员到北京学习中西医结合治疗心血管病，他有缘跟随王文鼎、赵锡武、郭士魁、陈可冀、翁维良等学习。其后又在阜外医院、北医人民医院学习进修，这些经历为他此后的科研工作奠定了坚实的基础。

回陕后，雷忠义和他所在的心血管病课题研究组开始了草药羊红膻的研究。羊红膻是一种陕北草药，当地民间用以补肾壮阳，治疗阳痿，也用于防治僵猪、幼畜发育迟缓，以及年老牲畜的头低、倦卧、倒毛等老象。

多年来，他们完成了从草药羊红膻到复方羊红膻片（舒心宁片）的临床和基础研究，这一成果作为地标产品，无偿献给了国家，由西安国药厂生产。雷忠义和他的团队获得了 1978 年度的陕西省卫生科技二等奖的证书。在此基础上，医院开发出了有效抗高血压药，打开了从传统医药中心血管病防治药物的路径，印证了雷忠义"从肾治心"观点的学术意义。

在临床中，雷忠义发现胸痹患者有单纯胸痛，可归于瘀血，有单纯胸闷，可归于痰浊，但更多的是痛、闷并见，由此悟出胸痹有"痰瘀互结"的病机。对此，如果单用活血化瘀法，或单用祛湿化痰，效果皆不理想。将此二法合二为一，由"痰瘀并治"入手，是否是解决这一问题的有效途径呢？雷忠义和他的课题组提出以加味瓜蒌薤白汤治疗胸痹心痛病（冠心病）的临床初试方案，被西安地区冠心病协作组审定并采纳，决定在全市六家市级以上医院进行观察研究。1973 年，对 44 例冠心病心绞痛患者的临床观察取得了进展，首篇论文在《陕西新医药》1974 年第 1 期上发表。在 1978 年举行的中华心血管学会成立会议上，由雷忠义宣读继续总结的 97 例观察报告。1982 年，在全国首届活血化瘀会议（上海）上，雷忠义宣读《加味瓜蒌薤白汤治疗冠心病心绞痛 104 例》一文后，被多位专家在讲学或著述中引用，该文发表于《陕西中医》1983 年第 4 期。

1987 年，雷忠义将加味瓜蒌薤白汤优化，定名为"丹蒌片"，申请并主持了陕西省科委课题"胸痹痰瘀互结证和丹蒌片的临床和基础研究"。该课题依据中医理论，结合现代药理、毒理、药化、病理、生理、生化及血流动力学、血液流变学的内容，全面论证了痰瘀互结证型冠心病在临床上的大量存在，同时也证实了丹蒌片对该证型治疗有效的客观性。丹蒌片，作为迄今唯一一种治疗胸痹痰瘀互结证型的国家级中药新药，终于研制成功。2003 年，该项目获省科技成果二等奖。

近十年来，胸痹痰瘀互结证受到同行的关注。2003 年，由中国中医科学院广安门医院王阶教授牵头的国家重点研究发展计划 863 项目子课题，对丹蒌片稳定动脉硬化粥样斑块、抑制炎性反应、降低心血管事件的作用进行临床及基础研究，结果显示丹蒌片明显优于西药对照组，证实了胸痹痰瘀互结证理论的正确性和丹蒌片疗效的可靠性。丹蒌片的基础与临床研究先后列入国家重点攻关项目。目前，丹蒌片已进入《中国药典》，并入选由四位院士联合推荐的《中西医结合 I 期心脏康复专家共识》，是胸痹痰瘀互结证的唯一推荐用药。

"雷氏丹曲方"创奇迹

近年来，雷忠义发现胸痹患者表现为胸闷痛伴有灼烧感，心烦易怒，头晕少寐，大便干结，舌红，苔黄厚腻，脉滑等征象，热象较著，予化痰宣痹、活血化瘀之剂，虽显效而不尽人意，且患者多为久病或急性加重者。雷忠义认为此类胸痹心痛，属气血阴阳亏损、脏腑功能失调，痰瘀互结，日久从阳化热，内生瘀毒，于是在"痰瘀并治"的基础上，适当加入清热凉血解毒之品，如黄连、牡丹皮、赤芍等，化裁而成涤痰化浊、活血化瘀、凉血解毒之法，常能力挽既倒，转危为安。此即"痰瘀毒互结"理论，不仅基于中医思维，且与现代医学的炎症免疫说成异曲同工之妙。胸痹心痛病"痰瘀毒互结"理论由此提出，并拟定了相应的方药——雷氏丹曲方。

雷忠义创制的丹曲方已应用多年，并成功申报了院内制剂——丹曲片，目前该药已进入新药研发程序，进行了临床前研究和 I 期临床试验，结果表明丹曲片治疗冠心病稳定型心绞痛 4 周后，总有效率为 87.5%，心电图有效率 59.38%，硝酸甘油停减率 81.25%，中医证候总有效率为 90.63%。该药能明显改善胸痛、胸闷、心悸，以及心烦、胸闷灼痛、大便干结等症状。目前，由雷忠义指导并参与，由该院心内科主任、陕西省名中医刘超峰主持的"丹曲方抗载脂蛋白E（ApoE）基因敲除小鼠动脉粥样硬化的研究"课题获省级重大课题资助，已完成实验部分。2016年，"DQ方治疗冠心病心绞痛（胸痹心痛病痰瘀毒互结证）的中药新药开发研究"成为陕西省科技统筹创新工程计划项目。

悉心传教掖新秀

耄耋之年的雷忠义，在门诊与查房外，更关注人才的培养。雷忠义是第四批全国名老中医药专家师承导师、中国中医科学院博士生导师、陕西省第一、第二、第四、第五批名老中医师承导师。

十几年来，他先后带教学生8名，其中博士2名，硕士及研究生学历5名。其中有"西部之光"访问学者2人、"CCTV-1最美乡村医生"1人、"全国优秀中医临床人才"1人、"陕西省有突出贡献专家"1人、"陕西省名中医"1人、"陕西省首届优秀中医临床人才"1人、享受"三秦人才津贴"1人；国家及省级重点科室主任4人、主任医师6名、硕士研究生导师2人、优秀研究生干部1人、"神州奖学金"获得者1人；一专多能复合型人才1人。

雷忠义常叮嘱学生说："继承发扬中医学术，要科学传承，实践创新；临床要以中西并重，取长补短，优选方案，以治病救人为终极目标，切戒门户之见。"

雷忠义注重职业操守，常告诫学生要有眼界和胸怀，强调中医学博大精深，内涵丰富，要多读书，多实践，读书乃知不足，实践方出真知，要力戒心浮气躁，更不可学术造假。

（《当代陕西》2017年8月7日，记者：史建发）

雷忠义：痰瘀同治独辟蹊径

雷忠义，1934年9月生，陕西合阳人。陕西省中医医院心内科主任医师、中国中医科学院博士生导师、第二批全国老中医药专家学术经验继承工作指导老师。

"八百里秦川黄土飞扬，三千万人民吼叫秦腔，调一碗黏面喜气洋洋，没有辣子嘟嘟囔囔。"这是第三届国医大师、陕西省中医医院心内科主任医师雷忠义土生土长的故乡。在工作室里，雷忠义穿着白大褂，戴着金边眼镜，他为患者诊病时，学生便围坐在桌边，或记录药方，或问诊其他患者，或认真倾听思索，整个诊室环境轻松，全然不似医院里惯有的肃静与凝重。

初学从西学中，赴京进修

20世纪50年代初，正是百废待兴之时，雷忠义服从安排，于陕西省第一卫生学校学习，开始了他的学医生涯。毕业后雷忠义被分配至陕西省针灸研究所，跟随我国电针发明人朱龙玉学习、工作。为了进一步学习、研究电针，雷忠义参加了多期研究所举办的中西医讲座，对针灸产生了浓厚的兴趣，坚定了学习中医药的信心。于是，他开始自学中医理论，他把《汤头歌诀》《药性赋》等中医经典著作背得滚瓜烂熟。

中医基础理论扎实、学习成绩优异、工作成绩突出，1961年由组织选送，雷忠义参加了"陕西省高级西医学习中医班"，学制3年。《黄帝内经》《伤寒论》《金匮要略》等经典理论晦涩难懂，第一学期还没结束，几乎一半的学员就陆续要求退学，但是雷忠义坚持下来了。他怀着一种"寻幽探微，或有斩获"的意念，坚信"有疗效就有存在的价值和科学内涵"。

在这3年里，雷忠义努力精进，出色地完成了学业。他说："中医博大精深，学习中医首先要涉猎广泛、基础扎实，并通过反复揣摩、总结、体悟，才能逐渐在某一领域有所长。这条路没有捷径可走，只有不畏艰险、不怕挫折、坚持不懈才有可能取得成功。"在后来的日常生活中，雷忠义总以"人一能之，己百之"的努力，不断学习新知识、新思路、新方法。

毕业后，雷忠义来到陕西省中医药研究所（现为陕西省中医药研究院）工作，多年跟随名老中医米伯让抄方，并多次跟随老师去基层工作，协助老师一同制定诊疗方案。米伯让渊博的中医学识、严谨的治学态度、丰富的临床经验以及对中医药事业的热情一直激励着雷忠义。

20世纪70年代，雷忠义发现患者人群中高血压病和冠心病患者呈持续增多趋势，职业敏感促使他加大了对此类患者的关注，而医生的使命感更使他做出了以中医药治疗心脑血管疾病为研究方向的抉择。这时正赶上医院选送专业人员到北京学习，雷忠义于是有机会在西苑医院、阜外医院等北京各大医院跟随王文鼎、赵锡武、郭士魁、陈可冀、翁维良等许多名老中医学习，集百家之长。现在在雷忠义家里还可以看到许多当年跟诊抄方时记的一本一本厚厚的笔记。

采访时雷忠义的夫人说："我家先生在北京学习真是辛苦，他学习很认真，当时交通不便，还专门从西安托运了自行车去北京。"雷忠义就是骑着自行车走遍了京城的各大医院，这段经历为他以后的科研工作打下了坚实的基础。

研学主持课题，研制新药

20世纪70年代，雷忠义和他负责的心血管病组选择在农村设点调查心血管病的发病率，搞群防群治。在此期间，课题组发掘出了民间草药——羊红膻。羊红膻是一种陕北草药，当地民间用以补肾壮阳，治疗阳痿，也用于防治幼畜发育迟缓，以及年老牲畜的头低、倦卧、倒毛等老象。当地民谣说，"家有羊红膻，老牛老马拴满圈"。雷忠义和他的科研组受到羊红膻在民间用于防治克山病和牲畜衰老的启发，将他引入研究，并与药理、药化、植化等基础研究科室的研究人员共同合作，用羊红膻的复方制剂和单味片剂对冠心病、心绞痛、高血压病等心血管疾病进行了10余年的基础研究与临床观察。研究证实羊红膻具有扩张血管、降低血压、降黏、抗过氧化、抗血小板聚集、抗心律失常等药效。雷忠义将这一研究成果制成复方片剂，并将复方羊红膻（即舒心宁片）作为地标产品无偿献给了国家，后由西安国药厂正式生产。药厂取得了效益，患者得到了救助，雷忠义和他的团队则获得了1978年度的陕西省卫生科技进步二等奖的证书。后来，陕西省中医药研究院在此成果的基础上与日本某公司合作，开发出了有效抗高血压药。羊红膻的研究在一定程度上验证了《内经》关于"心本于肾"的理论，打开了从传统补肾药物中筛选出防治心血管病药物的新思路。

在接诊大量高血压、冠心病患者的过程中，雷忠义发现纯因瘀胸痛与纯因痰胸闷的症状临床都可以见到，但更多的是痛与闷并见的患者。痰浊痹阻与心血瘀阻并不能涵盖心血管疾病的全部证型，传统医学单用活血化瘀法无法完全解除临床症状。临床应用时能否合二为一，采用痰瘀并治的思路值得思考。

中医学痰瘀互结的思想源远流长，但在20世纪70年代，这种思想在胸痹心痛病方面鲜有论述，在早期的中医学教材中，也没有此证型明确的诊治方案。于是，雷忠义参照现代医学关于动脉粥样硬化病理形态学的描述，查阅大量的文献资料，反复思考，提出痰瘀互结说，并以此为理论基础，确立加味瓜蒌薤白汤治疗冠心病的临床方案。临床观察200余例用此方案治疗的患者，均获得了良好的临床疗效。

1987年，雷忠义将加味瓜蒌薤白汤进一步改进制作成成药"丹蒌片"，申请并主持了陕西省科委课题"胸痹痰瘀互结证和丹蒌片的临床和基础研究"。历时多年，从传统中医理论以及药理学、毒理学、药化学、病理学、生理学、生化学、血流动力学、血液流变学等不同角度，论证了痰瘀互结证型冠心病在临床上大量存在，同时也证实了丹蒌片疗效的客观性、有效性。

"开发一个丹蒌片，跑坏几双鞋。"雷忠义第一批传承人、陕西省中医医院心内科主任刘超峰回忆那些年和雷老一起做新药开发时感叹。当时研发新药条件艰苦，要在平常忙碌的门诊、查房之余去做实验，去许多科研系统、行政系统送审材料、审批文件，不知克服了多少困难。

2003年，丹蒌片研究获陕西省科学技术进步二等奖。2005年，入选国家中医药管理局973项目课题前期研究。2011年入选国家自然科学基金重大专项研究。2014年，纳入国家十五重大新药创制项目。中国科学院院士陈可冀教授为丹蒌片提词"痰瘀同治，稳定斑块，临床研究，发展创新"。2014年，由陈可冀、张敏州、霍勇等65位全国中西医心血管病专家共同参与，讨论制定的《急性心肌梗死中西医结合诊疗专家共识》中，推荐丹蒌片为唯一痰瘀互结型急性心肌梗死的中成药。

近年来，雷忠义与工作室的年轻同人在胸痹痰瘀互结证的认识上又有进一步的深入。依据中医理论，结合临床实践，痰瘀郁久尤其是两者互结可促化热，就容易产生急性冠脉综合征、急性心肌梗死、不稳定型心绞痛等。雷忠义认为此类胸痹心痛，属气血阴阳亏损、脏腑功能失调，痰瘀互结，日久从阳化热，内生瘀毒，于是在"痰瘀并治"的基础上，适当加入清热凉血解毒之品，如黄连、牡丹皮、赤芍等。此即"痰瘀毒互结"理论，不仅基于中医思维，且与现代医学的炎症免疫学说不谋而合。胸痹心痛病"痰瘀毒互结"理论由此提出，并拟定了相应的方药——雷氏丹曲方。此方应用多年，并成功申报了院内制剂——丹曲片，目前该药已进入新药研发程序，进行了临床前研究和Ⅰ期临床试验。目前，由雷忠义指导并参与，由刘超峰主持的"丹曲方抗载脂蛋白E（ApoE）基因敲除小鼠动脉粥样硬化的研究"课题获省级重大课题资助，并已完成实验部分。2016年，"DQ方治疗冠心病心绞痛（胸痹心痛病痰瘀毒互结证）的中药新药开发研究"立项陕西省科技统筹创新工程计划项目。

雷忠义在项目申报成功时赋诗"痰瘀互结源远流长，论治胸痹书华章。丹蒌问世应时势，多谢贤达共发扬。专家共识成一统，降脂抗炎缩斑显力量。尤喜后学多勤勉，长江后浪越前浪。时逢盛世重传承，古树新芽焕春光。"

行医大医精诚，竭仁尽义

"是雷老先生救了我一条命，中医真是药到病除啊！"来复诊的井先生说。60多岁的井先生是西安的老户，一次偶然的检查，便被三甲医院判定为只能置换心脏才能安全存活。在绝望中，他抱着仅存的一线希望找到雷忠义。未料想雷忠义只在原来所用西药的基础上加用中药汤剂，不过十几天，井先生的症状便明显缓解，并停用了心电监护。他后来一直找雷忠义求治，而雷忠义也特别关注井先生的病情，当服药到218剂时，不仅症状完全消失，患者精神也好了很多。第二年的夏天，井先生犹豫再三还想考虑做手术，但术前检查的结果让他格外的惊喜，不仅他的左室心功能EF值已由原来的0.24回升到0.48，而且医生告诉他"不需要置换心脏了"。

"你们看，她指甲上有明显的暗沟纵纹，这说明患者体内有瘀血"，雷忠义对学生们这样说。雷忠义诊治一名患者至少要用15分钟，或者更长些。他每次出诊的专家号只有15个，可"15"只是个基数，更多慕名而来的患者，雷忠义是不会让他们失望的，他上午的门诊也常常因此拖延至下午。

患者陈静长期胸闷，头脑总感到昏晕发麻，服用了雷忠义的药后症状全部消失了。她说：雷忠义不仅医术高超，更像家里老人一样体贴周到、无微不至，他总像叮嘱子女一样叮嘱患者，唯恐有一点点的疏漏。

雷忠义不仅医术高超，而且会设身处地为患者着想。他坚持不开大处方，不做重复检查，不增加患者额外的经济负担。不论是在本院，还是其他出诊、义诊、下乡医疗，他对所有患者一视同仁，尽心治疗。在治疗疾病的过程中，雷忠义特别重视对患者的精神疏导，强调治病先治心，时时鼓励患者树立战胜疾病的信心，从体贴备至的关心中让患者感受到温暖。有患者说："就只是听雷老这么一说，我的病就轻多了，更别说再吃他的药了。"

"我的历史是和患者们共同书写的，是他们给了我学习、实践的机会"。雷忠义行医多年，始终将患者的利益奉为至上，尊重、爱护、体贴每位患者，不开大处方、不做重复检查、不增加患者负担。

1957年，陕南略阳发生流感疫情，当时的雷忠义还是一位年轻医师，每天不仅要背着保健箱和针灸包防病治病，还要和老乡们一起抬土造田，挖塘修渠，晚上还常常步行数十里去救治危重患者。20世纪60年代，他多次在陕南的城固、勉县等县参加钩端螺旋体病、乙脑、痢疾等急性热性病的防治，开设家庭病床，按时巡回医疗。即使在自己也感染钩端螺旋体病的情况下，仍带着病坚持出诊。

他曾经冒着严寒和风雪，背着数十斤重的老式心电图机，步行数十里山路去为科研观察的患者做心电图复查。他曾经在暴雨中奔波在泥泞的山路上，为患者送医送药。在陕西省中医医院工作期间，为了照顾远路的患者，他常常推迟下班时间，一定要等到患者满意离去，他才带着疲惫和欣慰回家。有些患者不能来院，他便借休息时间骑着自行车送医送药上门。

雷忠义常说，"医生的天职就是通过治病救人贡献社会，要爱护患者，必须精研医术"。在他60多年的行医生涯中，经他之手而重获生机的患者，已难以计数。一位急性心肌梗死患者，在某医院已被误诊为死亡而送至太平间，有单位同事前来探视，坚持要见最后一面，却发现患者仍有呼吸。患者家属找到雷忠义，经过4个月的治疗，患者心脏供血情况明显改善，由此加强了对医生的信任，坚持请雷忠义调理，病情一直稳定，生活质量大为改善。这样的事例，常被同行和学生们传为佳话，但雷忠义却只说了句，"这算不上什么，都是应该的。"

随着年龄的增长，雷忠义也常感精力不济，但每周的门诊、查房、疑难病会诊以及危重患者抢救，他总是及时到场，全身心投入工作。这既可看做医生的职责所在，更应理解是雷忠义的"仁义"之心。

雷忠义耄耋之年做过一首"从医励志铭"总结自己的行医生涯，其中最后两句尤为感人，"耄耋不已，何惧艰辛。实现梦想，不负此生。"

育才悉心传教，力戒浮躁

雷忠义经常对学生讲："如果科研和新药研发不能真正解决患者的问题，减轻患者的病痛，就算拿到再多的荣誉奖励，那也不过是欺世盗名罢了。"他做事谦和低调，不好声张，病患送来的锦旗和感谢信都被压在箱底。他认为，医疗科研成就得益于患者的信任支持与合作。

雷忠义在临床与科研工作之外，始终把培养年轻的下一代作为义不容辞的责任，先后带教学生8名。雷忠义总是强调中医学博大精深、内涵丰富，自己作为导师，虽临床60余年，但仍学业不精，学习是先涉猎、多实践，主张教学相长，实践出真知，力戒学风浮躁，杜绝学术造假。他对学生整理的医案每篇都仔细阅读，认真评析。近年来，依托省和国家两级雷忠义名老中医工作室，开展对雷忠义学术思想和临床经验的系统研究，先后出版了《国医名师雷忠义临证菁华》和《雷忠义临证精华》。

雷忠义第五批传承人、鹿原中心卫生院副院长王勇总结雷忠义的治学方法概括为四点：第一，扎实的中医基础来自对于经典认真深入的继承钻研；第二，临床工作中客观务实、严谨缜密，在实践中检验和修正，并不断完善理论认识；第三，衷中参西，努力学习运用现代医学的技术和方法，优势互补，一方面提高了临床疗效，另一方面也拓宽了中医科研的思路；第四，学而不厌、广纳博采、勤于积累、善于总结，不断融会新知促进自己理论体系的丰富和发展，使得痰瘀互结理论具备了与时俱进、自我完善创新的学术生命力。

"人的一生真正遇见一位好老师，对你的人生会产生巨大的影响。跟着好老师可以学中医、学经验、学做人。雷老就是我人生中的好老师。"刘超峰这样说。

"在老师身边这么多年，体会最深的是雷老对患者的仁德、仁心、仁术。"雷忠义第二批传承人、陕西省中医医院心内科副主任范虹这样说。

"雷老好奇心很强，随时随地看到新鲜事物都会思考，触类旁通，这也是他在中医临床、科研路上不断前进，有所创新的原动力吧。"雷忠义第五批传承人、陕西省中医医院主治医师陈金锋这样说。

"精诚大医，当代良师"，这是第四军医大学原校长、心血管外科专家鞠名达给雷忠义的题词，也是对雷忠义精湛医术和谦厚医德的贴切概括。

（《中国中医药报》2018 年 5 月 18 日第 3 版，记者：张亦舒）

精诚大医，砥砺前行

——访国医大师、陕西省名老中医雷忠义

初步医林有虎气，坚定道路且前行

1934 年，雷忠义出生在陕西合阳的一个普通农民家庭中。雷老的父亲曾经不幸罹患结核病，并患上了结核性胸膜炎。"当时缺医少药，家里也没有足够治疗的金钱，经别人推荐，父亲只得上了华山。"雷老说道，华山是十分重要的道家圣地，雷老的父亲一边跟随道士修炼、疗养身体，一边也学习了一些道医知识，掌握了基础的中医诊疗技术，有时也会参与对祭拜、求道群众的诊治。病治好后，雷父便下山回家。自此，雷老的家庭与医学产生了不解的缘分。

回乡后，雷父时常运用针灸、方药帮助乡亲解除病痛，乡亲也时常登门感谢，

这些都在年幼的雷忠义心中留下了深刻的印象。耳濡目染，中医的种子在雷老的心中慢慢萌发。

1952年，中学毕业后的雷忠义服从组织分配，进入陕西省第一卫生学校。"本来家人想让我攻读工科，但是父亲十分支持我，父亲常说的'医道通仙'我至今忘不了"。在家人的支持下，年轻的雷忠义就此走上了医学道路。

1954年，雷忠义以优异成绩提前毕业，适逢我国电针发明人朱龙玉刚刚成立电针研究室，他便加入了朱玉龙的团队，开展电针的相关研究。电针是我国针灸学界的一大发明，当时从事电针治疗的人很多，但相关的研究不足。在朱龙玉的指导下，雷老负责电针临床研究部分的工作，为著名的《电针疗法》一书的编纂做了大量的工作。"我发现针灸非常神奇，但是当时的研究主要立足于西医的解剖、电生理上，中医的内容研究得不多"，也正是这一"机遇"性的工作，使雷忠义对针灸和中医产生了浓厚的兴趣，他开始自觉、自发地学习中医。

在毛主席关于发展中医的指示的号召下，全国范围内"西学中"工作蓬勃开展。1960年，陕西中医学院（现为陕西省中医药大学）成立"西学中"班，雷老也从针灸研究所转入。"当年9月份，我就到这里来了，家里父亲也十分鼓励我，支持我在中医药上有所作为，说我以前也是中药'灌'大的，医道通仙，我肯定不会学迷了路。"就这样，雷老开始正式学习中医。

刚刚进入"西学中"班、开始系统学习中医的雷老在感慨于中医精妙、神奇的同时，也发觉中医的博大精深，"理论也十分复杂，刚刚进去学习很难找到头绪"。在经历了多年现代科学的学习后，再去接受、建立以阴阳五行为基础的中医思维无疑是十分艰难和痛苦的，这让很多人都打了退堂鼓。课程进展不到一半，与雷老同班的近80位同学却有将近一半陆续退学了，但雷老依然心无旁骛地坚持着，并凭着一腔信念出色地完成了学业。回想起当年的经历，雷老说道："那时候学的是主席的实践论，这对我影响深远。我觉得中医既然有确切的疗效，那其中必然蕴含着某些真理。而且，毛主席都做出了关于发展中医、发展中西医结合的指示，这不是给我指明了道路吗？我这也算是响应主席号召、投入中医建设了，我相信我肯定能在中医领域做出点成绩。"

毕业后的实习，雷老进入了甘肃省中医医院大内科工作。医院虽地处西北，但任医院首任院长的张汉祥却是全国有名的老中医，十分强调坚持发展中医的特色。一日雷老值班时，一位肝硬化腹水的患者突然出现了呕血，随即发生了肝昏迷。情况十分危急！考虑到既无成药，煎药又多半来不及，雷老便主要应用西医西药来抢救患者，但患者病情过于危重，最终不幸离世。第二天晨会讨论病例时，和同事们忙活了一夜的雷老满心以为张老院长会宽慰几句，不料却遭当头棒喝："中医医院救治患者，想不到用中医的方法，这算什么中医！？来不及煎汤药，你怎么不联系我？"对雷老而言，这是一次铭心刻骨的经历，时至今日，每当谈及此事，雷老仍感慨万千。"当时老院长说了很多，问我服不服，我说服，我确实是来这里学习中医的呀，确实应该懂中医、用中医。"这件事对雷老的影响非常深刻，"我觉得我后半生没有走偏路，能坚定地在中医道路上做点事情，与老院长这次对我的教训非常有关系。后来张老院长也把我们叫到家里，讲了很多中医急救、应用中医确实有效的例子，印象太深刻了。"雷老感慨地说道。正是在这样浓厚的中医氛围中，雷老建立了良好的中医思维，坚定了中医的"道路自信"。

多年后，张汉祥教授曾到西安给领导看诊，雷忠义前去看望恩师。当时张汉祥教授就拿出了一段帛，一首五言绝句书写其上。这首诗是时任卫生部副部长的郭子化所作，讲述的是他乘船沿长江逆流而上视察各地中医建设时的所感。"当时年轻，也喜欢背，很快就记下了这首诗，这首诗所述的不也正是要我们不惧艰险，坚持走中医道路吗？"雷老后来也将这首诗转赠给年轻医生，希望他们能坚定中医思维，坚持中医道路。"既知方向正，逆水也坚行。三峡漩流急，神思更坦平。"这正是雷老六十载行医，在中医道路上执着前行的真实写照。

痰瘀同治创新论，研创丹蒌疗世人

1964年毕业以后，雷老参加了临床工作。"我就发现患心血管疾病的人很多，病情大多都十分危急，预后也很不好，我就想在这个方向上多做些研究。"雷老还在做住院医生的时候，曾经收治过一位因风湿性心脏病导致心力衰竭的老年女性患者。当时同事们都不看好这件事，甚至还隐隐有些嘲笑，说："你咋还给我们收了一个心衰患者呢？我们一个中医单位，咋能够治疗心衰呢？""哪个中药能强心？治不好怎么办？很多药物心衰患者能不能用都不知道，这怎么治？"当时雷老时常下乡做克山病的防治工作，同时给大量基层的群众看诊，也会用中医药治疗一些心脏病的患者。"我就有点不服气，基层那么多疾病能用中医药，咋城里医院就不能用、不敢用了呢？我既有点为患者鸣不平，在听到别人说中医不能治重病，我也有点不服气。西医进入中国才一二百年，几千年来就没有治好案例吗？"雷老说道，"虽然医案里可能不叫心脏病，但是肯定有相关疾病证候的治疗经验。我肯定能找到办法用中医药治疗这个病人。"正是凭着这股不服输、不怕难的精神，雷老选择了当时的难点也是研究相对较少的"心脑血管疾病的中医药治疗"这一方向作为了他的研究方向。

20世纪70年代初，恰逢医院选送专业人员到北京学习，雷老报名了。这样，雷老就跟着郭士魁、陈可冀、翁维良等名医大家学习心血管疾病的诊治与活血化瘀的中西医结合应用，其后又在阜外医院、北医人民医院学习进修，这些经历为他此后的科研工作奠定了坚实的基础。雷老告诉我们："当时北京正在开展心脏病的活血化瘀的研究，是西苑医院郭士魁教授领导的，包括陈可冀、翁维良、赵锡武等知名专家都在开展这方面的研究，出了很多重要的成果，其中比较重要的就是'冠心Ⅱ号方'。"

在北京学习时，雷老很重要的一个工作就是观察冠心Ⅱ号方的临床应用情况。雷老发现，冠心Ⅱ号方以改善气滞血瘀立论治疗冠心病效果确实很好，但是有些患者在长时间用药后会出现气虚、脸肿等情况。雷老注意到，活血化瘀治疗能够有效改善心脏病患者疼痛的情况，但是对胸闷的症状改善却不理想，而应用扶正化痰疗法时患者的胸闷症状却能有所缓解。这引起了专家们的讨论，也引起了雷老的深思。"当时专家们对于病机是气滞血瘀还是痰浊，争议很大。"雷老思考，有没有可能既有痰又有瘀？痰瘀互结作为证型之一在几千年前就有记载，但在20世纪70年代，这种思想在胸痹心痛病方面鲜有论述，在早期的中医学教材中，也没有此证型明确的诊治方案。

于是，雷忠义参照现代医学关于动脉粥样硬化病理形态学的描述，查阅大量的文献资料，反复思考，提出痰瘀互结论，并以此为基础，确立加味瓜蒌薤白汤治疗冠心病的临床方案。当时陕西省心血管病的权威专家杨鼎颐提出可以在冠心Ⅱ号方的基础上进行研究改进，找到更适合当地患者特性的治疗方案。"当时选定了七个医院，将瓜蒌薤白汤合并冠心Ⅱ号方形成加味瓜蒌薤白汤，在7个医院的心血管科共同实践，既用中医也用西医的方法来观察疗效，发现确实有效，这个方子是成立的！"

1972年，在临床观察取得了进展后，首篇论文《加味瓜蒌薤白汤治疗冠心病胸痛44例》由雷老的团队在南京的学术会议上做了汇报，并发表在相关杂志上。如此，痰瘀同治的理论被初步提出。1978年，在选举成立新的中华医学会心血管专业委员会的会议上，痰瘀同治后续97例观察报告被宣读。1982年，在全国首届活血化瘀会议（上海）上，雷忠义宣读了《加味瓜蒌薤白汤治疗冠心病心绞痛104例》一文，该文后被多位专家在讲学或著述中引用。

"到了1986年，当时全国都在研究中成药，我们就想也研制一个。当时我们也没有什么信心，在领导的鼓励下，我们就选取了加味瓜蒌薤白汤开始尝试。"雷老说道。项目报送北京时，当时卫生部分管临床工作的领导十分怀疑：痰瘀同治以痰、瘀两个点立论，而别的研究都以一个点立论，你们这个研究可行吗？大家能不能认可？需要征询各个专家意见才能判断能否批准。项目被否，雷老并未气馁，而是继续推进研究，提出更多更有力的证据。3个月以后，领导打来电话：项目通过了！雷老甚是喜悦，在前后划拨的10万元项目经费的支持下，基础研究顺利开展。1987年，雷忠义将由加味瓜蒌薤白汤优化而来的成药定名为"丹蒌片"，申请并主持了陕西省科委课题"胸痹痰瘀互结证和丹蒌片的临床和基础研究"。在后续的一系列研究中，雷老全面论证了痰瘀互结证型冠心病在临床上的大量存在，同时也证实了丹蒌片对该证型治疗有效的客观性。丹蒌片，作为迄今唯一一种治疗胸痹痰瘀互结证型的国家级中药新药，终于研制成功。

随后，丹蒌片的基础与临床研究先后被列入国家重点攻关项目。2003年，该项目被陕西省人民政府授予科学技术成果二等奖。目前，丹蒌片已进入《中国药典》，并入选由四位院士联合推荐的《中西医结合 I 期心脏康复专家共识》，是胸痹痰瘀互结证的唯一推荐用药。丹蒌片研制成功的32年间，为无数心血管疾病的患者带来了新的希望，也创造了极大的社会、经济效益。

老骥伏枥志千里，开拓探索启后学

近年来，雷忠义与工作室的年轻同人在胸痹痰瘀互结证的认识上又有进一步的深入。痰瘀互结、郁久化热是中医病机中十分重要的部分，雷老观察到临床上痰瘀互结型患者易产生急性冠脉综合征、急性心肌梗死、不稳定型心绞痛等，认为痰瘀互结的基础上亦有"毒"在作祟。这不仅基于中医思维，且与现代医学的炎症免疫学说不谋而合。于是，胸痹心痛病"痰瘀毒互结"理论由此提出，并拟定了相应的方药——雷氏丹曲方。该药已进入新药研发程序，进行了临床前研究和 I 期临床试验，结果表明丹曲片治疗冠心病稳定型心绞痛4周后，总有效率为87.5%，能明显改善胸痛、胸闷、心悸，以及心烦、胸闷灼痛、大便干结等症状。

目前，由雷忠义指导并参与，由雷老学术继承人刘超峰主持的"丹曲方抗载脂蛋白E（ApoE）基因敲除小鼠动脉粥样硬化的研究"课题获省级重大课题资助，并已完成实验部分。2016年，"DQ方治疗冠心病心绞痛（胸痹心痛病痰瘀毒互结证）的中药新药开发研究"立项陕西省科技统筹创新工程计划项目。

雷忠义在项目申报成功时赋诗一首"痰瘀互结源远流长，论治胸痹书华章。丹蒌问世应时势，多谢贤达共发扬。专家共识成一统，降脂抗炎缩斑显力量。尤喜后学多勤勉，长江后浪越前浪。时逢盛世重传承，古树新芽焕春光。"这既是雷老对于半生痰瘀研究的总结与感慨，更是看到所创理论充满活力、后学继续精进的喜悦与希望。

（《祝您健康——养生堂》2019年5月，编辑：车翀）

国医大师雷忠义痰瘀流派论文集

国医大师雷忠义论文

陕西省部分地区农民冠状动脉粥样硬化性心脏病的发病调查

陕西省中医研究所内科研究室冠心病研究组

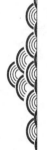

冠状动脉粥样硬化性心脏病（以下简称冠心病），是一种严重危害人民健康的常见病、多发病。本病的病因及发病原理迄今尚未完全阐明，因此，调查掌握本病在不同的人群中发生发展规律，对于防治本病具有重要意义。近年来国内有关冠心病的发病率和发病因素的调查，上海、北京、广州等地陆续有所报道。但多系城市人口调查，而有关农民的发病资料，截至目前，国内资料中较大规模普查结果的报告尚少。我们遵照毛主席关于"要了解情况，唯一的方法是向社会作调查"的教导，在各级党政领导的重视和支持下，于1972 年 4 月至 5 月，深入农村，在陕西关中地区的三原县（关中中部）、大荔县（关中东部）、凤翔县（关中西部）三个县，与当地医务人员和赤脚医生，组成三结合的冠心病普查小组，对 6 个生产大队、58 个生产队的 1801 名中年以上的农民进行了冠心病发病情况的调查，对本病的防治提供参考资料，特报告如下：

一、调查方法和内容

1. 普查对象　随机普查 40 岁以上的男女农民，不加任何选择。对于由城市插队落户的以及在农村工作的职工，未列入统计。

2. 调查的方法和内容　依据 1964 年全国心血管疾病学术会议所拟定的方案，包括询问病史与生活史、体格检查、血压测定、心电图检查，同时还做膳食营养调查和血清脂质测定。心电图检查，一般均做休息时心电图，取标准导联及胸导联 V_1、V_3、V_5，对高血压及疑有心绞痛者，则做标准导联和加压单极导联，胸导联 V_1、V_3、V_5 共九个导联。凡有下列情况之一者，则做 Master 氏二阶梯双倍运动试验：①有可疑心绞痛；②心电图按规定标准超过正常者；③休息时心电图不正常和可疑者。对于年老和行动不便和不适于做运动试验的，一律改做葡萄糖负荷试验。

3. 诊断标准　根据 1964 年全国心血管疾病学术会议所通过的标准，凡有下列三种情况之一者即可确诊：①有心绞痛发作或心肌梗死而无重度主动脉瓣狭窄、关闭不全、主动脉炎，亦无冠状动脉栓塞等证据；②中年以上患者发现心脏增大、心力衰竭或严重心律失常无明显高血压或其他因素；③休息时或运动后心电图有明显心肌缺血情况而无其他原因可查者。Master 氏二阶梯运动试验阳性判定是以兰州心血管学术会议所通过的标准为依据。葡萄糖负荷试验诊断参照陈氏等报告判定。对于中年以上的人凡有：①血脂偏高；②可疑心绞痛；③心电图异常者（包括 RS-T 段、T 波不正常，左心室肥厚而血压不高者，频发的室性早搏，心房纤颤，房室或束支传导阻滞，而无其他原因解释者）。以上三者中具备两项即为可疑冠心病。

二、调查结果

1. 发病率　本组所调查的 1801 名农民中符合上述标准，确诊为冠心病者 105 人，发病率为 5.83%，可疑冠心病为 31 人，占总检查人数的 1.72%。确诊为心肌梗死者 3 例，发病率为 0.17%，占确诊为冠心病的 2.86%。

2. 与发病有关的因素

（1）性别与年龄的影响：本组 1801 人中，男性 843，女性 958，男女受检人数之比为 1 ∶ 1.14，不同性别年龄的发病情况见表 2-1。

表 2-1　年龄性别与冠心病发病的关系

年龄	男			女			共计		
	例数	确诊数	发病率 %	例数	确诊数	发病率 %	例数	确诊数	发病率 %
40 ~ 49	244	4	1.64	403	19	4.71	647	23	3.55
50 ~ 59	285	7	2.46	329	31	9.42	614	38	6.19
60 ~ 69	239	18	7.53	165	14	8.48	404	32	7.92
70 ~ 79	68	5	7.35	56	5	8.93	124	10	8.06
80 以上	7	-	-	5	2		12	2	16.66
合计	843	34	4.03	958	71	7.41	1801	105	5.83

从表 2-1 可看出冠心病发生与年龄有密切关系，年龄愈大，发病率愈高，其中男性最高发病年龄为 60 ~ 69 岁，70 岁以上反见减低。而女性组基本上随年

龄继续增高。本组男性发病率 4.03%，女性为 7.41%。男女之比为 1 ∶ 1.84。女性发病率比男性高，此点与一般资料报告不完全符合。

（2）高血压的影响：高血压与冠心病之间的关系，已为国内外资料所证实。本组调查对象中 1794 例有血压记录，确诊为高血压病者 264 例，其中确诊冠心病者 62 例，占 23.48%；血压正常的 1530 例，确诊冠心病者 43 例，占 2.81%，前者冠心病发病率较后者显著增高，差异显著（P ＜ 0.01），详见表 2-2。

表 2-2　血压与冠心病的发病关系

年龄	（一）高血压组发病率								
	例数			确诊数			发病率（%）		
	男	女	合	男	女	合	男	女	合
40 ~ 49	9	52	61	2	8	10	22.22	15.38	16.39
50 ~ 59	30	70	100	5	23	28	16.66	32.85	28.00
60 ~ 69	39	40	79	9	7	16	23.07	17.50	20.25
70 ~ 79	8	14	22	5	2	7	62.50	14.28	31.82
80 以上		2	2		1	1			
合计	86	178	264	21	41	62	24.41	23.03	23.48

年龄	（二）正常血压组发病率								
	例数			确诊数			发病率（%）		
	男	女	合	男	女	合	男	女	合
40 ~ 49	235	351	586	2	11	13	0.85	3.13	2.22
50 ~ 59	255	259	514	2	8	10	0.78	3.08	1.95
60 ~ 69	200	125	325	9	7	16	4.50	5.60	4.92
70 ~ 79	46	49	95		3	3		6.12	3.15
80 以上	5	5	10		1	1			
合计	741	789	1530	13	30	43	1.75	3.80	2.81

（3）饮食与生活习惯对发病的影响：由于条件有限，未能对所调查的地区同时进行详细的膳食分析，仅通过一般的询问了解，本组所调查的农民膳食特点，均系长期素食，食油皆为植物类油（棉籽油、菜籽油），主食小麦、玉米，粗细经常搭配。而冠心病发病率并不比其他人群低。似可说明：单吃低脂肪饮食并不能阻止冠心病的发生。生活嗜好：饮酒、吸烟、喝茶对发病的影响，根据本文调查记录，吸烟者共 881 人，饮酒 703 人，喝茶 844 人，与冠心病的发生尚看不出明确关系，但因对饮酒量、时间及吸烟史的长短和吸烟程度无系统的材料，故对

此因素与发病的关系尚不能做出确切的结论，见表2-3。

（4）胆固醇、磷脂对发病率的影响：从本组资料看来，正常人与冠心病患者两组血清胆固醇、磷脂含量都有随年龄上增的趋势，但因病例较少，尚不能做出血脂改变与发病关系的有力说明，见表2-4、表2-5。

表2-3 饮食、生活嗜好与发病的关系

	确诊病例105人（%）			可疑病例31人（%）			正常人数1658人（%）		
	不吃	偶吃	常吃	不吃	偶吃	常吃	不吃	偶吃	常吃
肉食	16 15.24	88 83.81	1 0.95	4 12.90	27 87.10	— 	104 6.27	1152 93.61	2 0.12
鸡蛋	87 82.86	10 9.52	8 7.62	26 83.87	1 3.23	4 12.90	1411 85.10	213 12.85	34 2.05
牛羊奶	64 99.05	— 	1 0.95	30 96.77	— 	1 3.23	1641 98.97	6 0.36	11 0.67
吸烟	64 60.95	9 8.57	32 30.43	23 74.19	1 3.23	7 22.58	826 49.82	236 14.23	596 35.95
饮酒	73 69.52	31 29.53	1 0.95	23 74.19	8 25.81	— 	995 60.01	627 37.82	36 2.17
喝茶	61 58.09	29 27.62	15 14.29	16 51.61	9 29.03	6 19.36	87 52.65	468 28.23	317 19.12

表2-4 正常人与冠心病患者血清胆固醇的比较

年龄（岁）		正常人		冠心病患者		两者间差异
		例数	胆固醇均数±标准差（mg%）	例数	胆固醇均数±标准差（mg%）	
男	40～49	17	154.23±29	1	120.00	P＞0.05
	50～59	22	153.86±37.2	4	162.75±36	P＞0.05
	60～69	26	158.12±31	3	166.12±40	P＞0.05
	70～79	8	179.88±38	2	186.50±5	P＞0.05
	80以上					
女	40～49	37	159.68±36	5	159.80±26	P＞0.05
	50～59	34	187.00±48	10	168.70±40	P＞0.05
	60～69	16	189.88±61	8	211.25±33	P＞0.05
	70～79	6	230.67±83			
	80以上			1	145.00	

表 2-5 正常人与冠心病患者血清磷脂的比较

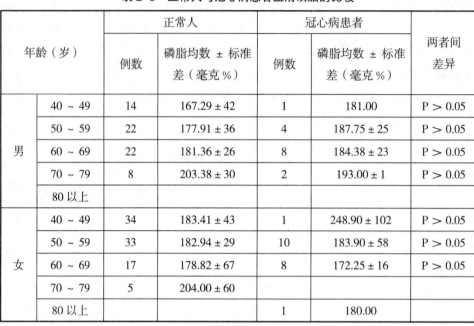

年龄（岁）		正常人		冠心病患者		两者间差异
		例数	磷脂均数 ± 标准差（毫克%）	例数	磷脂均数 ± 标准差（毫克%）	
男	40 ~ 49	14	167.29 ± 42	1	181.00	P > 0.05
	50 ~ 59	22	177.91 ± 36	4	187.75 ± 25	P > 0.05
	60 ~ 69	22	181.36 ± 26	8	184.38 ± 23	P > 0.05
	70 ~ 79	8	203.38 ± 30	2	193.00 ± 1	P > 0.05
	80 以上					
女	40 ~ 49	34	183.41 ± 43	1	248.90 ± 102	P > 0.05
	50 ~ 59	33	182.94 ± 29	10	183.90 ± 58	P > 0.05
	60 ~ 69	17	178.82 ± 67	8	172.25 ± 16	P > 0.05
	70 ~ 79	5	204.00 ± 60			
	80 以上			1	180.00	

三、讨论

1. 发病率　目前，对本病的确切发病率尚不十分掌握。1962 年和 1963 年诸氏和陈氏等报告了我国上海和北京城市人口冠心病普查资料，发病率为 3.2% 和 2.47%。1970 年广东报告为 2.02%，1966 年西安医学院第一附属医院报道西安南郊冠心病普查资料，发病率为 7.2%。并认为冠心病以脑力劳动者高，以体力劳动者发病率低。根据本组 40 岁以上 1801 名农民的调查结果，冠心病的发病率为 5.83%，较上海、北京、广东地区都显著的高，和西安医学院的报道接近。由以上资料可以看出冠心病在我国是常见病、多发病。不仅脑力劳动者多发，而且在体力劳动的农民中发病也较高。

2. 发病因素　根据本组调查分析，冠心病发生首先和年龄有密切关系，是随年龄而递增，年龄愈大，发病率愈高，但这种趋向随性别不同而有所差异，此点与资料报道相符。在性别上本组女性发病率较男性高，男女比例为 1：1.84，与陈氏等报告的结果 1：1.63 接近。女性高于男性的原因我们考虑与以下几点有关：①女性高血压发病较男性高；本组的结果：男性为 10.2%，女性为 18.4%，由于女性高血压发病率高，促成冠心病发病率亦高；②与绝经期内分泌紊乱有关；③女性体力活动较少。

高血压病组较血压正常组发病率显著增高，两者相差 8.4 倍，在确诊的冠心病患者中 59.05% 合并高血压，与国内外报告一致。1972 年北京地区冠心病协作组分析统计 30 个医院自新中国成立以来或建院以来，急性心肌梗死 1539 例，其中合并高血压者占 56.3%。这一事实说明，高血压与冠心病的发病关系极为密切，是促进冠状动脉粥样硬化发生的一个重要因素。

关于饮食与发病的关系，近年来在动脉粥样硬化发病原理与病因学研究工作中，动物脂肪已被许多学者所重视，有的人认为：冠状动脉粥样硬化病因虽然是多种的，但该病的发生发展在很多情况下说明是受到长期摄入高脂肪饮食的影响。本文普查关中三处农民长期吃素食，而冠心病发病率也很高，国内亦有同样报告。广东普查 171 例农民冠心病的发病率为 3.51%。西安医学院第一附属医院调查西安南郊地区 80 例农民，冠心病的发病率为 7.2%。此外上海与北京的调查结果，亦认为动物脂肪对冠心病的发生影响不大，陈氏报道在动物脂肪摄入较多的厨师与炊事员组，其血清胆固醇不高，平均值为 153.4 mg%，发病率也仅为 1.84%，略高于勤杂工组（1.34%），陶氏等报告在饮食方面，仅有牛酪油这一因素略有意义。说明在我国一般膳食营养下，动物脂肪摄入并非促成动脉粥样硬化的因素。此外吸烟、饮酒、喝茶等嗜好，据分析与本病发生尚未发现有明确关系。这里值得提出的是：根据我们调查两个酒厂 80 名中年以上的酿酒工人冠心病发病情况：他们的饮酒年限平均为 19 年，饮酒量平均每日为 1.6 两，但其血清胆固醇含量平均为 182.8 mg%，冠心病的发病率仅为 2.73%，还低于农民组，由此可见饮酒对冠心病发生尚无直接影响。但对于已确诊的冠心病患者，烈性酒应禁喝，烟应提倡少吸或不吸烟。

四、结语

本文报道陕西部分地区 1801 名中年以上农民冠心病普查结果，发病率为 5.83%，男性 4.03%，女性 7.41%，男女之比为 1：1.84，女性发病较男性高。冠心病发病率与年龄有密切关系，随年龄而递增。高血压是促成冠状动脉硬化的一个重要因素，本组确诊的冠心病中 59.05% 合并高血压。除以上因素外，其他饮食因素、生活习惯等均还看不出有明显意义。血清胆固醇、磷脂的含量在正常人与冠心病组比较虽无明显差别，但因病例较少，尚难说明问题。

本调查仅限于在农民职业中进行，不能反映我国冠心病的全面情况，今后仍有必要在一些有代表性的地区进行普查，探讨冠心病的发病规律，以便进行防治。

参考文献

[1] 诸骏江，等. 上海市区冠状动脉粥样硬化性心脏病发病率和发病因素的调查. 中华医

学杂志，1962，25：288.

[2] 陈在嘉，等. 冠状动脉粥样硬化性心脏病发病率调查研究. 中华内科杂志，1963，10：775.

[3] 广东地区 1039 人冠状动脉粥样硬化性心脏病发病率调查（未发表材料）.

[4] 冠状动脉粥样硬化性心脏病普查标准. 全国心血管疾病学术会议文件汇编 .1964，45 页（内部资料）.

[5] 陈在嘉，等. 心电图葡萄糖负荷测验对冠状动脉粥样硬化诊断的意义. 中华内科杂志，1961，9：408.

[6] 李运乾，等. 动脉硬化性心脏病的相对发病率与血清胆固醇含量的相互关系. 中华内科杂志，1959，7：1136.

[7] 西安医学院第一附属医院内科. 西安南郊冠状动脉粥样硬化性心脏病的部分临床资料. 陕西新医药，1972，2：16.

[8] 北京地区急性心肌梗死 1539 例的临床资料分析（内部资料）.

（《心脏血管疾病》1974 年第 2 卷第 1 期）

国医大师雷忠义痰瘀流派论文集

加味瓜蒌薤白汤
治疗冠心病心绞痛 44 例小结

陕西省防治冠心病、高血压病协作组，加味瓜蒌薤白汤治疗冠心病观察小组

冠状动脉粥样硬化性心脏病（简称冠心病）是危害人民健康较严重的常见病、多发病之一，长期以来缺乏有效的防治办法，北京地区遵照伟大领袖毛主席"中国医药学是一个伟大的宝库，应当努力发掘，加以提高"的教导，大搞中西医结合，运用活血化瘀的方法，治疗冠心病心绞痛，取得了很大的效果。我们学习北京的先进经验，观察"加味瓜蒌薤白汤"对冠心病心绞痛的疗效，一年来共观察60例患者，除服药时间未满一个疗程及同时服用其他药物难以判断疗效的16例外，共有44例，现将观察的情况小结如下：

一、一般情况

1.病例选择　按北京地区防治冠心病、高血压病协作组所定诊断标准选择病例，作为观察对象，其中29例为住院观察，15例为门诊观察。

2.年龄及性别　男性32例，女性12例。40岁以下1例，41～50岁18例，51～60岁22例，60岁以上3例。

3.职业　工人7例，干部28例，教员2例，医务人员3例，营业员2例，炊事员2例。

4.病程　一年以内者26例，1～5年者10例，5年以上者2例，其余6例病程不详。

5.心绞痛分级与中医分型　分级、中医分型、疗效评定标准均按北京防治冠心病协作组方案执行。本组44例中轻度16例，中度18例，重度10例。

中医分型：阴虚阳亢27例，气阴两虚7例，其他4例，另有6例未标明分型情况。

二、治疗方法

1.方剂组成　瓜蒌一两，薤白五钱，丹参五钱，赤芍五钱，红花五钱，川芎

五钱，降香五钱。每日 1 剂，加水煎成 400 ml，早晚各服 200 ml。

2.疗程　以四周为 1 个疗程。

三、疗效观察

1.心绞痛症状缓解情况（表 2-6）

表 2-6　心绞痛症状疗效与分级的关系

分级	例数	显效		改善		无效	
		例数	%	例数	%	例数	%
轻度	16	8	50.0	8	50.0		
中度	18	10	55.5	8	44.5		
重度	10	5	50.0	4	40.0	1	10.0
总计	44	23	52.3	20	45.4	1	2.3

（1）心绞痛症状缓解：显效 23 例（52.3%）、改善 20 例（45.4%），见表 2-6。北京地区协作组用冠心Ⅱ号治疗心绞痛，共计 263 例，其中显效 90 例（27%），改善 178 例（55.2%），总有效率为 83%。本组疗效较冠心Ⅱ号较有提高。

（2）本组轻度、中度与重度之间疗效差别不明显。

（3）疗效与分型的关系：有分型及疗效对比资料的共 38 例，各型间疗效对比无明显差别（表 2-7）。

表 2-7　心绞痛疗效与中医分型的关系

中医分型	例数	显效		改善		无效	
		例数	%	例数	%	例数	%
阴虚阳亢	27	13	48.15	13	48.15	1	3.7
气阴两虚	7	2	28.5	5	71.5		
其他	4	2	50.0	2	50.0		

（4）并用硝酸甘油药物者停用和减量情况：本组中共 6 例治疗前经常用硝酸甘油制剂，治疗后有 4 例减少，1 例停用。

2.对血压及其他症状的影响

（1）对血压的影响：本组病例中，合并高血压者 20 例，治疗后除 1 例有效外，其他均无明显变化。

（2）对其他症状的影响：治疗前头晕者 20 例，治疗后减少为 11 例；胸闷 30 例，治疗后为 15 例；心悸 28 例，治疗后为 13 例。

（3）有脉舌记录的 31 例，其中弦脉（包括弦细、弦滑、沉弦、弦缓、弦数）9 例，沉细脉 2 例。舌质正常 17 例，紫暗 3 例，胖淡 5 例，红绛 6 例。舌苔：白薄 22 例，白腻 5 例，黄腻 4 例。治疗前后均看不出明显的变化。

3. 对心电图疗效的观察　本组病例治疗前心电图检查，正常及大致正常者11 例，不正常者 33 例，治疗后显效者 1 例，有效者 7 例，无改变者 25 例，总有效率为 24.20%（表 2-8）。

表 2-8　心电图疗效分析

疗效	显效	好转	无效	总计
例数	1	7	25	33
%	3.0	21.2	75.8	100

4. 对血脂质的观察　本组有部分病例在治疗前后检查了血清胆固醇、磷脂、三酸甘油脂、脂蛋白电泳，从其结果看不出本方对血脂质有明显的影响（表 2-9）。

表 2-9　血脂质治疗前后对比

血脂质	检查例数	下降（例数）			无明显变化（例数）	上升（例数）		
胆固醇	33	21 ~ 0 mg%（1）	41 ~ 60 mg%（3）	> 60 mg%（6）	波动范围在20 mg 以内（10）	21 ~ 40 mg%（5）	41 ~ 60 mg%（6）	> 60 mg%（2）
磷脂	26	21 ~ 40 mg%（3）	41 ~ 60 mg%（1）	> 60 mg%（6）	波动范围在20 mg 以内（7）	21 ~ 40 mg%（2）	41 ~ 60 mg%（3）	> 60 mg%（4）
三酸甘油脂	16	0.5 ~ 1.0 毫当量/升（1）	1.1 ~ 1.5 毫当量/升（-）	> 1.5 毫当量/升（5）	波动范围在0.5 毫当量/升以内（1）	0.5 ~ 1.0 毫当量/升（3）	1.1 ~ 1.5 毫当量/升（-）	> 1.5 毫当量/升（6）
β 脂蛋白	15	5% ~ 10%（4）	11% ~ 15%（1）	> 15%（-）	波动范围在5% 以内（7）	5% ~ 10%（1）	11% ~ 15%（-）	> 15%（2）

5. 对不良反应的观察　本组病例中 1 例患者服药过程中出现皮疹，该患者既往对红花过敏，停用红花后继续服药皮疹消退。再未发现有其他不良反应。

四、几点体会

1. 祖国医学所记述的"胸痹""心痛""厥心痛""卒心痛""真心痛"等，非常类似现代医学中的冠心病心绞痛和心肌梗死。早在《内经》一书中，已记载着薤白对"心病"的治疗效果。汉代张仲景更进一步阐明本病是由于心阳不振，心络痹阻，并运用宣痹通阳的瓜蒌薤白半夏汤等进行治疗。由于古人认为"不通则痛"，所以历代应用活血化瘀药物治疗本病更是不乏记载，如清代王清仁用血府逐瘀汤治疗"忽然心痛"取得很好的疗效。可见我国古代劳动人民对防治冠心病已积累了丰富的经验。北京地区防治冠心病、高血压病协作组，根据冠心病心绞痛是气滞血瘀的表现这一认识，应用活血化瘀的方式防治心绞痛，其中以冠心Ⅱ号方（丹参、赤芍、川芎、红花、降香）疗效较好。由于本病的病机乃因心中阳气不宣，导致心络痹阻、血脉阻塞，为了进一步提高对本病的治疗效果，我们遵照祖国医学"气为血帅、气行则血行"的理论，将活血化瘀与宣痹通阳两种治疗法则结合起来，以宣痹通阳来辅助活血化瘀，阳气宣通则气机通畅，瘀血更易消除。因此在冠心Ⅱ号方中加入瓜蒌、薤白两味药，从初步观察结果来看，验证了北京地区应用活血化瘀药物的疗效，并且较冠心Ⅱ号似有提高。

关于心绞痛疗效的评定，由于目前全国尚缺乏统一的评定标准，本组是采用北京地区协作组所拟定的条件来评定的，加味瓜蒌薤白汤较冠心Ⅱ号疗效高的原因，我们分析是否由于加入瓜蒌、薤白两味药，使其活血化瘀的作用有所提高，但因例数较少，尚不能做出确切的结论。此外，是否和各单位在掌握疗效评定条件时不够严谨有关，因为目前对心绞痛的疗效，缺乏客观依据，主要依靠患者的主观感觉而定，这样就容易发生误差，对此，今后如何能更确切反映药物的疗效，尚值得进一步的探索。

2. 正如北京地区所指出的，活血化瘀途径治疗心绞痛虽有一定的近期效果，但也存在一些问题：一个是显效率低；另一个是心电图有效率低。所以进一步探讨提高疗效的途径是非常必要的。根据一年来临床实践观察，我们对如何提高疗效，拟从下列几方面着手：①在辨证论治的基础上运用活血化瘀，也就是局部与整体相结合。心绞痛既有气滞血瘀这一共性，也有阴虚阳亢、气阴两虚、阴阳两虚、痰热壅滞、寒凝气滞等不同的临床表现，所以应辨其寒热虚实，随证施治。阴虚滋阴、阳虚温阳、有痰热则豁痰清热、寒凝则温通、气滞则调气，通过调整机体的偏盛偏衰，也许更能提高活血化瘀药物的效果。②进一步加强活血化瘀药物的力量（增加活血化瘀药物的种类和剂量）。西安市第五医院有一例患者初服冠心Ⅱ号方不见效，偶然将两剂当作一剂煎服，效果非常显著，提示增加活血化瘀药物的剂量，可能会有更强的作用。另外像没药、乳香、三七、蒲黄、灵脂等，都有活血止痛的作用，值得今后观察试用。③从冠心病的发病机制来看，主要是由于心、脾、肾、肝等脏器功能低下，导致心阳不振，进而瘀血痰浊痹阻，是一个本虚标实的疾病。根据"急则治标、缓则治本"的原则，应该把活血化瘀与扶

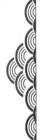

正培本结合起来，或先通后补，或先补后通，或通补兼施，做到"补不滞邪、通不伤正"，避免犯"虚虚实实"的弊病。

3. 活血化瘀药物对冠心病心绞痛的疗效，已为临床观察所证实，但其作用的原理目前还不清楚，所以加强基础理论研究、运用现代医学科学方法研究"瘀血"的本质和活血化瘀药物的作用原理，不但对提高心绞痛的治疗效果是当务之急，而且对发掘整理祖国医学中有关"瘀血"这一理论来说，也有重大的意义。

注：本题目观察单位：西安市第一、第五人民医院、西安市红十字会医院、西安市中医医院、陕西中医学院附属医院、陕西省中医研究所。

（《陕西新医药》1974 年第 1 期）

第二部分　国医大师雷忠义论文

舒心宁片治疗农民冠心病 86 例疗效观察

陕西省中医研究所内科冠心病研究组

一、一般情况

86 例患者均系本所历年普查中新发现的农民患者，其中男性 22 人，女性 64 人，男女之比为 1：2.91；发病年龄最小者为 31 岁，最高者为 84 岁。男性组以 60～69 岁者为多，女性组以 40～59 岁及 60～69 岁为最多（表 2-10）。这些患者，常年生活在农村，从事体力劳动，以小麦、玉米为主食，基本都是低脂低胆固醇饮食，男性患者多有吸烟及偶饮酒的嗜好，女性则无。

表 2-10 入选人数比较

性别 年龄组 \ 例数	男性	女性	合计
30～39	1	6	7
40～49	1	22	23
50～59	4	22	26
60～69	11	12	23
70～79	4	2	6
80 以上	1	0	1
合计	22	64	86

二、诊断

病情分级及疗效评定均按 1974 年北京全国防治冠心病、高血压病座谈会修订标准进行判定。

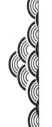

三、治疗及观察方法

所有病例均采用口服舒心宁片，每日服 3 次，每次服 4 片，一般在饭前服用，凡服本药患者，一律停服其他中西药，个别病例偶含硝酸甘油片，20 日为 1 个疗程，服 2 个疗程，2 个疗程中间停药 5 ~ 7 天。患者休息、劳动、生活未做硬性规定，但观察时期，恰是农忙季节，劳动强度一般较大，患者在服药前后，做常规的心电图、血脂、肝功能、血尿常规、血压、查体等进行对照，所有病例每 3 日随访登记症状、体征、血压、脉象、舌苔等 1 次，进行动态观察。

四、舒心宁片药味组成

羊红膻、草决明、葛根、黄芪、槐米、陈皮、维生素 C 等七种中西药物组成，由本所药房浓缩提取制成糖衣片剂。

本方的组成出发点是根据冠心病是一种老年病，这种患者多伴有脂质代谢紊乱的高脂血症、高血压病等，临床上多见劳力性、发作性胸痛、胸闷、心悸、气短、头晕、舌体胖大，有齿痕、脉弦等症状特点，结合临床探索自拟。

五、观察结果

临床疗效：本组患者多数为隐性冠心病。患者服药一般症状如胸痛、胸闷、心悸、气短、头晕、肢体等有改善，食欲增加，精神变好。症状明显改善的计 47 例，占 54.65%，症状改善的有 30 人，占 34.88%，总有效率为 89.53%。心电图疗效显著者 27 例，占 31.40%，好转者 43 例，占 50%，总有效率为 81.40%（表 2-11、表 2-12）。

表 2-11 心电图变化情况

	治疗前							治疗后							显效	改善	无变化	恶化
	休息		运动		葡试			休息		运动		葡试						
	−	±	−	±	−	±	+	±	+		+	−	±	+				
多发多源 VPS		1		2				1			1		1		1	2		
多发 VPS	2							1			1				1	1	0	
窦房阻滞			1										1					
RBBB + LAH	1										1							1
$TV_1 > TV_5$	3							3									3	
左右室肥厚	1										1							1

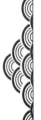
ST段	0.05 mv	5		4	3		15		2	7		1	14	4	1	1	1		14	13	2
	0.075 mv			2			5					1	1	5					3	3	1
	0.1 mv			1			1					1					1			2	
T波	低平			10	2		4	1		4	5	2	2	2	1		1		3	9	5
	双向																				
	切迹																				
	倒置		1	5			6			1	2	3	3	3				3	6	2	1
房颤				1								1						1			
陈旧心肌梗死				2					1			1					1	1			
并行节律				1					1									1			
病窦				1								1									1
RBBB				1								1									1
房速							1					1					1				
窦缓				1					1								1				
合计		5	1	37	3	2	35	1	2	20	9	13	27	12	2	1	2	27	43	15	1

表 2-12　临床疗效与心电图疗效相关表

临床疗效	心电图例数					
	显效	好转	无变化	加重	合计	%
显效	17	21	9		47	54.65
改善	7	19	4		30	34.88
基本无效	3	3	1	1	8	9.30
恶化				1	1	1.16
合计	27	43	15	1	86	
	81.40%	50%	17.44%	1.16%		

　　86例患者中有心绞痛及可疑心绞痛者为35例，经治疗，30例为显效，显效率为88.89%（表2-13）。

表 2-13　心绞痛疗效

	男	女	合计
显效	6	24	30
改善			
基本无效	1	3	4
加重	1		1
合计	8	27	35

另外，我们观察到本药对高血压病患者，亦有一定的治疗作用（表2-14）。36例兼有高血压患者，显效12例，有效14例，有效率为72.22%，另有5例明显的脑动脉硬化患者或并发脑血管意外后遗症的患者服药后肢麻、头晕、项强等有一定程度的改善，握力肢体功能也有一定程度的恢复。

表2-14　血压变化情况表

项目 \ 性别	男	女	合计
舒张压下降10 mmHg 并达正常范围	6	6	12
舒张压虽未下降正常但下降20 mmHg ↑者	0	0	0
舒张压下降不及10 mmHg 并达正常	0	0	0
舒张压较治疗前下降10 ～ 19 mmHg 未正常		6	6
收缩压较治疗前下降30 mmHg ↑者	1	7	8
无效	5	5	10
合计	12	24	36

关于血脂：从表2-15可以看出71例治疗前后均查胆固醇的患者，胆固醇下降50 mg% 以上者28人，占39.44%，治疗前71人的胆固醇均数为216.01±63.5；治疗后的均数为170.3±54.8。经统计学处理 P ＜ 0.001，有非常显著的差异。另外也查了三酰甘油治疗前共查77人，平均数值为59.9 mg%，服药后查了54人平均数为77.5 mg%，均在正常范围，这个数值较正常人为低，可能与方法学问题有关。

表2-15　治疗后胆固醇变化情况表

波动范围	下降（mg%）					上升（mg%）	
	200 以上	151 ～ 200	101 ～ 150	51 ～ 100	0 ～ 50	0 ～ 50	50 以上
原正常	0	1	0	4	7	16	4
原不正常	0	2	7	14	8	6	2
合计	0	3	7	18	15	22	6

六、不良反应

在观察过程中，绝大部分患者未发现有明显的不良反应，只有2个患者反映空腹服药后胸脘稍有烧灼感，改为饭后服药后即不再出现上述现象。前述2人中的1名患者为脑血管意外后遗症和另一名脑血管意外后遗症的老人，在服药3 ～ 5日后有腹泻现象，停药一日即自行恢复，可能与草决明有关。另一名兼有高血压的患者开始服药的头几天有点头昏，坚持服药一段时间后，头昏即自行消失。另

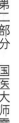

外我们对服药的所有患者进行了服药前后血、尿常规及肝功检查，未发现药物对血、尿及肝功有什么影响，并对肝功进行了统计学处理（T＜2无显著性）。

七、讨论

1.舒心宁作用的可能途径　从祖国医学观点来看，冠心病、心绞痛多与七情内伤、劳累过度、饮食失节、气候骤变有关，当这些因素长期作用，破坏了心脏阴阳相对平衡，可导致心阴不足或心阳不振，进而影响血液循环之流畅，特别是后者，即所谓"气为血之帅""气行则血行，气滞则血凝。"而心阳又靠肾阳之温养，心肾相交，水火既济。肾气亏虚，则悸动而喘。肺主气，朝百脉与血脉之循环关系极为密切。肝藏血，主筋，主疏泄，喜条达，说明肝有疏通血管之作用，营血不足，疏通失职，则气血运行不畅，可见冠心病与心、肺、肝、肾的关系极为密切。本方主药羊红膻是从民间挖掘出来的中草药，其味辛膻性温，有强身，壮元阳，益气补血之作用，民间用以治疗阳痿不育症，克山病区人民用以防治克山病、老年性慢性气管炎等，中兽医用治"牲口倒毛、乏力、消瘦"，更有"家有羊红膻，牲口拴满圈"的民间谚语。葛根解肌解痉，和胃生津。黄芪补气以辅助羊红膻之作用。陈皮疏理气机，芳香健胃。草决明咸平无毒，清肝益肾，明目化瘀，疗唇口青，久服益精轻身。其子润泽，以防羊红膻之燥性，合用则有益气养血，壮元阳，活血化瘀，抗衰老之功能，这和前述患者临床症状的改善，体力增进是相一致的。

从现代科学观点来看：本所药物研究室药理组经过动物实验证实：羊红膻有扩张冠脉改善冠脉血流之作用，尤其能降低心肌耗氧量，同时有一定的降压作用和降血脂的作用。这点和临床观察基本一致，又葛根能扩张冠脉及脑动脉改善心脑的供血，黄芪具有降低心肌耗氧量及降压作用，以加强羊红膻在这两方面的作用，草决明具有明显的降血脂作用，并有一定的降压作用。槐米、陈皮甙、维生素C等都有一定的改善血脂代谢与降压作用。舒心宁片的临床疗效及心电图疗效在一定程度上证实了上述药的协同作用。舒心宁对冠心病患者的心电图疗效及血脂疗效是明显的，疗效一般出现在第2个疗程后，有32例患者是在服完药以后，7～10天才开始复查，心电图疗效仍较为满意，说明它不象单纯的速效冠脉扩张剂，而似与改善脂质代谢降低血压，促进侧支循环等多种因素有关。是否对已经形成的粥样硬化斑块及患者的高凝体质有什么影响，有待进一步证实。

2.疗效与中医分型之关系　从表2-16可以看出：临床疗效主要以气滞血瘀型及胸阳痹阻型为最好。

表 2-16　中医分型与临床疗效的关系

中医分型	例数	治疗效果（临床）				显效率 （%）	有效率 （%）
		显效	改善	无效	恶化		
阴阳两虚	13	7	4	2	0	53.85	30.76
阴虚阳亢	19	7	8	4	0	86.84	42.11
肝气郁结	8	5	2	1	0	62.50	25.00
胸阳痹阻	16	10	6	0	0	62.50	37.50
气滞血瘀	19	10	8	0	1	52.10	42.11
血虚心悸	3	3	0	0	0	100.00	0
脾肾阳虚	2	2	0	0	0	100.00	0
未定型	6	2	3	1	0	33.33	50.00

从表 2-17 可以看出，心电图疗效以胸阳痹阻型为较好，而这两型主要为有心绞痛或可疑心绞痛的患者或为发作性胸闷的患者。

表 2-17　中医分型与心电图疗效的关系

中医分型	例数	治疗效果（心电图）				显效率 （%）	有效率 （%）
		显效	改善	无效	恶化		
阴阳两虚	13	4	8	1		30.77	61.54
阴虚阳亢	19	9	6	4		47.37	31.58
肝气郁结	8	4	2	2		50.00	25.00
胸阳痹阻	16	3	12	1		18.75	75.00
气滞血瘀	19	7	7	5		36.84	36.84
血虚心悸	3	2	1	0		66.67	33.33
脾肾阳虚	2	0	2	0		0	100.00
未定型	6	0	4	2		0	66.67

3. 影响疗效的可能因素　①从心电图变化情况看，本药对束支传导阻滞、房颤等影响不大，可能与服药时间较短有关；②一组患者中，患慢性肝病者，或既往有肝病史者颇多，患者面部有色素沉着，食欲缺乏，舌边尖有瘀点者颇多，如能在方中加入既能活血化瘀又兼有护肝作用的药物，如丹参、山楂则疗效可能会有改善；③寒冷季节因素。

八、小结

本文总结了我们开门办科研，在关中地区的三个普查点，对查出的 86 例农村患者，开设家庭病床，送药上门，运用舒心宁进行治疗的临床疗效，从临床、心电图、血脂、血压等方面来看，有一定的苗头，但由于观察时间较短，病例基数较少，以及方法欠全面等，都有待在今后的扩大验证工作中加以改进提高。

（《陕西新医药》1976 年第 4 期）

草药羊红膻的药理作用
及复方羊红膻片的临床疗效观察

雷忠义

（陕西省中医研究院附属医院内科心血管病组）

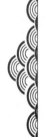

草药羊红膻系伞形科茴芹属植物缺刻叶茴芹，学名为：Pimpinella thellungiane Wolff 药用根或全草。

本药是从民间发掘的草药，民间有句谚语："家有羊红膻，老牛老马拴满圈"，中兽医用它治疗牲口倒毛、乏力、消瘦等。在这里，"老牛老马"的"老"字很重要，使我们受到启示，即它能防治老牲畜的病，有可能对防治人类的老年病有益。另外，从中医的观点来看，人的衰老和"肾"密切相关，羊红膻具有补肾壮元阳作用，延安地区黄龙县用羊红膻作为治疗克山病药有效。

我所药物研究室药理学组，初步药理实验证明：以羊红膻全草制剂（相当于生药量 0.25 g/kg），静脉给药，能扩张豚鼠及狗的冠状动脉，降低冠脉阻力，于给药 1 分钟和 60 分钟最为显著。心肌耗氧量逐步降低，于 60 分钟为显著，同时减慢心率。能增加脑血流量，一般于注射后 10 分钟脑血流量开始增加，20 分钟为最高，到 60 分钟仍维持在较高水平；脑血管阻力于给药后 10 分钟开始降低，到 60 分钟仍维持在较低水平。实验还证明：羊红膻对肾血流量和肾血管阻力亦有同样的作用。

羊红膻对狗血压的影响：以羊红膻静脉给药（剂量同前）后，血压明显下降，降压幅度平均为原水平的 42.4%，维持时间 3 ~ 30 分钟，经统计学处理 $P < 0.01$，同时，做快速耐受性试验，说明无明显的耐受性。其降压机制与 M-胆碱反应系统、与肾上腺能反应性系统、神经节、内感受器均无关，也不抑制心脏，可能与血管扩张，降低血管阻力，释放组胺有关。

实验还提示：它能非常显著地延长小白鼠游泳时间，提高小鼠耐常压缺氧的能力。

实验结果还表明：羊红膻能显著预防三酰甘油升高，有减轻肝脏脂肪变的作用，对谷丙转氨酶、血色素、胆固醇、体重等无明显的影响。连续给药 1 个月后，做上述检查，处死动物，经肉眼观察及组织学检查，心、肺、肝、脾、肾与对照组无差别。

急性毒性实验：大量给药组，给药后立即出现伏卧不动，后肢松弛，5～15分钟出现举尾、挣扎、反射消失、呼吸加深、加快，最后呼吸抑制死亡。其他组均出现程度不等的腹泻、后肢松弛、活动减少，72小时内的死亡率，按 karber 氏法划算：LD50 = 24.63 g/kg。这个剂量比常规用量 0.25 g/kg 要大多得，在常规用量时，是没有什么毒性反应的。

以上药理提示：羊红膻可能是防治高血压、冠心病的一个有效药物，值得进一步分离提纯，进行药理和临床验证。

根据以上药理研究结果，经研究组成以羊红膻为主的复方片剂——舒心宁，并在农村科研点上对 86 例农民冠心病患者进行治疗观察，遵照毛主席关于"要认真总结经验"的教导，现将口服"舒心宁"片临床疗效总结如下：

一、一般情况

86 例患者均系本所历年普查中新发现的农民患者，其中男性 22 人，女性 64 人，男女之比为 1∶2.91，发病年龄最小者为 31 岁，最高者为 84 岁。男性组以 60～69 岁者为最多，女性组以 50～59 岁为最多。这些患者，常年生活在农村，从事体力劳动，以小麦、玉米为主食，基本是低脂、低胆固醇饮食，男性患者多有吸烟及偶饮酒的嗜好，女性则无。

二、诊断

病情分级及疗效评定均按 1974 年北京全国防治冠心病、高血压病座谈会修订标准进行判定。

三、"舒心宁"片药味组成

羊红膻、草决明、葛根、黄芪、槐米、陈皮、维生素 C、首乌等中西药物组成。由本所药房浓缩提取制成糖衣片剂。

本方的组成出发点是根据冠心病是一种老年病，这种患者多伴有脂质代谢紊乱的高脂血症、高血压病等，临床上多见劳力性、发作性胸痛、胸闷、心悸、气短、头晕、舌体胖大、有齿痕、脉弦等症状特点，结合临床探索自拟。

四、治疗及观察方法

所有病例均采用口服"舒心宁"片，每日服 3 次，每次服 4 片，一般在饭前服用，凡服本药患者，一律停服其他中西药，个别病例偶含硝酸甘油片。20日为一个疗程，服两个疗程，两个疗程中间停药 5 ~ 7 天，患者休息、劳动、生活未做硬性规定，但观察时期。恰是农忙季节，劳动强度一般较大，患者在服药前后，做常规的心电图、血脂、肝功能、血尿常规、血压、查体等进行对照，所有病例每 3 日随访登记症状、体征、血压、脉象、舌苔等 1 次，进行动态观察。

五、观察结果

临床疗效：本组患者多数为隐性冠心病，患者服药后一般症状如胸痛、胸闷、心悸、气短、头晕、肢麻等有改善。食欲增加，精神变好，症状明显改善的计 47 例，症状改善的有 30 人，总有效 77 人。

心电图疗效：本组患者有 7 例在治疗前后心电图稳定正常。另外，79 例治疗前心电图不正常，经治疗显效 17 例，改善 43 例，无效 17 例，恶化 2 例，总有效病例 60 人。

86 例患者中有心绞痛及可疑心绞痛者为 35 例，经治疗，30 例为显效或改善。

另外，我们观察到本药对高血压病患者，亦有一定的治疗作用，36 例兼有高血压患者显效 12 例，有效 14 例，另有 5 例明显的脑动脉硬化患者或并发脑血管意外后遗症的患者服药后肢麻、头晕、项强等有一定程度的改善，握力、肢体功能也有一定程度的恢复。

关于血脂，71 例治疗前后均查胆固醇的患者，胆固醇下降 50 mg% 以上者 28 人。治疗前 71 人的胆固醇均数为 216.0 ± 63.5，治疗后的均数为 170.3 ± 54.8，经统计学处理 P < 0.001，有显著的差异。另外，也查了三酰甘油，治疗前共查 77 人，平均数值为 59.9 mg%，服药后查了 54 人平均数为 77.5 mg%，均在正常范围。这个数值较正常人为低，可能与方法学问题有关。

六、不良反应

有观察过程中，绝大部分患者未发现有明显不良反应，只有两个患者反映空腹服药后胸脘稍有烧灼感，改为饭后服药后即不再出现上述现象，2 人在服药 3 ~ 5 日有腹泻现象，停药一日即自行恢复，可能与首乌、草决明有关；另一名患者开始服药的头几天有点头昏，坚持服药一段时间后，头昏即自行消失。另外我们对服药的所有患者进行了服药前后血、尿常规及肝功检查未发现药物对血、尿及肝功有什么影响。

七、讨论

1. 舒心宁作用的可能途径 从祖国医学观点来看，冠心病、心绞痛多与七情内伤，劳累过度、饮食失节、气候骤变有关，当这些因素长期作用，破坏了心脏阴阳相对平衡，可导致心阴不足或心阳不振，进而影响血液循环之流畅，特别是后者，即所谓"气为血之帅""气行则血行，气滞则血凝"。而心阳又靠肾阳之温养，心肾相交，水火既济。肾气亏虚，则悸动而喘。肺主气，朝百脉，与血脉之循环关系极为密切。肝藏血，主筋，主疏泄，喜条达，说明肝有疏通血管的作用。营血不足，疏通失职，则气血运行不畅，可见冠心病与心、肺、肝肾的关系极为密切。本方主药羊红膻是从民间挖掘的中草药，其味辛膻性温，有强身、壮元阳、益气补血之作用，民间用以治疗阳痿不育症，克山病区人民用以防治克山病，老年性慢性气管炎等，葛根解肌解痉，和胃生津，黄芪补气以辅助羊红膻之作用，陈皮疏理气机，芳香健胃，草决明咸平无毒，清肝益肾，明目化瘀，疗唇口青，久服益精轻身，其子润泽，以防羊红膻之燥性，首乌能止心痛益血气，合用则有益气养血、壮元阳、活血化瘀、抗衰老之功能，这和前述患者临床症状的改善，体力增进是相一致的。

从现代科学观点来看：如前所述羊红膻有扩张冠脉及脑、肾动脉，降低心肌耗氧量，同时有一定的降压作用和降血脂的作用，这点和临床观察基本一致，又葛根能扩张冠脉及脑动脉改善心、脑的供血，黄芪具有扩张血管、强心、利尿及降压作用，以加强羊红膻在这两方面的作用。首乌、草决明亦具有降血脂作用，并有一定的降压作用，槐米、陈皮甙、维生素 C 等都有一定的改善血脂代谢与降压作用。舒心宁片的临床疗效，及心电图疗效在一定程度上证实了上述药的协同作用。舒心宁对冠心病患者的心电图疗效及血脂疗效是明显的，疗效一般出现在第二个疗程后，有 32 例患者是在服完药以后 7～10 天才开始复查，疗效仍较为满意，说明它不像单纯的速效冠脉扩张剂，而似与改善脂质代谢，降低血压，促进侧支循环等多种因素有关。是否对已经形成的粥样硬化斑块及患者的高凝体质有什么影响，有待进一步证实。

2. 疗效与中医分型之关系 临床疗效主要以气滞血瘀型及胸阳痹阻型为较好。心电图疗效以胸阳痹阻型为较好。

3. 影响疗效的可能因素

（1）从心电图变化情况看，本药对束支传导阻滞、房颤等影响不大。

（2）一组患者中，患慢性肝病者或既往有肝病史者颇多，患者面部有色素沉着、食欲缺乏、舌边尖有瘀点者较多，如能在方中加入既能活血化瘀又兼有护肝作用的药物，如丹参、山楂兼治合并症则疗效可能会有改善。

（3）寒冷季节因素。

（4）疗程短。

由于观察时间较短，病例基数较少，方法也欠全面，尽管我们在事前对诊断标准及疗效判定方法等进行了学习和统一认识，但在具体工作中各防治点在掌握应用时，仍可能有差异，所有这些都有待在今后扩大验证工作中加以改进提高。

（首届"文革"后全国冠心病等三病防治大会学术交流发言稿，1977）

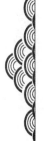

国医大师雷忠义痰瘀流派论文集

羊红膻片治疗 22 例冠心病临床观察

陕西省中医研究所内科研究室心血管病组

草药羊红膻（Pimpinella magna thellungiana Wolff）系伞形科茴芹属植物，缺刻叶茴芹。药用全草，经药理实验证明，全草有扩张冠状动脉，降低冠脉阻力，减少心肌耗氧量的作用，并对降低血压有较好效果。我组于 1977 年 9 月至 11 月，选择 22 例冠心病患者，进行临床观察，现将临床资料分析如下：

一、一般情况

1. 病例选择　本组病例诊断及疗效评定均按 1974 年全国冠心病、高血压病普查预防座谈会议修订标准为依据。对 22 例冠心病及 13 例高血压病患者进行了观察。

2. 性别及年龄　男性 3 例，女性 19 例。年龄在 39 岁以下 3 例，40～49 岁 9 例，50～59 岁 6 例，60～69 岁 3 例，70 岁以上 1 例。

3. 职业　干部 1 例，农民 21 例。

4. 病程　1 年以内者 4 例，1～5 年者 10 例，5 年以上者 4 例，另 4 例系隐性冠心患者。

5. 心绞痛分级　轻度 14 例，中度 2 例，另有 6 例为隐性冠心病。

二、治疗方法

药物选用去根羊红膻全草，经本所加工制成片剂，每片 0.5 g 相当生药 13.4 g。患者每天服药 3 次，每次 4 片。20 天为 1 个疗程，共 2 个疗程，2 个疗程间停药 5 日。疗程中每 1～3 日随访做系统临床观察 1 次，在治疗期间未用其他药物。

三、疗效观察

1. 心绞痛缓解情况　本组有心绞痛者16例，分级如表2-18。

表2-18　16例患者分级

分级	例数	显效	改善	基本无效
轻	14	8	3	3
中	2		2	
合计	16	8	5	3

其中显效者8例（50%），改善者5例（31.25%），无效者3例（18.75%），心绞痛缓解开始日期多在3～16天。

2. 血压疗效　本组22例中合并高血压病者9例，另外附加观察4例高血压病患者，共13例，其中一期高血压病2例，二期高血压病11例，治疗后显效8例（61.54%），有效4例（30.77%），无效1例（7.69%），平均降压幅度收缩压下降30～40 mmHg，最高达70 mmHg，舒张压下降10～20 mmHg，最高达36 mmHg，在观察过程中发现药物的降压作用呈缓慢下降，且较稳定。患者党某某，男性，36岁，经常服用降压药，血压仍持续在160～180/90～100 mmHg左右，此次2个疗程中，停用任何降压药，血压下降稳定在150/70 mmHg，自觉症状显著好转，眼底复查由视网膜动脉硬化Ⅱ级恢复为Ⅰ级。

3. 其他症状改善情况　胸闷12例症状减轻及消失者9例。心悸者15例，症状减轻及消失者9例。头痛者16例，明显好转及消失者14例。食欲差者6例，全部好转。其他症状也有不同程度的改善，详见表2-19。

表2-19　其他症状疗效

症状	例数	治疗效果		
		消失	减轻	无变化
胸闷	12	6	3	3
心悸	15	5	4	6
气短	14		3	11
烦躁	14	3	3	8
头晕头痛	16	5	9	2
倦怠	13	2	10	1
纳差	6	1	5	

4. 心电图疗效分析　本组22例中，在治疗前后做运动试验者14例，葡萄糖负荷试验者6例。经治疗后显效7例，改善5例，有效率为60%。

如患者张某某，女性，39 岁，高冠心，血压持续在 160/110 mmHg，本药治疗两个疗程期间，未并用其他药物，治疗后血压维持在 140/100 mmHg，心电图运动试验由阳性转为阴性。

患者袁某某，50 岁，冠心病心绞痛 3 年，本次治疗后葡萄糖负荷试验由阳性转为阴性。

6 例有慢性冠状动脉供血不足表现者，在治疗后均有较显著恢复，其中 2 例，治疗前各导联 T 波均为低平，治疗后全部恢复正常。

例如患者李某某，女性，65 岁，高冠心 5 年，曾服中西降压药物治疗血压持续在 190/100 mmHg 左右，经 2 个疗程治疗后自觉症状及血压疗效显著，血压稳定在 140/70 mmHg，心电图治疗前为慢性冠状动脉供血不足，治疗后恢复正常。

5. 血脂疗效　本组 22 例在治疗前后均做胆固醇及三酰甘油测验。胆固醇高于正常者 10 例（> 20 mg%），治疗后下降者 6 例，升高者 3 例，1 例变化不显著。三酰甘油高于正常者 4 例（> 130 mg%），下降者 3 例，升高者 1 例。见表 2-20、表 2-21。说明有一定降脂作用。

表 2-20　血清胆固醇治疗前后的改变

下降		波动范围	升高	
> 40 mg%	21 ~ 40 mg%	± 20 mg%	21 ~ 40 mg%	> 40 mg%
5	1	1	2	1

表 2-21　血清三酰甘油治疗前后的改变

下降		波动范围	升高	
> 40 mg%	21 ~ 40 mg%	± 20 mg%	21 ~ 40 mg%	> 40 mg%
2	1		1	

6. 眼底改变的疗效　22 例治疗前有改变者 20 例，治疗后减轻 2 例，加重者 2 例，余 16 例无变化。

7. 其他检查　22 例在治疗前后均做血、尿常规，肝功能化验及胸透检查，未见明显改变。

8. 不良反应　本组有 18 例出现不同程度口干症状，2 例有腹胀，但在持续服药过程中，上述症状未见加重。

四、讨论

祖国医学认为本病的部位在胸膺部，其临床表现在心，其发病又与肾密切相关，所谓"阳统于阴、心本于肾"。心阴是心脏活动的物质基础，心阳乃是心脉血循的原动力，是对心脏活动的概括。心阴心阳在生生不息的生命活动中，保持相对的平衡，是心脏保持正常活动的必需条件。而心脏的阴阳能否保持平衡，又与肾脏的阴阳状态息息相关。设若心肾不交，水火不能既济，初期可能导致心脏阴阳失调，脾之运化失职，肝之疏泄功能异常，肺输布功能下降，引起机体代谢紊乱，在祖国医学中，将这些失调，根据其具体表现，称之为气滞、血瘀、痰阻等，这些异常，进而引致脏器的损害，或偏于肾，或偏于心，若其以，心脏之阳阴失调为主要表现者，可发为胸痹、心痛。

草药羊红膻是从延安地区民间发掘出来的，当地人民用以防治克山病、气管炎、阳痿等，有一定的疗效。中兽医用以防治老牲畜倒毛、乏力、消瘦等。我们从防治老牲畜病的"老"字受到启发，进而推论其可能对防治人类老年人常见病心血管病或许有所裨益。中医认为人的生老与肾之盛衰密切相关，本药辛膻性温能补肾，从"心本于肾"的观点来看，也引起了我们的注意。经本所药理组研究证实：该药具有明显的降压作用，有降低心肌耗氧量，扩张冠脉，增加冠脉流量，降低血脂（主要是三酰甘油），有改善心脏功能效应而无明显的毒性。本组观察病例，在缓解心绞痛，改善临床症状，降低血压及心电图恢复方面，均有显著效果，与上述药理实验结果相符合。

参考文献

[1] 关于草药羊红膻的参考资料.陕西新医药，1974，（3）：51–52.

[2] 草药羊红膻的药理作用.陕西省中医研究所药理研究组（内部资料）.

（《陕西新医药》1978年第4期）

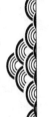

国医大师雷忠义痰瘀流派论文集

大黄的传统药理作用
及在当代的临床应用

焦东海　雷忠义

（陕西省中医药研究院）

大黄的应用已有两千余年历史，近二十年来尤为引人注目：1960 年在《中国防痨杂志》上发表了单味大黄治疗肺咯血的论文，1980 年在国际药理杂志（Pharmacology 20〈supple〉：123-130）发表了我国作者用单味大黄治疗急性上消化道出血的论文，追其根源都出自大黄传统药理作用的启示。为了更好地认识与应用大黄，现将其传统药理作用及当代的临床应用概述如下。

一、大黄的传统药理作用

1. 破瘀作用

（1）"主下瘀血，血闭塞热，破症瘕结聚……"。（《神农本草经》）

（2）"平胃下气，除痰疾……诸老血留结"。（《名医别录》）

（3）"破留血。"（《药性论》）

（4）"推陈致新三也。"（《主治秘要》）

（5）"深入血分，无坚不破……"（《本草正义》）

（6）"能入血分，破一切瘀血。"（《医学衷中参西录》）

（7）"治瘀停经闭……吐血衄血……"（《中药大辞典》）

2. 清热解毒作用

（1）"血闭寒热。"（《神农本草经》）

（2）"肠间结热。"（《名医别录》）

（3）"主寒热……冷热积聚……贴热毒肿……烦热蚀脓"。

（4）"四肢冷热不调，温瘴，热疫……并敷一切疮疖、痈毒"。（《大明本草》）

（5）"主治下痢赤白，……实热燥结……潮热谵语……诸火疮。"（《本草纲目》）

（6）"泻诸实热"。（《医学启源》）

（7）"去实热也"。（《主治秘要》）

（8）气……故为泻伤寒、温病、热病、湿热、热结中下二焦……及湿热胶痰滞于中下二焦之要药，祛邪止暴，有拨乱反正之殊功"。（《本草经疏》）

（9）"又善清在上之热，故目齿疼痛，用之皆为要药。又善解疮疡热毒，以治疗毒，尤为特效之药（疗毒甚剧，他药不效者，重用大黄以通其大便自愈）"。（《医学衷中参西录》）

（10）"痢疾初起……时行热疫，暴眼赤痛……痈疡肿毒，疗疮"。（《中药大辞典》）

3. 缓泻作用

（1）"留饮宿食，荡涤肠胃，推陈致新，通利水谷，调中化食"。（《神农本草经》）

（2）"消食，炼五脏……宿食，利大小肠"。（《药性论》）

（3）"专治不大便。"（《医学启源》）

（4）"消宿食四也。"（《主治秘要》）

（5）"无坚不破，荡涤积垢，有犁庭扫穴之功。"（《本草正义》）

（6）"实则泻之。大黄气味大苦大寒，性秉直逐，长于下通"。（《本草经疏》）

（7）"其力沉而不浮，以攻决为用，下一切症瘕积聚……降肠胃热实，以通燥结"。（《医学衷中参西录》）

（8）"治实热便秘，谵语发狂，食积痞满。"（《中药大辞典》）

4. 降气作用

（1）"平胃下气。"（《名医别录》）

（2）"通宣一切气，调血脉，利关节，泄雍滞水气"。（《大明本草》）

（3）"大黄味苦,气香……为其气香,故兼入气分,少用之亦能调治气郁作疼"。（《医学衷中参西录》）

（4）关于降气止血的论述如下：①"上盛下虚，血随气上，法应顺气，气降则血归经矣。"（《医宗必读》）；②"火清气降而血自静也。"（《景岳全书》）；③明·缪仲醇之止血三诀："宜行血不宜止血，宜补肝不宜伐肝，宜降气不宜降火"；④唐容川在《血证论》中述："止血之法虽多，总莫先于降气"。"其妙全在大黄降气即以降血"。

5. 利尿脱水消退黄疸

（1）"泄雍滞水气。"（《大明本草》）

（2）"主治下痢赤白……黄疸"。（《本草纲目》）

（3）"大黄迅速善走，直达下焦……但久制者，可从小便以导湿热。"（《本草正义》）

（4）"大黄味苦，陕西中医气香……具香窜透窍之功，又兼利小便。"（《医学衷中参西录》）

（5）"泻热毒……治实热便秘……阳黄，水肿，淋浊。"（《中药大辞典》）

6. 使用宜忌

（1）"其性苦寒，能伤元气，耗阴血。"（《本草纲目》）

（2）"凡表症未罢，血虚气弱，脾胃虚寒，无实热积滞瘀积，以及胎前、产后，均宜慎服。"（《药性论》）

（3）"忌冷水恶干漆。"（《药性论》）

（4）"凡病在气分，及胃寒血虚并妊娠产后，及久病年高之人，并勿轻用大黄。"（《本草汇言》）

祖国医学在长期的实践中积累了大黄配伍应用的宝贵经验。常用的配伍有：①配枳壳、厚朴行气宽中；②配参、芪益气助运；③配桃仁活血化瘀；④配芒、蛰剔老血；⑤配棱、莪磨积消症；⑥配归、芍和营缓急；⑦配丹、栀凉血；⑧配犀、地清营止血；⑨配芒硝荡积攻坚；⑩配麻、蒌润肠滑肠；⑪配冬、地增水行舟；⑫配楂、朏消积导滞；⑬配姜、附温行寒积；⑭配芩、连清热燥湿；⑮配银、翘泻火解毒；⑯配荆、防表里双解；⑰配茵陈利湿退黄；⑱配使君驱虫消疳；⑲配龙、荟泻肝利胆；⑳配石膏清热泻火；㉑配巴豆逐肠胃冷积；㉒配甘遂逐水肿驱痰饮；㉓配葶苈驱痰饮；㉔配礞石泻痰化气，治痰壅惊痫；㉕配阿胶补血祛瘀；㉖配甘草缓泻和中；㉗配鳖甲消症瘕除瘀热；㉘配代赭石平肝降气；㉙配枳实破气消积导滞；㉚配川芎祛瘀活血，祛风止痛；㉛配蛭、虻破瘀积、消症结；㉜配牛黄泻火解毒，化痰开窍；㉝配柴胡发表攻里；㉞配槟榔破气通便，利水化湿。

二、大黄的当代临床应用

大黄的当代临床应用十分广泛，一般均按辨证论治的复方形式出现（以下未指明单味者均指复方）。

1. 消化系统

（1）治疗胃酸过多（浙江中医杂志，1950，5：217）。市售的大黄苏打片亦同。

（2）单味大黄治疗急性胰腺炎（新医药学杂志，1978，11：33）与急性胆囊炎（陕西中医，1980，3：13）。复方则屡见。

（3）治疗急性阑尾炎1000例（上海龙华医院外科1978年9月在全市急腹

症协会上之介绍材料）及阑尾脓肿；治急性阑尾炎并发腹膜炎（新急腹症学，第1版，人民卫生出版社，1978年2月）。

（4）治疗膈下脓疡（全国首届中医学术会议交流资料）。

（5）治疗胃穿孔（河南医学院学报，1975，4：7）。

（6）在胃切除手术时用复方大黄汤剂从吻合口中灌入可加速康复（新医药学杂志，1974，5：17）。

（7）治肠梗阻（新急腹症学；中药大辞典，上海人民出版社，1975年5月）。

（8）治疗肝硬化（陕西新医药，1975，2：57；姜春华用大黄复方治疗慢性肝炎与肝硬化1000例）。

（9）单味大黄治疗急性上消化道出血400例（见第1页前言）。用复方者已屡见报道。

2. 呼吸系统

（1）治肺炎［陕西新医药，1975，2：57；中医杂志，1950，（21）4：34］。

（2）治疗胸膜炎（中药大辞典，上海人民出版社，1975年5月）。

（3）治疗肺性脑病（全国首届中西医学术会议交流材料）。

（4）治疗肺咯血（中国防痨杂志，1960，2：89）。

3. 泌尿生殖系统

（1）治疗急性肾盂肾炎（陕西新医药1976，1：37）。

（2）治疗尿路结石病（新急腹症学）。

（3）治疗盆腔脓肿（新急腹症学）。

（4）治疗子宫颈炎（全国第一届中医学术会议交流资料）。

（5）治疗闭经、痛经、月经困难和子宫内膜炎等（医学文献〈内部资料〉，宁波地区卫生局科技，总39，1977）。

（6）治疗宫外孕兼有腑实症（新医药学杂志，1974，5：25）。

（7）治疗急性肾功能衰竭（同5）。

4. 神经精神系统

（1）治疗中风后遗症及脑外伤并癫狂（医学资料选编，吉安地区医科所，中医杂志，1979，7：17）。

（2）治疗脑出血急性期（浙江中医学院学报1980，2：17）。

（3）治疗精神病（陕西新医药，1975，2：25；祖国医学资料选编，解放军总医院，1978年7月）。

5. 传染病

（1）病毒性：①治疗流行性感冒、流行性乙型脑炎、腺病毒性肺炎（中级医刊，1978，1：24；陕西新医药，1976，2：34）；②治急症肝炎（上海中医药杂志，1980，3：15）；③治亚急性肝坏死（资料汇编1、北京市第一传染病医院，1979年10月）。

（2）细菌性：①治破伤风（陕西新医药，1975，2：25）；②治疗痢疾（上海中医药杂志，1980，1：42）；③治疗淋巴结结核［中医杂志，1980，21（3）：39］。

（3）寄生虫病：①治疗蛔虫（安徽医学院急腹症研究室，中西医结合急腹症研究资料汇编4，1977年5月）；②治疗姜片虫（新医药学杂志，1974，2：25）；③治疗蛲虫病及阴道滴虫病（新医药学杂志，1974，5：34）。

6.外科炎症性疾病

（1）不论治疗阴证、阳证之无名肿毒、局部外伤性血肿等都可外用，具有消炎快，促使坏死组织及脓液排出，缩短疗程，使用方便等特点（陕西新医药，1976，2：34）。

（2）治疗小腿溃疡及乳腺炎（中药大辞典）。

（3）外用治疗皮肤毛囊炎，头部疖肿等炎症（中药研究文献摘要，科学出版社，1979年3月第1版；包头医药，1977，5：42）。

（4）治疗甲沟炎（新医药学杂志，1979，2：10）。

（5）一般市售红膏药、阳和膏等均由大黄等药组成。

（6）外用治疗急性扭伤（新中医，1979，1：14）。

（7）外用治腰扭伤（陕西新医药，1976，2：34）。

（8）治头部黄水疮、外耳道湿疹（陕西新医药，1979年4月）。

（9）治沙眼、结合膜炎，角膜炎（祖国医学资料选编，解放军总医院，1978年7月；中医杂志，1979，7：17）。

（10）治牙龈肿痛（成都中医学院主编，中药学，上海人民出版社，1977年9月第1版）。

（11）治疗口腔炎及牙痛（中药大辞典）。

7.皮肤病

（1）外用治疗神经性皮炎、脂溢性皮炎、过敏性皮炎（中药大辞典）。

（2）外洗治疗湿疹（江苏医药，1976，2：40）。

（3）治疗痤疮、带状疱疹、酒糟鼻，对荨麻疹、皮肤瘙痒症亦有效。用新鲜大黄加醋研磨成汁涂搽，可治疗白癜风（新医药学杂志，1974，5：34）。

8.其他

（1）治疗小儿疳积［全国中草药汇编（上册）］。

（2）中医脾虚证动物模型的制作（上海中医药杂志，1980，1：6）。

（3）作为结肠钡剂X线摄片前用药可提高检查质量［解放军157医院放射科（内部资料），1975］。

（4）治疗新生儿溶血性贫血（湖南医药杂志，1979，4：1）。

（5）外用止血剂（中华外科杂志，1954，1：53；新中医，1957，8：32）。

（6）调节雌鼠恢复性周期作用（新医药学杂志，1974，5：34-40）。

（《陕西中医》1982年第3卷第1期）

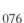

加味瓜蒌薤白汤
治疗冠心病心绞痛 104 例

雷忠义　苏亚秦　吴亚兰　王莎萍　孙毓明
（陕西省中医药研究院附院内科心血管病研究组）

我们学习北京地区先进经验，将"活血化瘀"与"宣痹通阳"两法相结合，组成加味瓜蒌薤白汤。从 1972 年以来，由七个协作单位共同观察，治疗冠心病心绞痛 104 例，现报道如下：

一、一般情况

包括病例选择、年龄、性别、职业、病程、心绞痛分级与中医分型等部分。

二、治疗方法

瓜蒌 30 g，薤白 15 g，丹参 15 g，赤芍 15 g，红花 15 g，川芎 15 g，降香 15 g，每日 1 剂，水煎 400 ml，早晚各服 200 ml。临证依证型略有加减。4～6 周为 1 个疗程，一般观察 2 个疗程。

三、疗效

1. 心绞痛缓解情况　104 例中，心绞痛疗效显著者 38 例（36.53%），改善者 61 例（58.65%），总有效率 95.19%。疗效与分型关系不大。

2. 其他症状改善情况　头晕明显好转或消失者为 22/31 例，胸闷明显好转或消失者为 12/46 例，心悸明显好转或消失者为 16/38 例。

3. 心电疗效分析　84 例治疗前心电图异常变化者显效 4 例（4.7%），好转 30 例（35.79%），无效 50 例（59.52%），有效率 40.4%。

4. 血脂疗效　前后对比差异不明显。

5. 血压疗效　合并高血压病的 28 例，治疗后 7 例血压有下降，其余病例变化不著。

6. 心功能疗效　做无创伤心功能（STI）检查 7 例患者，治疗后有 5 例患者心功能有不同程度的改善，其中以 PEP，LVET 及 PEP/LVET 及 ICL/CVEL 较为敏感。

四、讨论

祖国医学认为本病的病机是心阳不宣导致心络痹阻，我们将活血化瘀与宣痹通阳两种治疗法则结合起来，以宣通来辅助活血化瘀，阳气宣通则气机通畅，瘀血更易消除。因此，在冠心Ⅱ号方中加入瓜蒌薤白两味药，从近十年的观察结果来看，对改善部分患者的心功能（SLI）有一定的作用。

加味瓜蒌薤白汤对心绞痛的疗效较高，我们分析与加入瓜蒌薤白两味药使其活血化瘀的作用有所提高，但尚需今后积累更多的临床资料及实验室依据来说明。

关于如何提高疗效问题，临床所遇冠心病患者轻重不同，病程长短差异，心痛与兼证有别，患者体质又有强弱之分，因此，一定要掌握辨证论治原则，了解活血化瘀药物的共性和个性，如同是活血药物，就有补气活血、活血化瘀、攻瘀散血、理气活血之分。根据虚则补之、实则泻之、寒则温之、热则清之原则，灵活选用，才能取得较好疗效。

在应用本方时，辨证地加入益气的中药，如党参、玉竹、黄芪等，或加入补骨脂、鹿衔草、淫羊藿、桑寄生、羊红膻等补肾药物，常见患者病情迅速好转，心电图、心功能亦有一定改善。这说明补气、补肾药物对治疗冠心病需要进一步探索。

（《陕西中医》1983 年第 4 卷第 4 期）

陕西关中部分地区农民冠状动脉粥样硬化性心脏病普查后 10 年随访

雷忠义　苏亚秦

（陕西省中医药研究院附属医院内科心血管病组）

1972 年我们对关中地区三个县的六个生产大队及 2 个酒厂进行了冠心病普查，共查 1801 人，患病率 5.83%。1982 年，我们根据 WHO 有关会议精神，又对 1972 年原普查地区（单位）的确定人群，进行了十年随访，观察原来该病的动态变化规律（含对死者的死亡回顾登记），同时对 35 岁以上的 1690 人重新调查登记了解，借以发现新的冠心病患者，现小结如下：

一、随访方法

1. 以 1972 年普查的人群中，确诊为冠心病的患者 105 人，可疑冠心病患者 31 人为主要随访对象，随访以 WHO 规定的诊断标准与方法进行，包括询问病史、生活史、体格检查，血压测定及心电图检查（一般均做休息心电图，取标准导联及胸导 V_1、V_3、V_5 等九个导联。对休息心电图无变化者，则做马氏二阶梯双倍运动试验。对疑有自主神经功能失调的患者，加做心得安试验。对年事已高行动不便者或体弱多病者，则做葡萄糖试验）。另外，也做了血尿常规、血脂、血糖、肝功能以及眼底检查等。对于已经死亡的病例，则逐门逐户进行随访，与大队农村医生及主管户口的人一起进行死亡回顾及登记。

2. 另外对 1359 例 35 岁以上的人群，采用随机抽查与自报相结合的方法，以同样的方法进行调查。

二、随访结果

1. 检出率　在随访的 1690 例农民当中，确诊为冠心病共 58 人，检出率为 3.43%，其中男性 17 人，检出率为 1.96%，女性患者 41 人，其检出率为 2.43%，男女之比为1：2.23，女性仍多于男性。陈旧性心肌梗死2例，其检出率为0.12%，可疑冠心病44例，占2.6%。

2. 与患病有关因素：

（1）性别与年龄的影响：见表2-22。

（2）饮食嗜好与冠心病发病的关系：见表2-23。

（3）血脂与冠心病的关系：我们对原来患者与此次检查的患者，进行了血清胆固醇及三酰甘油的测定，其结果见表2-24。

（4）高血压与冠心病的关系：见表2-25。

表 2-22　年龄性别与冠心病的发病关系

性别人数年龄	共计			男			女		
	例数	确诊数	检出率 %	例数	确诊数	检出率 %	例数	确诊数	检出率 %
合计	1690	58	3.43	766	17	2.22	924	41	4.44
35 ~ 44	572	2	0.29	263	1	0.38	309	1	0.32
45 ~ 54	450	16	3.65	182	4	2.20	268	12	4.48
55 ~ 64	385	21	5.45	163	1	0.61	222	20	9.00
65 岁以上	283	19	6.71	158	11	6.96	125	8	6.40

注：①陕西关中部分地区农民冠心病的发病调查.北京《心血管疾病》1974年1期；②WHO关于人群心血管流行病学动态监测的初步方案（monica porject）1981年10月12日至15日WHO心血管病专家讨论会总结报告.引自吴英恺"世界卫生组织心血管病动态监测讨论会汇报.中华心血管杂志1982，10（1）：79"

表 2-23　饮食嗜好与冠心病发病的关系

项目		普查随访人数	冠心病与可疑冠心病
吸烟	不吸或偶吸	985	69
	少吸（＜5支/日）	194	18
	中量吸（5 ~ 10支/日，10年以上）	437	9
	大量吸（10 ~ 20支或以上/日，10年以上）	74	6
饮酒	不喝或偶喝	1611	99
	少中量（1 ~ 3两/日，10年以上）	58	2
	大量喝	21	1
吃盐	轻淡	448	28
	一般	733	54
	重	464	20

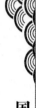

国医大师雷忠义痰瘀流派论文集

表 2-24　血脂与冠心病的关系

胆固醇			三酰甘油		
含量	冠心病	可疑冠心病	含量	冠心病	可疑冠心病
200 mg% 以下	16	9	120 mg↓	18	15
201～250 mg%	11	12	121～160	8	7
251～300 mg%	16	16	161～200	9	6
301～350 mg%	5	4	201～240	4	3
350 mg% 以上	1	1	241 以上	11	9

注：我院胆固醇正常值为 200～130 mg%，三酰甘油为 120 mg% 以下。限于当时条件，血脂仅做了以上两项检查

表 2-25　高血压与冠心病的关系

组别 年龄	高血压组患病率			血压正常组患病率		
	例数	确诊数	检出率 %	例数	确诊数	诊出率 %
35～44	9	0		554	2	0.36%
45～54	52	9	16.67%	405	7	1.72%
55～64	85	10	11.36%	301	11	3.65%
65 岁以上	83	9	10.06%	201	10	4.97%
合计	229	28	12.28%	1461	30	2.05%

注：经标化卡方试验，$x^2 = 58.78$，$P < 0.005$（P 0.005～7.88）

从表 2-22 可以看出：男性在 45 岁以后检出率随着年龄的增长在增长。女性在 55 岁以后检出率成数倍剧增。

从表 2-23 可以看出，冠心病患者与吸烟关系似较密切（$P < 0.05$），与饮酒、吃盐关系不密切。

从表 2-24 可以看出，冠心组或可疑冠心病组血脂高于正常的患者，是血脂正常的 2 倍左右。

从表 2-25 可以看出，高血压组的冠心病检出率明显地高于血压正常组的冠心检出率。

3. 原来诊断为冠心病（及疑冠）患者的 10 年随访结果与转归　原诊断为冠心病的患者共 105 人，可疑冠心病 31 人。10 年除部分患者断续短期服药治疗外，大部分患者都未系统治疗过，所以在很大意义上讲，其转归，基本上是自然演变的结果：

（1）经随访原诊断为冠心病的患者已经死亡者 53 人，占患者总数的 38.9%。

死亡年龄：45～54 岁者 8 人，55～64 岁者 12 人，65 岁以上者 33 人。

（2）随访到患者的转归情况：62人当中有52人原来诊断为冠心病，这次复查仍诊断为冠心病者21人（其中10人合并高血压，7人合并高脂血症），另外，28人被修改诊断为高血压病及高脂血症，其余3人为正常。10位可疑冠心病患者中有4例符合冠心病之诊断标准，2名仍为可疑冠心，3例为高血压病，1例正常。

（3）有21人外出未访到。其中冠心病患者13人；占应访患者的12.38%；可疑冠心病8人，占应访者的25.8%。冠心病的随访率达87.62%，可疑冠心病略低一些，说明这次随访是有效的。

三、讨论

1.我们组自1972年在陕西关中地区进行冠心普查以来，经过整整的10年时间，根据"六五"计划，按照WHO的建议，于1982年秋对原来普查区域的特定人群，进行普查随时访观察其动态变化规律。此次，主要对35岁以上的人群采用自报与检查相结合的方法，调查其检出率为3.43%，较我组1972年的5.83%为低，也较北京（首钢）、河北正定县及广东的检出率均低，而与北京石景山公社、上海及大庆油田相接近，略高于北京陈氏的2.47%。可见冠心病在农民当中也是常见病、多发病。尤其绝大多数是老年人，本文45岁以下患者仅有2例。

随着我国现代化建设的进展，人民生活水平的不断提高，许多严重传染病得到有效的控制，我国人民平均寿命的延长，老年人在人口比例中的不断增长，冠心病防治研究更显得重要。

至于这次检查中的患病率低的原因，可能与诊断标准的改变与掌握以及调查方法由普查做运动试验检出，改为自报结合临诊检出有关。

2.关于冠心病的病因因素的调查，国内外的大量科研资料表明冠心病的病因是多方面的、交错结合的和长期积累的，但在一个冠心病的发生发展过程中诸病因因素所引起的作用又颇有差异，国际著名的Framingham研究，提出冠心病的主要病因因素为高血压、高血脂及吸烟，这种结论已受到国际上的公认。本组调查结果是：高血压组患病率6倍于血压正常组的患病率。而高脂血症又是2/3的冠心病患者的常见并发症，其中以胆固醇的关系最大。血脂的增高，增加了冠心病的易患性。至于吸烟亦明显地高于不吸烟组（$\chi^2 = 3.9139$）（$P < 0.05$），以上这几点与国内外结论完全一致。至于饮酒近年来看法有分歧，不少的学者认为饮少量酒到中量酒并不增加冠心病的发病率，与本调查一致，甚至有报告认为有保护作用，我们这次随访的两个酒厂中，职工总数（以当年的6月30日普查人口为准）635人，其中35岁的人数为297人。我们随访前半个月，适值他们对职工的健康情况做过健康普查，已经有了一个较为全面的了解，我们在此基础

上，以自报为主，结合健康检查摸底掌握情况，对 35 岁以上的 198 人（其中每日饮酒 1 两至 1 斤者共 66 人，时限最短 10 年，最长 40 年以上）进行了调查，仅发现隐性冠心病患者 2 人，其患病率为 1%。其中一例不饮酒，另一例饮酒每日半斤，长达 40 年以上，至今仍未出现过典型的心绞痛，似于国际报告有某种一致性。但大量饮酒，不但是冠心病的致病因素，还会引起许多其他健康和社会问题，所以，不应提倡。

3. 普查后 10 年的转归　原诊断为冠心病的 105 人及可疑冠心病 31 人中，此次随访时，已有 53 人死亡。死亡的主要原因为脑卒中 20 人（占 37.74%），猝死 10 人（占 18.87%），心力衰竭 6 人（占 11.32%），确诊为心肌梗死者 3 人（占 5.66%），其他死亡原因占 26.42%。从这种转归情况来看，原来的诊断基本上是正确的。

其次，以随访到的原来诊断为冠心病的 52 例患者中，已有 28 人被修改诊断为高血压病及高脂血症。另外 3 人被确定为正常。这件事的意义是：除了患者自觉加强体质锻炼及生活调理外，主要应理解为，可能与前后采用诊断标准不一有关。

四、小结

本文报告了陕西关中地区农民冠心病普查后 10 年随访情况，并就发病率及患病因素、10 年转归动态变化情况等进行了讨论。

（《陕西医药资料·老年医学专辑》1986 年第 3 期）

羊红膻片与心得安片
对照治疗冠心病79例

雷忠义　吴亚兰　王莎萍　苏亚秦　金美瑄　许青媛　王景清　赵绪民

（陕西省中医药研究院）

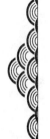

国医大师雷忠义痰瘀流派论文集

在历年（1979—1980年）应用羊红膻片与普萘洛尔（心得安）片对照观察治疗的基础上，1984年我们又在6个单位筛选了79例冠心病患者进行观察治疗。现小结如下：

一、一般情况

年龄在40～49岁者22例，50～59岁者39例，60～69岁者18例。其中脑力劳动者54例，体力劳动者21例。

患者来源：由各兄弟单位医疗机构提供。按照1974年冠心病诊断参考标准（心绞痛分型参考WHO）进行筛选。患者均经系统询问病史、查体、心电图（平静和/或二阶梯双倍运动试验，部分做葡萄糖或心得安试验）血脂、心功能、血液流变学。血糖测定及脑血流图检查。部分患者并做了心向量及M超、B超检查。为了观察药物的不良反应，所有患者皆查血尿常规、肝功试验等。

观察方法：所有观察患者采用随机法分为甲、乙两组，双盲对照。两组药物的形态、色泽、气味、服药片数一致。疗程3个月。所用药品皆由西安药厂提供。治疗组每日量相当于生药60 g，对照组每日剂量为心得安40 mg，疗程结束后对观察指标进行了复查。按1974年冠心病、高血压病普查预防座谈会关于冠心病心绞痛及心电图疗效评定参考标准判定。甲、乙两组服用药量最后揭晓为甲组即羊红膻治疗组、乙组为心得安对照治疗组（下同）。

二、观察项目及疗效

1.心绞痛　本组79例患者中有典型劳力性心绞痛发作者59例。甲组中轻度心绞痛18例，中度12例，重度1例；乙组中分别为12例，13例，3例。

经治疗后，甲组显效 8 例，改善 18 例，无效 5 例；乙组显效 5 例，改善 18 例，无效 5 例。可见，两组心绞痛皆有改善。

2. 心率变化及心脏张力时间指数。

两组自身前后对照，T 检验具有明显的差异（P < 0.001），说明两组药物皆有减慢心率作用。

治疗后组间比较，差异不显著。

我们选用了心肌张力时间指数（$= \sqrt{血压 \times 心率}$）作为间接观察心肌耗氧量指标，对两组治疗前后心率、血压进行数据处理 P < 0.001。

说明两组治疗皆可非常显著地降低心肌张力时间指数。

3. 心电图前后对照，两组皆有一定疗效，疗效皆在 40% 以上。组间对照差异不著。

4. 血压变化　血压变化的趋向：自身前后对照（含收缩压 / 舒张压）P 皆小于 0.05，有显著差异。但组间对照不显著。

5. 无创伤心功能疗效（简称 STI）　自身前后对照说明，治疗组与对照组皆有改善，无创伤心功能的疗效，前者主要作用于射血前期及等容时间，后者主要作用于左室射血时间及等容时间，具体数据从略。

6. 血液流变学检查及其改变　自身前后对照说明，经过治疗后患者血液黏稠度及红细胞电泳都有明显的改善（P < 0.001）。

7. 血脂疗效　不显著。

8. 对免疫功能的影响　我们观察了唾液溶菌酶，唾液 IgA 含量及 PHA 皮试。统计数字表明，羊红膻有免疫调节的作用（P < 0.05），达到"阴平阳秘，精神乃治。"

9. 不良反应　甲组个别患者出现口干，但不影响继续服药，治疗前后测定肝功能、血糖及血、尿常规等皆属正常范围。

乙组中有 5 例患者（不同单位）出现严重头昏目眩，伴有恶心、乏力、心率减慢，2 例有短暂晕厥，停药后好转，重新恢复服药以后，又重现原来症状，减量 1/4 后有好转。究其原因，可能与这些患者年事较高，皆有一定的脑动脉硬化基础，服药后心率减慢，血压降低影响了脑部供血。

甲组虽然在疗效方面与乙组多有相似之处，但无此不良反应。

三、讨论

羊红膻性辛温味膻，入心肾脾三经，民间用以防治心悸、克山病、老慢支、阳痿、早衰等疾病，本院药理学组实验证明其无毒，具有能显著降低麻醉猫狗血压、扩张血管、增加麻醉狗心脑肾血流量，降低心脑肾血管阻力，显著降低心肌耗氧量。能显著增加离体豚鼠心脏的冠脉流量，使心肌收缩力增强。它能预防人工高脂饲料引起的血三酰甘油升高，并能减轻肝脂肪变的作用。对 ADP 诱导的家兔血小板聚集有明显的对抗作用，且有明显的量效关系。用小鼠以 86Rb 摄取试验表明，自羊红膻中提取的 A, C 两种成分有显著增加心肌营养性血流量的作用。对未成年小鼠和对去势的未成年大鼠有明显的促进生长发育的作用，体重比对照组显著增加，性成熟时间比对照组显著提前，同化激素作用明显。连续给药可使小鼠胸腺明显大于对照组，使肾上腺中维生素 C 含量显著降低，说明对肾上腺皮质有一定的兴奋作用，但又不同于激素，不引起两者的萎缩。连续给药 28 日能使地塞米松造成的"肾阳虚"小鼠体温降低，活动减少，比单纯造型组明显恢复。以 1.5 g/kg 连续灌胃 25 日，能显著提高 3H⁻ 胸腺嘧啶核苷参入"肾阳虚"模型的骨骼肌 DNA 的速率，能显著提高肝糖原，能显著提高小白鼠耐常压缺氧能力，能显著延长小鼠游泳疲劳时间，能提高对劣性刺激的应激能力，能显著地对抗大鼠肝匀浆脂质过氧化物生成的作用，从而从一侧面显示了其抗衰老的生化药理作用。

以上实验与羊红膻的临床观察结果相互印证，提示它是一种防治动脉粥样硬化及老年病的有效药物。其临床疗效与普萘洛尔（心得安）相似，但药理作用途径迥然不同。

（《陕西医学杂志》1987 年第 16 卷第 8 期）

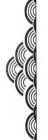

炙甘草汤治疗心悸的临床体会

雷忠义　杨承祖

（陕西省中医药研究院附属医院）

一、引言

炙甘草汤是治疗心悸的传统古方，出自汉张仲景所著《伤寒杂病论》太阳篇中，原文 182 条载有："伤寒，脉结代，心动悸，炙甘草汤主之。"表明了本方的主要适应证候。因其为气血双补之剂，长于滋润养血，通利经脉，为历代医家所推崇。唐·孙思邈《千金翼方》以本方治疗"虚劳不足，汗出而胸闷，脉结代，心悸。"王焘《外台秘要》以治"肺萎涎唾多，心中温温液液"者。清代医家吴鞠通在此方的基础上结合温病耗阴过甚导致之肝风内动，心悸、脉有中止等证特点加减化裁，创有加减复脉汤。一、二、三甲复脉汤，大定风珠，救逆汤等 6 个新方的辨证施治，尤其是方后语的嘱咐，从而扩大了本方的应用范围。近百年来，临床医生仍然沿袭先师仲景之法，治疗心脏疾患，并且取得了确切疗效，由此可见经方能起沉疴痼疾，大有继续研究的必要。炙甘草汤方义分析，详见表 2-26。

表 2-26　方剂剖析

组成	处方法则	药物分析	功效
炙甘草	君	甘温益气，通经脉，利血气，治心悸，脉结代之主药	益气养血通阳之复脉
人参、大枣（或党参）	臣	补气、健脾益胃资血脉之来源	
阿胶、生地、麦冬、麻仁	佐	补心血，养心阴，以充养血脉	
桂枝、生姜	使	辛温走散，可通心阳	
备注		原有清酒一药，由于制作不便，故删而未用	

二、典型病例

例一：杨某某，女，33岁。1987年7月20日初诊。自述1984年起经常胸闷、心慌，活动尤甚，加重半个月。病初确诊为心肌炎，伴头痛、头晕、不欲食，月经周期提前4～5日。体检发现心律失常，有早搏频发，心率：80次/分，肺（-），血压：90/68 mmHg，心电图提示：频发室性早搏，时呈短阵室速。舌淡红，苔薄白，脉沉细弱、结代，诊断为心肌炎后遗症，心律失常。

治疗：炙甘草汤6剂，水煎服。

药物：炙甘草10 g，党参30 g，麦冬20 g，生地30 g，桂枝3 g，麻仁10 g，阿胶10 g，生姜10 g，大枣五枚。

复诊：1987年7月25日。诉心慌、胸闷、头痛、头晕、胸痛、不欲食等皆较前减轻，自觉全身无力。检查：心肺（-），血压：100/70 mmHg，舌淡红，苔薄白，脉沉细，心电图示：室早消失。

治疗：炙甘草汤（原方）6剂，水煎服。

三诊：1987年8月5日。自述症状明显好转，心电图提示：①窦性心律；②电轴中度左偏；③心电图大致正常。

继服上方12剂以巩固疗效。随诊半年未见复发。

例二：郭某，男，61岁。1987年7月20日初诊。自诉心慌，心跳快十年余，加重半年，心慌，心跳呈持续性。约每周发作1次房颤，时间约2小时以上，昼夜无明显差异，伴气短、头晕、胸闷。检查：心率：80次/分，有早搏；听诊未闻及明显杂音，双肺（-），血压：100/80 mmHg，舌淡红、苔薄白少津，脉沉细，自带心电图示房颤（系发病时记录）。即时心电图：（-）。临床诊断为虚劳胸痹心悸证。西医诊断：冠心病心律失常（阵发性房颤）。

拟宽胸通阳、活血化瘀、养心安神之剂调理之。

处方：加味瓜蒌汤＋柏子仁30 g、苦参10 g、葛根20 g，3剂，水煎服。

复诊：1987年7月24日。述服上药后头晕消失，胸闷减轻，自觉发热，以脸、胸为甚，大便1日4次，质稀不成形。检查：心率：82次/分，未闻有早搏。最近曾发作心房纤颤1次。双肺（-），血压：90/60 mmHg，舌淡红略暗，脉沉细。

鉴于患者病程较长，体质瘦弱，气血双虚，心动悸虽为阵发，但甚为痛苦，所以乃改弦更张，重在调补气血，按仲师《伤寒论》之教诲选：

炙甘草汤：炙甘草10 g，太子参30 g，桂枝6 g，生姜10 g，麦冬20 g，生地黄30 g，麻仁3 g，大枣9枚，阿胶10 g，6剂，水煎服。

复方人参注射液20支，2支/日，肌内注射。

三诊：1987年7月29日。服上药后诸症好转，房颤为1周发作1次，持续时间短暂。检查：心肺（－），血压：110/70 mmHg，舌红、苔薄黄，脉沉细。继服上方6剂。

四诊：1987年8月7日。服药期间房颤发作2次，时间较前明显缩短，十余分钟。唯觉气短、乏力。检查：心肺（－），血压：100/80 mmHg，舌淡红、苔薄白，脉沉细，继用上方，门诊观察治疗至9月11日，发作周期虽未打破，但发作时间缩短，病情减轻。由于其病程已达十年以上，系沉疴痼疾，不可能药到病除，宜长期调理之。

三、讨论

本方治疗心律失常的机制，我们认为是与调整自主神经功能，抗衡体内化学介质及电解质紊乱等有关。有关药理药化的研究，仍待继续深入。

1. 煎服法　加水600 ml，大火煮沸，文火慢煎30分钟，滤出200 ml，再如前法煮取200 ml，去渣、混匀，趁热纳入阿胶微沸烊化，分2次，早、晚饭前20分钟温服。

2. 药理分析　见表2-27。

表2-27　药理分析

组成	化学成分	作用
炙甘草	含有甘草甜素、甘草次酸及多种黄酮等	主要有抗乙酰胆碱，具有肾上腺皮质激素样作用及降血脂作用
人参（或党参）	含有多种人参皂甙	主要有强心、降血压、减慢心律，并具有某些抗室性心律失常的作用，还有降低氧耗，扩张血管等复杂作用
生地	含 β-谷甾醇等	强心利尿，升血压
桂枝	含桂皮醛	扩张血管，促进血液循环
阿胶	含多种氨基酸	改善体内钙平衡，影响cAMP、cGMP活力，促进造血，升高血压，改善心肌营养障碍
麦冬	含多种甾体皂甙	调整血糖，提高耐缺氧能力。抗菌
麻仁	含脂肪油、大麻酚、植物钙等	调整血压、缓泻
大枣	含枣酸及大量的cAMP等	解痉、健胃和利尿，并能提高人体免疫功能

3. 炙甘草汤的辨证要点及临床应用注意事项　心悸、脉结代其病理机制大致包括：①气血不足；②血瘀；③痰阻。笔者在长期临证中，总结出本方的适应证

多为气血（阴）不足者。其辨证要点应为：心悸、胸闷不适、头晕，严重者可出现黑蒙或晕厥，甚至抽搐，舌呈虚象，脉结代。

关于本方的适应证从现代医学观点来看，我们多用以治疗：①心肌炎并发的心律失常；②各类早搏、房颤、病窦，特别是气血双虚、体质较差、血压偏低、缓慢性心律失常的患者尤宜，确为其不同于一般抗心律失常药的特殊之处，值得重视；③窦性阻滞，房室传导阻滞，亦可试用。

临床应用注意事项：高血压伴有早搏、房颤等心律失常者，心律失常伴有心功能不全者，长期服用本方，甘草量应严格控制，以免升高血压，加重心力衰竭。

4.加减化裁心得　笔者根据临床需要，遵照辨证论治精神，在应用炙甘草汤时，师于原方而不拘泥于原方，常常依据患者的临床表现对原方略予增减，加量不加味，加味不加量。如偏于阴虚阳迫气血脉数者，加重生地、麦冬等补阴药量；偏于阳虚阴阻脉缓者，加重人参、桂枝等用量。另外，也参照近年来关于中药研究的进展情况，略加某些具有抗心律失常的传统中药以提高疗效。

（《实用中西医结合杂志》1988年第1卷第2期）

国医大师雷忠义痰瘀流派论文集

单味羊红膻片治疗冠心病 263 例临床观察

雷忠义　吴亚兰　苏亚秦　戴淑芬　金美瑄　常世安

（陕西省中医药研究院附属医院）

草药羊红膻（Pimpinella thellungiana Wolff）系伞形科茴芹属植物缺刻叶茴芹的带根全草，盛产我省黄龙地区，民间常用防治家畜衰老疾患。20世纪60年代初，曾用于防治克山病取效。1975年我们在实验研究的基础上把复方羊红膻片剂（舒心宁）用于治疗冠心病，获得了较好的临床疗效。其后在 1977—1984 年，先后三次用单味羊红膻片剂临床验证观察冠心病 263 例，以普萘洛尔（心得安）对照观察冠心病 85 例，现简介如下。

一、一般情况

患者由知识分子、工人、农民、干部等各种职业组成，以脑力劳动者居多，其中男性 149 名，女性 114 名，40 ～ 49 岁 99 例，50 ～ 59 岁 101 例，60 岁以上者 63 例。

二、药物及用法

观察用药均由我院药剂科制备为糖衣片剂，每片重 0.5 g（单味片为每片含羊红膻生药 13.4 g），每次服 4 片，每日 3 次。对照组制剂色泽、形态、重量、包装等同单味片完全相同（每片内含普萘洛尔 3.33 mg），两种药物编号由课题主管人掌握，全部观察结束公开药物编号。

三、诊断及疗效评定标准

1979 年以前均以 1974 年全国冠心病、高血压病普查预防座谈会议修订标准为依据，1980 年仍按上述标准并参照 1979 年全国心血管流行病学和人群防治工作座谈会诊断及疗效标准进行，后两年设对照组，观察中以心绞痛、血压、心电图及血脂变化作为主要指标。

四、观察方法及对象

以上述标准选择观察对象，经病史询问，物理查体及测血压，记录心电图，胸部透视，眼底检查及做血脂、肝功能、血、尿常规等化验。后两年，将被选对象以随机分为两组双盲对照。在观察过程中均停服其他血管活性药物（患者心绞痛发作时，可服硝酸甘油片，并做记录，统计其停减情况作为判断疗效参考），生活、工作、饮食不受任何限制。30天为一个疗程，疗程间停药一周，满两个疗程者方做统计，每疗程结束时，按上述检查项目重复一次，以资统计对比。

观察对象：主要是劳力性心绞痛的患者，也含有部分无痛性心肌缺血的患者。

五、疗效观察结果

1977—1978年仅以单味羊红膻片观察83例，同时观察了高胆固醇血症及高三酰甘油血症，多数患者都有一定程度的改善，其下降幅度在20~40mg%，经统计学处理，有显著性差异（$P < 0.05$）。

从以上观察中，初步肯定了单味片的各项疗效，同时，也看到该药的某些不良反应（个别患者有口干、腹胀等）。

为了排除各种偏因，进一步肯定其临床疗效与毒副反应，我们特设立了普萘洛尔（心得安）对照组（1979—1984年），进一步进行多项目观察，其结果如表2-28。

表2-28　普萘洛尔（心得安）对照组临床疗效

观察项目	例数	疗效		
		显效	改善	无效
心绞痛	56	19（33.9%）	29（51.7%）	8（14.4%）
高血压	31	10（32.2%）	13（41.9%）	8（26%）
心电图	77	9（11.6%）	18（23.2%）	50（65.2%）

1. 心绞痛疗效　心绞痛患者，按病情分为轻、中、重三级，治疗组和对照组的人数分别为42，21，1及39，17，3。经统计学处理，两组无显著性差异（$x^2 = 2.02$，$P > 0.05$），说明两组心绞痛分级组成在同一范围，具有可比性（表2-29）。

表2-29　两组病例服药后心绞痛疗效比较

组别	例数	疗效		
		显效	改善	无效
治疗组	64	18	29	17
对照组	59	11	21	27

经数据处理，$x^2 = 4.9$，$P < 0.05$，有显著性差异，治疗组疗效优于对照组。为探索其对心肌耗氧量的影响，我们特别观察了两组的心率（HR）及心肌张力时间指数（= $\sqrt{血压 \times 心率}$），观察结果说明：两组皆可明显地减慢心率（HR）（$P < 0.001$）及心肌张力时间指数（$P < 0.001$），组间对照试验不显著。

2. 心电疗效　单味片治疗组及对照组的例数分别为：63 例及 62 例。其显效、改善、无效情况，治疗组为：15 例（23.8%）、23 例（36.5%）、25 例（39.7%）；对照组为：7 例（11.2%）、23 例（37%）、32 例（51.8%）。两组对比，$\chi^2 = 1.78$，$P > 0.05$，两组差别不显著。

3. 血脂疗效　1979 年观察的 101 例患者的统计结果显示：其抗高胆固醇血症有一定作用，但不够理想，普萘洛尔（心得安）对照组的三酰甘油却明显升高。

对合并高血压病者的降压疗效，两组都在 60%～70%。

对无创伤心功能的影响。治疗组通过明显地缩短左室收缩前期（PEP）时间而改善心功能（STI），（$P < 0.05$）。而对照组却延长了左室收缩时间（LVET）。虽然 PEP < LVET 的比值临时得到一定的调整，但普萘洛尔（心得安）的负性肌力作用，也显示出来（$P < 0.05$）。

对血液流变学的影响：观察资料证实单味片治疗组的红细胞电泳活动能力增强，全血黏度得到改善。此外，机体免疫功能得到调整，对照组则无这种作用。

毒副反应：服食单味片后，有 24 例患者有不同程度的口干，9 例嗜睡，6 例腹胀，9 例恶心，未及停药，即自行消失，治疗前后检查肝功、胸透、眼底及血、尿常规化验等均无明显改变。而普萘洛尔（心得安）对照组反应较重、较多，如严重头晕、乏力、恶心、心跳缓慢、一度房室传导阻滞、短暂晕厥，其中 1 例在骤然停药休息期间发生急性心肌梗死。

六、讨论

1. 本文报告病例是在连续四个年度中进行的，前两年通过病例的自身前后对比看到该药有一定的苗头，这是继实验室取得阳性结果后，我们临床工作的第一步，通过这一步我们初步掌握了该药的临床适应证、毒副反应、剂量等最原始的真实资料。在此基础上，为了肯定疗效，我们选定了与该药具有许多可性比（如减慢心率、降低心肌氧耗、降低血压、抗心绞痛等共性）的国内外公认的药物普萘洛尔（心得安）作为阳性药物对照组，通过对照观察，肯定了该药的前述疗效，进一步看到该药还有一些优于普萘洛尔（心得安）的方面，如正性肌力作用，改善血液流变学作用，抗血浆过氧化脂质作用，调节免疫功能等综合作用，为民间所说的本药具有益气壮阳、补血活血，补肾抗痨等提供了科学依据。临床与基础相互印证也为该药走向国际，进一步开展研究应用打好了基础。

2. 关于普萘洛尔（心得安）影响血脂代谢的再认识　1979 年，当我们的观察资料显示：普萘洛尔（心得安）对照组三酰甘油治疗后明显升高时（$\chi^2 = 81.84$ mg%），当时我们有些茫然，经再三核查校正实验操作程序及统计分析方法，求教著名统计专家都无法改变这一现实，因为当时还没有公认普萘洛尔（心得安）类药物会影响血脂代谢，直到近来，国内有了统一认识，我们才深深地体会到设立对照组的重要性，也为我们 1979 年的工作感到欣慰。

（《实用中西医结合杂志》1989 年第 2 卷第 5 期）

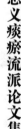

羊红膻治疗冠心病和高血压病 466 例分析（摘要）

雷忠义　苏亚秦　吴亚兰　戴淑芬　党俊民　常世安　金美瑄　王莎萍

（陕西省中医药研究院附属医院内一科心血管病组）

羊红膻（Pimpinclla thellugiana Wolff）系民间中草药，常用于防治家畜衰老性疾患，20 世纪 60 年代初曾用于防治克山病取效。1975 年我们用以治疗冠心病取得较好疗效，1977—1987 年间我们又先后五次继续对冠心病、高血压病进行系统治疗观察，积累了一定资料。现将 466 例的临床总结摘要报道如下：

一、对象与方法

1. 病例选择与分组　冠心病 263 例，年龄均在 40 岁以上，随机分为羊红膻治疗组（简称观察组）178 例，普萘洛尔（心得安）治疗组（简称对照组）85 例，高血压病 203 例，均为 II 期以上患者，年龄多在 40～60 岁，随机分为观察组 105 例，对照组 98 例。

2. 治疗方法　观察组服用羊红膻糖衣片（本院药剂科制备），每片含生药 13.4 mg，每日 3 次，每次 4 片。治疗 30 天为一个疗程，停药一周后继续下一个疗程治疗，治满两个疗程统计疗效。对照组服用普萘洛尔（心得安）糖衣片，每片含普萘洛尔（心得安）3.33 mg，服药方法和疗程同观察组。治疗期间生活、工作、饮食均不加限制。

二、结果

根据 1979 年全国心血管病流行病学和人群防治工作座谈会上所拟定的疗效标准判定疗效。

1. 冠心病　观察组有心绞痛 64 例，对照组有 59 例。治疗结果：观察组获显效 18 例、改善 29 例、无效 17 例，总有效率为 73.4%；对照组分别为 11 例、21 例、27 例，总有效率为 54.2%。两组的心绞痛疗效相比较无明显差异（P > 0.05）。

观察组中有 63 例统计心电图疗效，结果获显效 15 例、改善 23 例、无效 25 例，总有效率为 60.3%；对照组统计心电图疗效 62 例，结果分别为 7 例、23 例、32 例，总有效率为 48.4%。两组心电图疗效相比较，差别也不显著（$P > 0.05$）。

据临床观察，观察组有一定的抗胆固醇血症作用，而对照组服药后三酰甘油明显升高。两组均能明显减慢心率及心肌张力时间指数。观察组治疗后左室收缩前期（PEP）明显缩短，而对照组则可见到左室收缩时间（LVET）延长。此外，治疗后观察组红细胞电泳活动能力增强，全血黏度改善，机体免疫功能也得到调整，而对照组则无此类作用。

2. 高血压病 比较两组的降压疗效。观察组 105 例，治疗后获显效 50 例、有效 22 例、无效 33 例，总有效率为 68.6%；对照组 98 例，治疗结果分别为 39 例、31 例、28 例，总有效率为 71.4%。组间比较差异不显著（$P > 0.05$）。在降舒张压疗效上观察组优于对照组。

三、毒副反应

观察组服药后有口干 24 例、嗜睡 9 例、腹胀 6 例、恶心 9 例，未及停药即行消失；治疗后经做胸透、眼底检查以及肝功能和血、尿常规化验均无明显改变。对照组服药后多数出现较重反应如头晕、乏力、恶心、心率缓慢、一度房室传导阻滞、短暂晕厥等。

四、小结

十余年的临床实践证明，羊红膻与普萘洛尔（心得安）均有减慢心率、降低心肌氧耗、降低血压、抗心绞痛等作用，但羊红膻有优于普萘洛尔（心得安）方面，如毒副反应小，并有正性肌力作用、改善血液流变学作用等，值得进一步深入研究。

（《中医杂志》1991 年第 8 期）

舒心片治疗胸痹（冠心病心绞痛）痰瘀互结证的临床研究

雷忠义[1]　刘超峰[1]　苏亚秦[1]　赵明君[2]

（1.陕西省中医医院心内科；2.陕西中医学院附属医院心病科）

笔者于 1997 年 12 月至 1998 年 7 月采用随机双盲对照观察冠心病心绞痛患者 400 例，其中治疗组 300 例，对照组 100 例。结果：治疗组舒心片对心绞痛的显效率为 48.33%，总有效率为 87.33%；心电图的显效率为 26.00%，总有效率为 58.33%，对中医证候的显效率为 50.33%，总有效率为 92.00%。对照组舒心宁对心绞痛的显效率为 32.00%，总有效率为 69.00%；心电图的显效率为 15.00%，总有效率为 43.00%；对中医证候的显效率为 36.00%，总有效率为 73.00%。治疗组与对照组心绞痛疗效、心电图疗效、中医证候疗效的比较，舒心片治疗组优于舒心宁对照组（$P < 0.01$）。现将临床试验结果总结如下：

一、一般资料

选择门诊和住院患者共 400 例，其中住院患者 271 例，占 67.75%，门诊患者 129 例，占 32.25%，全部病例均符合病例选择标准。经对两组患者性别、年龄、病程、病情、中医症状、中医症状平均积分及心绞痛平均发作次数变化的比较，经统计学处理，均为 $P > 0.05$，无显著性差异，两组病例具有可比性。

二、病例选择

1.诊断标准　参照《中药新药治疗胸痹（冠心病心绞痛）的临床研究指导原则》制定。

（1）胸痹中医诊断标准：①胸部闷痛，甚至胸痛彻背；②轻者仅感胸闷、憋气、呼吸不畅。

（2）中医辨证及证候判定标准：痰浊血瘀证：胸痛，胸闷，憋气，脘痞，纳呆，肢体沉重，舌质暗红或紫暗，苔浊腻或薄白，脉弦滑或沉或结代。

（3）西医诊断标准：参照国际心脏病学会及世界卫生组织：临床命名标准化联合专题组报告《缺血性心脏病的命名及诊断》制定。

劳力性心绞痛：特征是由于运动或其他增加心肌需氧的情况下所诱发的短暂胸痛发作。休息或含服硝酸甘油后，疼痛常可迅速消失。可分为三类：①初发型劳力性心绞痛：病程在一个月以内；②稳定型劳力性心绞痛：病程稳定在一个月以上；③恶化型劳力性心绞痛：同等程度劳累所诱发的次数、严重程度及持续时间突然加重。

2. 胸痹心痛轻重分级标准 参照 1979 年中西医结合治疗冠心病心绞痛及心律失常座谈会《冠心病心绞痛及心电图疗效评定标准》制定。

（1）轻度：有较典型心绞痛发作，每次持续数分钟，每周至少发作 2 ~ 3 次，或每日发作 1 ~ 3 次，但疼痛不重，有时需服硝酸甘油。中医证候积分 ≤ 15 分。

（2）中度：每天有多次较典型心绞痛发作，每次持续数分钟到 10 分钟，疼痛较重，一般需要含服硝酸甘油。中医证候积分 ≥ 16 分，< 30 分。

（3）较重度：每天有数次典型心绞痛发作，因而影响日常生活活动（例如大便、穿衣等），每次发作持续时间较长，需多次含服硝酸甘油。中医证候积分 ≥ 30 分。

（4）重度：与较重度比较此类患者疼痛发作次数及程度，均更重不列为本药观察计划。

3. 中医症状记分法 中医症状主症：胸痛（包括发作次数、持续时间、疼痛程度、硝酸甘油用量）、胸闷、憋气，按无、轻、中、重分别记 0，2，4，6 分；次症脘痞、纳呆、肢体沉重，按无、轻、中、重分别记 0，1，2，3 分。

4. 纳入病例标准

（1）符合冠心病劳力性心绞痛诊断，中医辨证为痰浊血瘀证患者。

（2）每周发作 2 次以上的冠心病心绞痛患者。

（3）心电图检查有缺血性改变或运动试验阳性。

（4）年龄在 18 ~ 65 岁。

5. 排除病例标准

（1）经检查证实为冠心病急性心肌梗死以及其他心脏疾病、重度神经官能症、更年期综合征、颈椎病所致胸痛者。

（2）重度高血压（Ⅲ期高血压）患者。

（3）重度心肺功能不全。

（4）重度心律失常（房颤、房扑、阵发性室速、室上速、病窦等）患者。

（5）合并肝、肾、造血系统等严重原发性疾病患者。

（6）精神病患者。

（7）妊娠或哺乳期妇女。

（8）过敏体质者。

（9）参加其他临床试验的患者。

三、试验方法

根据以上标准选择纳入病例，按就诊的先后顺序随机分为治疗组 300 例和对照组 100 例。治疗组服用舒心片，每次 5 片，每日 3 次，饭后半小时服（由陕西省中医药研究院药物研究所提供，批号：980118），对照组服用舒心宁片，每次 5 片，每日 3 次，饭后半小时服（由湖南常德中药厂生产，批号：970927）。4 周为一个疗程。

四、疗效判定

参照 1979 年中西医结合治疗冠心病心绞痛及心律失常座谈会《冠心病心绞痛及心电图疗效评定标准》制定。

1. 胸痹症状疗效标准

（1）轻度

显效：胸痛消失或基本消失。

有效：胸痛发作明显减轻。

加重：胸痛发作加重，达到"中度"以上标准。

（2）中度

显效：胸痛症状消失。

有效：胸痛症状减轻一级，达轻度标准。

无效：胸痛症状无改善。

加重：胸痛症状加重，达到"较重度"或以上标准。

（3）较重度

显效：胸痛症状消失或减轻到"轻度"标准。

有效：胸痛症状减轻到"中度"标准。

无效：胸痛症状与治疗前相同。

加重：胸痛症状加重（或达到"重度"标准）。

2. 心电图疗效评定标准

（1）显效：心电图恢复至"大致正常"或达到"正常心电图"。

（2）有效：S-T 段降低，治疗后回升 0.05 mV 以上，但未达到正常水平，在主要导联使倒置 T 波改善（达 25% 以上者），或 T 波由平坦变直立，房室或室内传导阻滞改善者。

（3）无效：心电图与治疗前相同。

（4）加重：治疗后S-T段降低加重，T波由平坦变倒置。

3. 中医证候总疗效判定　根据积分法判定中医证候总疗效。疗效指数（n）＝（疗前积分－疗后积分）/疗前积分（100% 显效：n ≥ 70%；有效：n ≥ 30%；无效：n ＜ 30%）。

五、治疗结果

1. 两组患者心绞痛疗效比较　见表2-30。

表2-30　两组患者心绞痛疗效比较

组别	例数	显效 n（%）	有效 n（%）	无效 n（%）	加重 n（%）	总有效率%
治疗组	300	145（48.33）	117（39.00）	37（12.33）	1（0.30）	87.33
对照组	100	32（32.00）	37（37.00）	31（31.00）	0	69.00

2. 两组患者心电图疗效比较　见表2-31。

表2-31　两组患者心电图疗效比较

组别	例数	显效 n（%）	有效 n（%）	无效 n（%）	加重 n（%）	总有效率%
治疗组	300	78（26.00）	97（32.33）	121（40.33）	4（1.33）	58.33
对照组	100	15（15.00）	28（28.00）	56（56.00）	1（1.00）	43.00

3. 两组患者中医证候疗效比较，见表2-32。

表2-32　两组患者中医证候疗效比较

组别	例数	显效 n（%）	有效 n（%）	无效 n（%）	加重 n（%）	总有效率%
治疗组	300	151（50.33）	125（41.67）	24（8.00）	0	92.00
对照组	100	36（36.00）	37（37.00）	27（27.00）	1（0.6）	73.00

4. 治疗组病情与心绞痛疗效的关系比较，见表2-33。

表2-33　治疗组病情与心绞痛疗效的关系

组别	例数	显效 n（%）	有效 n（%）	无效 n（%）	加重 n（%）	总有效率%
轻度	106	60（56.60）	32（30.19）	14（13.21）	0	86.79
中度	166	78（46.99）	69（41.57）	18（10.84）	1（0.6）	88.56
较重度	28	7（25.00）	16（57.14）	5（17.86）	0	82.14

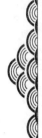

5. 治疗组病程与心绞痛疗效的关系比较，见表 2-34。

表 2-34　治疗组病程与心绞痛疗效的关系

病程（年）	例数	显效	有效	无效	加重	总有效率 %
		n（%）	n（%）	n（%）	n（%）	
< 1	56	25（44.64）	25（44.64）	5（8.93）	1（1.79）	89.28
1 ~ 5	146	67（45.89）	65（44.52）	14（9.59）	0	90.41
> 5 ≤ 10	64	36（56.25）	18（28.13）	10（15.63）	0	84.38
> 10	34	17（50.00）	9（26.47）	8（25.53）	0	76.47

经统计学处理，上述结果表明，舒心片对心绞痛、心电图、中医证候疗效均优于对照组；治疗组轻度患者的疗效均优于对照组；治疗组轻度患者的疗效优于较重度，轻度与中度、中度与较重度患者疗效比较无显著性差异；治疗组与对照组病程与疗效的关系无显著性差异。

6. 安全性检测　治疗组治疗前后经血常规、尿常规、粪常规、肝功能、肾功能检测未见异常改变。

7. 不良反应　治疗组有 8 例患者服药过程中出现大便次数增多、不成形，2 例患者出现口干，均未做处理自行缓解，继续服药，未影响治疗。

六、讨论

1. 舒心片是以《金匮要略》瓜蒌薤白汤加味为基础，经现在医家进一步完善而成。由陕西省中医药研究院研制成中药新药（三类），用以治疗冠心病心绞痛（痰瘀互结证）。通过研究，结果表明：治疗组舒心片对心绞痛的显效率为48.33%，总有效率为 87.33%；心电图的显效率为 26.00%，总有效率为 58.33%；对中医证候的显效率为 50.33%，总有效率为 92.00%。对照组舒心宁对心绞痛的显效率为 32.00%，总有效率为 69.00%；心电图的显效率为 15.00%，总有效率为43.00%；对中医证候的显效率为 36.00%，总有效率为 73.00%。治疗组与对照组心绞痛疗效、心电图疗效、中医证候疗效的比较，舒心片治疗组优于舒心宁对照组。

2. 祖国医学中有关胸痹、心痛、真心痛的记载与现代医学中的冠心病词异而意同。祖国医学认为胸痹的病因与寒邪内侵、饮食不当、情志失调、年老体虚等因素有关，其病机是虚实互见，且多以本虚标实为主。在本病发病过程中，大多先实后虚，亦有先虚后实者。实以痰浊、血瘀多见气滞、寒凝次之；虚以心气虚、阳虚为主，也波及肝脾肾亏虚、功能失调。将痰浊郁遏心阳与后世的瘀血痹阻心脉结合起来，结合现代医学的研究，提出胸痹心痛的主要证型是痰瘀互结型，应用《金匮要略》瓜蒌薤白汤加味，本着标本兼治、补泻并施的原则而创制本方。

该方选瓜蒌、薤白宽胸通阳化浊散结为君，丹参、郁金、赤芍、川芎助君药功专活血化瘀为臣。加黄芪补气以治其本，气助血行而化瘀；葛根升清既助黄芪补气之功，又引温肾之品交于心亦为臣药；骨碎补补肾活血，泽泻泻湿降浊，与葛根一升一降，邪有去处，三药皆为佐药。郁金上行心及心包络为气中血药，川芎入心包络等上可行头目，下可行血海，为血中气药；丹参先入心肝二经有行经报使之功能；为使药精力专，不再重配使药。如此君臣佐使配合，泻实补虚，攻补兼施，可使痰消瘀化，血脉和畅，痹宣痛止，标本兼治。

3. 经临床实验，治疗组300例患者中，共有10人出现不良反应。其中8人为服药后大便不成形；2人感口干。但均未影响继续服药治疗。

4. 通过对治疗组300例患者治疗前后进行血常规、尿常规、粪常规、肝功能（GPT）、肾功能（BUN，Cr）等安全性检查，未见明显毒副反应。

（《陕西医学》1990年）

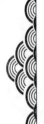

国医大师雷忠义痰瘀流派论文集

舒心片治疗冠心病心绞痛的临床研究

张 琼[1]　苗 青[1]　崔天红[1]　雷忠义[2]

（1.中国中医研究院西苑医院；2.陕西省中医药研究院）

舒心片是陕西省中医药研究院研制的治疗冠心病、心绞痛（痰浊血瘀证）的中药新药（三类）。中国中医研究院西苑医院等5所医院协作于1997年12月至1998年7月对其进行了Ⅱ期临床试验，考察其疗效和不良反应，现将临床试验结果总结如下：

一、临床资料

1.诊断标准　参照《中药新药治疗胸痹（冠心病心绞痛）的临床研究指导原则》制定。

2.纳入病例标准　具有胸痹心痛主证，中医诊断明确，符合中医辨证痰浊血瘀证，每周发作2次以上的冠心病心绞痛（稳定型劳力性心绞痛）患者，心电图检查有缺血性改变或运动试验阳性，年龄在18～65岁者。

3.排除病例标准　经检查证实为冠心病急性心肌梗死以及其他心脏疾病重度神经官能症、更年期综合征颈椎病所致胸痛者；合并中度以上高血压，重度心肺功能不全，重度心律失常，肝、肾、造血系统等严重原发性疾病，精神病患者；妊娠或哺乳期妇女及过敏体质者；未按规定服药，无法判定疗效或资料不全等影响疗效判断或安全性判断者。

4.一般资料　300例患者,采用随机双盲法,其中治疗组200例,对照组100例。住院患者271例，门诊患者129例。治疗组中男183例，女117例，平均年龄57岁。病程1个月至25年，平均5.72年。病情轻度69例，中度117例，较重度14例。治疗前心绞痛平均发作次数（8.3±5.31）次/周，中医症状平均积分（18.38±6.16）分；对照组100例，男57例，女43例，平均年龄58岁。病程1个月至27年，平均5.19年。病情轻度42例，中度49例，较重度9例。治疗前心绞痛平均发作次数（8.18±6.43）次/周。中医症状平均积分（17.6±7.01）分。治疗组与对照组在性别、年龄病程、病情、中医症状平均积分及心绞痛平均发作次数变化等方面比较，无显著性差异（P > 0.05），具有可比性。

二、治疗方法

治疗组用舒心片（组成：瓜蒌皮、薤白、丹参、川芎、郁金、葛根、骨碎补、泽泻，每片含生药量 1 g，由陕西省中医药研究院药物研究所生产，批号：980118），每次 5 片，口服，每日 3 次。对照组用舒心宁（组成：瓜蒌皮、丹参、川芎、红花等，由湖南常德中药厂生产，批号：970927），每次 5 片，口服，每日 3 次，疗程均为 4 周。

治疗前后观察患者临床症状、舌象、脉象、心绞痛发作情况、硝酸甘油用量变化、心电图、血尿便常规、肝肾功能。

三、治疗结果

1. 疗效标准　疗效评定主要项目为心绞痛、心电图、硝酸甘油停减率。

2. 两组心绞痛疗效比较　见表 2-35。

表 2-35　两组心绞痛疗效比较　例（%）

	n	显效	有效	无效	加重	总有效率
治疗组	200	100（50.00）	72（36.00）	27（13.50）	1（0.50）	86.00
对照组	100	32（32.00）	37（37.00）	31（31.00）	0	69.00

注：两组疗效比较 P < 0.01

3. 两组心电图疗效比较　治疗组显效 51 例，有效 63 例，无效 82 例，加重 4 例，总有效率 57.00%。对照组显效 15 例，有效 56 例，无效 28 例，加重 1 例，总有效率 43.00%。与对照组比较，有显著性差异（P < 0.05），说明舒心片对缺血性心电图的疗效优于对照组。

4. 两组速效扩冠药停减情况　治疗组的速效扩冠药停减率为 80.00%，高于对照组（73.33%），但经统计学分析，无显著性差异（P > 0.05）。

5. 两组治疗后心绞痛发作次数均明显减少，但舒心片组优于对照组（P < 0.01），两组治疗前后心绞痛发作次数变化比较，见表 2-36。

表 2-36　两组治疗前后心绞痛发作次数比较（$\bar{x} \pm s$）　次 / 周

	n/ 例	治疗前	治疗后
治疗组	200	8.34 ± 5.31	1.66 ± 3.27** △△
对照组	100	8.18 ± 6.43	3.25 ± 4.11*

注：与本组治疗前比较 *P < 0.01，与对照组治疗后比较 △P < 0.01

6. 两组中医证候总疗效比较　治疗组显效 100 例，有效 83 例，无效 17

例，总有效率 91.50%。对照组显效 36 例，有效 37 例，无效 27 例，总有效率 73.00%。治疗组与对照组比较，有非常显著性差异（P < 0.01），说明舒心片对中医证候的疗效优于对照组。

7. 毒副反应　舒心片在服药后有 8 例出现大便不成形，3 ～ 5 次 / 天，2 例感口干。但均未影响继续服药治疗。血尿便常规，肝肾功能安全性检查，均未见明显毒副反应。

四、讨论

冠心病心绞痛（胸痹心痛）是严重危害人类健康的三大疾病之一。中医学认为胸痹心痛病机多以本虚标实为主，实则痰浊、血瘀气滞、寒凝；虚则气虚阳虚为主，结合现代医学的研究，提出胸痹心痛的主要证型是痰瘀互结型，应用《金匮要略》瓜蒌薤白汤加味，本着标本兼治、补泻并施的原则，而创制本方。该方选瓜蒌、薤白宽胸通阳、化浊散结为君，丹参、郁金、赤药、川芎助君药功专活血化瘀为臣。加黄芪补气以治其本，气助血行而化瘀；葛根升清既助黄芪补气之功，又引温肾之品交于心亦为臣药；骨碎补补肾活血，泽泻泻湿降浊，与葛根一升一降，邪有去处，三药皆为佐药。郁金上行心及心包络为气中血药，川芎入心包络等上可行头目，下可行血海，为血中气药；丹参先入心肝二经有行经报使之功能；全方合用，共奏痰消瘀化，血脉和畅，痹宣痛止，起标本兼治之功。舒心片在明显缓解心绞痛、减少心绞痛发作次数、改善临床症状的同时，对心电图亦有很好疗效。部分患者服药后大便不成形是由于方中瓜蒌为君药，脾胃虚弱者服之不适有关。

参考文献

[1] 中华人民共和国卫生部制定发布 . 中药新药临床研究指导原则 . 第一辑，1993，41.

（《浙江中西医结合杂志》2000 年第 10 卷第 8 期）

第二部分　国医大师雷忠义论文

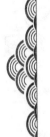

胸痹痰瘀互结证型
与应用舒心片治疗的临床研究

雷忠义　刘超峰　汤臣康　刘剑峰　苏亚秦　许青媛　李　式

（陕西省中医药研究院心内科）

一、摘要

我们发现胸痹心痛病患者中，有相当多的人主诉发作性胸闷胸痛，伴有憋气、纳呆、肢沉、肥胖、舌苔腻、舌质暗滞等表现为心、脾、肾阳虚，痰瘀交阻的症候群。我们先后采用宣痹通阳、活血化瘀、芳香温通等治则，虽然有效但都不够理想，遂认为痰瘀互结证型是其最基本的临床证型，提出治法和方剂。

二、目的

观察舒心片方对痰瘀互结型冠心病心绞痛的疗效与不良反应。

三、方法

本试验采用随机、双盲、对照、多中心的研究方法。冠心病心绞痛的诊断标准：参照国际心脏病学会及世界卫生组织临床命名标准化联合专题组报告《缺血性心脏病的命名及诊断》制定。中医辨证：胸痛、胸闷、憋气、脘痞纳呆、肢沉、舌暗红或紫暗、苔细腻或薄白、脉弦滑或沉涩结代属痰瘀互结证。治疗方法：试验组：舒心片，每次 5 片，每日 3 次。对照组：舒心宁片，每次 5 片，每日 3 次，4 周为 1 个疗程。

四、结果

全部病例共 400 例，试验组 200 例，对照组 100 例，开放组 100 例。试验组与对照组患者在性别、年龄、病程、病情、中医症状、中医症状积分及心绞痛平均发作次数变化的比较，经统计学处理，均为 P ＞ 0.05，无显著性差异，说明两组病例具有可比性。通过中国中医研究院西苑医院等五所医院进行的Ⅱ期临床试验，结果表明试验组对心绞痛的显效率为50%，总有效率为86%。对照组对心绞痛的显效率为32%，总有效率为69%。治疗组与对照组心绞痛疗效的比较，经Ridit分析，$P < 0.01$，有非常显著性差异。说明舒心片对心绞痛的疗效优于对照组。试验组对心电图的显效率为25.5%。总有效率为57%。对照组对心电图的显效率为15%，总有效率为43%，治疗组与对照组心电图疗效的比较，经Ridit分析，$P < 0.05$，有显著性差异。说明舒心片对心电图疗效优于对照组。试验组对速效扩冠药物消心痛的停减率为68.57%，对照组对速效扩冠药物的停减率为60%，两组患者速效扩冠药物停减率经统计学处理，$P > 0.05$，无显著性差异。治疗组治疗后心绞痛发作次数明显减少，治疗前后自身比较经统计学处理，均为$P < 0.01$，有非常显著性差异。治疗组患者对中医证候的显效率为50%，总有效率91.5%，对照组患者对中医证候的显效率为36%，总有效率为73%。两组患者中医证候总疗效比较，经Ridit分析，$P < 0.01$，有非常显著性差异。说明舒心片对中医证候的疗效优于对照组。

五、结论

痰瘀互结证型是冠心病心绞痛的主要证型。痰瘀互结证的辨证要点：胸闷胸痛并见憋气，脘痞纳呆，肢体沉重，舌苔腻，心电图心肌缺血。治法：化痰宣痹，化瘀通脉。方药：舒心片方：瓜蒌、薤白、丹参、川芎、赤芍、郁金、葛根、泽泻、骨碎补、黄芪，试验结果表明舒心片是高效安全，治疗痰瘀互结型冠心病心绞痛的良药。

（2002年第六次全国中西医结合心血管病学术会议论文汇编）

冠心病痰瘀互结证
与痰瘀毒互结证探析

雷忠义[1] 于小勇[1] 刘超峰[1] 范 虹[1] 武雪萍[1] 雷 鹏[2]

（1.陕西省中医医院；2.陕西省人民医院）

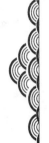

冠心病是临床上最常见的心血管疾病，多发生于 40 岁以上人群，男性多于女性，脑力劳动者较多，欧美国家的发病率高于我国，但近年来我国呈增长趋势，20世纪 70 年代我国冠心病的人口死亡率为 13.83/10 万，80 年代增至 39.73/10 万，90年代男性死亡率为 49.2/10 万，女性为 32.2/10 万。冠心病也是中西医临床及基础专家研究的热点。冠心病属于中医"胸痹心痛"范畴，其基本病机是痰浊还是瘀血？从《素问·痹论篇》"心痹者，脉不通"的瘀血论治及《灵枢·五味》"心病者，宜食麦，羊肉，杏，薤"的痰浊论治可以看出痰浊、瘀血均可导致胸痹心痛。后世对于胸痹心痛的论治或从于痰浊，或从于瘀血。陕西省中医医院从事胸痹心痛的研究始于 20 世纪 60 年代，对于痰浊、瘀血论治均有广泛的临床实践，在此基础上，我们在全国较早地提出了胸痹心痛痰瘀互结证候，并从理法方药方面形成了较为完善的理论体系。现就陕西省中医医院胸痹心痛痰瘀互结证的实践简要论述如下：

一、冠心病痰瘀互结证

1.临床思路　冠心病从痰论治始于汉代医圣张仲景《金匮要略》"胸痹心痛"篇。明清时代，王清任著《医林改错》主倡以血府逐瘀汤治疗心痛。冠心病致病的核心病机是痰浊还是瘀血？ 20 世纪 70 年代，中国中医科学院郭士魁大师、陈可冀院士等首倡，以冠心Ⅱ号为代表方的以气滞血瘀立论来治疗冠心病，并在临床与基础方面进行了大量卓有成效的研究，进一步奠定了血瘀论治冠心病的基础，而为全国同行所认可与效法。血瘀论治冠心病一派繁荣，大量由此理论主导的新药问世。

而临床实践中，仲景痰浊学说应用于冠心病的治疗也是卓有成效的。临床上单纯胸痛（属瘀）者有之，单纯胸闷（属痰）者亦有之，但更多的是痛与闷并见，舌暗苔腻。单用活血化瘀的方法不能完全解除患者的症状，单用祛湿化痰也不得法，于是尝试将两者合二为一，采用痰瘀并治，效果更佳。现代医学关于动脉粥样硬化的病理形态学描述是：灰黄白色的、不规则的斑块，聚集堆积，既有出血，又有凝血，这非常类似中医学的痰浊与瘀血。

2. 理论基础　气血津液的正常运化有赖脏腑功能的正常。心主血脉，"脉者，血之府也"，心血的正常运行，有赖心气的推动而运行全身，发挥濡养功能。血液之正常运行与心主血脉、肝主疏泄与藏血的关系密切。脾主受纳运化水谷，为气血生化之源，水液的正常运行、气血之盈亏与脾胃关系密切。《素问》曰："食气入胃，浊气归心，淫精于脉"，《脾胃论》曰："夫饮食入胃，阳气上行，津液与气，入于心，贯于肺"水液的正常运行有赖于脾之运化，肺之肃降，肾之气化。生理上的依赖，必然反映在病理上的互相影响。气虚、气滞、血寒均能导致血行不畅造成瘀血。脾失健运，水湿内停，聚湿为痰，所谓"脾为生痰之源"，痰浊阻滞，而"变怪百端"。

现代医学认为，动脉粥样硬化是冠心病最主要的病理变化，而动脉粥样硬化的基本病理形态酷似中医的痰浊和瘀血，动脉粥样硬化的形成与脂质代谢紊乱有关，痰浊内蕴（高脂血症）是导致经脉瘀滞、气血不畅（动脉粥样硬化、血黏度增高）的直接原因。痰浊闭阻、经脉瘀滞是产生胸痹的前提条件。

3. 病机假说　痰瘀阻塞心脉是胸痹的病理关键：脏腑功能失调，血液与津液代谢紊乱，特别是心脾肾脏气虚弱，运行无力，以及肝失条达，气血逆乱，出现痰浊湿邪阻碍血行而致瘀或瘀血影响运化致湿生痰，血瘀与痰浊交结，形成痰瘀复合性病理产物，阻塞心脉而致胸痹心痛，形成本虚标实之证。其病情较重，病程较长，缠绵难愈。

以此病机假说为理论依据，在以往临床实践的基础上，我们拟定了"加味瓜蒌薤白汤"，历时10年（1974—1983年）进行临床观察，取得了较为显著的临床效果，并发表多篇文章：加味瓜蒌薤白汤治疗冠心病心绞痛44例小结［陕西新医药，1974，（1）：16-18］、加味瓜蒌薤白汤治疗冠心病心绞痛97例（1978年全国中医心血管太原会议交流）、加味瓜蒌薤白汤治疗冠心病心绞痛104例［雷忠义等，陕西中医，1983，4（4），总22期］。

4. 辨证要点　胸痛胸闷并见，憋气脘痞纳呆肢沉，苔腻，舌质紫暗，脉弦滑或涩。

5. 治疗方法　以通为补，化痰宣痹、活血化瘀。

6. 基本方药　瓜蒌皮、丹参、黄芪、葛根、薤白、泽泻、川芎、郁金、骨碎补、赤芍等。

7. 以痰瘀互结为理论依据　研制成功目前唯一中成药"丹蒌片"。我院药理学研究室许青媛、汤臣康研究员协同西苑医院李连达院士、刘建勋教授等对丹蒌片进行了一系列的基础实验研究。

丹蒌片对大动物犬（冠脉结扎术）的心肌缺血有明显的改善作用。实验采用大动物犬冠脉结扎术进行心肌缺血试验。硫氮䓬酮作为阳性对照组，采用心外膜电图标测心肌缺血范围及程度，定量组织学测定心肌梗死范围，同时测定心肌酶活性的变化，结果表明丹蒌片 2.5 g/kg、生药 5 g/kg 十二指肠给药，具有明显改善犬急性心肌缺血和心肌梗死的作用，减轻由心外膜电图标测的心肌缺血程度及心肌缺血范围，明显减少梗死区，显著抑制心肌缺血及心肌梗死引起的血清肌酸磷酸激酶活性升高，并对乳酸脱氢酶的释放有抑制作用。丹蒌片尚具有明显延长小鼠常压耐缺氧、降血脂、抑制血小板聚集、对抗大鼠体内外血栓形成的作用。丹蒌片的急毒、长毒试验显示该药为无毒级药物。

根据卫生部药政局（95）ZL–04 号批文，由中国中医研究院西苑医院牵头，陕西省人民医院、西安交通大学一附院、陕西中医学院附院、西安市中医院共 5 家医院参加了二期临床试验。试验采用双盲、双模拟、平行对照，多中心设计方法，样本量为 400 例患者，其中治疗组 300 例患者，对心绞痛的显效率为 50%，总有效率为 86%；心电图显效率为 25.5%，总有效率为 57%；对中医证候的显效率为 50%，总有效率为 91.5%。对照组 100 例患者，对心绞痛的显效率为 32%，总有效率为 69%；心电图显效率为 15%，总有效率为 43%；对中医证候的显效率为 36%，总有效率为 73%。治疗组与对照组心绞痛疗效、心电图疗效、中医证候疗效比较，统计学上有显著性或非常显著性差异（P < 0.05，P < 0.01），治疗组优于对照组。

1987 年，以痰瘀互结理论治疗冠心病的相关研究——"丹蒌片的临床和基础研究"获得了陕西省科委科研资助（87K41）。2000 年 9 月 23 日丹蒌片获国家药品监督管理局颁发的新药生产证书。该药（国药证字 Z20000066 号）成功实现成果转化由吉林康乃尔药业有限公司生产。2003 年该项目获陕西省政府科技成果二等奖。

二、冠心病痰瘀毒互结证

1. 临床思路　从痰瘀立论是治疗胸痹的基础。痰浊和瘀血常相兼为病，两者既是病理产物，又是致病因素，相互交结，在冠心病发生发展中起着非常重要的作用。

近年来，随着临床实践的不断深入，发现部分患者临床表现为：胸闷痛伴有灼烧感，心烦，易怒，头晕，少寐，大便干结，舌红苔腻，脉滑等，不是单纯的痰瘀互结证，可见较明显热象，给予化痰宣痹、活血化瘀之剂，虽然有效但多不尽人意。这些患者多为久病不愈或急性加重者，这明显的热象是如何来的？此热非外感，必是内伤。而痰瘀互结日久，生热化毒，郁热毒邪内伏致营卫不和，气血亏虚，形成痰瘀与热毒互为因果的恶性循环，促进了冠心病的恶化。由此痰瘀毒互结证的假说应运而生。

2. 理论基础　心主血脉，心气推动血液在脉中运行，血液营养和滋润全身脏腑表里。"心为五脏六腑之大主"，心气充沛，则血脉通畅，心气不足，则血脉壅塞不通，形成瘀血；肺主气，通过朝百脉和宣发肃降功能，促进心血的运行；脾主统血，使血行正常，不逸于脉外；肝主疏泄，调畅全身气机，促进血液与津液的运行输布；肾主水，调节肺脾肝对水液代谢的输布和排泄。肺脾肝肾功能失常，肺气不足、脾不统血、气机郁滞、津液代谢失调而致瘀血痰饮内生，心血运行不畅。津血同源，痰瘀相关。瘀血、痰饮既是病理产物，又是致病因素，长期蕴积体内，日久蕴热生毒，热毒消耗气血津液，导致阴精和阳气亏损，进一步加重气血津液代谢紊乱、脏腑功能阴阳失调。

3. 病机假说　胸痹心痛多发生于老年人，与年老体衰，气血阴阳亏损、脏腑功能失调关系密切。心脾肾脏气虚弱，运行无力而因虚出现瘀血内生（血行无力、缓慢而瘀滞不通），阳气亏损乏于温煦因寒而凝，肝失条达气滞不行而瘀血内生，脾失统摄血行失于常道而瘀。痰浊之生为津液、水液代谢障碍，与肺、脾、肾、三焦最为密切。血瘀、痰浊互相影响、互相交结形成痰瘀复合性病理产物，阻塞心脉而致胸痹心痛。痰瘀久久不去，瘀久化热生毒，痰湿日久也可化热，痰瘀交结更易化热化毒，痰瘀毒反过来耗伤机体气血津液，进一步加重痰瘀毒的病理机转，是胸痹心痛久久不愈、加重、恶化的重要因素，也是胸痹心痛痰瘀互结核心病机的终末证候（图 2-1）。

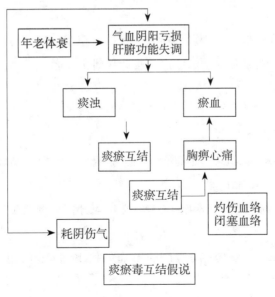

图 2-1　胸痹心痛痰瘀互结病因病机示意图

4. 辨证要点 胸闷痛，有灼烧感，心烦，易怒，头晕，少寐，五心烦热，大便干结，小便黄或黄浊，舌暗红、苔黄腻，脉弦滑或涩。

5. 治疗方法 涤痰化浊，活血化瘀，清热解毒。

6. 基本方药 赤芍、牡丹皮、丹参、黄芪、瓜蒌皮、红曲、水蛭、葛根、银杏叶、黄连等。

赤芍、牡丹皮凉血活血，瓜蒌皮、红曲理气化痰，丹参、水蛭、葛根、银杏叶活血化瘀通络，黄连清热解毒。冠心病心绞痛为本虚标实之证，故用黄芪补心气，气旺则血行，血行则痰瘀自消，热毒自散。热毒易伤阴化燥，临床可加用生地、麦冬等养阴之品。胸闷痛明显者，加红花、三七粉、川芎，川芎为血中气药，可助心行血；痰浊重者合用二陈汤或温胆汤；热毒偏重加栀子、黄芩、玄参。

7. 以痰瘀毒为理论依据 在研中药新药"丹曲片"。"丹曲片"作为院内制剂已在临床应用多年，目前已进入新药研发程序。

近 20 年来，冠心病（胸痹心痛）痰瘀互结证得到了业内学者的广泛认可，并对此证型进行了大量深入而卓有成效的研究，尤其是以此理论为基础的中药新药"丹蒌片"，因其良好的抗动脉粥样硬化、抗炎、改善心肌血供、调脂等作用，丹蒌片在防治冠心病（胸痹心痛）领域的地位也被提高到了前所未有的高度。作为该药的研发单位，我们感到由衷的欣慰。痰瘀毒互结证是痰瘀互结证的发展，是中医药解决冠心病（胸痹心痛）急危重症的重要途径，我们希望以痰瘀毒互结为理论主导的丹曲片能够尽快问世，能够为更多的冠心病（胸痹心痛）患者造福。

这是一篇迟到的报告，因篇幅所限，仅以此粗浅之文，慰藉那些早年探索冠心病（胸痹心痛）痰瘀互结证的中医药临床科研工作者。

参考文献

[1] 张海澄，郭继鸿.冠心病诊断与治疗（冠心病流行病学与 1 级预防）.中国实用内科杂志，2002，22（8）：449-451.

[2] 雷忠义.加味瓜蒌薤白汤治疗冠心病心绞痛 44 例小结.陕西新医药，1974，（1）：16-18.

[3] 雷忠义.加味瓜蒌薤白汤治疗冠心病心绞痛 97 例.1978 年全国中医心血管太原会议集，1978，89-90.

[4] 雷忠义，苏亚秦，吴亚兰，等.加味瓜蒌薤白汤治疗冠心病心绞痛 104 例.陕西中医，

1983，4（4）：23.

[5]刘超峰，范虹，雷鹏.名老中医雷忠义治疗冠心病心绞痛痰瘀互结证的经验.陕西中医，2003，23（8）：722-723.

[6]武雪萍，于小勇，刘超峰.雷忠义主任医师痰瘀毒并治冠心病心绞痛的经验.陕西中医，2010，31（11）：1507-1508.

（《陕西中医》2013年第34卷第12期）

雷忠义：从痰瘀毒风治胸痹心痛

雷忠义

（陕西省中医医院）

国医大师雷忠义，师承名家，精勤不倦，从事中医临床工作六十余年。多年来一直潜心研究胸痹心痛病理论，相继提出了痰瘀互结、痰瘀毒互结、痰瘀毒风互结理论。雷忠义辨证论治，运用化痰宣痹、活血化瘀、解毒祛风等以通为补的治疗原则，归纳整理出从痰、瘀、毒、风论治胸痹心痛的经验，总结出理、法、方、药俱全的论治理念。

一、痰瘀立论是基础

1. 脏腑功能失调和气血津液学说是理论基础　气血津液的正常运行有赖于脏腑的功能正常。心主血脉，"脉者，血之府也"，心血的正常运行，有赖心气的推动。血液的正常运行还与肝主疏泄与藏血的关系密切。脾主运化、升清，为气血生化之源。《素问》曰："食气入胃，浊气归心，淫精于脉"。《脾胃论》云："夫饮食入胃，阳气上行，津液与气，入于心，贯于肺"。气虚、气滞、血寒、血热均能导致血行不畅造成瘀血。脾失健运，水湿内停，聚湿为痰，是谓"脾为生痰之源"。

2. 现代医学证实痰瘀并存　现代医学认为，动脉粥样硬化是冠心病最主要的病理变化，而动脉粥样硬化的基本病理形态酷似中医的痰浊和瘀血。动脉粥样硬化的形成与脂质代谢紊乱有关，认为痰浊内蕴（高脂血症）是导致经脉瘀滞、气血不畅（动脉粥样硬化、血黏度增高）的直接原因。痰浊闭阻、经脉瘀滞是产生胸痹的前提条件。临床研究发现胸痹心痛患者中，多数主诉发作性胸闷胸痛，即闷痛并见，患者常伴有憋气、脘痞纳呆、肢沉、体胖、苔厚腻、质瘀暗、脉滑或涩等痰瘀互结的症候群。

3. 痰瘀理论列入专家共识　痰瘀互结是一个独立的致病因素。在长期临床实践的基础上，我们从传统中医理论、药理学、毒理学、药化学、病理学、生理学、生化学、血流动力学、血液流变学等不同角度，论证了痰瘀互结证型在临床上的大量存在，我们拟定了加味瓜蒌薤白汤，后在此方基础上制成成药"丹蒌片"。

国医大师邓铁涛认为痰瘀互结是冠心病发生发展的常见证候。张伯礼院士在《天津中医药》第2期发表"心脑血管疾病痰瘀互结证述析",文中提出"痰瘀互结证显著增多,尤其在心脑血管疾病以及糖尿病、高脂血症等代谢性疾病中表现尤为突出"。

二、痰瘀互结证辨证论治

1. 临床思路　冠心病从痰论治始于汉代医圣张仲景《金匮要略·胸痹心痛》篇。冠心病痰瘀同治始于20世纪70年代。中国中医科学院郭士魁、陈可冀等首倡以气滞血瘀立论冠心Ⅱ号为代表方来治疗冠心病,并在临床与基础方面进行了大量卓有成效的研究。临床实践中,单纯胸痛(属瘀)者有之,单纯胸闷(属痰)者亦有之,但更多的是痛与闷并见,舌暗苔腻,单用活血化瘀和宽胸化痰的方法都不能完全解除患者的症状。于是雷忠义在此基础上,尝试将两种疗法合二为一提出痰瘀同治的治疗思想。现代医学关于动脉粥样硬化的病理形态学描述是:灰黄白色的、不规则的斑块,聚集堆积,既有出血,又有凝血,这非常类似中医学的痰浊与瘀血。

2. 辨证论治

(1)辨证要点:胸痛胸闷、憋气、脘痞、纳呆、肢沉,苔腻,舌质紫暗,脉弦滑或涩。

(2)治疗方法:以通为补,化痰宣痹,活血化瘀。

(3)基本方药:瓜蒌皮、丹参、黄芪、葛根、薤白、泽泻、川芎、郁金、骨碎补、赤芍等。

中国中医科学院广安门医院院长王阶牵头的国家重点研究发展计划973项目子课题中,重新对丹蒌片在稳定动脉硬化粥样斑块、抑制性反应、降低心血管事件进行了临床及基础研究,研究结果显示丹蒌片明显优于西药对照组,再一次证实了胸痹痰瘀互结理论的正确性、丹蒌片疗效的可靠性。由胡盛寿、陈可冀、高润霖、葛均波四位院士联合推荐的《中西医结合Ⅰ期心脏康复专家共识》中,对于经皮冠状动脉介入治疗Ⅰ期心脏康复的慢性缓解期中医药治疗,冠状动脉旁路移植术Ⅰ期心脏康复的中医药治疗,冠心病稳定型心绞痛、急性冠脉综合征的中医药治疗,均将丹蒌片作为瘀浊互结型的唯一推荐中成药。

三、痰瘀毒互结证的形成

1. 理论基础　痰浊和瘀血常相兼为病,两者既是病理产物,又是致病因素,相互交结,在冠心病发生发展中起着非常重要的作用。近年来,随着临床实践的不断深入，发现部分患者临床表现为：胸闷痛伴有烧灼感、心烦、易怒、头晕、少寐、大便干结，舌红苔腻，脉滑等，不是单纯的痰瘀互结证，可兼见较明显热象，给予化痰宣痹、活血化瘀之剂，虽然有效但多不尽如人意。这些患者多为久病不愈或急性加重者，痰瘀互结日久，生热化毒，郁热毒邪内伏致营卫不和，气血亏虚，形成痰瘀与热毒互为因果的恶性循环，加速了冠心病的恶化。由此痰瘀毒互结证的假说应运而生。

2. 辨证论治

（1）辨证要点：胸闷痛有烧灼感、心烦、易怒、头晕、少寐、五心烦热、大便干结、小便黄或黄浊，舌暗红，苔黄腻，脉弦滑或涩。

（2）治疗方法：涤痰化浊，活血化瘀，清热解毒。

（3）基本方药：牡丹皮、丹参、瓜蒌皮、红曲、黄连等。赤芍、牡丹皮凉血活血，瓜蒌皮、红曲理气化痰，丹参活血化瘀通络，黄连清热解毒。冠心病心绞痛为本虚标实之证，故用黄芪补心气，气旺则血行，血行则痰瘀自消，热毒自散。热毒易伤阴化燥，临床可加用生地、麦冬等养阴之品。胸闷痛明显者，加红花、三七粉、川芎，川芎为血中气药，可助心行血；痰浊重者合用二陈汤或温胆汤；热毒偏重加栀子、黄芪、玄参。

四、痰瘀毒风论的形成

1. 理论基础　痰瘀作为病理产物，也是致病因素，痰瘀互结，日久化热成毒生风。急性心肌梗死、急冠综合征等交感风暴、室速、室颤、中风等，宛若《内经》中所说的"风性善行而数变"。同时，痰瘀毒互结，既可以阻碍气机，影响心、脾、肺、肾功能，心不主血、脾不运化、肺失宣肃、肾元不固、心肾不交等，也因痰瘀毒本身耗气伤阴。正气不足，不能抵御外邪，风邪易外受，表现为胸痹心痛病本身之胸痛、胸闷、乏力、气短、恶风、多汗、易感冒，且受风则诱发胸痹心痛病反复发作。风邪外袭，也成了胸痹心痛病发生的直接诱因。正气不足，虚实夹杂。

2. 现代医学之间的联系　冠心病、风心病、心力衰竭、心电传导疾病、窦房结功能异常、心肌病、电解质紊乱、离子通道异常、内分泌疾病、经神经和体液因素、交感副交感失衡等疾病都会引起不同程度的心律失常。结合临床观察，联想心律失常之快速心律失常症状和"风性主动、风性善行而数变"理论很相近。如窦性心动过速、室性心动过速、室上性心动过速、心房纤颤、心房扑动、尖端扭转性室速、交感风暴等。实际临床观察，冠心病、心肌梗死、心律失常、心力衰竭、心肌病、电解质紊乱临床发生快速心律失常更多一点。

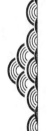

国医大师雷忠义痰瘀流派论文集

3. 辨证论治

（1）辨证要点：胸痛、胸闷、气短、心悸、怔忡，或见晕厥，或见恶风、自汗、发热、困倦、纳呆、乏力、口干、口渴，舌暗红，苔厚腻或有裂纹，脉弦细或细数结代。

（2）治疗方法：补益气阴、祛风宣痹、化痰行瘀、安神定悸。

（3）基本方药：常用方中加僵蚕、钩藤、甘松、徐长卿、水蛭、蛇床子、黄连、苦参、石菖蒲、远志、牡丹皮、赤芍等祛风之品。

雷忠义根据长期临床经验总结，自拟雷氏丹蒌方、雷氏丹蒌心水方、雷氏心悸方、菖琥宁心方、雷氏养心活血汤等，经过长期临床观察，对胸痹心痛病、心力衰竭、心悸病等痰瘀互结证是确定有效的。尤其是养心活血汤对气阴两虚、痰瘀互结证的治疗，屡见奇效。

五、治疗胸痹心痛用药经验

1. 痰瘀新论治胸痹　冠心病心绞痛临证多属本虚标实，病机为血瘀气滞，痰浊痹阻，选用丹蒌汤（即瓜蒌薤白桂枝汤合冠心Ⅱ号方加减）。偏寒者用冠心苏合丸，或予养心活血汤加荜茇、细辛、高良姜；偏虚者加黄芪、鹿茸、人参；偏实者加瓜蒌皮、薤白、枳实、大黄；高血压者加天麻、钩藤、石决明、野菊花、羚羊角等。

心血管病后期多出现充血性心力衰竭，雷忠义治疗采用三法：温阳益气常用人参、附子、西洋参，属心阳虚用参桂益心活血汤合葶苈大枣泻肺汤，心脾阳虚用附子理中汤合五苓散，心脾肾阳俱虚用人参四逆汤合真武汤加味；活血化瘀常用当归、丹参、川芎、红花、桃仁、赤芍、郁金、漏芦，久病瘀血甚者加鳖甲、穿山甲、鸡内金、牡蛎、莪术、水蛭等；利水消肿选用真武汤合养心活血汤加葶苈子、苏子、白芥子、前胡、车前子、大腹皮、莱菔子、瓜蒌皮、萆薢、泽泻、北五加皮等。灵活加减，效果显著。

2. 辨证分类疗心悸　中医之"心悸"相当于心律失常。雷老认为本病有两类，均须详辨虚实：心动过缓之实证多因痰火扰心、心阳独亢、心神不安所致，治宜泻火涤痰、清心宁神，方用黄连温胆汤为主；虚证多因阴血亏虚、心失所养、阴虚阳浮、心神不宁所致，治宜滋养心阴，方用天王补心丹为主。心动过缓之实证多因痰饮上犯，心阳痹阻，阴邪窃居阳位，影响气血运行，治宜通阳泄浊宣痹，方用枳实薤白桂枝汤合麻黄附子细辛汤加减；虚证多因阳气亏虚，元气虚馁，心阳不振，阳微不运，治宜温阳益气，方用参附汤为主。

对于室性早搏属气阴两虚用炙甘草汤或生脉散加味，气虚明显加黄芪，阴虚

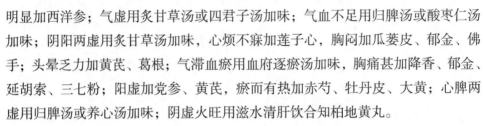

明显加西洋参；气虚用炙甘草汤或四君子汤加味；气血不足用归脾汤或酸枣仁汤加味；阴阳两虚用炙甘草汤加味，心烦不寐加莲子心，胸闷加瓜蒌皮、郁金、佛手；头晕乏力加黄芪、葛根；气滞血瘀用血府逐瘀汤加味，胸痛甚加降香、郁金、延胡索、三七粉；阳虚加党参、黄芪，瘀而有热加赤芍、牡丹皮、大黄；心脾两虚用归脾汤或养心汤加味；阴虚火旺用滋水清肝饮合知柏地黄丸。

阵发性室上心动过速属阴虚阳亢用天王补心丹加味。病窦综合征属心气不足、血脉瘀滞者药用红参、炙黄芪、肉桂、麦冬、五味子、丹参、赤芍、川芎、炙甘草；气阴两亏、心脉瘀阻者药用太子参、沙参、石斛、生黄芪、天冬、麦冬、五味子、酸枣仁、红花、川芎、当归；阳虚寒凝、心脉泣涩者药用麻黄、附片、细辛、桂枝、干姜、太子参、补骨脂、山萸肉、生地、熟地、麦冬、泽兰、川芎、炙甘草；心肾阳虚、浊阻水停者药用全瓜蒌、薤白、桂枝、制附片、太子参或红参、淫羊藿、补骨脂、茯苓、炒白术、炮姜、炙甘草；心气厥逆、回阳救脱者药用制附片、干姜、人参、炙甘草，均可视症加减。

（《中国中医药报》2018年5月18日第3版，陈金锋整理、张亦舒编辑）

脑电阻图临床应用概述

雷忠义

（陕西省中医研究所内科研究室）

脑电阻图（简称 REG）是目前公认的较好地反映脑血流供应状况，血管壁弹性状态的方法。1937 年 Mann 氏应用高频电流通过人体某些部位描记出一种与脉搏一致的导电度的变动，他将这种搏动图称为 Rheography 或 Impedance pherhsmography，1939 年他应用 800 周 / 秒的交流电研究了脑震荡引起的脑组织导电性的改变。1951 年 Polzer 和 Schuhfried 把这种方法应用于头部，发现在颈动脉闭塞的病例，可见到波幅下降和波形异常。嗣后逐渐广泛应用它来检查肝肺（右心）主动脉（左心）肾的动力学改变，内脏肢体疾患，特别是脑部疾患的诊断，以及体外循环时血流动力学变化和心脏手术效果的观察等。我国在 1964 年北京神经外科研究所对开展此项工作首先进行了报道，以后内蒙古、上海、杭州、兰州、西安也先后开展了脑电阻图检查。现对脑电阻图临床应用概述如下：

一、脑电阻图分析基本知识

1. 脑电阻图测定的原理　机体各部组织中，以血液和组织液对电的阻抗能力最小，导电率最高。因此，当心室收缩，血液供应增加，血流加速时，组织电阻抗减小，导电率增加；而当心脏舒张时，血管收缩，血流减少，流速减慢，则组织的电阻抗增大，导电率减少。组织导电率的变化，使通过该组织的高频电流发生强弱改变，用放大仪记录器描记下来便构成该器官的电阻图。一般情况下，它反映被检部分动脉内血流的速度和容积波动在 0.6 ″ ~ 1.5 ″ 范围内组织导电率的变化，形成此种变化主要是由于心脏节律性活动和动脉血管的搏动。动脉内血流容积的搏动性变化最大，小动脉和大静脉的搏动次之。小静脉、中等口径静脉内的血流是均等的，近乎无搏动的性质，因此在电阻图曲线上，正常情况下反映不出来。正常时，血流速改是 3.0 ~ 4.8 m/s，而搏动波扩展的速度在主动脉内是 4 ~ 6 m/s，在周围大血管是 10 ~ 12 m/s，但脉搏图只能描记近表面动脉搏动，不能反映深部器官血流供应的状况。

2. 正常脑电阻图 正常电阻图上升支陡峭迅速，下行支比较倾斜，有 1 ~ 2 个呈自然弹性的重搏波，从外形即可大致确定是正常还是病理状态的脑电阻图，上升支陡峭度可以表现动脉阻力大小，血流通过主干血管是否通畅，而重搏波和切迹表明血管弹性状态，血管弹性减退时，首先是重搏波变小或消失，而重搏波的位置表现血管阻力的状态，当血管阻力增加时，重搏波在下行支的上 1/3 或中 1/3，当血管张力减低时重搏波移向下 1/3，靠近基线。第 1、第 2 峰融合成平顶或圆顶，说明动脉流入阻力增强，而小血管处于膨胀状态流出障碍，使下行支呈上凸曲线。

重搏波的产生是由于动脉的弹性搏动以及心室舒张早期，瓣膜突然关闭，血流冲击瓣膜，使主动脉又一次轻微地扩张而形成。正常时此波位于下行支中 1/3。

判断重搏波和表示方法，也有用数字的（见下面），一般凭视力观察，以明显、不明显、消失来划分其变化程度。

上升支出现反折是血管弹性减退的早期表现。特别反折出现在中下 1/3 段者。（见图 2-2）。

①主要的脑电阻图振幅指标：

h_1——收缩波振幅，一般为最大的振幅，目前一致认为，它表示搏动性血流供应的强度。血液流入道痉挛、狭窄以及阻塞，均可使波幅下降。在血管系统条件比较恒定的情况下，它反映心脏收缩能力及搏出量：振幅高，表示血流供应较多；振幅低，表示血流供应少；振幅以 Ω 表示，用振幅的高度与标准的欧姆高度对比，计算其欧姆值，也有用比值来表示的，称为电阻图指数。

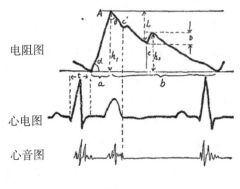

图 2-2

注：h_1 收缩波振幅，h_2 舒张波振幅，A 第一峰，D 第二峰（重搏波），C 搏波切迹，L 重搏波深度，C 第二心音切迹，a 流入时间，b 流出时间，d 流入角，θ 顶峰角，t 搏动波扩展时间

由于仪器的规格不统一，因此，正常数值尚未统一，表 2-37 为我国正常人脑电阻图振幅数值，并附国外数据。

表 2-37　我国正常人脑电阻图振幅数值

年龄	平均值（Ω）	标准差	资料来源
16 ~ 52 岁	0.1215	0.0253	②、③
< 30 岁	0.221	0.045	⑧
30 ~ 40 岁	0.219	0.051	
40 ~ 50 岁	0.238	0.046	
50 岁↑	0.236	0.80	
20 ~ 40 岁	0.079	0.03 ~ 0.003	①
40 ~ 60 岁	0.063	0.034 ~ 0.003	
	0.05 ~ 0.1		④
	0.1		⑥
3 ~ 6 岁	0.21 ~ 0.22		⑦ ⑤
7 ~ 15 岁	0.19 ~ 0.20		
16 ~ 20 岁	0.13 ~ 0.14		
21 ~ 30 岁	0.10 ~ 0.11		
31 ~ 40 岁	0.13 ~ 0.12		
41 ~ 50 岁	0.11 ~ 0.12		
51 ~ 60 岁	0.12 ~ 0.11		
61 ~ 70 岁	0.13 ~ 0.16		

h_2——舒张波振幅，为从基线到第 1 重搏波顶之距离，其本身意义目前尚未查到资料。

h_1/h_2——弹性指数，有人用以表示血管弹性。

L——重搏波的深度，表示血管弹性以 Ω 表示可靠。

D——重搏波切迹高度，可表示血管紧张度状态。当其低时表明血管紧张度减低，高时为血管紧张度增加，以 Ω 表示。

c/h_1——重搏波指数或称周围阻力指数，一般以 d 为代表符号，此值越小，表明周围肌力降低，反之亦然。（河北新医大二院脑科测定此值的正常范围为 0.18 ~ 0.96）

②脑电阻图时间指标——（T，a，b）

T——搏动波扩展时间，以秒表示，为从心电图 Q 波开始到该心动周期之电阻图上行支起始点之时间。表明心室紧张期，肌肉收缩，心室内压升高，超过大动脉内舒张压而排血，及搏动波在大动脉内传导而达被检器官之一段时间。弹性较好时，时间稍长，血管弹性减退如动脉硬化时此段时间减少。而主干血管受阻塞，需要侧支循环供血时，此段时间又延长。

a——流入时间（上升时间），为从电阻图起点到最大振幅的时间，以秒表示，反映心脏收缩后，血液流入器官，使器官动脉扩张至最大程度的时间，血管弹性良好，流入道通畅，阻力降低，此段时间较短，反之增长，例如动脉硬化高血压，小血管阻力增加或动脉因病理改变而狭窄、强直或受压迫时，均表现流入时间延长，而流入曲线呈倾斜或转折状态。电阻图流入时间尚可进一步分为快流入相与慢流入相，能更好地反映血管阻力状态，a段不受心缩次数的影响。其数值如表2-38。

表 2-38　数值

年龄	正常值	资料来源源
16 ~ 52 岁	0.05 ~ 0.11	③
20 ~ 40 岁	0.079 ± 0.017	⑨
40 ~ 60 岁	0.076 ± 0.01	
< 30 岁	0.1 ± 0.20 界限 < 0.14	⑧
30 ~ 40 岁	0.133 ± 0.041 界限 < 0.22	
> 40 岁	0.18 ± 0.03 < 0.24	
	0.1 ± 0.002(Galelio)	
	0.075 ± 0.002	
40 ~ 49 岁	0.13 ± 0.016	⑤
50 ~ 59 岁	0.20 ± 0.011	
60 ~ 69 岁	0.22 ± 0.016	
70 岁以上	0.26 ± 0.007	
3 ~ 30 岁	0.1	⑦
31 ~ 40 岁	0.11	
41 ~ 50 岁	0.14	
51 ~ 60 岁	0.20	
61 ~ 70 岁	0.17	
	0.08	⑥
20 ~ 40 岁	0.079 ± 0.002	①
40 ~ 62 岁	0.076 ± 0.001	

上升时间随年龄的增加而有规律地逐渐地延长。说明血管的弹性随着年龄的增加而减退，特别是在40岁以上为一转折点。

b——流出时间，主要取决于每分钟心缩次数，以秒表示。

a/b——表示血管弹性与张力特征。

a/a + b——流入时间与全心动周期的长度的百分比，意义同上。正常值为15% ~ 25%。

脑电阻图时间，振幅关系指标 h_1/a

h_1/a——流入容积速度指数，表示单位时间内（秒）静脉流出的容积速度。

Fophol 认为，在评价脑血流动力学改变时更为重要的是它的容积速度。因而推荐上述两个指标，结论是用它来观察脑和肢体血液循环状态。他以眼底改变为依据分组统计学处理，发现脑电阻图指标中以 h_1/a 最为敏感。

④电阻图角度指标：——（α θ）

α 角——流入角：小于90°，在此范围内角度越大说明弹性越好，阻力越小，反之亦然。

θ 角——顶峰角：上升支与下行支间的夹角，表明血管弹性及阻力，随着年龄增长而有自然增大之趋势，> 90° 即有临床意义。

电阻图之指标随着方法的日趋完善和广泛应用而逐渐丰富，同时对原来应用过的，但并不太敏感的指标，也有淘汰的趋势，本文一般地介绍了目前查到的指标，以便在临床应用中选择和考验。

3. 脑电阻图与血流供应的关系　脑电阻图究竟是反映颅外血管还是颅内血管的血流状况：

Btchee 氏认为 1/3 反映头皮血管，2/3 反映颅内血管。

Ziernnaloig Pyzns 等在动物和人身上观察和试验，肯定正常情况下颅外循环在电阻图上起作用，可以忽略，有人（Ketg-Shemictt）用总量的方法证实这点，表明颅外部分血液循环，只占静脉系统的 2.7%。

近年来，大量动物实验资料和临床资料也支持这种看法。有人根据结扎家兔的双侧内颈动脉，脑电阻图波幅减少 50%。

结扎其双颈总动脉，脑电阻图波幅减少 75%，脑电阻图至少 50% 反映颅内血管的血流状况。临床方面也积累资料更为丰富的 CS_2 中毒发生脑血管痉挛时或健康人吸入高浓度 CO_2 时，脑电阻图振幅平均增加 23% ~ 65%，并随中毒时间延长而逐渐增加。给脑血管扩张性头痛患者吸纯氧可见振幅减低。因脑的含氧量增加反射性地引起脑血管收缩，血容量减少，阻抗增大，导电下降所致。颈内动脉栓塞可使该侧的脑电阻图振幅减少。手术后，脑血管空气轻微栓塞者，电阻图振幅降低。

手术时压迫脑部动脉，可见相应部位脑血流图振幅减低。

头部位置改变，脑电阻图也有变化，如将患者的头下垂30°时，下降支迅速，角度变大，可有第三峰波，此波出现在上升支出现以前，血液由颅内流出的末期，患者出现此波，常提示有某种程度的静脉阻塞。

颈动脉造影：当注入造影剂时，注射侧颈动脉扩张，血流量增加。脑电阻图显示波幅升高上升角变大，波形呈充血状态时的三峰状波，对侧相反为波幅下降，上升支的波度变小。低温麻醉时 REG 波幅下降，上升支的波度变小。

异常波形：（见图 2-3）。

（1）低平波：血流减少时，血管痉挛或狭窄。

（2）正弦波：重搏波消失，波顶变圆，表明血管硬化、僵直，血管阻力增强，弹性消失。

（3）三峰波：最高点在第 2 重搏波上，主要表示血管紧张度升高，周围阻力增强。

（4）平顶波：或上升支转折，表明血管弹性程度减少，紧张度增高。

（5）三峰递增波：此波如合并波形起始部位上行支明显减低（即快流入段高度减低）则表明血管阻力极度增强，如快流入段并不减低，说明血液流出缓慢系容量性小血管扩张所致。

（6）速降波：说明动脉血管扩张，静脉外压增强，流出加速常提示脑水肿可能。

（7）低张力波：临床多见于血管性头痛的患者，或青年女性经前期紧张综合征的患者，此种图形的病理生理变化目前尚未确切剖析，可能与大脑血管舒缩功能受障有关。

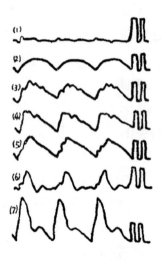

图 2-3 脑血流图示轻度改变

二、脑电阻图的临床应用

当血管器质性病变时，由于病变引起血流动力学的变化继而引起 REG 的图形和各生理指标的异常，根据 REG 的变化可以协助临床正确了解疾病发展的过程，从而对各种疾病做出准确的诊断和治疗。在血管病，尤其是脑血管病和脑循环的研究中，它是一个既简便又比较客观而准确的指标。

1.高血压、脑动脉硬化之诊断　脑动脉硬化在 REG 的特征是：上升角变小顶峰角变大变钝呈圆形，第 1 峰和第 2 峰间的切迹变小或消失，下降支的重搏波减弱或消失，波幅降低，上升时间延长，上升时间和心动周期的百分比延长。由于病变的程度不同，其变化程度也有差异。有人认为脑动脉硬化早期的 REG 变化，主要是顶峰角变钝，而较为肯定的指标是上升时间的延长和周期百分比率的延长。为检验分析脑动脉硬化的程度，建议在检查过程中，口服硝酸甘油，同时记录 REG 根据对硝酸甘油的反应情况将脑动脉硬化分为三度，Ⅰ° 为含后能恢复到正常者；Ⅱ° 是 REG 的图形有改善，但不能恢复到正常者；Ⅲ° 是含后图无改变者（图 2-4、图 2-5、图 2-6）。

有人认为上升时间（为 a）0.08 ″ 以上，顶峰角 θ 大于 90°，重搏波在 1 mm 以下为动脉硬化。但更多的人则是紧密结合临床察看血流图，典型图像改变（如平顶波，正弦波等）来确定诊断。

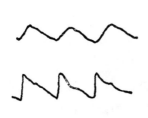

图 2-4　脑血流图示轻度改变图
注：额一乳实导联（含硝酸甘油前）
额二乳实导联（含硝酸甘油后）

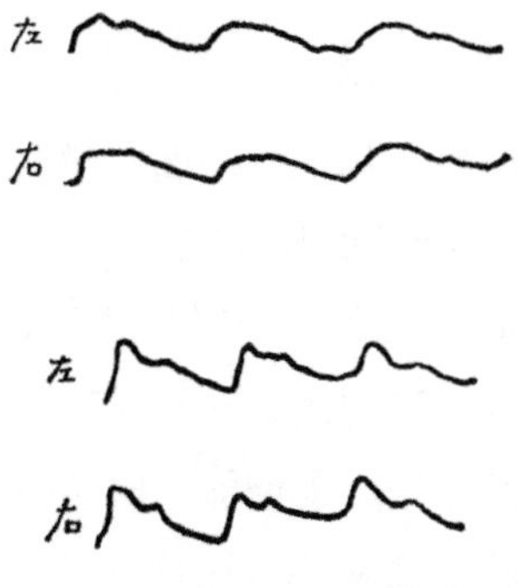

图 2-5　脑血流图示中度改变
注：额一乳实导联（含硝酸甘油前）
额一乳实导联（含硝酸甘油后）

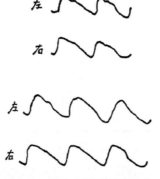

图 2-6　脑血流图示重度改变
注：额一乳实导联（含硝酸甘油后）

高血压——单纯高血压患者，重搏波高，基本波形态变化不大。

阜外医院 1972 年分析 103 名高血压病例绝大多数患者 REG 不正常。仅有 8%～10% 的患者有正常的波形。其特点是三峰波和平顶波占绝大多数（60%～70%），三峰递增波多见于较严重的高血压患者，代表弹性几全消失的正弦波占 2%，平顶波和正弦波是脑动脉硬化的表示，高血压患者 REG 的平均指数均不正常，主要是流入时间延长，主峰角增大，振幅减低，流入容积速度指标减少，血管阻力指数增加。

2.冠心病心绞痛 据医科院心血管病研究所观察报告，该种患者的脑血流图改变比较多见，异常图形的主要表现为流入时间延长，波幅与快流入段高度减低，紧张度指数与血管阻力指数增加。患者的脑循环障碍可看成是冠心病本身即为全性疾患的一个局部表现。结果还表明凡冠心病心绞痛合并高血压的患者其脑血循环障碍最为严重。各种指标说明两者关系密切。另外陈旧性心肌梗死患者波幅降低比较突出。

3.颈内动脉血栓形成 病侧的 REG 波幅下降，下降支搏动消失，如果用硝酸甘油即可强化，两侧的波幅差更为明显，如加上压迫颈动脉实验则更清楚，即压迫病侧 REG 明显改变，压迫健侧则可见波幅下降变平。

Colood 报告 15 例血栓形成和 5 例栓塞患者，病程在 20 小时至 10 天，同时用星状神经节封闭，8 例不对称，病侧波幅低，封闭后 15 '～20 '病侧的 REG 波幅上升，比原来增加 30%～40%，有的增加 70%～80%。

4.脑血管阻塞 REG 的特点为病侧较健侧的上升时间延长，波幅变低，上升角度小。Pratesi 报道 60 例脑血管病患者用注射 Prascoline 50 mg 观察其变化有四个类型（表 2-39）。

表 2-39 四个类型

注前	注后
Ⅰ型：左右对称	左右一致正常人
Ⅱ型：左右差异	差异更著，多见于长期偏瘫
Ⅲ型：稍有差异	波幅差消失，多见于新瘫
Ⅳ型：无差异	左右不对称，有波幅差，患者脑血管有小病灶，大脑前动脉血栓患者，常常左右波幅有差异

5.动静脉瘘和动脉瘤 REG 作为手术参考。

6.脑出血 急性期 REG 的波形多呈充血性改变，波幅增高，血管紧张度增高，多呈三峰波，双侧大多对称，用颈动脉压迫实验对诊断有一定意义。

7.脑外伤和硬脑膜下血肿 血流图对鉴别诊断有一定帮助，在硬脑膜下血肿时，病侧波幅变小，上升支时间延长。颅内压增高和颅内占位性病变（包括肿瘤）波幅升高，上升时间延长，乃因脑充血和水肿。脑肿瘤，波幅的高低与血液流入颅内的速度和加速度有关，血流速度和加速度发生障碍（主要变慢）时，波幅则下降，上升时间延长，同时伴有上升时间——周期的百分比及顶峰角和下降支的改变。

8. 偏头痛　一型波幅增加，上升时间缩短顶峰平坦，呈梯状形，下降支变陡，提示血管处于膨胀状态；另一型血管痉挛性头痛，在 REG 上则表现为病侧波幅下降，有时低 50%。

参考文献

[1] 陈达光，等.脑血流图诊断脑动脉硬化的研究.中华神经、精神杂志，9∶2，1965.

[2] 中国医学科学院、阜外医院、高血压病研究小组.血流图方法与临床应用.心脏血管疾病，1∶18，1972.

[3] 中国医学科学院阜外医院高血压研究小组.高血压病人的脑血流图分析，1∶25，1972.

[4] Jenkner，FL.Rheoencephalography PP，3–7，Thomas，Springfield，1972.

[5] 北京医院：80 例 40 岁以上患者脑血流图分析，9∶98，1972.

[6] 河北新医大：脑血流图的原理和临床应用，5，1973.

[7] 兰州军区总医院神经、精神科：正常人脑血流图分析.临床医学资料，9∶41，1974.

[8] 上海医学院：脑电阻图在二硫化碳中毒防治工作中的应用，1971，内部资料.

[9] 杨焴林，等.脑电阻图在大脑肿瘤诊断上的应用.中华精神病科杂志，8：359，1964.

[10] 翁维良：脑电图简介，1972 年，内部资料.

[11] 中医研究院西苑医院心血管组：宽胸丸的实验室研究，防治冠心病、高血压材料，内部资料，1972.

[12] 中国医学科学院心脏血管疾病研究所，基础研究室内科：冠心病、心绞痛病人脑循环改变，2：137，1974.

[13] 吉林省科技局：科技动态，31，1974，内部资料.

（《陕西新医药》1976 年第 2 期）

长安学派代表性传承人
米伯让先生轶事考究

雷忠义

（陕西省中医医院国医大师研究所）

米伯让先生是我们中医界的一代著名的医学大家，他一生献身于中医药事业，终生为中医事业奔走呼号，挺身腰杆，为中医人话真语，为中医争取正当的权益和地位，争取与现代医学平起平坐，防治急性危重病，向地方乃至中央领导献计献策。他坚定贯彻党中央毛主席制定的继承发扬祖国医学的方针政策，他追随先哲到处宣讲"中华好医学 世界将风行"的远见卓识，他忠诚践行，把医疗卫生工作的重点放到农村去。他在临床工作中以身作则，为贯彻大医精诚的原则，在院内院外、城市乡村贯彻救死扶伤、践行革命人道主义精神！

我与米伯让先生共事几十年，曾经很长一段时间我作为米老的秘书，长期跟随他临床、科研，上山下乡。尤其是 20 世纪 60—70 年代，我随他多次在陕南城固、勉县防治钩端螺旋体病、乙脑、痢疾等急性热性病，陕北黄龙县进行克山病的调查和防治，陕西咸阳地区流行性出血热流行的调研防治，建立了耀县心血管病防治点等。耳濡目染、心领神会。有时出外考察，先生让我和他同住一室，聆听了先生亲口讲的故事，目睹了先生诊疾察病的始末。先生一生为长安医派传承、中医教学和陕西省中医药研究院奠基做出了卓越的贡献。米老常常教导我们：密切联系群众，处理好政群关系，米老也常以此为荣，他常说我们的工作也是政策宣传队，乐此不疲！我们称赞老师为中医的旗手，整天为中医事业发展鼓与吹！先生作古后，常常在脑海回忆起先生的音容笑貌！在先生 100 华诞之际，兹作文以怀念先生！现从以下几个方面回顾先生的感人事迹。

一、德高望重，甘当人梯，关心同事，启发后学

他时刻以身作则，坚持学习，勤于思考，和同事、学生讨论。他关心体贴年轻医生，20 世纪 70 年代，有一次地震，他把能动的患者、同事和家属都调集到

医院院子里的安全地带，在危重患者床前留守。我当时离他最近，他时刻到院子里来视察所有人的安全情况，坚持到深夜，直到地震余震结束安全为止。每次下乡或者出门开会，他关心每个人的生活和业务情况，关心家庭，问寒嘘暖，把大家都安顿好，才静下心来写作和准备第二天的工作。我于北京进修时期，他亲自安排，并写推荐信，安排学习计划，和北京的故交联系，充分利用学习资源。回来后，他问长问短，指导临床工作，设计科研思路，鼓励创新和实践。他劝慰周围不安于中医事业的年轻人，熟读经典，精练中医基本功。他形象地说："中医兴起是必然趋势，要有充分的准备，你们要认真掌握真经、真本事，一旦中医兴盛起来了，为世人重视了，要买你中医的账，你的板架上得有货，货源（知识）不足是很尴尬的！"

二、身体力行，深入基层；不畏疫情，关心患者

我随先生每到一处，先生总是身体力行，首先关心体贴患者安危，从不畏惧艰难险阻。当年农村发生疫情，有不少同人对下农村顾虑重重，但老先生深刻领会到去中国农村的重要性，身先士卒，甘当领队人，甘愿为农村防治地方病出谋划策，对病原、病状防治进行摸底试治、观察，制定防治策略方案，对一些地方的疫区源性疾病（出血热、钩体病、乙脑、疫毒痢等），他争当防治队长，带领年轻的中医、中西医同人亲自下到疫区驻队、驻村，对患者进行调研，制定中医防治方案，逐一送医药进户到人，询疾问苦，讲解病情，安危患者和家属，察色诊脉，记录症状，选方用药，叮嘱注意事项。随诊随访，调整方案，总结疗效，一个都不能少，病家深受感动，青年同人也受到教诲。

1. 1959 年冬，陕西黄龙地区等地克山病暴发流行，死亡率很高。他主动向组织要求深入疫区用中医中药进行防治，从不害怕克山病传染，常常走访患者家中，"望闻问切"一样也不能少，关心患者及其家属，启发年轻医生敢于探索。

2. 1963 年秋，陕西汉中地区钩端螺旋体病流行，他又带领医疗队深入疫区，挨家挨户走访，观察细致，尤其是走访贫困山区农村，翻山越岭，从不怕艰辛！有时观察患者呕吐物和粪便，还取样留标本，从不嫌脏！单纯应用中医中药疗法，取得很好的疗效，深受广大群众的欢迎！也证实中医不仅可以治疗慢性病，也可以治疗急性病。

3. 1964 年，陕西咸阳地区流行性出血热流行，他立刻带领医疗队深入疫区，用中医治疗确诊患者 82 例（依据全国流行性出血热会议制定的诊断和治疗标准），取得了显著的疗效。这期间，他带领我们年轻医生，每到一处，都叮咛我们，注意个人卫生，不要紧张，不要给患者和家属制造紧张空气，要随和，让他们感觉

到温暖，有希望。他总是走在最前头。几次，自己感染上了病邪，发烧不退，还关心身边的人，叮嘱翻阅资料，用中医中药尝试退烧，最终从中总结经验。

三、为中医治疗瘟疫、急性热病做探索

1. 在治疗钩端螺旋体病时，他根据数年的反复实践和研究，首次提出钩端螺旋体病分为伏暑、湿温、温燥、温黄、温毒、暑痉六种证型，并认为本病具有热淫所胜，伤津耗阴之特点。在治疗中他始终把握"存津液、保胃气"和扶正祛邪这一中心环节，使高烧多日的患者不需输液，而临床无脱水现象。纠正了"中医只能治慢性病，不能治急性传染病"的偏见。他综合运用六经焦、卫气营血诸辨证纲领，提出了一整套完整有效的辨证施治规律，卓有成效地指导着临床实践。

2. 在流行性出血热方面，通过三年的防治观察，他首次提出该病的中医病名为"温毒发斑夹肾虚病"，指出了卫分证（发热期）的治疗是防止以后各期出现被动局面和提高治愈率的关键。根据观察本病发热期热将退时即出现休克期的转化特点，提出用银翘散加党参、杭芍、升麻、葛根作为治疗本病发热期和预防休克期的主方。经临床验证，这一疗法对一些急性热病确有热退而未出现休克和逾期而愈之显著效果。他归纳本病痉厥证的临床证型有火郁血实热厥证、气脱血瘀寒厥亡阳证、肝风内扰呃逆证等七种。

四、重视《伤寒论》研究

1. 继承黄竹斋研究《伤寒论》之遗志，毕生弘扬仲景学。米伯让先生作为黄竹斋先生的门人，已将其学术思想和道德精神全部继承并发扬光大。1964年，先生亲赴南阳拜谒医圣祠，并进行实地考察；1980年，在昆明的一次中医会议上，先生与任应秋、刘渡舟等10余名全国著名老中医发起成立"全国张仲景学说研究会"的学术机构，并定于1982年10月在南阳召开首次"全国仲景学说讨论会"，1987年，在南阳召开第二次全国张仲景学说讨论会，先生亲自到会并和刘渡舟教授一起担任大会学术委员会主任。

2. 应邀赴宛参加"南阳张仲景研究会"成立大会，同时亲自护送二百八十块白云阁藏本《伤寒杂病论》木刻版，至南阳医圣祠收藏。

3. 博古论今，阐发微旨立新说。米伯让先生对成（无己）、柯（琴）、方（有执）、曹（颖甫）等医家的著述均反复阅读，加深理解，对于书中重要章节，加以注释，多能背诵。在治学方法上，先生主张以"六经论治百病"，尤对六经理论有所创新。他说，"六经"名称之由来，是在《素问·热论》六经分证的理论上发展起来的。伤寒六经是根据热病过程中正邪消长、部位深浅等划分的六个病

理阶段。三阳即太阳、阳明、少阳，是病变的部位；三阴即太阴、少阴、厥阴，是病变的质体。他结合现代医学研究认为太阳统躯壳体表，故六淫之邪从此而入；阳明统咽至肛门、内至肠胃，故饮食之邪多受之；少阳统躯壳表里、脏腑之表及腠膜，所谓三焦居半表半里，六淫及饮食之邪皆可致病；而三阴中太阴属营养系统，少阴属血液循环系统，厥阴属神经系统。六经的发病机制关键是一个正邪相争的问题。辨证应根据各经主证和疾病发展演变规律来判定。治疗三阳证以祛邪为主，用汗、下、和三法；治疗三阴证以扶正为主，用温、清之法。这些新颖的学术论点，对我们全面正确的理解六经的生理、病理、辨证、治疗均大有裨益。

五、在温病学方面的论治经验

米老认为，导致温病发生的原因不外乎外因和内因两大方面。其外因主指温毒、疫疠之气以及气候偏胜，或饮食不节、过度劳碌、情志刺激等，内因主要是人体先天禀赋不足或后天因素，导致机体阴阳平衡失调，营卫不和，因之卫外功能降低，温毒疫病之邪易于乘虚侵袭，伏于人体，分布三焦，以待气温反常或饮食劳倦等诱发而可成病。重视温毒是米老审证求因的一大特点。米老宗《伤寒杂病论》"温病有三：一曰春温，二曰秋温，三曰冬温，此皆发于伏气"之旨，认为钩体病、出血热的发病皆因肾虚邪伏，新感引发，伏邪外越。米老所提出的伏邪外越之说，不但再次证明温病伏气理论的正确性，而且为当今治疗温病（出血热）首用辛凉透达方药提供了理论依据。辨证施治，"存津液，保胃气"贯穿始终。治卫分证应于解毒剂中加补药及外透之品。米老在治疗温毒发斑夹肾虚病（流行性出血热）早期，均以银翘散加党参、白芍、升麻、葛根作为主方。治气分无形热盛应泄热养阴益胃并举。米老强调大清气热为主，养阴解毒并举。方选白虎增液汤加银花、连翘、白茅根，意取壮水制火，护胃祛邪。邪在营血治当清营泄热，凉血解毒，但米老在诊疗实践中强调有所发挥，主张据证立法，依法定方。如钩体病伏暑证，吐血、咯血、衄血、便血、尿血，严重者可见神昏谵语，肢体痉挛抽搐等危重证候。按常规当投以清营汤、犀角地黄汤、清瘟败毒饮、三宝丹、大定风珠之类。米老多年来应用白虎增液汤随证化裁。米老在防治钩体病、出血热过程中，观察到热淫所胜，伤津耗液为其共同特点，过用苦寒攻下势必愈伤气阴。米老强调善后调治仍须注意"存津液，保胃气"之法，因邪正胜复，阴精亏损之故，改用加减复脉汤滋阴退热，养液润燥，常能奏效。

六、治疗肾病经验

1. 米老临床常用治则有四：开鬼门、洁净府、实脾土、温肾阳。开鬼门者，即用汗法使病邪从肌表排出；洁净府者，即用通利法以消逐水气；实脾土者，即用培补脾胃法使脾土健旺而散精于肺，通调水道，下输膀胱；温肾阳者，即用温补肾阳法使水有所主而不妄行。鉴于水肿病有阳水与阴水之分，所以阳水证宜开鬼门、洁净府，阴水证宜实脾土、温肾阳。在临证中，急性肾炎浮肿多属阳水证，宜采用发汗逐水之方药。常用方以越婢汤、越婢加术汤、麻杏石甘汤、小青龙汤和五皮饮加减，方中均重用麻黄；慢性肾炎浮肿多属阴水证，宜采用实脾土，温肾阳之方药。常用方以胃苓汤、六君子汤、真武汤、济生肾气汤和甘草附子汤之类。凡诸水肿，皆佐利湿之五苓散。凡诸臌胀，皆用攻下之舟车神佑丸。米老还借鉴古人水气之为病，虽脾、肺、肾各有所主，但皆归于肾之论点，采用治肿必先治水，治水必先治肾之法，方以金匮肾气汤类加减，但重用桂附二药，以补命门火而使肾气充实，此法在治疗慢性肾炎浮肿中收效较佳。

2. 米老在治疗肾病时，重视麻黄与附子的灵活运用。在治疗急性肾炎中，均以麻黄为君药，用量多在 14 ~ 28 g，小儿亦用至 17.5 g，在治疗慢性肾炎中，均以附子为君药，用量多在 28 ~ 70 g。

七、治肝病经验

米老治疗肝病有一套完整的肝病辨证论治规律。

1. 黄疸型肝炎的证治在未出现黄疸以前，称为黄疸前期。中医辨证按外感湿热郁滞、肝胃不和证治。法当和解表里，清热化湿，避秽解毒。方用柴胡温胆汤加藿香 10.5 g，茵陈 14 g，白茅根 35 g。出现黄疸则称黄疸期，对热胜于湿证，法当清热利胆通便。方以茵陈蒿汤为主加枳实、泽泻、生甘草各 10.5 g，郁金、茯苓各 14g，三仙各 10.5g。对湿胜于热证，法当助阳除湿利胆。方以茵陈五苓散为主去栀子、大黄；加薏苡仁 17.5 g，郁金 14 g，泽泻、厚朴各 10.5 g。对热毒炽盛内陷营血之急黄症，法当凉血解毒，清热救阴。方用清瘟败毒饮加茵陈 70 g，配服安宫牛黄丸急救治疗。大便燥结不通，加生大黄 10.5 g。

2. 无黄疸型肝炎的证治。对"肝郁胁癖"的治疗，法当清热除湿，消食解郁。方用柴平饮加茵陈、郁金各 14 g，山楂、神曲、炒麦芽各 10.5 g。对湿热郁滞，脾虚湿盛证，法当健脾益气，清热利湿。方用茵陈苡仁茅根汤。配服越鞠保和丸以消积解郁。

3. 本病若迁延日久，则变证百出。在临床上常见证候有：①湿困脾阳证，法当健脾助阳利湿，方以茵陈胃苓汤为主治疗。并以健脾益气，和胃除湿之香砂六君子汤调理。②血虚肝郁证，法当补血清肝，理气解郁，方用丹栀逍遥散加制香附、郁金各 14 g，枳实 10.5 g，或补血清肝汤治疗。③肝肾阴虚证，法当滋肾补血，清肝泄火，方用滋肾清肝饮。若有出血倾向用知柏地黄汤加麦冬14 g，阿胶、焦栀、黄芩等各10.5 g。④气血双亏证，法当补养气血，方用归脾汤加制香附、郁金各14 g或十全大补汤、归芍六君子汤调治。若见烦热者加焦栀、丹皮各10.5 g。⑤血瘀肠燥证，法当活血祛瘀，缓中补虚，方用血府逐瘀汤加青皮10.5 g，鳖甲21 g，制香附、郁金各14 g。或服大黄蛰虫丸。

八、治法独特，用药精准

1. 慎用攻下通里，常用增液行舟。先生在防治钩体病、出血热等病的过程中，观察到热淫所胜，伤津耗液为其共同致病特点，若过用苦寒攻下势必愈伤气阴，于病情恢复不利，因而指出治疗阳明腑实证的总治则是增液通便，泄火救阴，以增液承气汤随证加减，慎用调胃承气汤或大、小承气汤。

2. 先生常强调：既应驱邪务尽，更须善后调护。温病至恢复期，体温下降，余热未尽，气阴未全复，治当清热和胃，益气养阴生津，常用竹叶石膏汤调治。纳差加焦楂、神曲、麦芽；便秘加元参、生地等。个别重笃病例，投之乏效者，改用加减复脉汤滋阴退热、养液润燥，常能奏效。总之，善后调治仍须遵循"存津液，保胃气"之法。

总之，米老一生给我的感觉，始终如一，勤奋好学，孜孜不倦，谦虚谨慎，和蔼可亲，平易近人！从来没有架子，常常鼓励和启发后学者，教学相长！他不仅临床、教学、科研做得好，也是一位敢创新、有抱负、敢担当的好领导！在继承创新中推动中医事业的发展，为长安医学学派和陕西省中医研究院的奠基做了大量的工作。在养生保健方面，他也是身体力行，闻鸡起舞坚持晨练、参与打太极、五禽戏、八段锦、养生气功等锻炼，也为我们中医同行起到了一个模范带头作用。

参考文献

[1] 米烈汉. 著名中医学家米伯让事略. 中医药研究，1991，（4）：9-10，20.

[2] 米烈汉. 米伯让治疗克山病厥证经验简介. 光明中医，1994，（4）：3-5.

[3] 李景荣. 米伯让辨证治疗流行性出血热76例. 陕西中医，1988，9（11）：490-491.

[4] 洪文旭. 米伯让辨证论治经验撷菁. 中医药学刊，2003，21（2）：187-188.

[5] 米烈汉，任娟莉，谢晓丽. 米伯让先生对《伤寒论》研究的贡献. 西北大学学报（自然科学版），2011，41（6）：1122-1128.

[6] 米烈汉. 米伯让先生对《伤寒论》研究的贡献. 中华中医药学会仲景学说分会. 仲景医学求真（续三）. 中华中医药学会仲景学说分会：中华中医药学会，2009：10.

[7] 米伯让.《伤寒杂病论》分合隐现的简介.陕西中医，1980，（1）：42–45.

[8] 米伯让.《伤寒杂病论会通》书后.陕西中医，1982，3（2）：1–3.

[9] 米伯让.弘扬仲景学说培育国医精英——在中华全国第二次张仲景学说讨论会闭幕式上的讲话.国医论坛，1987，（4）：7.

[10] 洪文旭.米伯让研究员伤寒学术思想浅探.陕西中医函授，1989，（2）：5–7.

[11] 吴成，杨喜雅.米伯让温病学术经验撷萃.吉林中医药，1989，（3）：11–12.

[12] 米烈汉.米伯让老中医治疗肾炎浮肿经验.天津中医，1988，（2）：5–6.

[13] 米烈汉.米伯让研究员治疗肝病经验简介.陕西中医，1987，8（12）：529–530.

（《陕西中医药大学学报》2019年第42卷第3期，陈金锋整理）

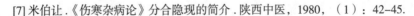

国医大师雷忠义痰瘀流派论文集

国医大师雷忠义痰瘀流派
二代传承人论文

刘超峰论文

国医大师和我在一起

刘超峰

（陕西省中医医院）

当第三届国医大师宣布并颁奖后，我的师父雷忠义先生荣膺这一殊荣！我们朝夕相处30余年，他和蔼可亲，平易近人，谦逊客气！怎么也没想到国医大师一直生活、工作在我身边！

未参加工作时，在陕西中医学院就常常听人说陕西省中医研究所（陕西省中医医院前身）有一位校友叫雷忠义，是东府合阳人。他幼年受家庭熏陶，励志学医，上了省卫校，成绩优异，被留校工作。作为时代的踏浪儿，他不甘平庸，多求上进！1961—1964年，响应党和国家号召，参加了第二批西学中班。1965年毕业分配到陕西省中医研究所。他对工作一丝不苟！多求善教！曾跟随米伯让先生多次到基层考察，走遍三秦大地，关中、陕南、陕北，研究地方病，发现道地药材羊红膻，具有 α 和 β 受体阻滞剂作用，可以治疗高血压病、心律失常病。他善于考究，锲而不舍！后期还多次去北京和中医名家们学习，先后在中国中医科学院西苑医院、北京中医医院、阜外心血管病医学习，跟随王文鼎、赵锡武、郭士魁、岳美中、方药中等名老中医学习研修心血管疾病，深得业内外人士好评！

参加工作后，很荣幸地被分配到大内科，且和先生是一组。先生不管对患者还是同事，都是笑呵呵的，对待新手更是小心翼翼地指导说教。有疑难的地方，总是一起讨论，尊重每个人的意见，肯定优点，取长补短！门诊查房，谆谆关怀！不放过每个细节。给患者最大的舒心和放心！给学生和同事最多的爱心和关心！所以，患者和同事都喜欢到他跟前来交流谈心！

后来，大内科分组时，我很荣幸的和先生分在一组（心内组）。对我一生如扶梯一样帮助的是和他一起搞科研，他做科研非常细心周到，收集病例，查阅经典，借阅资料，都一一列举纲目，做标签，写笔记，写心得！到现在，他还能记得很多老病号的名字，手写的笔记还一一保存。订阅的杂志报纸收集几大箱，后来捐献给了医院图书馆和资料室。先生常常在思考，根据现代人的生活规律总结出，冠心病胸痹心痛病的发病，不仅有瘀血还有痰湿，由此总结出胸痹痰瘀互结理论。由此一理论，开始了治疗这一病症新药研究，我和先生一起参与了新药"丹蒌片"（前身叫舒心宁片）的研究，做基础研究 10 余年，我们做了大量的动物实验和药理实验，疗效肯定后，并请同行专家论证，形成定方。经院内审核后，决定由院外药厂生产，并技术转让。一切达成协议后，厂方出资 200 万买了该药的生产权和专利权。开始生产出来叫"舒心宁片"。后来该厂经营不好，又以 1000 万转让给吉林康乃尔药业有限公司，康乃尔重新包装成今天被专家和同行普遍认好且疗效可观、市场畅销的"丹蒌片"。

更有幸的是，在国家和政府开始重视中医传承时，我作为先生第一批学术传承人跟随先生学习 3 年。确立师徒关系后，先生的关怀更是无微不至！门诊上亲手指点每一个病例，从望闻切诊到病史发病，都细致入微！病房查房也是身体力行，做到每个细节标准示范。工作外的指导也频频见功，先生给制定学习计划，安排阅读经典，并定期批阅作业。一起实验观察，病例讨论。更重要的是先生关心到生活、工作和家庭的每个细节。先生教会的不仅是会看病，更重要的是会做人！

我当心内科主任后，先生已退休，他依然被返聘回来做临床指导、出门诊、病例讨论。他一丝不苟地从退休到现在耄耋之龄 20 余年，任劳任怨，乘公交车上下班，坚持每周三上午出门诊，每周五上午查房，疑难病例讨论。仍然坚持带教名中医师带徒传承学生 5 人，给年轻人做指导，指导科研设计。且在原来的痰瘀互结理论上研讨创新，创立了痰瘀毒互结、痰瘀毒风互结新论，设计了雷氏丹蒌方、雷氏丹蒌心水方、雷氏丹曲方、雷氏丹蒌心悸方、雷氏养心活血汤等 5 方，在临床上屡见奇效。

我们长期相处的老师雷忠义先生，慈颜善目、温和谦恭！本次获得国医大师称号也是实至名归！有多少患者在他的治疗下从死亡线上跑回来！有多少患者因他的悉心调理不用去换心脏了，有多少患者因严重心衰和心律失常，遇到他的治疗恢复健康！又有多少患者因他的治疗没有放支架却保证了生命健康！他就是我们身边朝夕相处几十年的国医大师雷忠义！

（2017 年陈金锋整理）

雷忠义老师运用活血化瘀法治疗心血管疾病的经验

刘超峰

（陕西省中医研究院附属医院）

吾师雷忠义主任医师继承前人的精华，并加以发扬光大，在活血化瘀治疗心血管病方面颇有建树，现整理如下：

一、溯本求源，广涉诸说

瘀血学说和活血化瘀治则的理论可追溯至《内经》。首先《内经》就提出了留血、恶血等名称，认识到血在脉中运行不息，环周不休，借此以和调五脏，洒陈六腑，营养四肢百骸，否则就会形成瘀血病理产物，在治疗方面提出了"血实宜决之，去菀陈莝"的方法，此为瘀血理论的创立和雏形，后世得以进一步的提高和完善。雷忠义老师最为佩服张仲景和王清任，汉·张仲景在《伤寒杂病论》中首先提出了"瘀血"的病名。创立了抵当汤、下瘀血汤、桂枝茯苓丸等一批有代表性的活血化瘀类方剂，辨证施治，临床每获良效。清代王清任《医林改错》为活血化瘀的专著，雷老认为他是活血化瘀法之大师，列举50多种瘀血症，创立22个方剂，其血府逐瘀汤、少腹逐瘀汤、通窍活血汤、补阳还五汤创方活血化瘀与补气、理气、温通诸法的合用，同时代的唐容川《血证论》对心瘀血急宜去瘀为要，川芎失笑散加琥珀、朱砂、麝香或加血竭、乳香末，叶天士的"通络"说及主张用虫类药地龙、土鳖、山甲、水蛭也为后世启迪了思路。

二、瘀阻经脉，强调治气

瘀血是继发性的致病因素，是一种病理产物，凡离经之血或血行不畅，瘀阻经脉、脏腑均为瘀血，其形成原因有：①寒则血凝：《内经》谓："寒邪客于经脉之中，则血涩不通"。②热则血结：王清任说"血受热则煎熬成块"。③痰瘀互结：雷老认为痰阻于脉络，影响血液运行，形成痰浊瘀血的复合性病理产物，即痰瘀互结证。④心气虚衰，血行无力：气为血帅，血液的运行全靠心气的推动，肺气的宣降。雷老认为心气虚衰，推动乏力，肺气不足，宣降无权，必然瘀血内阻。⑤肝气郁结，疏泄失常，气机郁滞，血随气滞而成气滞血瘀之症。其他尚有出血成瘀、外伤瘀阻等，最重要的乃在气的作用。最为常见瘀血形成之后，失去了正常血液的濡养作用，而且还会影响全身或局部的血液运行，它是心血管系统最重要的致病因素之一，形成的"不通""阻滞"的病理变化，不通则痛，多见痛处固定不移，如针如锥，久治不愈，伴有舌质紫暗、瘀斑、肿块等，或见面色紫暗，赤丝如缕，目眶青黑，多怒善忘，半身麻木不适，痴呆怔忡，肌肤甲错，青筋暴露，血液呈浓聚黏状态，血黏度升高，微循环障碍，血瘀也能导致水停，即"血不利便为水"。瘀血不去，新血不生。会发生贫血，治疗上活血不忘血外因素。

三、活血化瘀，化痰理气

活血化瘀是治疗"血瘀"证的大法。然而由于瘀血轻重的不同及因治疗也有区别，活血化瘀的药物按其特点可分三类：①活血破瘀类：此类重点在破字上，为瘀血之重剂，作用强烈。应用于重度瘀血，疼痛剧烈，瘀斑明显或有癥块者，体质较壮，或用一般活血药效果不理想的患者。体质弱，瘀血重者，可与补药同用。常用的药物有三棱、莪术、桃仁、红花（大剂量）、穿山甲、王不留行、大黄、水蛭、土鳖虫、露蜂房、血竭、海藻、昆布；②活血化瘀类：最常可用于各种瘀血症，一般体质均可应用，如有其他兼证可与理气、疏肝、补气等合用，常用药物川芎、赤芍、红花（小剂量）、五灵脂、蒲黄、桃仁（小量）、茜草、苏木、乳香、没药、降香、山楂、郁金、益母草、姜黄、牛膝、紫草、泽兰；③养血活血类：养血而又活血，祛瘀而不伤正，用于血虚而有瘀血的病例，常用方药：丹参、当归、鸡血藤、桃红四物汤、当归补血汤。

典型病例：

例1　王某，男，65岁，干部。患者3年前患下壁心肌梗死，此后偶觉胸部疼痛，含硝酸甘油可缓解，常服"消心痛、地奥心血康"等药治疗，近2个月来胸痛胸闷发作频繁，程度较以前加重，且胃脘痞满，少食纳呆，二便正常，肢体沉重，遂请雷老诊治，查询有高血压病史，查体：140/90 mmHg，双肺（-），心界略向左下扩大，HR 86次/分，律不齐，可闻及早搏2~3次/分，心尖部第一心音降低，心尖可闻及Ⅰ级收缩期杂音，肝脾未及，双下肢轻度压陷性水肿，唇舌紫暗，舌下脉络瘀曲紫胀、舌苔白厚腻，脉弦滑。心电图示：陈旧性下壁心肌梗死，左室肥厚兼劳损心肌供血不良，诊断冠心病、陈旧性下壁心肌梗死、心绞痛。中医诊断为胸痹心痛症，辨证：痰瘀互结证。治疗宜痹化痰，活血化瘀。方用舒心汤方，瓜蒌、薤白各15 g，丹参、川芎、赤芍、郁金、葛根、泽泻、砂仁各10 g，骨碎补15 g，加少许酒，连进3剂，心绞痛发作次数减少，程度减轻，同时腹胀、纳少、肢沉均减轻。上方连进6剂，心绞痛未再发作，早搏也减少，舌苔变薄，后因生气，胸痛胸闷发作1次，持续时间短，上方去骨碎补，加香附、延胡索再用6剂，心绞痛基本再未发作。

按：雷老认为胸痹的治疗宜宣痹通阳，化瘀祛痰，方中瓜蒌、薤白、白酒化痰散结，宽胸通阳为君；法宗仲景。丹参、川芎、赤芍、郁金入心通络，活血化瘀助君为臣，私承清任；黄芪补气以治其本，脾气健运则水湿运化，杜绝痰湿之源，心气足也有利于气帅血；行而化瘀，葛根升清，即助黄芪之力，又引温肾之品上交于心，亦为臣药，君臣结合，集宣痹、化痰、理气、通滞、养血、化瘀、柔脉于一体，共奏通脉功效。骨碎补补肾活血，泽泻入肾与膀胱，泻湿降浊，与葛根一升一降，邪有去处，三药为佐药，且川芎辛温，可上行头目，下行血海，为血中气药，皆为引经报使药。本方攻补兼施，泻实补虚，标本兼治，故收良效。

例2 杜某，男，62岁，教授。主诉阵发性胸闷疼痛1年，加重1周。近2年来间断头痛时发时止。1年来反复发作胸痛，1周来因生气而病情加重，胸痛发作较频，并向背部放射、憋气、胀闷、心悸、失眠、心烦易怒，既往有高血压病、颈椎病病史，前医用柴胡疏肝散效不著。雷老查舌红苔薄白，脉弦，甲床色滞且有条形隆起，血压150/95 mmHg。心电图提示ST V_3 ~ V_5 下降，T波倒置或低平，诊断为冠心病心绞痛、高血压病、颈椎病，中医辨证为气滞血瘀，治宜理气化瘀，方用变通血府逐瘀汤，药用：生地、川芎、赤芍、红花各15 g，当归、桃仁、柴胡、枳壳、牛膝各10 g，丹参、夜交藤各30 g，沉香3 g，甘草6 g，每日1剂，水煎服，连服6剂，诸症大减，守方再进5剂，症状消失，心电图明显改善。

气滞和血瘀可单独为患，也可同时并见。雷老认为患者血瘀较重，以活血化瘀为主，辅以疏肝理气，理气药的使用，一则可消除气滞的病理状态，二则有气行血行之意，三则照顾到肝喜条达的特点。从全方分析，用桃仁、红花、川芎、赤芍活血化瘀，治血分之瘀滞，配生地、当归、夜交藤补血活血安神，使活血而不伤血。理气又不伤阴，用葛根、柴胡、桔梗主升，牛膝、枳壳、沉香主降，有条达气血升降之意，使气血调和。本方寓理气于活血之中，注意到气血关系、升降关系，以此提高活血化瘀的疗效。

（《陕西中医》2000年第21卷第9期）

名老中医雷忠义治疗冠心病心绞痛痰瘀互结证的经验

刘超峰[1] 范 虹[1] 雷 鹏[2]

（1.陕西省中医医院心血管科；2.陕西省人民医院）

名老中医雷忠义，师承名家，精勤不倦，博读医著，重视痰瘀理论，见解独特，

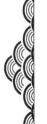

造诣颇深,从事中医临床40余年,积累了丰富的临床经验。他继承发扬,师古创新,多年来一直潜心研究胸痹心痛理论和临床,提出了痰瘀互结新论,取得了显著的临床效果。雷老从痰瘀治疗胸痹心痛的经验,体现了中医学以通为补的治疗原则,他遵循中医辨证论治的宗旨,融化痰宣痹、活血化瘀为一炉,具有独特的见解,是难得的经验,继承整理从痰瘀论治胸痹心痛的经验,并有大系列的病例做前瞻性的临床研究,以推广应用,对于丰富祖国医学的宝库、提高中医对胸痹心痛证规律的认识、增加治疗胸痹心痛的手段和经验、提高辨证论治的水平、最终提高中医药疗效以造福人民都有积极的意义。

一、从痰瘀立论是治疗胸痹的基础

1.气血津液学说是其理论基础 气血津液的正常化和运行有赖脏腑的功能正常。心主血脉,"脉者,血之府也",心血的正常运行,有赖心气的推动而运行全身,发挥濡养功能。血液之正常运行与心主血脉、肝主疏泄与藏血的关系密切。脾主受纳运化水谷,为气血生化之源,水液的正常运行、气血之盈亏与脾胃关系密切。《素问》曰:"食气入胃,浊气归心,淫精于脉。"《脾胃论》曰:"夫饮食入胃,阳气上行,津液与气,入于心,贯于肺。"水液的正常运行有赖于脾之运化、肺之肃降、肾之气化。生理上的依赖,必然反映在病理上就互相影响。气虚、气滞、血寒均能导致血行不畅造成瘀血。脾失健运,水湿内停,聚湿为痰,所谓"脾为生痰之源",痰浊阻滞,而"变怪百端",清·沈芊绿说:"人自初生以临死有痰,皆生于脾,聚于胃……,周身内外,五脏六腑俱有"。

2.历代医学对胸痹心痛的认识和经验是孕育痰瘀论的温床 《金匮要略·胸痹心痛短气病脉证治》提出"阳微阴弦",即"胸痹而痛",并创建了瓜蒌薤白汤等化痰宣痹通阳的效方,创痰论之先河。唐《千金方》中的前胡汤治疗"胸中逆气心痛彻背少气不得食"。宋《太平圣惠方》"胸痹疼痛痰逆于胸心膈不利"的描述,均为痰论的发展。瘀血论可追溯到《内经》创立的活血化瘀治法"血实者宜决之""心痹者,脉不通",晋《肘后备急方》次用活血化瘀药治疗卒心痛。唐宋多广泛采用此法直到清王清任《医林改错》:"突然胸痛,前方皆不应,用血府逐瘀汤一剂痛立止。"和唐容川《血证论》:"心病血急宜去瘀为要"应用归芎失笑散等,从而使瘀血论占据了主要地位,特别是当代对活血化瘀法的深入研究"气滞血瘀""气虚血瘀"应运而生,成为治疗胸痹心痛的主要治疗方法。

早在清《继自堂医案》中认为:此病不惟痰浊,且有瘀血交阻膈间、方用全瓜蒌、薤白、旋覆花、桃仁、红花、瓦楞子、玄胡末、合二陈汤,实为痰瘀论的雏形。

3. 现代医学认为，动脉粥样硬化是冠心病最主要的病理变化，而动脉粥样硬化的基本病理形态酷似中医的痰浊和瘀血，动脉粥样硬化的形成与脂质代谢紊乱有关，认为痰浊内蕴（高脂血症）是导致经脉瘀滞、气血不畅（动脉粥样硬化、血黏度增高）的直接原因。痰浊闭阻、经脉瘀滞是产生胸痹的前提条件。

临床研究发现胸痹心痛患者中，多数主诉发作性胸闷胸痛，即闷痛并见，患者常伴有憋气、脘痞纳呆、肢沉、体胖、苔厚腻质瘀暗、脉滑或涩等痰瘀互结的症候群。临床对 104 例冠心病、心绞痛，用加味瓜蒌薤白汤治疗总有效率达到 92%。

二、治疗胸痹心痛证的痰瘀新论

1. 痰瘀性病理产物阻塞心脉是胸痹的病理关键　脏腑功能失调，血液与津液代谢紊乱，特别是心脾肾脏气虚弱，运行无力，以及肝失条达，气血逆乱，出现痰浊湿邪阻碍血行而致瘀或产生瘀血湿邪生痰，血瘀与痰浊交结，形成痰瘀复合性病理产物，阻塞心脉而致胸痹心痛，为本虚标实之证。痰瘀互结型，病情较重，病程较长，缠绵难愈。

2. 治疗胸痹心痛痰瘀互结证辨证论治要点　辨证要点：胸痛胸闷并见，憋气脘痞纳呆肢沉，苔腻舌质紫暗，脉弦滑或湿。治疗方法：以通为补，化痰宣痹、活血化瘀。基本方药：雷老创制方舒心片。组成：瓜蒌皮、丹参、黄芪、葛根各30 g，薤白 13 g，泽泻、川芎、郁金、骨碎补、赤芍各 15 g 加减。应用：该型患者多因气虚阳虚，血运乏力所致，临床用药不忘扶助阳气，阳气运行，有助于祛痰消瘀；气虚阳虚可加吉林参 10 g，党参 20 g；胸痛明显瘀血重者加水蛭 6 g，三七粉 3 g，莪术 10 g；脾气虚加四君子汤，痰重瘀轻可加二陈汤；口苦黏腻，心烦急躁，舌红、苔黄腻者加黄连；偏寒口淡黏腻，形寒喜暖，遇寒易发，加肉桂 6 g，细辛 3 g，萆薢 10 g；合并高血压加天麻 10 g，钩藤 15 g，莱菔子 30 g；合并室性早搏，加茵陈、珍珠母、莲子心。

病案举例：李某，女性，48 岁，家庭妇女。患者阵发性胸闷、胸痛 2 年余，曾诊断为"冠心病心绞痛"，多次心电图显示 ST-T 改变，未系统治疗。心绞痛严重时需含服硝酸甘油，患者病情每因情绪因素加重。近 1 年来患者因家庭纠纷，病情加重每周心绞痛发作 6 次，每次持续 5 ~ 10 分钟，需服硝酸甘油才能缓解，在附近医院就诊予服地奥心血康 2 片，每日 3 次治疗，症状无明显好转。查体：P 78 次 / 分，18 次 / 分，BP 16/11 kPa，心肺（－），舌质暗红、苔白腻，脉滑。心电图示：ST，Ⅱ，Ⅲ，AVE $V_{4~6}$ 均下移 0.05 ~ 0.1mV。生化检查：血脂 6 项 GPT，BUN，Cr 均在正常范围。诊断：中医：胸痹（痰浊血瘀证）。西医：冠心病（劳力性心绞痛）。治疗以通为补，化痰宣痹、活血化瘀为法，选用舒心片方，服药1周病情改善，心绞痛发作次数每周减至4次，每次发作持续5～10分钟；服药2周，心绞痛发作次数减至每周2次，每次持续未再服用硝酸甘油，心电图大致正常；服药4周后，心绞痛症状消失，心电图正常，复查血、尿、便常规，肝肾功能、血脂均正常。心绞痛、心电图及中医证候疗效判定均为显效。

（《陕西中医》2003年第23卷第8期）

胸痹心痛证的治疗体会

刘超峰　王莎萍

（陕西省中医药研究院附属医院）

冠状动脉粥样硬化性心脏病（简称冠心病）有各种不同的临床表现，主要有心绞痛、心肌梗死、慢性心力衰竭、心律失常、猝死等。而心绞痛、心肌梗死与祖国医学中的"胸痹""心痛""真心痛"的描述十分相似，医籍中记载了许多治疗本病的宝贵经验。

早在马王堆三号墓出土的《五十二病方》中就对"胸痛""心痛"等证归之瘀证，提出"化瘀"的治疗方法。《金匮要略》中则认为胸痹、心痛为胸阳不振、痰浊痹阻，提出了宣痹通阳法，创立的瓜蒌薤白半夏汤为主的类方，至今为临床上行之有效的方剂。对"卒暴心痛"《世医得效方·心痛门》用苏合香丸，《千金方》用细辛散，《奇效良方》用神捷丸，取其芳香开窍，取效迅速，正是针对缓解胸痹心痛症的急性发作而设。《证治准绳》用失笑散、桃红饮治疗"死血心痛"，《医林改错》用血府逐瘀汤治疗"胸痹心痛"，开创了活血化瘀法治疗本病的先河。《谦斋医学讲稿·痛证的治疗》中说："胸痛中属于心脏病引起的……，主要心气不足，营运障碍……，常用人参、三七、郁金、檀香、血竭、红花等作为基本药，扶心气，活心血"，以上这些论述都为冠心病胸痹心痛证的治疗，开辟了广阔的途径。

胸痹心痛证病位在心，病本在肾，波及脾脏，基本的病机是本虚标实。本虚是以心肾气虚为主，部分患者为气阴两虚。标实为血瘀痰阻，部分患者兼有气滞寒凝，这些认识是中医学目前辨证施治的病理基础。

冠心病胸痹心痛证的治疗可以分为发作期的治疗和缓解期的治疗。

一、发作期的治疗

采用芳香开窍，取效迅速的药物。如冠心苏合丸、速效救心丸、蟾麝救心丸、活心丸、心宝等舌下含化或用宽胸气雾剂呼吸道吸入，均能较迅速地终止疼痛，使病情缓解，或采用活血化瘀的复方丹参注射液 2~4 ml，加 50% 葡萄糖 20 ml，静脉缓慢推注，对缓解疼痛也有较好的疗效。

二、缓解期的治疗

我们按以下几型辨证施治，灵活加减。

1.气虚血瘀 气虚是血瘀的病因，血瘀是气虚的结果。气虚则运血无力，心血瘀阻，血瘀也影响气的流畅，故临床上出现心前区、胸骨后的疼痛，痛引肩背，舌紫暗或有瘀斑点，少数患者有口唇紫暗，青筋暴露，腹内痞块等血瘀征象，同时还有心悸气短，乏力自汗，胸闷，脉细或结代，部分患者尚有舌淡胖、有齿痕等气虚之象，治疗当标本兼顾，益气活血，方用冠心Ⅱ号加黄芪 30 g，党参 30 g，水蛭 3 g；兼有心律失常、脉结代者，加麦冬 20 g，五味子 15 g，苦参 30 g，延胡索 15 g，黄连 10 g，甘草 10 g，头晕耳鸣或有颈椎病者加葛根 30 g；放射至肩臂疼痛者加羌活 10 g，伴有失眠烦躁者加夜交藤 30 g，枣仁 20 g，五味子 15 g；腰膝酸软者加枸杞 15 g，桑寄生 15 g。气阴两虚，瘀血内阻，兼有口干、便干、脉细者，用生脉饮合冠心Ⅱ号加水蛭 3 g，女贞子 15 g，柏子仁 30 g，对胸闷为主，痰多苔腻者加瓜蒌 30 g、薤白 15 g。

气虚进一步发展出现形寒怕冷，四肢不温，呼吸气短，下肢浮肿等阳虚见症者，宜温阳活血，方用参附汤合冠心Ⅱ号加细辛 4 g，黄芪 30 g，益母草 30 g。若脉沉迟、胸闷、头晕，西医诊断为病态窦房结综合征，中医属于迟脉证者，一般用附子 10 g，细辛 5~10 g，黄芪 30 g，党参 30 g，肉桂 10 g，川芎 15 g，五味子 15 g，葛根 30 g，无高血压者麻黄 10 g。

阳虚发展出现四肢厥冷，大汗淋漓，表情淡漠，脉微欲绝的心阳虚脱的危急证候，当回阳固脱、益气复脉，并积极配合西药中西医结合治疗，方用四逆汤或保元汤加味，人参 10 g（另煎兑入），附子 10 g，肉桂 10 g，五味子 15 g，丹参 30 g，川芎 15 g，三七粉 3 g（冲服），龙骨 30 g，牡蛎 30 g，炙甘草 10 g。

2.气滞血瘀 气为血帅，气滞则血瘀，多因情志抑郁不畅而发病，以心前区或胸骨后疼痛为主，伴有胸闷气憋，舌暗有瘀斑点，脉弦或涩，但无心悸、气短、乏力等气虚之症。治宜活血化瘀、理气通络，方用冠心Ⅱ号或血府逐瘀汤加水蛭 3 g，心经有热伴失眠、头痛者宜血府逐瘀汤为佳。胸闷苔白腻者加瓜蒌 30 g，薤白 15 g。兼有心气虚、心悸、气短、乏力，舌胖大有齿痕，脉沉细无力者加党参 30 g。脉结代（心律失常）者加延胡索 15 g，琥珀 10 g，郁金 15 g，若两胁胀痛，遇情志不畅则发者加用四逆散。

3.痰浊痹阻　脾失健运，痰浊内生，阻遏胸阳，胸阳不振，故表现为胸部闷痛为主，伴有食少纳差，腹胀恶心呕吐，舌胖舌苔白腻脉滑，治宜祛痰化浊、宣痹通阳，方用瓜蒌薤白半夏汤加郁金 15 g，白矾 10 g，桂枝 6 g。若胃胀恶心加枳壳 5 g，陈皮 10 g，生姜 6 g，舌有瘀斑点，爪甲瘀滞，多为痰瘀交阻，方用上方合冠心Ⅱ号方，往往取效较好。

4.阴虚阳亢　多属冠心病合并高血压者。除心痛、胸闷、心悸外，还表现有头晕、头痛、耳鸣、烦躁失眠、口苦目涩、四肢麻木、大便干等阴虚阳亢的证候，舌红苔薄或腻少津，脉弦或弦细，宜育阴潜阳，化瘀通络，方用：首乌 30 g，牡蛎 30 g，僵蚕 15 g，女贞子 15 g，丹参 30 g，水蛭 30 g，川芎 10 g，山楂 30 g，地龙 15 g，决明子 10 g，豨莶草 15 g。烦躁失眠者加酸枣仁 30 g，柏子仁 30 g，白薇 10 g。

寒邪凝滞心脉，症见胸闷发憋，心痛较剧遇冷即发，脉弦紧，舌苔薄白，用以上方法效不佳者，宜温散寒邪，方用肉桂 10 g，丁香 5 g，檀香 10 g，三七粉 3 g（冲服），冰片 0.6 g（研细冲服）。

三、总结

我们治疗本病的体会有以下几点：

1.气虚血瘀是本病的主要矛盾，也是本病最多的证型。可以把益气活血法作为本病最基本的治疗方法，随症加减。但其余证型的主证为主要矛盾时，仍应遵循辨证论治的原则进行治疗。

2.血瘀是本病必然的病理变化，也是本病突出的标证之一，除中医传统的瘀血指征外，凡有高黏血证，微循环有瘀滞、畸形者，我们重用活血化瘀法，畅通血脉，清除瘀滞，缓解疼痛，改善瘀血状态。我们多选丹参、川芎、赤芍、水蛭、郁金、三七粉、红花、葛根等药。水蛭活血峻猛，能降血脂，改善血液流变学指标，对心绞痛有较好的效果，但能伤正气，宜与益气药同用。

3.气虚导致血瘀，气虚的普遍存在是本病的病理特点，故益气补虚也是本病最基本的治则。除传统的气虚指征外，心功能检查有损害者，我们作为气虚证的一个客观的指征。益气我们多选黄芪、党参、太子参、五味子、人参等药，改善患者的气虚虚损状往往有较理想的效果，也能使瘀血状态更快地消除。

4.本病中老年以后发病，人体肾气逐渐衰退，本病的发生与肾虚有着必然的联系，临床上许多患者兼有短气乏力、头晕耳鸣、记忆力减退、腰膝酸软、听力减退等肾虚证候，宜选用首乌、牡蛎、枸杞子、肉桂、附子、女贞子、骨碎补、鹿角胶等补肾之品。即使肾虚证候不著，亦应针对肾虚之本选用一、二味药，固本治肾。

（《陕西中医函授》1990 年第 1 期）

略论"心水相关"与心水证治

刘超峰（陕西省中医药研究院附院内科）

中医认为人体的水液代谢与肺、脾、肾、三焦诸脏腑有关。但笔者通过复习文献和临床实践，认为心脏与水液代谢有密切的相关性，因心脏功能减弱形成的水肿及喘咳通称心水证，主要包括了现代医学的心力衰竭。现代心脏内分泌功能的发现，也为此提供了有力的证据。为了深化水肿的辨证论治，笔者不揣浅陋初探如下。

一、文献源流

中医文献中，虽然在水液代谢的生理过程中，没有强调心脏的作用，但心与水相关的描述却散见于历代的医籍之中。《黄帝内经》对心与水的密切关系，已有了深刻的认识，首先心病可致水肿、气喘。《素问·痹论》曰："心病者，肿不消，烦则心下鼓，暴上气而喘"。其次认识到"水在心"的病机为标本俱病，可演变出现两种情况："水病下为胕肿大腹，上为喘呼不得卧"（《素问·水热穴论》）。在治疗上，《素问·汤液醪醴论》提出的治水三法，其"洁净腑""去宛陈莝"正适于心水证必兼瘀血的病机，通过行水利尿、活血化瘀来治疗本病。

仲景继承《内经》的认识，在《金匮要略》中，首先提出"血不利则为水"的观点，并有"先病血、后病水"之说。《金匮要略·水气病篇》谓："心水者，其身重而少气，不得卧，烦而躁，其人阴肿""病水腹大，小便不利，其脉沉绝有水"。认识到心病引起的水肿也可出现小便不利。治疗上明确提出"腰以下肿，当利小便"的观点，创立的葶苈大枣泻肺汤、真武汤等治水名方至今为临床所运用。

后世医家对其都有不同程度的发挥。《医门法律》说："盖以支饮上入，阻其气则逆于肺间而为喘满，阻其血则杂揉心下而为痞坚，肾气上应，其色黑，血凝之色亦黑，故黧黑见于面部。"这把心、肺、水饮、瘀血的关系描述的更为贴切。现代名医郭士魁认为：心病引起之水肿叫"心水"，类似现代的心力衰竭。薛芳等提出心气不足，心阳虚衰为此病之本，血液瘀滞、水饮停蓄为其标。名医赵锡武认为：心衰时出现的肺瘀血、肝大、水肿等，皆提示心阳虚衰，肺气壅滞，升降失调，血瘀不畅，水不化气，用真武汤为主方，配合行水利尿、活血化瘀等法治疗。姜德华等用葶苈大枣泻肺汤治风心心衰，临床症状可很快缓解。许心如归纳全国治疗心力衰竭的治疗经验，根据中医辨证，分为心气不足、心阴（血）亏损；脾肾阳虚、水湿不化；气虚血瘀、痰湿阻滞；痰饮阻肺、气道不利；阴阳俱虚、阳气虚脱 5 型，其中 4 型都有水液潴留，出现水肿的症状。笔者统计我院胸痹心痛证 40 例，排除其他原因的水肿，兼有下肢水肿症状者约占 20%。现代内分泌学的研究认为：心脏同时是一个内分泌器官，分泌的心房肽等物质，具有很强大的利钠、利尿作用，可能在治疗心衰等疾病中发挥巨大作用。临床上出现的水肿症状是否与上述激素有关值得进一步探讨。

二、病因病机

心阳（气）旺盛，心血（阴）充盈，心脏就可以藏神、主血脉，运送血液到达全身，参与正常的水液代谢。否则就会出现病态，心脏的功能减弱血液瘀积，水饮潴留而形成心水证。

临床上心痹、心悸、胸痹心痛、肺胀久咳等病，都会发展为心水证。痹证日久，风湿病邪侵犯血脉，伤及心脏，耗伤阴血或心气心阳，心脏不能主血脉行水，水饮潴留；湿热病内邪内陷心包、耗伤心阴或心脏气阴，心脏功能减弱，水饮内停；胸痹心痛心气虚弱，心阳不振，久则影响水液代谢，出现水肿的症状，喘咳日久，肺胀不愈，加之痰热壅遏，致使肺、脾肾病变及心，使心阴阳虚损，发生水肿。心水症的水肿起病缓慢，自下肢开始，按之凹陷，甚则全身浮肿，出现腹水，属于中医"阴水"范畴。多伴有心悸、气喘、烦躁或神倦、尿少等证候。《金匮要略·水气篇》有先病血后病水，血不利则为水之说。津血同源，血运失常，血液滞瘀，水液外渗，泛溢肌肤则为水肿。血去其水自消，水去其经自下。正如名医赵锡武说："盖因水肿之为病，虽然在水，而根本矛盾是由于心功能不全所造成。"其次，肺脾肾三脏因失去心血濡养而虚衰，加重水液潴留。心肺同居上焦，心水犯肺，肺失肃降，则气喘、咳嗽、气喘不能平卧。

由上述可见，心脏功能减弱是引致水肿的一个重要原因，从心水证的临床表现来看，我们也不难发现心与水存在着密切的关系。这类患者除具有水肿、咳喘两大特征性症状外，还会兼见心悸怔忡、烦躁或神倦、夜寐不宁等"心主神明"失常之症；胸闷时痛、青筋暴露、唇舌紫暗、积块脉涩等"心主血脉"功能失常的症状，由此可见心脏的功能失常，则可导致水病的发生。

心水证属"标本俱病"，虚实夹杂。短气而喘，心悸怔忡、神倦乏力，虚为其本；喘呼不能卧，水肿腹水，肋下痞块，实为其标。但根本的问题是心脏功能与脏腑之间在生理上相互依存，相互影响。心血不能濡养诸脏、心阳不能下温肾水、心火不能温暖脾土等都会影响脾之转输、肺之肃降、肾之开阖，加重水肿。而脾为气血之源、肾寄真阴真阳，肺主一身之气又都会影响心脏的病变。

三、心水证治

中医对水肿的治疗，"不外发汗、利尿、逐水，以及健脾益气、温肾降浊等法"。但心水证多需标本同治，养心扶正治其本，活血利水、泻肺逐水治其标。笔者在临床上常分以下 4 型辨证论治。

1. 气阴亏损、血瘀水停　症见心悸短气，动则加剧，神疲乏力，头晕，烦躁，失眠，盗汗，舌红苔少，脉细数或结代。治以益气养阴活血利水，方用生脉散加味：党参 30 g，麦冬 20 g，五味子 15 g，玉竹 10 g，黄芪 15 g，防己 10 g，茯苓、益母草各 30 g，北五加皮 5 g。

2. 阳虚水停　症见心悸，咳嗽，以寒肢冷，尿少，全身浮肿，面色苍白或青紫，舌淡胖大、苔白，脉沉细或结代。治当温通心阳、活血利水，方用真武汤加减：制附片 15 g，白术 15 g，茯苓 30 g，黄芪 15 g，防己 10 g，丹参 30 g，益母草 30 g，车前子 30 g，桂枝 10 g。

3. 心水犯肺，气道不利　症见心悸，气喘不能平卧，吐泡沫样痰，脘腹胀满，下肢水肿、舌苔白腻，脉弦数或细数。宜泻肺逐饮，方用：葶苈子 30 g，桑白皮 15 g，防己 15 g，茯苓 30 g，杏仁 10 g，车前子 30 g，厚朴 20 g，北五加皮 6 g，益母草 30 g。

4. 阳气欲脱　症见心悸喘憋，面色青灰，张口抬肩，烦躁不安，小便量少，大汗淋漓，四肢厥冷，脉微欲绝。治当回阳救逆，方用参附汤加味：人参 10 g（另煎兑入），附片 12 g，麦冬 15 g，五味子 10 g，龙骨 15 g，牡蛎 15 g，应积极采取中西医结合的方法挽救生命。

（《陕西中医》1991 年第 12 卷第 4 期）

张仲景治肺特色探讨

刘超峰

（陕西省中医药研究院附属医院）

张仲景在《伤寒论》中创立了伤寒六经辨证，在《金匮要略》中创立了脏腑经络辨证，都以脏腑经络学说为其理论依据。反复研读两书，深感仲景对每一脏腑的治疗，各有洞天，尤其治肺，更具特色，试作以下探讨。

一、治肺疾首当辛开宣闭

肺为娇脏，不耐寒热，位高清肃，外合皮毛，最易为外邪所侵犯。外邪束表，皮毛闭塞不开，肺气闭郁不宣，就会出现寒热无汗，气逆咳喘等证。正如《内经》所谓"诸气膹郁，皆属于肺"。仲景深得经旨，在此阶段注重辛开肌腠，宣肺开闭。一方面使肌腠开发，肺气宣达，水道通调，表邪外解；另一方面防止外邪入里化热。如对风寒外束，肺气郁闭之喘证，用麻黄汤辛散宣肺平喘。并且强调"八九日不解，表证仍在，此当发其汗"。以麻黄、桂枝相伍，辛开宣闭，则喘证自平。对风热袭肺，水道不通的风水证，用越婢汤辛开宣肺，清热利水。肺为水之上源，通调水道，肺为外邪所束，通调失职，发为风水，仲景急以麻黄配生姜辛开宣闭，石膏清热，水道通调，风水可愈，这正是所谓提壶揭盖之法。

仲景对肺有宿疾，外受于邪的病证，也必先开肺达腠，令邪外解，使肺气畅达。如"喘家作，桂枝加厚朴、杏子佳。"意取桂枝汤辛温发散，调和营卫，妙在配以厚朴、杏子宣肺平喘。又如素有水饮，风寒外感的咳喘证，仲景以小青龙汤或射干麻黄汤辛温宣肺、温化水饮。即是以麻黄、桂枝、细辛开腠温肺，配干姜、半夏温化水饮，复肺之职，水道通调，水饮下泄，咳喘乃愈。后世对痰饮停肺的咳喘证，无论有无表证，均以小青龙汤治之，就来源于此。

对寒邪已经入里化热，肺气闭塞的病证，无论有无表证，皆可应用开肺宣闭之法，使肺气宣肃，达到热随汗解的目的。如风寒外束，内郁化热的大青龙汤证，即是选用麻黄汤辛开宣肺，以石膏清其内热；又如风寒入里化热，热壅于肺的咳喘证，仲景以麻杏石甘汤宣肺清热。"汗出而喘，无大热者，可与麻黄杏仁甘草石膏汤"，虽为热证，仍用麻黄辛温发散，使热随汗解，又能平喘，以石膏清热，以杏仁、甘草宣降肺气，止咳平喘，则是证可愈。

仲景通过辛散开闭，畅达肺气，从而达到邪去热解，咳喘自平，利水泄毒的目的，观其上述治法，无不体现了治肺首当辛开宣闭的特色。

二、止咳平喘贵在宣肺降逆

肺以肃降为顺。若肺受邪袭，失之肃降，气逆于上，就会出现咳嗽、气喘等证。《金匮要略》明确认识到"咳而气逆""咳逆上气"的病理机制，故治疗上不离降逆之法，常用麻黄、杏仁、厚朴、紫菀、冬花、五味子等药，少用重坠沉降之品，贵在宣肃肺气，以止咳平喘，此又为其特色之一。

1. 温肺降逆法　《金匮要略》"咳逆倚息，不得卧者，小青龙汤主之"，"咳而胸满者，苓甘五味姜辛汤主之"，"咳而上气，喉中水鸣声，射干麻黄汤主之"。分析这些方药，我们可以发现其共同的病机，都是寒邪留肺，致肺气上逆，因此多以麻黄、细辛、桂枝、干姜温肺散寒，配麻黄、杏仁、射干、五味子宣降肺气，正如陈修园所谓"姜细味…… 细而精。"

2. 清肺降逆法　适用于肺热咳喘证。《伤寒论》"汗出而喘，无大热者，可与麻黄杏仁甘草石膏汤"，"咳而上气，此为肺胀，其人喘，目如脱状，脉浮大者，越婢加术汤主之。"前者为邪热壅肺，后者为饮热郁肺，以麻黄、杏仁降其上逆，用石膏清其肺热，共凑清肺降逆之效。

3. 涤饮降逆法　适用于痰饮壅肺的咳喘证。痰饮壅肺，肺失清肃，气道为之不利，则咳嗽、气喘、咳吐浊痰，仲景以皂荚丸涤饮除痰。造成肺气上逆的原因除上述因素外，尚有因正虚或肺痿、肺痈、肺痨等原因，当随证治之，仲景已经认识到肺疾存在着肺气上逆的共同病理机制，治疗就应下气降逆。

三、祛痰饮强调温化开源

肺主宣降，通调水道，敷布津液，是人体水液代谢中的主要脏器之一。当肺的功能失调时，就会出现水液代谢的障碍，"积水成饮，饮凝成痰"，从而形成痰饮为患。"肺为贮痰之器"，有形之痰饮主要形成肺的疾病，出现咳喘、胸痛、咳痰等症状。仲景治肺，重视祛除痰饮宿邪。观其痰饮之治，又以温化开源为主。《金匮要略》"痰饮者，当以温药和之""夫短气有微饮，当从小便去之，苓桂术甘汤主之，肾气丸亦主之"。明确指出了脾肾阳虚、水停为饮的证治，当以上两方温肾健脾，温化水湿，通利小便。对寒饮阻肺的支饮证，用小青龙汤或射干麻黄汤温肺化饮，止咳平喘。对饮停胸胁的悬饮证，则以十枣汤逐饮利水，使饮从二便而去。对痰饮壅肺、肺气上逆的支饮证，以葶苈大枣泻肺汤逐痰饮，利小便。对水停心下，上迫于肺的喘满证，用木防己汤，正如赵守真所谓"化痰利水清热诸作用具备者，莫若《金匮》之木防己汤。"饮由水聚而成，治饮自当利水，给饮邪以出路，这是仲景治痰饮的又一主要方法。仲景温化水饮多选附子、桂枝

（肉桂）、干姜、细辛；利水多以麻黄、茯苓、防己、桂枝、葶苈子、甘遂、大戟、芫花之类。

四、治肺疾勿忘调理他脏

1. 治肝宁肺　对少阳不和，邪犯于肺的咳嗽证，用小柴胡汤去人参、大枣、生姜，加五味子、干姜以理气清热止咳。对肝气犯肺的咳嗽证，用四逆散加五味子、干姜，以疏肝解郁止咳。在气机的调节上，肺主降而肝主升，两者的协调对全身气机调畅是一个重要的环节。若肝升太过，或肺降不及多致气火上逆，而致咳嗽等证，仲景用上两方治肝达到治肺的目的。

2. 治腑安肺　仲景对表实下利，发热汗出、咳喘的病证，以葛根芩连汤清利大肠。近代名贤蒲辅周对腺病毒性肺炎有以上表现者，用本方取效，其源则在仲景。因肺与大肠相表里，大肠的正常传导，有利于肺的肃降。

3. 理脾治肺　"脾为生痰之源""肺为贮痰之器"，理脾所以杜绝生痰之源，仲景治痰饮阻肺之证，也强调以温中健脾药相伍，用干姜、桂枝温中，人参、茯苓、白术健脾。

综上可知，仲景治肺，颇具特色，诸如外邪闭肺，开肺为急；升降失常，肃降为法；治肺之时，重视治饮，治饮当以温化开源；以及注重调治他脏等。凡此诸类，对当今临床辨证施治，不无指导意义，很有必要予以深入研究。

（《陕西中医》1988年第4期）

雷鹏论文

雷忠义国医大师胸痹痰瘀互结学术思想渊源初探

雷　鹏[1]　雷忠义[2]

（1.陕西省人民医院；2.陕西省中医药研究院）

胸痹是指胸部憋闷、心悸气短为主症的一种心系疾病，轻者胸闷或胸部隐痛，发作短暂；重者心痛彻背，背痛彻心，喘息不得卧，痛引左肩或左臂内侧，常伴有心悸气短，呼吸不畅，甚则喘促，面色苍白，冷汗淋漓等。现代医学将其主要归于"冠心病"范畴。近年来，其发病率我国呈逐年上升趋势，是引起死亡的主要疾病之一。

国医大师雷忠义主任医师行医60余载，专注中西医结合防治冠心病、心功能不全、心律失常等心血管疾病的理论探索、科学与临床研究，精确把握胸痹心痛病机演变特征，首创胸痹心痛痰瘀互结新理论，创制了丹蒌片、养心活血汤（方）、丹曲胶囊、复方羊红膻片等系列名方，为中医药参与重大疾病、慢病防控提供了新的思路和治疗方法。现将雷老胸痹心痛痰瘀互结理论简要论述如下：

一、学术渊源

汉代张仲景在其《金匮要略》中设《金匮要略·胸痹心痛短气病脉证治》专篇，首次论述了"胸痹心痛"。《黄帝内经》曰："正气存内，邪不可干"。古今医家虽见仁见智，但正虚为胸痹发病之本成为历代共识。《金匮要略·五脏风寒积聚》："心中寒者，其人苦病心如啖蒜状，剧者心痛彻背，背痛彻心，譬如蛊注。其脉浮者，自吐乃愈""心伤者，其人劳倦……心中痛……其脉弦，此为心脏伤所致也"。前者言外邪影响于心，阴寒内聚，痹阻心脉而为病，后者言内因劳伤心脉，气血亏虚，心脉失养而为病。宋代陈无择《三因极一病证方论》中记载胸痹心痛的病因与外感六淫、七情、饮食不节、劳役所伤等因素有关。

《金匮要略·胸痹心痛短气病脉证治》言："夫脉当取太过不及，阳微阴弦，即胸痹而痛，所以然者，责其极虚也。今阳虚知在上焦，所以胸痹、心痛者，以其阴弦故也"，指出了胸痹病机的关键——阳微阴弦。"阳微阴弦"即原文中"太过与不及"，微即不及，是指上焦阳气不足，弦即太过，提示阴邪内盛，水饮内停。总之，医圣张仲景认为"阳微阴弦"为胸痹病机关键，为本虚标实，本为胸阳不振，标为阴寒、痰浊、瘀血、气滞。《金匮要略》胸痹治法，共有九方，为后世胸痹的治疗开了先河。《千金方衍义》将仲景治疗胸痹心痛之法归纳为"《金匮要略》咸以辛温散结，涤垢除痰为务"。而仲景所创化痰逐饮之方药，很好体现了中医药治疗疾病的特色和优势。

明清时代，王清任著《医林改错》主倡以血府逐瘀汤治疗胸痹心痛，血府逐瘀汤为祛瘀生新的代表方剂，临床上以其为基础方已广泛用于治疗胸痹，并取得了良好的疗效。20世纪70年代，中国中医科学院郭士魁教授、陈可冀院士等倡导以冠心Ⅱ号为代表方的以气滞血瘀立论来治疗冠心病，并在临床与基础方面进行了大量卓有成效的研究，进一步奠定了从血瘀论治冠心病的基础，催生了陈可冀院士团队获国家科技进步一等奖为代表的一大批研究成果和一大批名方名药，具有里程碑意义。

二、病证结合、传承创新，首倡胸痹痰瘀互结论

雷老以中医前贤理论为基础，结合长期临床研究实践观察发现，单纯从宣痹化痰或活血化瘀治疗胸痹心痛临床疗效都不能尽如人意，究其原因，是因为胸痹心痛好发于老年患者，这与老年人气血阴阳俱亏、脏腑功能失调密切相关。年老体衰，脏腑衰退，气血运行不畅，而导致气虚血瘀，产生瘀血内停；阳气不足，失于温煦，阴寒凝滞；肝失条达，气行不畅，而导致气滞血瘀；脾失健运，肝失疏泄，肺失通调，水湿运行失常，内生痰浊；血瘀与痰浊相互交结，阻塞心脉，心脉不通，不通而痛，导致胸痹心痛发生。

雷老又结合现代医学知识，认为动脉粥样硬化是冠心病最主要的病理变化，其病理形态为血管内壁沉积着灰黄白色、散在、不规则的斑块聚集堆积，其表层既有出血，又有凝血，这非常类似中医学的痰浊与瘀血。且动脉粥样硬化的形成与脂质代谢有关，痰浊内蕴（高脂血症）是导致经脉瘀滞、气血不畅（动脉粥样硬化、血黏度增高）的直接原因。痰浊闭阻、经脉瘀滞是产生胸痹的前提条件。因此，痰瘀互结痹阻心脉是胸痹心痛的病理关键。此多因脏腑功能失调，血液与津液代谢紊乱，特别是心脾肾脏气虚弱，运行无力，以及肝失条达，气血逆乱，出现痰浊湿邪阻碍血行而致瘀，或瘀血影响运化致湿生痰，血瘀与痰浊交结，形

成痰瘀复合性病理产物，阻塞心脉而致胸痹心痛，形成本虚标实之证。其病情较重，病程较长，缠绵难愈。以此病机为理论依据，在以往临床和基础研究积累的基础上，针对胸痛胸闷并见，憋气脘痞纳呆肢沉，苔腻，舌质紫暗，脉弦滑或涩等痰瘀互结表现，以通为补，化痰宣痹、活血化瘀，创制了丹蒌方。基本方药包括：瓜蒌皮、丹参、黄芪、葛根、薤白、泽泻、川芎、郁金、骨碎补、赤芍等，为此进行了大量的临床、实验研究，最终，创立冠心病（痰瘀互结证）新药——丹蒌片，入选国家药典和获得权威专家共识。

随着临床实践的不断深入和观察总结，雷老发现部分患者病情稳定一段时间后，因各种原因病情又逐渐加重，出现不稳定型心绞痛、心律失常、血压不稳定，甚至发生急性冠脉综合征，中医证候则见心痛频发，心痛程度加重，直至发生真心痛等危象，伴胸前有灼烧感，心烦，易怒，头晕，少寐，大便干结，舌红苔腻，脉滑等较明显的热象，对化痰宣痹、活血化瘀之剂不敏感。这明显的热象是如何来的？雷老认为，痰瘀互结日久，生热化毒，郁热毒邪内伏致营卫不和，气血亏虚，形成痰瘀与热毒互为因果的恶性循环，促进了冠心病的恶化。由此又提出了痰瘀毒互结证的假说。依据"治未病"的观点，据此创立新方"丹曲片"，以涤痰化浊，活血化瘀，清热解毒。方选赤芍、丹皮、丹参、黄芪、瓜蒌皮、红曲、水蛭、葛根、银杏叶、黄连等，目前"丹曲片"作为院内制剂已在临床应用多年，临床疗效满意，获陕西省科技厅重大专项资助，目前已进入新药研发程序，证明了痰瘀毒互结假说的科学性。

三、总结

国医大师雷忠义从事中西医结合心血管疾病研究60载，具有独到的学术见解和丰富的临床经验，突破了先贤崇尚痰浊痹阻论治和明清以来医家从瘀血痹阻心脉论治的局限，精确把握胸痹心痛病机演变特征，提出胸痹心痛的主要病机和治疗策略：即痰瘀互结是其核心病机，痰浊、瘀血是心脉痹阻的病理关键，活血祛痰，通脉散结是其治疗大法，研发对证中成药丹蒌片，为冠心病此类慢病大规模防控提供了新选择。

近年来，胸痹痰瘀互结理论和丹蒌片得到了国内同行专家的充分肯定，与该理论和丹蒌片有关的科技攻关项目达10余项，并入选科技部重大科技专项，在系列研究中也充分证明了痰瘀同治及丹蒌片是治疗胸痹心痛痰瘀互结证的有效治法和方药，尤其在稳定动脉硬化斑块及缩减斑块方面表现出一定的可喜苗头。痰瘀毒互结理论体系日臻完善。

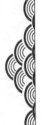

参考文献

[1] 陈无择 . 三因极一病证方论 . 北京：人民卫生出版社，1957，125-126.

[2] 陕西省中医医院心血管病学组 . 加味瓜蒌薤白汤治疗冠心病心绞痛 44 例小结 . 陕西新医药，1974，（1）：16-18.

[3] 雷忠义，苏亚秦，吴亚兰，等 . 加味瓜蒌薤白汤治疗冠心病心绞痛 104 例 . 陕西中医，1983，4（4）：23.

[4] 雷忠义，于小勇，刘超峰，等 . 冠心病痰瘀互结证与痰瘀毒互结证探析 . 陕西中医，2013，33（12）：1646-1648，1669.

第三部分 国医大师雷忠义痰瘀流派 二代传承人论文

朱富华论文

国医大师雷忠义先生治疗心脏疾病用药经验

朱富华

（陕西省中医医院）

雷老为国医大师，颇有建树，闻名于世。2005 年跟师学习，受益匪浅。体会如下：

一、中西汇通，发微创新，创心病痰瘀虚毒之说，揭示心脑病病机规律

"痰瘀"互结是胸痹心痛发病的主要病机。《金匮要略》指出"阳微阴弦"是胸痹心痛发病的病机，关于"阳微阴弦"解释众多，但以脉关上为阳，关下为阴为妥。"胸痹之病，喘息咳唾，胸背痛，短气，寸口脉沉而迟，关上小紧数，瓜蒌薤白白酒汤主之"。宋代《太平圣惠方》"胸痹疼痛，痰逆于胸，心膈不利"。阐述了本病与痰相关。《医林改错》"突然胸痛……用血府祛瘀汤一剂立止"；《血证论》"心痛血急宜祛瘀为要"阐述了本病与瘀血相关。清代《继自堂医案》认为此病不唯痰浊，且有瘀血交阻膈间，方用全瓜蒌、薤白、旋覆花、桃仁、红花、瓦楞子、延胡索合二陈汤，实为痰瘀论之雏形。雷老研制的新药舒心宁已获得国家认证，该方由瓜蒌皮、丹参、黄芪、葛根、薤白、泽泻、川芎、郁金、骨碎补组成。化痰宣痹，活血化瘀。临床效果显著。

关于本病雷老新的见解是本病与毒相关。雷老根据现代对动脉粥样硬化的发病机制，即：多种危险因素→内皮功能紊乱→形成泡沫细胞→细胞因子、炎性介质、生物酶及平滑肌细胞增生迁移→导致动脉壁炎症。进一步的研究提出，西医炎症，中医应解毒，故提出在治疗上使用黄连和蒲公英之药。近日关于冠心病雷

老认为存在"毒"，治疗应清热解毒，方可提高疗效。

从治疗冠心病延伸到心脑血管之病，高血压、冠心病、高血脂、缺血性中风、血管性痴呆，痰瘀虚为其证型共性。

高血压具有在痰瘀虚的基础上加风证型。肝风痰浊型：选用半夏白术天麻汤（加钩藤、石决明、郁金）。阴阳两虚型：选用金匮肾气丸汤（加仙矛、仙灵脾）。肝阳上亢、阴虚阳亢型：选用天麻钩藤饮汤或镇肝息风汤。前为肝阳上亢，后为虚风内动。临床以肝阳上亢为多见。老年人以气虚血瘀为多见。高血压的实证多加用矿石类石决明、代赭石、生龙骨、牡蛎、珍珠母。此类药物可重镇降压安神。单味的降压药有罗布麻叶、杜仲、野菊花、地龙、天麻、钩藤、防己、牡丹皮、葛根、仙灵脾。

冠心病的证型以痰瘀虚为主，痰：选用温胆汤（加菖蒲、郁金、川芎、全瓜蒌）、苓桂术甘汤、枳实薤白半夏汤。瘀：通窍活血汤。虚：心气虚用归脾汤，心阴虚用补心丹。心阳虚用炙甘草汤。寒：枳实薤白桂枝汤、真武汤。冠心病常用中药有丹参、川芎、黄芪、赤芍、红花、当归、党参、甘草、瓜蒌、薤白、麦冬、桂枝、郁金、五味子、三七、桃仁、降香、葛根、枳壳、山楂、半夏、水蛭、石菖蒲。抗心律失常的中药有炙甘草、人参、麦冬、生地黄、苦参、延胡索、桂枝、柴胡、黄连。增加心率的药物为附子、桂枝。减慢心率的药物为当归、黄精、玉竹、三七、龙骨、牡蛎。

高脂血症：痰：选用胃苓汤（加白蔻仁、石菖蒲）。瘀：选用血府逐瘀汤。虚：选用六味地黄汤（加枸杞子）。毒：茵陈蒿汤。

缺血性中风：阳虚选用补阳还五汤，阴虚选用补阴还五汤。瘀选用通窍活血汤。痰选用解语丹汤。

血管性痴呆：证型以痰瘀虚型为主加毒为主。

现代医学研究中药降压具有多靶点的作用，改善微循环、降脂抗氧化、保护内皮、调解血管活性物质的作用。中药在降脂方面具有抑制内源性脂肪的合成、减少外源性脂质的吸收、调节脂质代谢等作用。

揭示心脑病病机规律，本虚表实，痰瘀虚毒为其病的证型共性。

二、养心活血汤在治疗心血管疾病的临床应用

雷老从 20 世纪 70 年代始，开始观察用养心活血汤治疗心血管疾病。临床取

得较好的效果。雷老认为心血管疾病的总的病机为本虚标实。本虚为气阴两虚，标实为"痰瘀"互结。故以生脉散为基础方加陈皮、三七、丹参组成养心活血汤。本方使用于本虚标实，气阴两虚，"痰瘀"互结的心血管疾病。如冠心病、心肌炎、心律失常、风心病、高心病。注重药物的选择，如气阴两虚，用西洋参；脾气虚用太子参；气虚用党参。加减变化灵活，胸闷加瓜蒌皮、薤白；胸痛加川芎和郁金；疼痛甚加水蛭、莪术；失眠多梦加百合、莲子、珍珠粉；血压高加天麻、钩藤；心律失常加黄连、甘松、茵陈、琥珀；血虚加当归；活血加川芎、赤芍；破血加水蛭、蜈蚣。

三、"心病"角药

角药，它是将三味药组合在一起，仍然属对药的范畴，但其配伍意义远比对药广泛。这种配伍应用方式最早始见于张仲景著的《伤寒杂病论》，以后一直被历代医家所推崇，并加以充实发展。至明清时期，随着温病学派的兴起，不但温病学术体系日臻完善，而且还创制了许多临床疗效卓著的角药，近年来也得到了长足进展。角药的合理配伍不但能使药物的相互作用促进或相互制约，亦能提高药效。从物理的角度上讲三角形具有稳定性。长江大坝的合龙角铁起到的巨大作用："一个好汉三个帮，一个篱笆三个桩"同样，"角药"在临床中的作用不可忽视。人们在长期的临床实践上也发现了这一规律：①生脉散中人参大补元气，麦冬养阴润燥，五味子敛阴止汗。三者配伍，人参复气虚之本，麦冬滋不足之阴，五味子固气泄之标，构成角药；②由附子、干姜、甘草组成的四逆汤，具有回阳救逆之功；③由瓜蒌、薤白、白酒组成的瓜蒌薤白白酒汤，具有通阳散结、豁痰下气之功；④由甘草、小麦、大枣组成的甘麦大枣汤，具有养心安神、和中缓急之功。

雷老养心活血方中的三七、陈皮和丹参也构成角药，并与其痰瘀理论相吻合。丹参活血，陈皮化痰，三七止痛。又如治疗失眠多梦的百合、莲子、珍珠粉。

四、单药用药经验

1.罗布麻　雷老认为罗布麻具有降压、利尿、强心的作用，用于高血压、高血脂、心力衰竭的治疗。用量在 3 ～ 15 g。本药即可合用也可单用；其功效为平抑肝阳，清热，利尿。用于头晕目眩；水肿、小便不利。但本药不可长服久服。

2.羊红膻　为陕西省秦岭草药，正在开发研究。雷老认为羊红膻具有补肾活血、减慢心率的作用，用于冠心病和心律失常的治疗。

3.鬼见羽　雷老认为鬼见羽具有活血的作用，用于冠心病的治疗。冠心病多为"痰瘀互结""阳微阴眩"。临床也用于哮喘，"痰瘀互结"也是哮证反复发作的内在因素。

4.矿物类药物　雷老善于用龙骨、牡蛎治疗心悸；用石决明治疗高血压；善用珍珠母、珍珠粉治疗失眠。

范虹论文

雷忠义主任医师运用养心活血汤
治疗多种心血管病经验

范 虹[1] 雷 鹏[2]

（1. 陕西省中医医院心内科；2. 陕西省人民医院中医科）

雷忠义主任医师从事中医医教研工作 40 余年，学验俱丰，尤对心血管病潜心研究，具有独到见解。雷老遵从古法，善用经方，但又不拘泥于古法，本着中医"异病同治"之法，他运用 20 世纪 70 年代初以心血管组的名义拟定的养心活血汤治疗多种心血管病均获良效。笔者有幸从师雷老，体验良多，现总结如下。

养心活血汤最初是为冠心病急性心肌梗死而设立的，其对缓解急性心肌梗死患者胸痛、胸闷症状，降低其病死率都有良效。其组方为：人参、五味子、陈皮各 10 g，麦冬 15～20 g，丹参 30 g，三七粉 3 g。证属：气阴两虚，痰瘀内阻。其中人参大补元气，安魂魄，定精神；麦冬可养阴清心；五味子收养心气而安神。三药合为生脉散治心气阴两虚证，以益气养阴敛汗而固脱。丹参具有活血化瘀止痛之功效，其活瘀血，生新血，凉血，安神宁心，补心定志，急性期尤佳。陈皮可燥湿化痰，理气止痛，三七粉能化瘀血为水，散瘀消肿而定痛。现代药理研究人参具有抗心肌梗死早期出现的低血压状态，预防心源性休克；稳定心肌细胞膜电位，抗心律失常；扩张冠脉，抗心肌缺血，抗心衰等作用，并能防止血液凝固，促进纤维蛋白溶解，降低红细胞及血小板的聚集性，增加血液的流动性，改善组织灌注。早期心肌梗死应用可益心气，并可稳定患者情绪。丹参可加强心肌收缩力而不增加心肌耗氧量，并能扩张冠脉，提高纤溶酶活性，促进纤维蛋白溶解，有抗血栓形成作用，并能促进坏死心肌的修复与再生。陈皮含有橙皮甙，可扩张冠脉，使冠脉流量增加，对应激状态血脂升高，改善预后有作用。三七粉能抑制血小板聚集，并使血液黏度降低，具有活血作用，其能明显扩张冠脉，促进梗死区心肌侧支循环形成，改善心肌内微循环，增加冠脉流量，并提高心肌营养性血流量。整个组方紧扣题目，围绕急性心肌梗死的病理生理特征及其临床证属而设。在临床治疗中每获奇效。

多年来，雷老在临证中，又将养心活血汤的适应证扩大用于冠心病心绞痛，各种心脏病引起的心律失常、心力衰竭，心肌炎、高血压病等多种心血管疾病证属气阴两虚，痰瘀内阻者的治疗中。对冠心病心绞痛偏痰瘀互结者可加瓜蒌皮、郁金、赤芍、漏芦、半夏以开胸散结；加川芎乃血中之气药，能活血行气，疏肝散结以改善供血。心绞痛偏心阳痹阻者加桂枝、萆薢、细辛、良姜、薤白等温通心阳。对心衰患者原方的基础上加葶苈子、北五加皮、前胡以降气平喘，加小叶萆薢、茯苓、泽泻以利水消肿，其中北五加皮又有强心贰样作用，对心衰气虚者加黄芪以补气，阳虚者可加附子、桂枝以温阳，大心脏者可加龟胶、鹿角胶、鹿角霜以温补肾阳，补肾以纳气，从肾治心。用治心律失常有寒象者可在原方基础上加甘松、萆薢、澄茄理气止痛，暖胃散寒，加琥珀、珍珠母、紫石英以镇心安神，珍珠粉、龙齿、菖蒲以宁心安神，百合、莲子、黄连以清心安神，茵陈、苦参清热燥湿，以抗炎、抗病毒。对心肌炎急性期患者，用本方可换人参为太子参或党参，取其性平和，不助热，恢复期则可用洋参，养阴清虚热，用人参以大补元气，扶助正气，当据证具体选用，同时可加连翘、板蓝根、莪术等清热解毒之品抗病毒。对高血压患者头晕、头痛者，宜用对血压影响较小的太子参，并在原方的基础上加天麻、钩藤以平肝潜阳，葛根、川芎以通窍活血，也可加虫类药蜈蚣、全蝎以祛风通络止痉，或僵蚕缓解血管之痉挛。对高凝状态、高黏血症者可加水蛭、减少脑细胞损伤，对内热盛者可加黄连、牡丹皮，具有抑制动脉硬化炎症，防止斑块破裂、出血，消除斑块的作用。

典型病案：王某，男，50岁。主诉：持续性胸痛、胸闷8小时。患者1998年曾发生"急性下壁，正后壁心肌梗死"，一年后因劳累突发剧烈胸痛，胸闷、憋气伴有心悸、气短、头晕、汗出、尿少、全身乏力，舌暗苔厚腻乏津，脉虚数，持续约8小时，急诊收住，心电图示：急性广泛前壁，高侧壁心肌梗死。遂诊为"冠心病－急性心肌梗死""高血压病3级（极高危）"。予吸氧、镇静、镇痛，改善供氧供血，降低心肌耗氧量，抗血小板聚集，降压等治疗。第2天晚患者出现神志模糊，肌肤湿冷，大汗淋漓，脉微欲绝，呼吸迫促，两肺满布湿鸣，心音不清，血压降至80～69/60～45 mmHg，心率90～100次/分，心电监护提示：频发室早，短阵室速，病情危重。经静脉滴注参麦针、参附针、多巴胺、利多卡因、果糖等抢救治疗，血压维持在105～90/80～60 mmHg，室早消失。雷老认为该病中医诊断：真心痛，证属瘀血阻塞、气阴欲脱；治宜益气固阴，活血防变。方用养心活血汤加味：吉林人参、五味子、陈皮各10g，麦冬20g，丹参、瓜蒌、茯苓各30g，三七粉、黄连各3g。服3剂后患者诉胸闷、胸痛、心悸、气短、头晕等症均明显缓解，血压、心率稳定，偶感胸闷，大便稍干。原方加半夏、牡丹皮、川芎各10g，炙黄芪、麻子仁各30g，再服5剂胸闷、乏力消失，偶感心悸，二便通调。连服30余剂，患者无明显不适，好转出院。

按：雷老认为胸痹多为寒凝、气滞、血瘀、痰阻，痹遏胸阳，阻滞心脉，日久因实致虚，致心脾肝肾亏虚，心肺失养。病情进一步发展，瘀血闭阻心脉，可心胸猝然大痛，而发为真心痛，并常伴见心阳欲脱之危候，其治疗当以活血化痰，辛温通阳，回阳救逆固脱为大法，雷老以养心活血汤加味治疗真心痛，每获奇效。

典型病案：宋某，男，75岁。主诉：反复胸闷，气短8年加重伴尿少、浮肿、腹胀、黄疸20天。患者8年前曾患"急性心肌梗死"，五年前出现"高度房室传导阻滞"，在西安某大医院安装DDD起搏器，之后因胸闷、气短、气喘、尿少浮肿等症反复加重，在我科先后3次住院诊治。症见：气短、气喘、不能平卧、胸闷、心悸、乏力、畏寒肢冷、纳差、尿少、腹胀，全身高度浮肿，大便少。唇舌紫暗，舌下脉络瘀紫肿胀，苔略厚，脉沉细。查体：神志清，精神极差，慢性重病容，强迫半卧位，口唇发绀，颈静脉怒张，肝-颈静脉回流征（+），双肺底可闻及湿鸣，心尖冲动弥散，心界向左下扩大，心率90次/分，律不齐，心音低弱，心尖部可闻及3级以上SM，腹膨隆，肝肋下可及约3cm，腹水征（+），双下肢重度压陷性水肿。心电图示：起搏器心律，心肌缺血，偶发室早，胸片示：双肺瘀血，慢性心力衰竭表现。腹部B超示：瘀血肝，腹水（大量）。诊为冠心病（心功能四级全心衰Ⅲ度）。雷老认为该病属难治性心力衰竭，中医诊断：喘证、水肿，辨证属阴阳两虚，血瘀水停，治以益气温阳养阴，活血利水。方选养心活血汤加味：红参、制附片、五味子、桂枝、黄连、当归各10g，麦冬18g，丹参、黄芪、茯苓、葶苈子、小叶草薢各30g，三七粉3g，泽泻、淫羊藿、莱菔子各15g，北五加皮6g。通过西医抗凝，扩管，拮抗神经内分泌活性，营养心肌，支持对症治疗，并配合运用雷老该方加味治疗多年，患者诸症明显缓解，心功能明显改善。

按：雷老认为心衰其基本病理改变是心肺脾肾阳气不足，血脉运行无力，早期多为心肺气虚，渐影响至脾肾，后期以心肾阳虚为主，并伴有不同程度痰血水的瘀滞，阳虚日久，阳损及阴致阴阳两虚或阴阳离绝，是其发展的严重阶段。本病即属阴阳两虚，血瘀水停证。雷老认为心衰的治疗要紧抓益气活血，温阳利水的重要治则。据此选方择药则可缩短病程，提高疗效。

参考文献

[1] 沈映君.中药药理学.上海：上海科学技术出版社，1997，197.

（《陕西中医》2005 年第 26 卷第 10 期）

雷忠义主任医师
治疗心肌炎三度房室传导阻滞验案 1 例

范　虹[1]　刘超峰[1]　雷　鹏[2]　武雪萍[1]　于小勇[1]

（1.陕西省中医医院；2.陕西省人民医院）

雷忠义主任医师从事中西医结合心血管专业临床工作 50 余年，积累了丰富的临床经验，其运用养心活血汤组方，用治冠心病心绞痛、心衰、心肌炎等病证，屡获良效。有幸师从雷老，见其用该方治愈病毒性心肌炎三度房室传导阻滞患者 1 例，现报道如下：

一、典型病例

苏某，女，39 岁。主诉：反复心悸，头晕，乏力 10 年余。患者 10 年前感冒后出现心悸、胸闷、气短、头晕、乏力伴黑蒙，持续约 10 秒，休息后缓解，活动后加重，遂在西安某大医院就诊，查心电图示：三度房室传导阻滞，交界性逸搏，心室率最慢达 35 次 / 分，遂收住该院，查肌钙蛋白定量：3 ng/ml，心肌酶正常。心脏三位片：左心房轻度增大。心脏 B 超示：心内结构及各心腔大小未见异常，室壁搏幅未见异常，左室舒张期顺应性正常，收缩功能正常，故诊断为"病毒性心肌炎"。治疗先予维生素 C 片、辅酶 Q_{10} 胶囊口服，胸腺素、能量、参麦针、果糖等静脉滴注后无效，遂改以异丙肾上腺素、地塞米松等静脉滴注，住院治疗 47 天，诸症无明显改善，多次复查心电图示二度 AVB 与三度 AVB 交替出现。每因感冒受凉即致诸症复发加重，遂转而求助中医治疗，于 10 年前来雷老处求治。雷老初诊：症见心悸、心烦、头晕欲仆，乏力伴黑蒙、胸闷、气短、嗜卧、畏寒、纳差，二便尚调。舌淡滞、苔白、脉沉迟。证属阴阳两虚，瘀血阻滞，兼余邪未清。治宜温阳益气，养阴活血、清热解毒、方选养心活血汤加味：西洋参、五味子、制附子、桂枝各 10 g，麦冬 18 g，丹参、黄芪、板蓝根、大青叶各 30 g，陈皮、郁金、川芎各 12 g，三七粉 3 g，连翘 15 g，莪术 10 g。12 剂，1 次 / 日，1 剂，水煎服。患者连服 12 剂后，心悸、头晕、乏力等症状明显减轻，复查心电图示：二度 AVB，心率升至 60 次 / 分。患者遂在雷老处坚持服用该方化裁 1 个月余，上症基本消失，劳累、天气变化后略感胸闷、气短。心电图示：一度 AVB，心率升至 70 次 / 分左右。之后又坚持服该方化裁 1 年余，随访至今未见病情反复。

二、讨论

本案属病毒性心肌炎慢性迁延期合并缓慢性心律失常三度 AVB。雷老认为病毒性心肌炎急性期多因外感邪毒、热毒冲心，当清热解毒、护心、清心开窍，以银翘散为主方治疗；及至恢复期、迁延期则热伤心阴，但尚有余邪未清，治以清热养阴，养心凉血，以天王补心丹加味，甚或气阴两伤者，治以益气养阴、护心复脉，以养心活血汤加味治疗；至慢性期已阴阳两虚，缠绵难愈，应扶阳救逆、养阴镇心，方选参附汤加味。

雷老认为心动过缓性心律失常，临证中在病机上须详辨虚实，心动过缓之实证，多因痰饮上犯，心阳痹阻，阴邪窃居阳位，影响气血运行，治宜通阳泄浊宣痹，以枳实薤白桂枝汤合麻黄附子细辛汤加减，虚证乃元气虚馁，心阳不振，阳微不运，而以阳气虚为主，治宜温阳益气，以参附汤为主方。雷老认为心肾阳虚是缓慢性心律失常的共同病理基础，其病位在心，亦涉及肝，肝郁气滞，肝血失调，造成气滞血瘀、血虚，亦可致心脉失养，心率缓慢。治疗应抓住元阳衰惫，心阳不振，气虚血瘀，传导功能低下这一主要病机。本案患者因外感邪毒，热毒冲心，致耗气伤阴，心气亏虚则心阳不振，而脾阳气亏虚，肾阳不足是导致心阳不振的主要原因。因脾为后天之本，气血生化之源，主升清；肾为先天之本，内寓真阳，五脏阳气皆赖此而得以维系。同时气虚则血行不畅，水液运化失常，导致血液瘀滞、痰浊内生，形成痰瘀阻络，痹遏胸阳，致心脉失养，心率缓慢。该患者已至疾病的慢性期，病情属危重，阴阳俱伤，邪毒未清。故中医辨证属阴阳两虚，瘀血阻滞，兼余邪未清，病性属本虚标实，病位在心肾，治以温阳益气，养阴活血、兼清热解毒。雷老认为凡阳药、风药、动药，如麻黄、桂枝、附子、荆芥、防风、细辛、麝香、鹿茸等芳香走窜、温阳兴奋之品，均有增快心率作用。故以附子、桂枝温通心肾之阳，黄芪补益心气，并根据阴中求阳的思想，温阳药

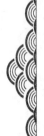

国医大师雷忠义痰瘀流派论文集

中掺以阴药，既可起阴阳互根作用，又可敛麻、附、辛之燥烈。故予西洋参、麦冬益气养阴，五味子收敛心气，共敛阳药之温燥之性，丹参、三七粉、莪术活血化瘀，气机不畅则酌加陈皮、郁金、川芎理气活血，行血中之气，余邪未清则加连翘、莪术、大青叶、板蓝根清热凉血解毒，祛除余邪。诸药合用则阳气来复，瘀血得清。雷老认为通过上述方药的应用，既可提高机体对疾病及外环境的抵抗力和适应能力，又能抑制心脏异位兴奋灶的应激灶，改善窦房结、房室交界区功能，增加冠脉流量，降低心肌氧耗，提高心率，加快窦房及房室传导，从而达到改善临床症状，抗心律失常及改善微循环之作用。

参考文献

[1] 黄宛.临床心电图学.北京：人民卫生出版社，2005，439.

[2] 方梅牛，汪政德.中医药治疗心律失常进展.安徽中医临床杂志，2002，14（8）：226-228.

（《陕西中医》2013年第34卷第1期）

丹曲方治疗冠心病心绞痛痰瘀毒互结证疗效观察

范 虹 安 静 刘超峰 武雪萍 于小勇 雷忠义 姚 斌
（陕西省中医医院）

冠心病是临床常见病和多发病，在我国冠心病的死亡率有逐年上升的趋势，严重危害国民健康。近年来，中西医结合治疗冠心病取得了较满意疗效。冠心病属于中医"胸痹心痛"范畴，早在20世纪70年代陕西省中医医院雷忠义主任医师就提出了冠心病痰瘀互结理论，冠心病从痰瘀论治具有良好的疗效。通过不断地临床实践，雷老进一步提出了冠心病心绞痛痰瘀毒互结理论，并自拟丹曲方治疗该证，疗效显著。笔者总结近1年半来应用丹曲方治疗痰瘀毒互结型冠心病心绞痛45例，疗效确切，无不良反应发生。结果报道如下：

一、临床资料

选择2012年9月至2014年3月本院门诊及住院患者，冠心病心绞痛并经中医辨证符合痰瘀毒互结证型共 85 例病例，随机分成 2 组，其中治疗组 45 例，男性 23 例，女性 22 例，年龄 43 ~ 75 岁，平均 58.46 岁。对照组 40 例，男性 21 例，女性 19 例；年龄 45 ~ 74 岁，平均 59.16 岁。两组性别、年龄经统计学处理，差异均无统计学意义（P > 0.05），具有可比性。其中门诊 56 例，住院 29 例。病程 6 个月至 18 年。

二、诊断标准

西医诊断标准：所有病例符合 WHO 关于缺血性心脏病的命名和诊断标准，并参照 2002 年"慢性稳定型心绞痛诊疗指南"制定。中医诊断、辨证标准及中医症状病情分级标准，参考《中药新药临床研究指导原则》为标准。并根据雷忠义主任医师确定的痰瘀毒互结证型辨证要点：胸痛，胸闷，有灼热感，气短，心悸，心烦易怒，少寐，口干，五心烦热，大便干结，小便黄或黄浊，舌质暗红，苔黄厚腻，脉弦滑或涩。

三、治疗方法

两组患者入组前均按西医常规治疗，西医基础治疗包括口服肠溶阿司匹林、β 受体阻滞剂、钙拮抗剂、ACEI 或 ARB、他汀类药物等。心绞痛发作时临时给予硝酸甘油片舌下含服。对照组常规西药治疗，治疗组西医基础治疗上加用自拟丹曲方为基础方：丹参、炙黄芪、葛根各 30 g，红曲、牡丹皮、法半夏、水蛭、银杏叶、三七各 10 g，瓜蒌皮 24 g，薤白 20 g，赤芍 15 g，黄连 6 g。加减：热毒易化燥伤阴，临床可加用生地、麦冬等养阴之品；胸闷痛明显者，加红花、延胡索、川芎、佛手等；痰浊重者，合用温胆汤；热毒偏重者，加栀子、黄芩、虎杖、玄参等。每日 1 剂，每剂水煎取汁 400 ml，早晚各服 200 ml，共服用 28 天。

四、观察指标

1. 心绞痛发作情况、心电图、中医证候指标（胸痛、胸闷、气短、心悸、心烦急躁、口干、大便干结等积分、舌象、脉象）分别于试验前、周后和试验后各观察记录 1 次。

2. 血、尿常规及肝、肾功能等安全性指标，及血脂、超敏 C 反应蛋白（hs-CRP）、同型半胱氨酸（HCY）等客观指标分别于试验前后各检测 1 次。

五、疗效标准

心绞痛疗效评定标准：观察治疗前后心绞痛发作情况及心电图变化：参照

1979 年全国中西医结合治疗冠心病心绞痛座谈会制定的《冠心病心绞痛及心电图疗效评定标准》制定。显效：心绞痛发作次数或硝酸甘油用量减少 80% 以上，心绞痛分级改善 2 级，或静息心电图正常。有效：心绞痛发作次数或硝酸甘油用量减少 50% ~ 80%，心绞痛分级改善 1 级，或静息心电图 ST 段回升 ≥ 0.5 mm。无效：心绞痛发作次数或硝酸甘油用量减少 < 50%，心绞痛分级不变化或恶化，静息心电图无改善。

中医证候疗效评定标准：疗效指数（n）=（治疗前总积分−治疗后总积分）/ 疗前总积分 ×100%。临床控制：n > 90%；显效：70% ≤ n < 90%；有效：30% ≤ n < 70%；无效：n < 30%；加重：原有症状治疗后有所加重，总积分较治疗前增加 10% 以上。

六、统计学方法

计数资料用 χ^2 检验，计量资料用 t 检验。P < 0.05 为差异有统计学意义。

七、治疗结果

1. 心绞痛疗效详见表 3-1。

表 3-1　治疗后两组患者心绞痛情况

组别	例数	显效	有效	无效	总有效率
治疗组	45	22（48.89%）	17（37.78%）	6（13.33%）	39（86.67%）
对照组	40	12（30.00%）	14（35.00%）	14（35.00%）	26（65.00%）

注：治疗组与对照组比较，P < 0.05

2. 心电图疗效详见表 3-2。

表 3-2　治疗后两组患者心电图情况

组别	例数	显效	有效	无效	总有效率
治疗组	45	13（28.89%）	15（33.33%）	17（37.78%）	28（62.22%）
对照组	40	6（15.00%）	8（20.00%）	26（65.00%）	14（35.00%）

3. 中医证候疗效详见表 3-3。

表 3-3　治疗后两组患者中医证候情况

组别	例数	显效	有效	无效	总有效率
治疗组	45	19（42.22%）	22（48.89%）	4（8.89%）	41（91.11%）
对照组	40	12（30.00%）	15（37.50%）	13（32.50%）	27（67.50%）

4. 硝酸甘油停减率详见表 3-4。

表 3-4 治疗后两组患者硝酸甘油停减率情况

组别	例数	停药	减量	不变	停减率
治疗组	45	14（31.11%）	23（51.11%）	8（17.78%）	82.22%
对照组	40	7（17.50%）	16（40.00%）	17（42.50%）	57.50%

5. 治疗前后血脂变化的比较详见表 3-5。

表 3-5 治疗后两组患者血脂的比较

组别	治疗组（n = 45）		对照组（n = 40）	
	治疗前	治疗后	治疗前	治疗后
TC 胆固醇（mmol/L）	6.73 ± 1.15	4.85 ± 0.93 ▲△	6.78 ± 1.11	6.01 ± 0.96
TG 三酰甘油（mmol/L）	2.40 ± 0.59	1.59 ± 0.42 ▲△	2.38 ± 0.63	2.03 ± 0.51
HDL-C 高密度脂蛋白（mmol/L）	1.32 ± 0.61	1.45 ± 0.62	1.31 ± 0.63	1.35 ± 0.62
LDL-C 低密度脂蛋白（mmol/L）	3.63 ± 0.71	2.35 ± 0.68 ▲△	3.67 ± 0.70	3.46 ± 0.69

注：治疗组疗后与疗前比较，▲$P < 0.05$；与对照组疗后比较，△$P < 0.05$

6. 治疗前后炎症指标变化的比较详见表 3-6。

表 3-6 治疗后两组患者炎症指标变化的比较

组别	治疗组（n = 45）		对照组（n = 40）	
	治疗前	治疗后	治疗前	治疗后
hs-CRP 超敏C反应蛋白（mg/L）	9.85 ± 1.12	7.43 ± 0.98 ▲△	9.78 ± 1.08	8.87 ± 1.02
HCY 同型半胱氨酸（μmol/L）	16.78 ± 1.64	12.45 ± 1.38 ▲△	16.82 ± 1.73	15.34 ± 1.54

注：治疗组疗后与疗前比较，▲$P < 0.05$；与对照组疗后比较，△$P < 0.05$

安全性观察：治疗前后血尿常规及肝肾功能等安全性指标检测无异常。

八、讨论

国家级名老中医雷忠义主任医师，多年来一直潜心钻研冠心病心绞痛胸痹心痛理论并用于临床实践，他在国内较早提出了痰瘀互结理论，并创制了目前国内唯一一个治疗冠心病痰瘀互结证的国家Ⅲ类中药新药"丹蒌片"，现已广泛应用于临床，具有很好的疗效。近年来，雷老发现临床中一大部分患者不是单纯的痰瘀互结证，临床表现可见较明显热象，给予化痰宣痹、活血化瘀之剂，有效但多不尽如人意。这些患者多为久病不愈或急性加重者，冠脉支架术后或冠脉搭桥术后者常呈现此种类型。

近期的研究表明，慢性病毒、细菌等的潜在感染，或儿茶酚胺、5-羟色胺等血管活性物质及免疫性因子均可导致冠状动脉内皮损伤，介导炎性反应，从而造成脂质的沉积和血小板的黏附和聚集，形成冠状动脉粥样硬化。这种感染、炎症的病理变化就是中医热毒内蕴的证据。雷老认为，胸痹心痛与年老体衰、气血阴阳亏损、脏腑功能失调关系密切，导致血瘀、痰浊内生，两者互相交结形成痰瘀复合性病理产物，阻塞心脉而致胸痹心痛。由于其慢性累积的长病程，痰瘀交结久久不去，更易化热化毒，痰瘀毒反过来耗伤机体气血津液，可导致营卫失和、气血亏损、脏腑败伤，进一步加重痰瘀毒的病理机转。郁热毒邪内伏形成痰瘀互结与热毒互为因果的恶性循环，其热其毒是本病迁延不愈、病情恶化、变证丛生、预后险恶的关键因素，促进了动脉粥样硬化斑块的生长、不稳定、破裂、出血，乃至血栓形成，最终导致冠心病的恶化及急性心脑血管事件的发生和发展。这一观点与现代医学中认为本病病理病机为炎症免疫之说颇有异曲同工之妙。基于此观点的建立，在原治法基础上，酌加清热凉血解毒之品，如黄连、牡丹皮、赤芍、大黄、野菊花、忍冬藤、虎杖等，即涤痰化浊、活血化瘀、清热解毒之法，常能收效显著。据此雷老提出了冠心病心绞痛胸痹心痛病痰瘀毒互结证的新理论，并拟定了治疗该证的丹曲方。

该方选用丹参破宿血、生新血、养神定志、通利血脉，红曲入营破血、燥胃消食、活血和伤，两者共为君药。三七散瘀定痛，水蛭、银杏叶活血化瘀，赤芍泻肝火，散恶血，行血中之滞，凉血活血，瓜蒌皮宽胸理气，荡涤胸中郁热垢腻、薤白温通心阳、半夏除湿化痰，共凑宣痹化痰散结之效，黄连泻心火、燥湿开郁、凉血除烦，诸药合用共为臣药。葛根升阳、生津止渴，黄芪补心气扶正，牡丹皮泻血中伏火，和血凉血而生血，破积血，通经脉共为佐药，气至则血行，血行则痰瘀自消，热毒自散。黄连与牡丹皮兼为使也。诸药合用，化痰宣痹、益气通络、凉血活血、清热解毒，以达到攻补兼施，防治结合的目的。现代药理研究表明：丹参、三七能抑制血小板聚集，降低血黏度，扩冠、增加冠脉流量，改善微循环。红曲能有效抑制机体胆固醇的合成，具有很强的降低胆固醇作用，并能降糖、降压。瓜蒌、丹参、水蛭煎剂也都有降脂作用。瓜蒌、黄连提取物可增加冠脉流量、增强心肌收缩力。水蛭煎剂能抗动脉粥样硬化，改善血液流变学，银杏叶提取物可保护心肌缺血再灌注损伤。葛根能扩管、减慢心率、降低心肌耗氧量。赤芍能抑制血小板聚集。黄芪能保护和改善心肌细胞功能，稳定细胞膜。

本研究结果表明，应用丹曲方从痰瘀毒论治冠心病心绞痛，能显著改善胸闷、胸痛等临床症状，有效降低血脂及 hs-CRP、HCY 等炎症指标，具有改善微循环、改善血流变、调脂、抗炎、稳定斑块、改善心肌供血等作用，能防止心绞痛恶化，预防心血管事件的发生，安全有效，为冠心病的病因病机及临床辨治提供了新的思路。

参考文献

[1]Gibbons RJ，Abrams j，Chatterjee K，et al.ACC/AHA guideline update for management of patients with stable angina–sumary article.Am Coll carkiol，2003，4（97）：159–168.

[2] 郑筱萸.中药新药临床研究指导原则（试行）.北京：中国医药科技出版社，2002：68–73.

[3] 陈可冀.心血管疾病研究.上海：上海科学技术出版，1998：300–301，311–318.

[4] 刘超峰，范虹，雷鹏.名老中医雷忠义治疗冠心病心绞痛痰瘀互结证的经验.陕西中医，2003，23（8）：722–723.

[5] 沈映君.中药药理学.北京：人民卫生出版社，2000：283，563，693，880.

（《陕西中医》2014年第35卷第8期）

养心活血汤加味治疗慢性充血性心力衰竭45例

范　虹　安　静

（陕西省中医医院心病科）

笔者自2002年9月至2007年5月采用西医常规疗法加用养心活血汤加味治疗慢性充血性心力衰竭45例，并与38例单纯西医常规治疗的患者对照观察。现总结如下：

一、临床资料

83例患者，均为陕西省中医医院门诊及住院心力衰竭患者，心力衰竭诊断标准参照《中药新药治疗心力衰竭的临床研究指导原则》，心功能分级参照美国纽约心脏病协会心功能分级标准。原发性心脏病为：冠心病59例，风湿性心脏病8例，肺源性心脏病6例，扩张型心脏病10例，心功能Ⅲ～Ⅳ级。以上病例随机分为两组，治疗组45例，其中男23例，女22例；年龄（66±16）岁，病史3～20年，心功能Ⅲ级25例，Ⅳ级20例。

对照组38例，其中男20例，女18例，年龄（65±17）岁；病史5～19年，心功能Ⅲ级19例，Ⅳ吸19例。两组在性别、年龄、病程、心功能情况等方面经统计学处理，差异无显著性（P＞0.05）具有可比性。

二、方法

1. 治疗方法　对照组：除治疗原发病、去除诱因外，均予卧床休息、吸氧及营养支持治疗。对照组给予常规抗心衰治疗、拮抗神经内分泌活性、扩血管、营养心肌等。治疗组：在对照组的基础上加用养心活血汤加味基本方：人参、五味子、前胡各 10 g，麦冬、泽泻各 18 g，黄芪、丹参、茯苓各 30 g，赤芍 15 g。加减：水肿明显者，加冬瓜、萆薢各 30 g；胸闷、气喘、痰多者，加葶苈子、瓜蒌皮各 30 g，半夏 10 g；脘腹胀满、纳呆者，加莱菔子 30 g，鸡内金 15 g，枳壳 10 g；畏寒者，加制附子 8 g，桂枝 10 g。每日 1 剂，水煎服。两组均以 14 天为 1 个疗程。

2. 观察指标　1 个疗程后观察两组疗效，并观察治疗前后心率，心功能左室射血分数（LVEF）、每搏输出量（SV）变化情况。

3. 统计学方法　两组率的比较采用 χ^2 检验；计量资料用 t 检验。

三、疗效观察

1. 疗效判定标准　参考《中药新药治疗心力衰竭的临床研究指导原则》疗效判定标准执行。显效：心功能达到 I 级或心功能改善 2 级；有效：心功能改善 1 级，但不足 2 级；无效：心功能分级无变化。

2. 治疗结果

（1）两组疗效比较：治疗组和对照组总有效率分别为 91.11% 和 71.05%。两组疗效比较，差异有显著性（P < 0.05）。见表 3-7。

表 3-7　两组疗效比较（例 %）

组别	n	显效	有效	无效	总有效率
对照组	38	18	9	11	71.05
治疗组	45	28	13	4	91.11*

注：与对照组比较，*P < 0.05，**P < 0.01（下同）

（2）两组治疗前后心率、心功能比较：两组在心率、EF、SU 等方面，治疗后较治疗前有明显改善（P < 0.05，P < 0.01），且治疗组优于对照组（P < 0.05，P < 0.01）。见表 3-8。

表 3-8　两组治疗前后心率、IVEE、SV 比较（$\bar{x} \pm s$）

组别	时刻	心率（次/分）	LVEF（%）	SV（ml）
对照组	治前	110.97 ± 9.47	34.19 ± 2.05	56.34 ± 3.81
（n = 38）	治后	87.49 ± 7.47#	47.87 ± 0.87#	62.25 ± 4.98#
治疗组	治前	107.35 ± 9.16	31.16 ± 1.87	57.96 ± 3.96
（n = 45）	治后	77.98 ± 6.65*##	53.33 ± 3.20**##	73.12 ± 5.36*#

注：与治前比较，#P < 0.05，##P < 0.01

四、讨论

充血性心力衰竭属中医学"水气病""心水""水肿""喘证"等病范畴。常见症状有水气凌心而致心悸、气短，水邪射肺而致咳喘，水泛肌肤而致浮肿，水停下焦而致小便不利，水蓄胸腹而致胸水、腹水等临床表现。心阳亏虚是心力衰竭的基本病理变化，也是其发病的关键。心阳不足，不能温化水饮，致水邪为患，水气上凌。而水邪既是一种病理性产物，又是一种致病因素，使心阳受到进一步损伤。心阳亏虚日久，由心而涉及脾、肾，故兼见心、脾、肾阳气俱损。故心力衰竭都存在阳虚不能温化水饮的病理机制。同时血瘀也是心力衰竭的一个重要病理基础。心阳亏虚而不足以推动血液运行时则血必有瘀。血瘀的生成又可导致水液代谢障碍。总之，气血水三者在心、血、脉系统中相互影响，不断变化而形成心衰的病理基础。

心力衰竭为本虚标实之证，气虚阳虚为本，血瘀、水停为标。"治病必求其本"治疗当以温阳益气、补益心气为其基本治则，并配合活血利水之法。本方以人参大补元气，麦冬养阴清心，五味子收养心气而安神，黄芪补益心气。诸药合用，益气养阴，敛汗固脱。丹参、赤芍活血化瘀止痛，活瘀血，生新血，凉血，安神宁心，茯苓、泽泻、黄芪利水消肿，前胡止咳降气平喘。现代药理研究表明，益气药有强心、抗休克、抗心肌缺血、抗心律失常、提高机体免疫功能等作用。活血化瘀药能增加冠状动脉血流量，改善心肌供血供氧，抗血栓形成，并能改善微循环。利水消肿药物具有对机体内环境干扰少、药后尿量明显增加的优点。上述益气活血利水中药与抗心力衰竭西药有协同作用，可增加心肌收缩力，减轻心脏负荷，提高有效循环血量，降低血黏度，改善微循环，促进细胞代谢，从而纠正心力衰竭。

参考文献

[1] 中华人民共和国卫生部 . 中药新药治疗心力衰竭的临床研究指导原则 . 北京：中国医药科技出版社，2002，1-5.

[2] 叶任高 . 内科学 . 北京：人民卫生出版社，2002，159.

[3] 沈映君，李仪奎 . 中药药理学 . 上海：上海科学技术出版社，2001，129-130.

（《安徽中医学院学报》2007 年第 26 卷第 5 期）

养心活血汤加味治疗室性早搏 40 例

范 虹　刘超峰　武雪萍　安 静　姚 斌

（陕西省中医医院心病科）

室性早搏是心律失常的最常见类型，有着变化迅速、易反复发作、疗效欠佳的特点，严重者可危及患者生命。常用的各种抗心律失常西药往往起效快，但都存在着不同程度的不良反应和毒副反应，有的还可能导致新的心律失常的发生。雷忠义主任医师在长期的临床实践中，充分发挥中医辨证论治的优势，对该类病证积累了丰富的临床经验。雷老应用养心活血汤加味治疗气阴两虚、痰瘀互结型心律失常室性早搏，疗效显著。2012 年 3 月至 2014 年 3 月笔者总结近 2 年来应用养心活血汤加味治疗室性早搏 40 例，结果报道如下。

一、临床资料

选择本院门诊及住院患者中，心律失常室性早搏经中医辨证符合气阴两虚，痰瘀互结证型，症见：心悸气短，心烦失眠，胸闷隐痛，头晕，乏力目眩，面色少华，舌质淡红或暗红，苔腻，脉细滑或弦滑结代。共 78 例病例，其中门诊 48 例，住院 30 例。随机分成 2 组，其中治疗组 40 例，男性 19 例，女性 21 例；年龄 16 ~ 74 岁，平均 65.46 岁；其中病毒性心肌炎 7 例，冠心病 15 例，风湿性心脏病 5 例，高血压性心脏病 7 例，无器质性心脏病 6 例。对照组 38 例，男性 18 例，女性 20 例；年龄 17 ~ 75 岁，平均 66.32 岁；其中病毒性心肌炎 6 例，冠心病 14 例，风湿性心脏病 4 例，高血压性心脏病 7 例，无器质性心脏病 7 例。两组性别、年龄及病因分布差异均无统计学意义（P > 0.05），具有可比性。

二、诊断标准

依据心电图表现有室性早搏，或 24 h 动态心电图证实有室性早搏者。

三、治疗方法

两组均给予原发疾病常规西医治疗，治疗组给予养心活血汤加味，组成：人参（或西洋参或太子参）、五味子、陈皮、远志、苦参、黄连各 10 g，麦冬、龙齿各 20 g，丹参、珍珠母、茵陈各 30 g，三七粉 3 g（冲服），甘松 15 g。每日 1

剂，每剂水煎取汁 400 ml，早晚各服 200 ml，共服用 28 天。

四、观察指标

治疗前后均观察记录心悸、心烦、胸闷、气短、头晕、乏力、失眠等中医证候指标及舌象、脉象的变化。常规行心电图、动态心电图、血尿常规及肝肾功能检查。

五、疗效标准

根据中华人民共和国卫生部制订的《中药新药临床研究指导原则》，显效：ECG 室性心律失常消失，或早搏次数较治疗前减少 75% 以上，Holter 24 h 无早搏或 < 10 个 / 小时，临床症状消失或明显改善；好转：ECG 早搏次数较原来减少 50% ~ 75%，Holter 24 h 早搏减少，临床症状大部分消失或缓解；无效：ECG 早搏无变化或较前增多，Holter 24 h 早搏无变化或较前增多，临床症状改变不明显或加重。

六、统计学方法

计数资料以百分率（%）表示，采用 χ^2 检验，以 P < 0.05 为差异有统计学意义。

七、治疗结果

两组患者中医证候改善的比较：治疗组心律失常症状改善明显优于对照组（P < 0.05），见表 3-9。

表 3-9　治疗前后中医证候改善的比较

组别	n	显效	有效	无效	总有效率 %
治疗组	40	15	21	4	90.00%△
对照组	38	6	19	13	65.79%

注：与对照组比较，△P < 0.05

两组患者治疗前后早搏改善情况比较：治疗组心电图早搏改善情况优于对照组（P < 0.05），见表 3-10、表 3-11。

表 3-10　治疗前后 24 h 动态心电图疗效比较

组别	n	显效	有效	无效	总有效率 %
治疗组	40	10	23	7	82.50%△
对照组	38	5	16	17	55.26%

注：与对照组比较，△P < 0.05

表 3-11 治疗前后常规心电图疗效比较

组别	n	显效	有效	无效	总有效率 %
治疗组	40	8	23	9	77.50% △
对照组	38	5	14	19	50.00%

注：与对照组比较，$^{△}P < 0.05$

八、不良反应

观察期间治疗组 1 例出现口干、轻度口疮，余无明显不适。治疗前后血尿常规及肝肾功能等安全性指标检测无异常。

九、讨论

中医认为，心脏正常有节律地搏动，有赖于心及其他脏腑功能正常，故五脏之病及心，或邪气犯心，均可导致心律失常。我院国家级名老中医雷忠义主任医师认为，过早搏动属中医"心悸""怔忡"等范畴，其病位在心，涉及五脏。本脏自病者，实证多因痰结、瘀阻、火扰、水气凌心诸因，阻滞心脉，扰乱心神；虚证则由气血阴阳之不足、失调，心失滋养、心神不宁。加之思虑过度，劳倦内伤，耗伤元气，五志化火，耗竭阴精，发为"心火"或"相火"。而形成阴精愈亏，阴火愈旺，元气愈弱，心神易于被扰的恶性循环，故他病累及所致心悸者，可从肝、脾、肺、肾求治。本虚标实，虚实夹杂，心脏亏虚、血脉瘀滞，痰浊内阻，化热化火为本病的病机特点，导致心神失养、搏动异常。据此雷老认为，室性早搏的治疗重在调整心之气血阴阳平衡，恢复心之生理功能。多年来，雷老应用养心活血汤加味治疗气阴两虚，痰瘀互结型心律失常室性早搏，随症加减，疗效显著。

本方以人参大补元气，安魂魄，添精神，定惊悸；麦冬可补肺清心，泻热除烦，强阴益精，泻火而生脉；五味子补肺肾，涩精气，收养心气而安神。三药合为生脉散以益气养阴，益五脏之气。丹参破宿血，生新血，补心，养神定志，通利血脉；三七粉能化瘀血为水，散瘀消肿而定痛；陈皮可理气燥湿，导滞消痰；茵陈、苦参清热燥湿，苦参还可补阴益精；黄连清心火安神；远志补心肾，宁心安神；珍珠母、龙齿镇心安魂定悸；甘松理诸气，开脾郁，诸药合用，共奏益气养阴、活血化痰、养心复脉之功效。加减：气虚明显者，加用黄芪、白术、山药、红景天等；阴虚或兼有火旺明显者，加用生地、黄精、玄参、牡丹皮等；肝郁热毒偏重者，加用栀子、黄芩、连翘、野菊花、虎杖、夏枯草等；痰热内蕴明显的，加用石菖蒲、郁金、竹茹、瓜蒌等；胸闷痛明显者，加用川楝子、延胡索、川芎、佛手等；瘀血重者，加用莪术、赤芍、泽兰、桃仁；心烦、失眠者，加用百合、知母、莲子、酸枣仁、柏子仁、夜交藤等；惊悸、怔忡明显者，加用琥珀、紫石英、磁石等。

现代药理研究表明，方中人参的主要活性成分人参皂苷通过钙通道阻滞、减轻心肌肥厚和重构，对多种原因造成的心律失常均有保护作用。丹参素通过清除自由基和减轻细胞内钙超载治疗心律失常；丹参酮ⅡA磺酸钠可能通过激活钾通道，从而降低缺血再灌注性心律失常发生。三七及其有效成分对多种实验性心律失常模型有明显保护作用，其能阻滞慢钙通道，三七三醇苷主要是通过延长动作电位时程及有效不应期，阻断早搏的冲动传导而抗心律失常。苦参中苦参碱通过对心脏的直接抑制作用，以及延长心室有效不应期，提高心室舒张期兴奋阈值来发挥抗心律失常作用。黄连含小檗碱通过延长动作电位时程及有效不应期、降低心肌自律性、钙通道阻滞等作用而抗心律失常。远志具有很好的镇静、抗抑郁、改善睡眠的作用。

总之，养心活血汤加味是在中医辨证论治理论指导下建立，临床中灵活加减应用，可显著改善临床症状，有效防止和控制心律失常的发生，且无严重不良反应。这为中医药防治心律失常提供了一种有效的治疗途径。

参考文献

[1] 范虹，雷鹏.雷忠义主任医师运用养心活血汤治疗多种心血管病经验.陕西中医，2005，26（10）：1075-1076.

[2] 中华人民共和国卫生部.中药新药临床研究指导原则（第二辑）.北京：中国医药科技出版社，1995，5-97.

[3] 彭成.中药药理学.北京：中国中医药出版社，2012，67-398.

（《陕西中医》2014年第35卷第9期）

雷氏养心活血汤加味对心力衰竭大鼠血压、Na^+-K^+-ATP酶、心钠素、血管紧张素Ⅱ水平的影响

范虹[1]　雷忠义[1]　刘超峰[1]　谢人明[2]　张红[2]　安静[1]

于小勇[1]　陈金锋[1]　周岩芬[1]　侯杰军[3]

（1.陕西省中医医院；2.陕西省中医药研究院；3.陕西中医药大学附属医院）

心力衰竭（heart failure，HF）是高血压、冠心病等各种心脏疾病导致的心功能不全综合征。《中国心血管病报告2017（概要）》报道，我国心血管病患病

率及死亡率逐年在升高，患病人数约 2.9 亿，其中心力衰竭患者约 450 万人。心血管病导致的死亡率在我国居民疾病死亡构成中居首位，约占 40% 以上。今后 10 年患病人数仍将快速增长。

国医大师雷忠义教授从事心血管疾病研究 60 余年，根据现代心血管疾病的发病机制及特征，集痰浊、瘀血并见的临床实践，于 20 世纪 70 年代提出胸痹心痛痰瘀互结理论，并形成理法方药等完善的理论体系。雷氏养心活血汤加味（Lei's YXT）是雷忠义教授基于痰瘀互结理论在生脉饮的基础上，结合现代患者疾病演变特征加减组方，治疗各种心脏病引起的慢性心力衰竭证属气阴两虚、痰瘀互结者，功能益气养阴、活血化痰利水，在临床取得较好疗效。本实验立足于雷氏养心活血汤加味的临床功效，采用心力衰竭大鼠模型研究雷氏养心活血汤加味的初步药效及作用机制，以期初步阐明雷氏养心活血汤加味治疗心力衰竭可能的作用机制，为其防治慢性心力衰竭提供理论支持。

一、材料与方法

1. 实验动物　选用雄性 SD 大鼠 60 只，体重 190 ~ 210 g，由西安交通大学医学院实验动物中心提供，实验动物质量合格证号：0012084，许可证号：SCXK（陕）2012-003。

2. 实验药物　雷氏养心活血汤加味每 1 ml 相当于 1.78 g 生药，由陕西省中医药研究院中药研究所提供；芪苈强心胶囊，石家庄以岭药业股份有限公司生产（国药准字 H61020015）；卡托普利，常州制药厂生产（批号：14032911）；注射用盐酸多柔比星（阿霉素），由浙江海正辉瑞制药有限公司生产（国药准字 H，批号：33021980）。

3. 试剂与仪器　乌拉坦（氨基甲酸乙酯），由中国曹杨第二试剂厂生产（沪 Q/HG22-771-68）；0.9% 氯化钠注射液，由西安京西双鹤药业有限公司生产（国药准字 H61020015）；肝素钠注射液，由上海第一生化药业有限公司生产（国药准字 H31022051）；RM6240BD 型多导生理信号采集系统，由成都仪器厂生产；MB1830 型血细胞分析仪，由四川养生科技有限公司生产；AU580 全自动生化分析仪，由四川养生科技有限公司生产。

4. 实验方法　将 60 只雄性 SD 大鼠按体重随机分成空白对照组、阿霉素模型组、Lei's YXT 低剂量组（5 g/kg），Lei's YXT 高剂量组（10 g/kg）、芪苈强心胶囊组（1.2 g/kg）、卡托普利组（12.5 mg/kg），每组 10 只。除空白对照组外其余各组于 1 ~ 6 周以阿霉素 4 mg/kg 腹腔注射造模，每周 1 次，连续 6 周。Lei's YXT 低剂量组、Lei's YXT 高剂量组、芪苈强心胶囊组、卡托普利组从实验第 1

天开始灌胃给药，每日 1 次，连续 8 周，每周称体重 1 次。

5. 检测指标 实验结束时以 10% 乌拉坦 1.0 g/kg 腹腔注射麻醉，分离颈动脉，以充满肝素生理盐水的压力换能器（YPJ01 型）插入颈总动脉，并连接多导生理信号采集系统，记录大鼠收缩压、舒张压、平均压、心率、脉压，计算代表心肌耗氧量的心肌张力时间指数。颈总动脉取血，Elisa 试剂盒测定血清 Na^+–K^+–ATP 酶、心钠素（ANP）、血管紧张素Ⅱ（AngⅡ）水平，全自动生化仪检测血清肌酸激酶（CK）、乳酸脱氢酶（LDH）、血糖（GLU）、血脂［总胆固醇（TC）、高密度脂蛋白胆固醇（HDL–C）、低密度脂蛋白胆固醇（LDL–C）、三酰甘油（TG）］、电解质水平。解剖大鼠，分离出心、肝、脾、肺、肾，称重并根据处死时的体重计算脏器指数。

6. 统计学处理 所有数据采用 SPSS 16.0 统计软件处理，计量资料用均数 ± 标准差（$\bar{x} \pm s$）表示，组间比较采用单因素方差分析或 t 检验。以 P < 0.05 为差异有统计学意义。

二、结果

1. 雷氏养心活血汤加味对体重的影响 采用单因素方差分析，给药后，阿霉素模型组体重变化不明显，Lei's YXT 高剂量组、芪苈强心胶囊组、卡托普利组大鼠体重较给药前显著升高（P < 0.05 或 P < 0.01）。详见表 3–12。

表 3–12 雷氏养心活血汤加味对体重的影响（$\bar{x} \pm s$）

组别	只数	给药前	给药 1 周	给药 2 周	给药 3 周
空白对照组	10	189.5 ± 13.3	203.2 ± 17.6	234.2 ± 21.7	258.8 ± 24.9
阿霉素模型组	10	205.1 ± 19.5	220.7 ± 18.4	237.3 ± 23.2	244.5 ± 23.2
Lei's YXT 低剂量组	10	192.8 ± 13.4	192.8 ± 13.4	197.0 ± 10.7	219.5 ± 15.9
Lei's YXT 高剂量组	10	190.8 ± 23.8	194.8 ± 23.1	224.2 ± 30.7	229.8 ± 26.9
芪苈强心胶囊组	10	191.7 ± 29.1	216.9 ± 29.7	229.9 ± 35.8	235.6 ± 33.1
卡托普利组	10	194.5 ± 18.9	214.3 ± 20.0	227.1 ± 18.2	224.8 ± 20.2

组别	给药 4 周	给药 5 周	给药 6 周	给药 7 周	给药 8 周
空白对照组	257.9 ± 24.9	266.9 ± 24.9	271.5 ± 24.9	269.7 ± 23.9	270.9 ± 28.4
阿霉素模型组	246.0 ± 22.1	241.7 ± 21.8	228.1 ± 16.4	254.5 ± 25.1	278.1 ± 34.3
Lei's YXT 低剂量组	215.9 ± 20.0[1]	206.6 ± 18.4[2]	225.4 ± 20.8	243.8 ± 12.6	242.4 ± 37.9
Lei's YXT 高剂量组	227.0 ± 28.7	223.5 ± 30.8	237.3 ± 29.8	210.0 ± 36.8	217.0 ± 34.3[2]
芪苈强心胶囊组	234.2 ± 31.5	228.3 ± 30.2	221.5 ± 29.6	208.9 ± 36.9[2]	208.9 ± 36.3[2]
卡托普利组	221.6 ± 22.9	201.9 ± 24.3[2]	193.8 ± 35.9[1]	193.6 ± 35.8[2]	219.3 ± 36.5[2]

注：与阿霉素模型组同时间比较，[1] P < 0.05，[2] P < 0.01

2.雷氏养心活血汤加味对脏器指数的影响　与空白对照组比较，阿霉素模型组心脏指数显著降低（P＜0.05），与阿霉素模型组比较，Lei's YXT 低剂量组、高剂量组心脏指数升高（P＜0.01），提示雷氏养心活血汤加味可显著对抗心脏指数的降低，可能有保护心脏作用。与空白对照组比较，阿霉素模型组肝脏指数升高（P＜0.05），与阿霉素模型组比较，Lei's YXT 低剂量组、高剂量组肝脏指数差异无统计学意义，卡托普利组肝脏指数显著降低（P＜0.01），提示阿霉素可引起肝大，Lei's YXT 不能对抗，但卡托普利组可对抗肝大。与空白对照组比较，阿霉素模型组脾脏指数升高（P＜0.01），与阿霉素模型组比较，Lei's YXT 高剂量组、芪苈强心胶囊组、卡托普利组脾脏指数显著降低（P＜0.01）。详见表3-13。

表3-13　雷氏养心活血汤加味对大鼠主要脏器指数的影响（$\bar{x} \pm s$）

组别	只数	心	肝	脾	肺	肾
空白对照组	10	$0.31 \pm 0.02^{1)}$	$2.56 \pm 0.26^{1)}$	$0.12 \pm 0.02^{2)}$	0.55 ± 0.13	0.63 ± 0.04
阿霉素模型组	10	0.27 ± 0.04	3.64 ± 1.12	0.26 ± 0.07	0.57 ± 0.15	0.68 ± 0.08
Lei's YXT 低剂量组	10	$0.34 \pm 0.04^{2)}$	4.27 ± 0.55	0.19 ± 0.07	0.93 ± 0.30	1.00 ± 0.17
Lei's YXT 高剂量组	10	$0.36 \pm 0.05^{2)}$	3.56 ± 0.58	$0.15 \pm 0.08^{2)}$	0.83 ± 0.25	0.86 ± 0.15
芪苈强心胶囊组	10	0.32 ± 0.06	3.25 ± 0.63	$0.10 \pm 0.03^{2)}$	0.73 ± 0.16	0.74 ± 0.10
卡托普利组	10	0.29 ± 0.05	$2.99 \pm 0.39^{2)}$	$0.11 \pm 0.04^{2)}$	0.71 ± 0.04	0.71 ± 0.13

注：与阿霉素模型组比较，$^{1)}P＜0.05$，$^{2)}P＜0.01$

3.雷氏养心活血汤加味对血压的影响与　空白对照组比较，阿霉素模型组大鼠收缩压、舒张压、平均压、脉压、心肌张力时间指数均显著降低（P＜0.05 或 P＜0.01），与阿霉素模型组比较，Lei's YXT 高剂量组收缩压、舒张压及平均压升高（P＜0.05 或 P＜0.01），Lei's YXT 低剂量、芪苈强心胶囊和卡托普利对血压的作用不明显。详见表3-14。

表3-14　雷氏养心活血汤加味对大鼠血压的影响（$\bar{x} \pm s$）

组别	只数	收缩压（mmHg）	舒张压（mmHg）	平均压（mmHg）	脉压（mmHg）	心率（次/min）	心肌张力时间指数
空白对照组	10	$151.8 \pm 8.9^{2)}$	$108.7 \pm 9.3^{1)}$	$123.2 \pm 9.2^{1)}$	$42.9 \pm 3.6^{1)}$	398 ± 19	$221.3 \pm 11.5^{1)}$
阿霉素模型组	10	134.2 ± 15.6	96.3 ± 15.2	109.1 ± 15.2	37.5 ± 6.4	359 ± 64	197.3 ± 28.4
Lei's YXT 低剂量组	10	140.1 ± 19.1	98.8 ± 17.9	112.5 ± 18.1	41.0 ± 4.3	359 ± 83	213.1 ± 25.0
Lei's YXT 高剂量组	10	$149.0 \pm 12.5^{1)}$	$114.4 \pm 10.2^{2)}$	$126.2 \pm 10.7^{1)}$	35.3 ± 5.9	359 ± 83	217.2 ± 8.9
芪苈强心胶囊组	10	143.4 ± 10.4	$110.4 \pm 10.8^{1)}$	121.3 ± 10.5	33.0 ± 5.0	365 ± 27	210.0 ± 8.9
卡托普利组	10	133.4 ± 9.9	100.2 ± 10.8	110.9 ± 10.0	35.2 ± 7.3	324 ± 39	192.1 ± 13.7

注：与阿霉素模型组比较，$^{1)}P＜0.05$，$^{2)}P＜0.01$

4. 雷氏养心活血汤加味对 Na^+-K^+-ATP 酶、ANP，Ang Ⅱ 水平的影响　与空白对照组比较，阿霉素模型组血清 Ang Ⅱ，ANP，Na^+-K^+-ATP 酶水平显著升高（$P < 0.001$）与阿霉素模型组比较，Lei's YXT 高剂量组、芪苈强心胶囊组、卡托普利组血清 Ang Ⅱ，ANP，Na^+-K^+-ATP 酶水平显著降低（$P < 0.001$）。

5. 雷氏养心活血汤对血糖、血脂的影响　与空白对照组比较，阿霉素模型组 GLU，TC，HDL-C，LDL-C、TG 水平显著升高（$P < 0.05$ 或 $P < 0.01$），与阿霉素模型组比较，Lei's YXT 高剂量组、Lei's YXT 低剂量组及芪苈强心胶囊组 GLU 水平显著降低（$P < 0.01$），但对血脂代谢无显著影响。详见表 3-15。

表 3-15　雷氏养心活血汤加味对大鼠糖、脂代谢的影响（$\bar{x} \pm s$）

组别	只数	GLU（mmol/L）	TC（mmol/L）	HDL-C（mmol/L）	LDL-C（mmol/L）	TG（mmol/L）	LDL-C/HDL-C
空白对照组	10	7.55 ± 1.59[1]	1.58 ± 0.22[2]	0.97 ± 0.12[2]	0.61 ± 0.11[2]	0.39 ± 0.06[2]	0.63 ± 0.05
阿霉素模型组	10	10.75 ± 2.51	5.03 ± 1.21	2.93 ± 0.78	2.10 ± 0.47	0.87 ± 0.51	0.72 ± 0.08
Lei's YXT 低剂量组	10	6.09 ± 1.82[2]	11.51 ± 4.79	4.58 ± 0.79	6.93 ± 2.81	3.44 ± 1.71	1.47 ± 0.93
Lei's YXT 高剂量组	10	6.39 ± 1.98[2]	4.01 ± 0.89	2.27 ± 1.50	1.74 ± 0.42	0.46 ± 0.21	0.74 ± 0.13
芪苈强心胶囊组	10	6.20 ± 2.27[2]	5.35 ± 2.21	3.08 ± 0.37	2.27 ± 1.04	0.53 ± 0.12	0.72 ± 0.08
卡托普利组	10	8.92 ± 1.40	6.01 ± 4.01	3.29 ± 1.77	2.72 ± 0.78	0.61 ± 0.19	0.77 ± 0.20

注：与阿霉素模型组比较，[1] $P < 0.05$，[2] $P < 0.01$

6. 雷氏养心活血汤对心肌酶及电解质的影响　与空白对照组比较，阿霉素模型组 CK，LDH 水平显著升高（$P < 0.01$），与阿霉素模型组比较，Lei's YXT 高剂量组、Lei's YXT 低剂量组、芪苈强心胶囊组、卡托普利组 CK 显著降低（$P < 0.01$），Lei's YXT，高剂量组、Lei's YXT 低剂量组 LDH 水平显著降低（$P < 0.05$ 或 $P < 0.01$）。阿霉素注射对离子代谢无显著影响，说明采用 Lei's YXT，芪苈强心胶囊及卡托普利治疗后，亦对离子代谢无显著影响。详见表 3-16。

表 3-16　雷氏养心活血汤加味对大鼠心肌酶及电解质的影响（$\bar{x} \pm s$）

组别	只数	CK （U/L）	LDH （U/L）	K+ （mmol/L）	Na+ （mmol/L）	Cl- （mmol/L）
空白对照组	10	3076.50 ± 402.93[2)]	1835.00 ± 226.17[2)]	4.08 ± 0.38	140.34 ± 1.04	105.18 ± 1.52
阿霉素模型组	10	5093.25 ± 1092.13	2387.88 ± 435.08	5.63 ± 0.49	137.24 ± 1.83	100.54 ± 2.23
Lei's YXT 低剂量组	10	1799.00 ± 294.21[2)]	1246.80 ± 196.03[2)]	5.69 ± 0.69	140.02 ± 1.66	100.12 ± 1.48
Lei's YXT 高剂量组	10	2475.63 ± 415.57[2)]	1930.63 ± 558.31[1)]	6.78 ± 2.36	138.58 ± 0.69	101.31 ± 2.83
芪苈强心胶囊组	10	3606.10 ± 359.94[2)]	2252.60 ± 338.61	5.62 ± 0.77	139.78 ± 2.91	102.57 ± 1.85
卡托普利组	10	3187.00 ± 949.66[2)]	2292.89 ± 249.83	5.39 ± 0.31	136.53 ± 1.85	101.38 ± 1.87

注：与阿霉素模型组比较，[1)] $P < 0.05$，[2)] $P < 0.01$

三、讨论

心力衰竭是多种心血管疾病发展至后期阶段的共同结果，应属中医学"水气病""心水""水肿""喘证""心衰病"等证范畴。雷忠义教授认为，HF 的基本病机是心阳气亏虚，阳虚不能温化水饮，致水邪为患，水气上凌。而水邪既是一种病理性产物，又是一种致病因素，使心阳气进一步受到损伤。心阳气亏虚日久，由心而涉及脾、肾，故兼见心、脾、肾阳俱损。心阳气亏虚不足以推动血液运行，则血必有瘀。因此，血瘀是 HF 的另一个重要病理基础。血瘀的生成又可导致水液代谢障碍。气、血、水三者相互影响，不断变化而形成 HF 的病理基础。因此，HF 为本虚标实之证，气虚阳虚为本，痰浊、血瘀、水停为标，病情发展到一定阶段，气虚导致阴虚，发展到终末期，阴伤及阳则致阴阳两虚。其治疗应以益气养阴、平衡阴阳为基本治则，并配合化痰、活血、利水之法。雷忠义教授运用雷氏养心活血汤治疗各种心脏病引起的慢性心力衰竭证属阴阳两虚、痰瘀互结者，疗效显著，功能益气养阴、活血化痰。本方以西洋参益气养阴、安魂魄、定精神，麦冬养阴清心，丹参活血化瘀止痛、补心定志，陈皮可燥湿化痰、理气止痛，诸药合用益气养阴、活血化痰利水。

本实验研究证明，雷氏养心活血汤可降低心力衰竭大鼠的体重，对抗阿霉素引起心脏指数的降低；阿霉素引起收缩压、舒张压、平均压、脉压、心肌张力时间指数显著降低，雷氏养心活血汤可显著升高收缩压、舒张压、平均压。血管紧张素是肾素－血管紧张素－醛固酮系统（RAAS）中最重要的一部分，可以引起血管收缩、血压上升，与 HF 的发生存在着十分紧密的联系。Ang II 通过激活蛋白激酶C（PKC），通过核转录因子κB（NF-κB）通路增加肿瘤坏死因子（TNF）表达，引起心肌细胞的重构效应。Ang Ⅱ与G蛋白偶联受体结合后，激活细胞膜及内质网上的Ca^{2+}通道，迅速增加细胞内Ca^{2+}浓度，引起钙超载，进而造成心肌收缩力增强、传导加快和心率加快，这对HF非常危险。Ang Ⅱ还可通过激活NF-κB信号通路造成冠状动脉血管内皮细胞重塑，加重心肌细胞缺血缺氧，NF-κB信号通路是调控细胞生存和凋亡的重要信号通路，可致心肌纤维化、心肌肥厚。Ang Ⅱ还可促进醛固酮的生成，增加Na^+-K^+-ATP酶活性，引起水钠潴留。本研究结果显示，Lei's YXT可显著抑制Ang Ⅱ表达，降低Na^+-K^+-ATP活性，提示雷氏养心活血汤可能通过抑制Ang Ⅱ表达，改善心肌重构，减少水钠潴留，从而改善心力衰竭症状，但其具体机制需要更加深入地研究以进一步阐明。

CK是肌酸激酶能量传递系统的关键酶，调控三磷酸腺苷（ATP）和磷酸肌酸（PCr）之间的能量转换。CK和LDH异常升高反映心脏能量代谢、能量物质转运出现异常。血浆心钠素是反映心功能的重要指标，ANP具有利尿排钠作用，还参与心脏血管损伤修复过程，干预心肌细胞及血管壁生长，影响其僵硬度。白延平等报道，HF患者治疗1~5个月后，心功能改善的患者ANP含量均显著降低。在本研究中，阿霉素注射导致大鼠血清ANP水平显著升高，造成心功能损伤，灌服高剂量雷氏养心活血汤后，CK，LDH，ANP水平显著降低，提示雷氏养心活血汤的治疗作用与抑制CK，LDH，ANP表达，改善其引起的心功能异常相关。

Na^+-K^+-ATP酶是存在于细胞膜上的一种膜蛋白，能够逆电化学梯度跨膜转运Na^+和K^+。心肌细胞内的Na^+-K^+-ATP酶能为心肌细胞持续收缩和舒张提供动力，维持细胞内外的钠钾平衡。本研究发现，高剂量雷氏养心活血汤可显著降低阿霉素引起的Na^+-K^+-ATP酶升高，调节心肌细胞的转运功能，修正钠钾平衡。另外，研究还发现雷氏养心活血汤对抗阿霉素引起的血糖显著升高，具有一定的降糖作用。

综上所述，雷氏养心活血汤对慢性心力衰竭患者临床治疗作用显著，本研究通过阿霉素所致的心力衰竭大鼠模型初步探讨了雷氏养心活血汤治疗慢性心力衰竭的功能及作用机制，发现雷氏养心活血汤主要通过调节Ang Ⅱ、ANP、Na^+-K^+-ATP、CK、LDH酶表达发挥对心肌的保护及心脏的改善作用，但其具体机制需要更加深入的研究以进一步阐明。

参考文献

[1] 马丽媛，吴亚哲，王文，等.《中国心血管病报告2017》要点解读.中国心血管杂志，2018，（1）：3-6.

[2] 刘超峰，范虹，雷鹏．名老中医雷忠义治疗冠心病心绞痛痰瘀互结证的经验．陕西中医，2003，23（8）：722-723.

[3] 武雪萍，于小勇，刘超峰，等．雷忠义主任医师痰瘀毒并治冠心病心绞痛的经验．陕西中医，2010，31（11）：1507-1508.

[4] 雷忠义，苏亚秦，吴亚兰，等．加味瓜蒌薤白汤治疗冠心病心绞痛104例．陕西中医，1983，4（4）：23.

[5] 李恩昌．一生奋进成就中医创新华章——《国医名师雷忠义临证菁华》一书出版．中国医学伦理学，2015，28（1）：20.

[6] 范虹，安静．养心活血汤加味治疗慢性充血性心力衰竭45例．安徽中医学院学报，2007，26（5）：13-14.

[7] 董浩，门素珍，马丽娟，等．利钠肽系统与肾素-血管紧张素-醛固酮系统在心力衰竭中交互作用．现代生物医学进展，2017，17（13）：2578-2581.

（《中西医结合心脑血管病杂志》2019第17卷第13期）

于小勇论文

雷忠义主任医师治疗血瘀证经验管窥

于小勇[1]　武雪萍[1]　范　虹[1]　刘超峰[1]　雷　鹏[2]

指导老师：雷忠义

（1. 陕西省中医医院心内科；2. 陕西省人民医院中医科）

雷忠义，国家级名老中医、主任医师、博士生导师。雷老对内科杂病的诊治具有丰富的经验，20世纪70年代即提出"痰瘀致病"理论，近年来丰富发展了该理论，指出痰瘀致病是内科疑难杂症必经病理阶段，毒是痰瘀的进一步发展，同时毒亦可直接致瘀，痰瘀毒互为因果；先后研制了"丹蒌片""丹曲胶囊"等中药新药，荣获省级科技进步奖。雷老对于血瘀证的经验尤为独到，提出"久病致瘀，新病未必无瘀""瘀血致病当分急慢""瘀血致瘀""瘀久生毒"，"缺血之处必有瘀血"新论，临证重视甲床色泽变化及舌下脉络，重视血瘀证的病因诊断，强调辨证论治与辨因论治相结合，善用虫类药及引经药。

瘀血，是指体内血液停和（或）滞所形成的病理产物，属于继发性病因范畴。包括离经之血积存体内，以及血运不畅而阻滞于经络脏腑的病理变化。江河无逆流之水，脏腑无逆行之血，上行出血不比下行出血，必有残余之血。雷老进一步扩展了瘀血定义，认为凡"出血必有瘀"，离经之血不必分上行下行。瘀，有瘀积、瘀滞的意思。《说文解字》曰："瘀，积血也。"瘀血，在中医文献中有"血菀""死血""凝血""留血""恶血""坏血""干血"及"蓄血"等名称。

一、师古而不泥古，血瘀证病因病机新说

《素问·调经论》云："寒独留，则血凝泣，凝则脉不通，其脉盛大以涩。"《灵枢·百病始生》说："卒然外中于寒，若内伤于忧怒，……凝血蕴裹而不散，津液涩渗，著而不去，而积皆成矣。"《灵枢·禁服》说："陷下者，血脉结于中，中有留血。"《素问·调经论》说："孙络外溢，则有留血。"《灵枢·贼风》说："若有所堕坠，恶血在内而不去。"论述了血瘀证的病因病机。并提出"结者散之""留者攻之""实宜决之，菀陈则除之""气虚宜掣引之"等治则。张仲景之《伤寒杂病论》最早提出瘀血病名，系统论述了蓄血证治，创制了桃仁承气汤、抵当汤、下瘀血汤等十多首活血化瘀方剂。王清任对血瘀证论述最为详尽，丰富和发展了补气活血和祛瘀活血等治法，并首次指出局部瘀血证的立法方药，创立通窍活血汤治头面四肢血瘀之证，血府逐瘀汤治疗胸中血瘀之证，膈下逐瘀汤治肚腹瘀血之证，少腹逐瘀汤治少腹积块疼痛，身痛逐瘀汤治疗痹证，补阳还五汤治半身不遂和瘫痪等。王氏是雷老最为推崇的血瘀证诊治医家，在多年的临床实践中，雷老继承发展了王氏血瘀证理论，提出了血瘀证病因病机新的观点。

雷老认为瘀血病因，大体有两个方面：一是由于内外伤，或其他原因引起出血，离经之血积存体内，形成瘀血；二是外感六淫、疠气，内伤七情，或饮食劳倦久病、年老等，导致人体气虚、气滞或血寒血热，使血行不畅而凝滞，从而产生瘀血。这些致瘀因素可以反复致瘀，致使局部瘀血转变为全身瘀血，轻度瘀血转变为重度瘀血，慢性瘀血急性加重，易治性瘀血转变为难治性瘀血，实证更实、虚证更虚或虚实并见。

瘀血致病当分急慢，外伤或离经之血外感六淫、疠气导致的瘀血多属急性瘀血；内伤七情，或饮食、劳倦、久病、年老、陈旧性出血等所致多为慢性瘀血。

气血关系是血瘀证最常见的病因病机，无论气滞、气虚、气逆、气陷皆可致瘀，但以虚实之张寒热皆可为瘀，"寒凝血泣"属于外寒，阳虚内寒，无以温煦、推动血液也可致瘀；久病致瘀，新病未必无瘀，如外感热病致瘀属于毒邪致瘀，具有急剧、快速凶险等特点，内热为瘀，血受热则煎熬成块。病理产物（瘀血、痰饮、水湿）致瘀，如瘀血致瘀，局部血运停滞，影响全身气血运行，加重已有瘀血和导致新的瘀血产生。瘀血日久化热生毒加重瘀血，外感热毒夹瘀产生变证、坏证、危证。缺血之处必有瘀血，当分虚实以辨，气（阳）虚鼓动血液无力，血行缓慢、瘀滞，下游机体缺血；病理产物（瘀血、痰饮、水湿）直接堵塞脉络，而上游机体瘀血，下游机体缺血。

年老者多瘀，脏腑经络功能衰退，阴阳气血失调或低水平平衡是年老者多瘀的重要原因。另外，其他因素亦参与了血瘀证的产生，如体质、性格、遗传、治疗不当等。

二、瘀血辨证，但见主证便是，不必悉具

雷老强调瘀血辨证首先分清急慢，便于指导治疗。急性瘀血多见于外伤、手术、出血、外感热病与疫病、慢性病过程中急性加重；小儿少瘀，老人多瘀；既强调四诊合参，又重视"但见主证便是，不必悉具"；诊察手段多元化，强调甲床色泽变化和舌体、舌下脉络的重要性，强调西医检查为我所用；瘀血定位，脏腑定位、经络定位、上下定位。

瘀血证辨证要点：疼痛：刺痛、闷痛多见，固定不移，拒按。也可表现为绞痛、刀割样痛等。疼痛时间短暂或持续。肿块：固定不移，在表见肌肤青紫肿胀，或红肿；在里腹部可触摸到症块。出血：机体任何部位出血，血色多紫黯，或伴有血块。甲床颜色紫暗无光泽，共分 3 级：双手拇指甲床暗紫色条纹呈线样为 1 级；条纹呈条索样为 2 级；条纹呈斑片样为 3 级。舌质紫黯，或有瘀点瘀斑，或舌下静脉曲张。脉象：多见细湿、沉弦或结代。现代医学检查：微循环障碍、血液流变学异常、血小板聚集功能异常。以上诸症"但见主证便是，不必悉具"。

瘀血定位：如瘀阻于心，见心悸、胸闷、心前区痛；瘀阻于肺，见咳逆喘促，或胸痛、咯血、咳血，或咯吐脓血；瘀阻于肝，可见胁痛、痞块；瘀阻胃肠，可见脘腹疼痛、呕血，或大便漆黑；瘀阻胞宫，可见小腹或少腹疼痛，月经不调，痛经，闭经，月经常紫色成块，或见崩漏，或产后恶露淋漓不断等；瘀血阻于头面部，见头痛，眩晕等。外伤跌仆，瘀阻肌肤，可见红肿疼痛或青紫肿痛等。

三、重视病因治疗，善用虫类药及引经药

治疗上分清缓急，急则治其标。离经之血，无论清凝鲜黑，应以祛瘀为先。急性瘀血多配伍清热、凉血、解毒益气等诸法。如冠心病、心绞痛之胸痹，胸阳衰微、浊阴干犯清阳之府是其基本病机，痰瘀病理产物阻塞心脉是其病理关键，常法化痰宣痹、活血化瘀即可奏效；若痰瘀日久或由它邪引动化热生毒，变证蜂起，则急需清热解毒凉血，活血化痰宣痹以力挽危厄。

瘀血是气血不和中的重要一项，气滞血瘀是最为常见的血瘀证类型，活血化瘀往往与理气之品配伍，但气虚血瘀、阴虚夹瘀、瘀血化热或夹热毒者，慎用或禁用辛香走窜的药物，避免耗气伤阴，助热生变。瘀血证夹热或化热生毒，注意加入清解之品。

久病顽疾瘀血证伍以虫类、软坚散结之品可提高疗效，但要注意病者虚实，若属实证且体质壮实者可加入水蛭、虻虫、䗪虫、牡蛎、鳖甲等；虚证则仍以补益药物为要。使用虫类药物尚需注意配伍、剂量、疗程，力求驱邪而不伤正，效捷而不猛悍。

依据瘀血部位选择适当的引经药以直达病所提高疗效。如手太阴肺经为桔梗、升麻、葱白、辛夷，手阳明大肠经为白芷、石膏，足太阴脾经为升麻、苍术，足阳明胃经为白芷、石膏、葛根，手少阴心经为细辛、黄连，手太阳小肠经为木通、竹叶，足少阴肾经为肉桂、细辛，足太阳膀胱经为羌活，手厥阴心包络经为柴胡、牡丹皮，手少阳三焦经为连翘、柴胡，足厥阴肝经为柴胡、川芎、青皮、吴茱萸，足少阳肝经为柴胡、青皮引经药宜少而精当，并注意一药多功效，如黄连即可入心经泻心火，尚可解毒厚肠；柴胡可入少阳、厥阴，又有解热升阳之力。

雷老指出瘀血证早期与定量诊断、微观辨证与宏观辨证结合、症瘕积聚及肿瘤性瘀血与一般性瘀血的鉴别诊治仍然是临床及科研的重要课题。血瘀证虽临证多见，但不可见病皆认为有瘀，必须辨证论治，"谨守病机，各司其属"。临证病情多错综复杂，寒热虚实交叉互见，分清急慢是基础，辨明性质是前提，辨证论治与辨因论治相结合是关键，应做到审时度势，药证合契，丝丝入扣，方能加强治疗的针对性，以收如鼓应桴之效。

参考文献

[1] 岳美中，原著．陈可冀，等编著．岳美中医学文集．北京：中国中医药出版社，2000，605、138．

国医大师雷忠义痰瘀流派论文集

[2] 杨克勤. 浅谈王清任对瘀血学说的贡献. 光明中医, 2009, 24（3）: 426-427.

[3] 刘超峰, 范虹, 雷鹏. 名老中医雷忠义治疗冠心病心绞痛痰瘀互结证的经验. 陕西中医, 2003, 23（8）: 722-723.

[4] 郭士魁, 著. 杂病证治郭士魁临床经验选集. 北京: 人民卫生出版社, 1983, 176-177.

（《陕西中医》2010 年第 31 卷第 8 期）

名老中医雷忠义养心活血汤治疗急性冠脉综合征经验

于小勇[1] 武雪萍[1] 范 虹[1] 刘超峰[1] 雷 鹏[2]

（1. 陕西省中医医院；2. 陕西省人民医院）

国家级名老中医雷忠义擅长治疗内科各种疑难杂病，尤其对心血管疾病的治疗有独到之处，养心活血汤是雷老临证应用较多的自创方剂，笔者有幸师从雷老学习，现总结如下：

急性冠脉综合征是导致心肌缺血、缺氧的一种心脏病，临床可表现为心绞痛、心肌梗死、心律失常、心力衰竭和心脏猝死等。根据其临床表现属中医学"胸痹心痛""心悸""真心痛"等范畴，传统认为本病的发生，内因主要是由年老体衰、心脾肝肾等脏腑亏损、气血阴阳不足等引起；外因如寒邪侵袭、七情内伤、饮食不节、劳累过度等所诱发，其始先因胸中阳气不足，继则寒凝、气滞、痰浊、血瘀乘之，导致心血运行受阻，经脉阻滞，心血不通，不通则痛，就会出现一系列急性冠脉综合征的证候。雷老认为脾肝肾脏腑亏损、气血阴阳不足是胸痹发生的病理基础，痰瘀阻塞心脉是胸痹的病理关键。脏腑功能失调，血液与津液代谢紊乱，特别是心脾肾脏气虚弱，运行无力，以及肝失条达，气血逆乱，出现痰浊湿邪阻碍血行而致瘀或产生瘀血湿邪生痰，血瘀与痰浊交结，形成痰瘀复合性病理产物，阻塞心脉而致胸痹心痛，形成本虚标实之证而痰瘀互结日久又可化热生毒，导致病情急性加重，险象环生。

养心活血汤是雷老治疗急性冠脉综合征的常用自创方剂，该方对缓解胸痛、胸闷等临床症状，改善实验室指标，降低其病死率都有较好的效果。组方为：人参、五味子、陈皮各 10 g，麦冬 15 ~ 20 g，丹参 30 g，三七粉 3 g。证属：气阴两虚，痰瘀内阻。其中人参大补元气，安魂魄，定精神；麦冬可养阴清心；五味子收养心气而安神。三药合为生脉散治心气阴两虚证，以益气养阴敛汗而固脱。丹参具有活血化瘀止痛之功效，其活瘀血，生新血，凉血，安神宁心，补心定志，急性期尤佳；陈皮可燥湿化痰，理气止痛；三七粉能化瘀血为水，散瘀消肿而定痛。现代药理研究人参具有抗心肌梗死早期出现的低血压状态，预防心源性休克；稳定心肌细胞膜电位，抗心律失常；扩张冠脉，抗心肌缺血，抗心力衰竭等作用，并能防止血液凝固，促进纤维蛋白溶解，降低红细胞及血小板的聚集性，增加血液的流动性，改善组织灌注，早期心肌梗死应用可益心气，并可稳定患者情绪。丹参可加强心肌收缩力而不增加心肌耗氧量，并能扩张冠脉，提高纤溶酶活性，促进纤维蛋白溶解，有抗血栓形成作用，并能促进坏死心肌的修复与再生。陈皮含有橙皮苷，可扩张冠脉，使冠脉流量增加，对应激状态血脂升高，改善预后有作用。三七粉能抑制血小板聚集，并使血液黏度降低，具有活血作用，其能明显扩张冠脉，促进梗死、缺血区心肌侧支循环形成，改善心肌内微循环，增加冠脉流量，并提高心肌营养性血流量。

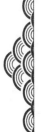

辨证要点：胸痛、胸闷，心悸，乏力，苔腻舌质暗滞，脉弦滑或涩。治疗方法：以通为补，益气养阴、活血化痰。临证加减：痰瘀互结日久或化热生毒者可加瓜蒌皮、郁金、牡丹皮、赤芍、漏芦、川芎、半夏以开胸散结，凉血解毒。心绞痛偏心阳痹阻者加桂枝、荜茇、细辛、良姜、薤白等温通心阳。心衰者加葶苈子、北五加皮、前胡以降气平喘，加小叶革薢、茯苓、泽泻以利水消肿，其中北五加皮又有强心苷样作用。对心衰气虚者加黄芪以补气，阳虚者可加附子、桂枝以温阳，大心脏者可加龟胶、鹿角胶、鹿角霜以温补肾阳，补肾以纳气，从肾治心。治心律失常有寒象者可在加甘松、荜茇、澄茄理气止痛、暖胃散寒，加琥珀、珍珠母、紫石英以镇心安神，珍珠粉、龙齿、菖蒲以宁心安神，百合、莲子、黄连以清心安神，茵陈、苦参清热燥湿，以抗炎、抗病毒。高血压头晕、头痛者，宜去人参加太子参，并加天麻、钩藤以平肝潜阳，葛根、川芎以通窍活血，也可加虫类药蜈蚣、全蝎以祛风通络止痉，或僵蚕缓解血管之痉挛，对高凝状态、高黏血症者可加水蛭，减少脑细胞损伤。对热毒盛者可加黄连、牡丹皮，具有抑制动脉硬化炎症，防止斑块破裂、出血，消除斑块的作用。

典型病例：李某，男，31岁。主诉：心前区疼痛1个月余。1个月来无明显诱因出现心前区疼痛不适，多在静息状态下，持续时间约10分钟，每周7～8次，同时伴有气短、胸闷、肢体麻木，食纳可，夜休可，二便调。多次就诊于西安某大医院，检查心肌酶谱（－），病毒系列（－），心电图：ST段（Ⅱ，Ⅲ，AVF）轻度下移，给予硝酸酯类药物无效。症见：心前区疼痛、气短、胸闷、肢体麻木、唇舌紫暗，舌淡暗苔白腻，脉弦。查体：血压 120/80 mmHg，双肺（－），心率 74 次/分，律齐，心音低，双下肢不肿。心电图：ST 段（Ⅱ，Ⅲ，AVF）轻度下移，偶发室早；心肌酶谱（－）。雷老认为该病应属于胸痹心痛范畴，证属：痰瘀互结，治法：化痰活血通络。方用：养心活血汤加佛手、豨莶草各 15 g，没药 10 g，黄连 6 g，6 剂，并加服丹参滴丸。二诊：服药后症状减轻，疼痛时间缩短，每周 3 次左右，予夜间发作，发作时伴有左侧肢体麻木，纳可，眠可，大小便调，舌质淡，苔白，脉弦细。继续用上方加葛根 20 g，川芎、地龙各 15 g，僵蚕 12 g，水蛭 3 g，6 剂，水煎。三诊：症状明显减轻，胸痛 2 周 1 次，余未见不适纳可，眠可，大小便调。舌暗淡，苔厚腻，脉沉细。继用上方连服 10 剂以巩固疗效。

按：雷老认为胸痹之证多见本虚标实，本虚以气阴两虚多见，标实则常见痰瘀互结，病位在肝脾肾心。肝脾肾心功能失调，血液与津液代谢紊乱，心脾肾脏气虚弱，运行无力，以及肝失条达，气血逆乱，出现痰浊湿邪阻碍血行而致瘀，形成痰瘀复合性病理产物，阻塞心脉而致胸痹心痛。本病既有本虚，亦见标实，而以标实为主要矛盾，并且肝气横逆，有时时动风之象，故在一诊益气养阴、化痰活血通络取效后加入地龙、僵蚕、水蛭等虫类药，一来平肝息风，二来加强活血通络，故能迅速获效。

参考文献

[1] 沈映君.中药药理学.上海：上海科学技术出版社，1997，19.

（《陕西中医》2011 年第 32 卷第 4 期）

国医大师雷忠义养心活血汤治疗冠心病临床效果观察

于小勇

（陕西省中医医院）

冠心病是导致心肌缺血、缺氧的一种心脏病，临床可表现为心绞痛、心肌梗死、心律失常、心力衰竭和心脏性猝死等。临床表现属中医学"胸痹心痛""心悸""真心痛"等范畴。传统认为该病的发生，内因主要是由年老体衰、心脾肝肾等脏腑亏损、气血阴阳不足等引起；外因如寒邪侵袭、七情内伤、饮食不节、劳累过度等所诱发。其始先因胸中阳气不足，继则寒凝、气滞、痰浊、血瘀乘之，导致心血运行受阻，经脉阻滞，心血不通，不通则痛，就会出现一系列冠心病的证候。雷老认为脾肝肾脏腑亏损、气血阴阳不足是胸痹发生的病理基础，痰瘀阻塞心脉是胸痹的病理关键。脏腑功能失调，血液与津液代谢紊乱，特别是心脾肾脏气虚弱、运行无力以及肝失条达、气血逆乱，出现痰浊湿邪阻碍血行而致瘀或产生瘀血湿邪生痰，血瘀与痰浊交结，形成痰瘀复合性病理产物，阻塞心脉而致胸痹心痛，形成本虚标实之证。痰瘀互结日久又可化热生毒，导致病情急性加重，险象环生。临床上雷老喜用自创的养心活血汤治疗冠心病，治疗效果如下。

一、资料与方法

1.一般资料　选取 2008 年 11 月至 2011 年 6 月就诊于陕西省中医医院心病科的 60 例门诊患者，按照随机数表法分为对照组和观察组，各 30 例。对照组男 16 例，女 14 例；年龄 47 ~ 84 岁，平均（65.02 ± 5.51）岁；病程 1.5 ~ 17 年，平均（9.12 ± 3.04）年。观察组男 17 例，女 13 例；年龄 46 ~ 86 岁，平均（62.82 ± 6.18）岁；病程 2 ~ 17 年，平均（10.82 ± 3.01）年。两组患者年龄、性别、病程等一般资料比较，差异无统计学意义（P > 0.05），具有可比性。患者自愿参与本研究并签署知情同意书。本研究经陕西省中医医院医学伦理委员会审批通过。

2. 纳入和排除标准　纳入标准：以胸闷、胸痛，眩晕，嗜睡，舌暗，苔白腻，脉短滑或弦或沉滑为主要表现，符合中医痰瘀互结者；符合西医冠心病心绞痛诊断标准。排除标准：不能口服汤药者；严重肝肾功能不全者；严重认知障碍、失语、卧床等无法进行疗效判断者。

3. 治疗方法　给予对照组患者西药治疗［按美国心脏病学会和心脏协会心绞痛处理指南（2002 年修订版）］。观察组在西药治疗的基础上加服养心活血汤加味：西洋参 10 g，麦冬 10 g，五味子 15 g，丹参 30 g，陈皮 15 g，三七粉 3 g（冲服），瓜蒌皮 18 g，薤白 15 g，黄连 10 g，牡丹皮 15 g，葛根 30 g，莲子 15 g。每日 1 剂，水煎 2 次，滤取药液 400 ml，分早晚 2 次口服。疗程 14 天。

4. 观察指标　①心绞痛疗效；②证候疗效；③心电图疗效。评定标准参照2004 年中华中医药学会内科分会心病学术专业委员会制定《中医心病之心绞痛诊断与疗效标准》。

5. 统计学方法　采用 SPSS 13.0 统计学软件处理数据，符合正态分布的定量

资料以均数 ± 标准差（$\bar{x} \pm s$）表示，组间比较采用 t 检验，定性资料以率（%）表示，组间比较采用；χ^2 检验，P＜0.05 为差异有统计学意义。

二、结果

1.心绞痛疗效　治疗后，观察组总有效率高于对照组，差异有统计学意义（P＜0.05）。见表 3-17。

表 3-17　两组患者心绞痛疗效比较（n，%）

组别	n	显效	有效	无效	加重	总有效率 %
治疗组	30	5	19	6	0	80.00%
对照组	30	11	17	2	0	93.33%[a]

注：与对照组比较，[a]P＜0.05

2.证候疗效　治疗后，观察组总有效率高于对照组，差异有统计学意义（P＜0.05）。见表 3-18。

表 3-18　两组证候疗效比较（n，%）

组别	n	显效	有效	无效	加重	总有效率 %
治疗组	30	9	17	4	0	86.67%
对照组	30	14	15	1	0	96.67%[b]

注：与对照组比较，[b]P＜0.05

3.心电图疗效　治疗后，观察组总有效率高于对照组，差异有统计学意义（P＜0.05）。见表 3-19。

表 3-19　两组心电图疗效比较（n，%）

组别	n	显效	有效	无效	加重	总有效率 %
治疗组	30	1	20	9	0	70.00%
对照组	30	2	23	5	0	83.33%[c]

注：与对照组比较，[c]P＜0.05

三、讨论

养心活血汤是雷老治疗冠心病的常用自创方剂，该方对缓解胸痛、胸闷等临床症状，改善实验室指标，降低病死率都有较好的效果。组方为人参、五味子、陈皮、麦冬、丹参、三七粉。人参大补元气、安魂魄、定精神。麦冬可养阴清心。五味子收养心气而安神。三药合为生脉散治心气阴两虚证，以益气养阴敛汗而固脱。丹参具有活血化瘀止痛之功效，活瘀血、生新血、凉血、安神宁心、补心定志，急性期尤佳。陈皮可燥湿化痰，理气止痛。三七粉能化瘀血为水，散瘀消肿而定痛。现代药理研究人参具有抗心肌梗死早期出现的低血压状态，预防心源性休克；稳定心肌细胞膜电位，抗心律失常；扩张冠脉，抗心肌缺血，抗心衰等作用；防止血液凝固，促进纤维蛋白溶解，降低红细胞及血小板的聚集性，增加血液的流动性，改善组织灌注。早期心肌梗死应用人参可益心气，并稳定患者情绪。丹参可加强心肌收缩力而不增加心肌耗氧量，并能扩张冠脉，提高纤溶酶活性，促进纤维蛋白溶解，有抗血栓形成作用，并能促进坏死心肌的修复与再生。陈皮含有橙皮甙，可扩张冠脉，使冠脉流量增加，对应激状态血脂升高，改善预后有作用。三七粉能抑制血小板聚集，降低血液黏度，具有活血作用，能明显扩张冠脉，促进梗死、缺血区心肌侧支循环形成，改善心肌内微循环，增加冠脉流量，提高心肌营养性血流量。辨证要点：胸痛、胸闷，心悸，乏力，苔腻，舌质暗滞，脉弦滑或涩。治疗方法：以通为补，益气养阴，活血化瘀。临证加减：痰瘀互结日久或化热生毒者可加瓜蒌皮、郁金、牡丹皮、赤芍、漏芦、川芎、半夏以开胸散结，凉血解毒。心绞痛偏心阳痹阻者加桂枝、荜茇、细辛、良姜、薤白等温通心阳。心衰者加葶苈子、北五加皮、前胡以降气平喘，加小叶苦薢、茯苓、泽泻以利水消肿，其中北五加皮又有强心苷样作用，对心衰气虚者加黄芪以补气，阳虚者可加附子、桂枝以温阳，大心脏者可加龟胶、鹿角胶、鹿角霜以温补肾阳，补肾以纳气，从肾治心。治心律失常有寒象者可在加甘松、荜茇、澄茄理气止痛，暖胃散寒；加琥珀、珍珠母、紫石英以镇心安神；珍珠粉、龙齿、菖蒲以宁心安神；百合、莲子、黄连以清心安神；茵陈、苦参以清热燥湿，抗炎、抗病毒。高血压头晕、头痛者，宜去人参加太子参，并加天麻、钩藤以平肝潜阳；葛根、川芎以通窍活血；加虫类药蜈蚣、全蝎以祛风通络止痉或僵蚕缓解血管之痉挛；对高凝状态、高黏血症者可加水蛭，减少脑细胞损伤；对热毒盛者可加黄连、牡丹皮，具有抑制动脉硬化炎症，防止斑块破裂、出血，消除斑块的作用。

综上所述，养心活血汤配合西药治疗冠心病心绞痛具有协同作用，其疗效明显优于单独应用西药。

（《河南医学研究》2018 年第 27 卷第 22 期）

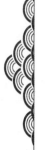

国医大师雷忠义痰瘀流派论文集

武雪萍论文

雷忠义主任医师辨治冠心病心绞痛经验

武雪萍　于小勇　刘超峰

（陕西省中医医院）

雷忠义主任医师是全国老中医学术经验继承指导老师，博士生导师，陕西省名老中医。从事临床医疗、教学、科研工作50余年，学验具丰，医术精湛，医德高尚。主要致力于心血管疾病的中西医结合科研和临床研究，尤其对冠心病心绞痛（胸痹心痛）的临床诊治有独到的见解和经验，提出了痰瘀毒互结新论，丰富和完善了中医胸痹心痛证治理论，提高了辨证论治水平，同时提高了冠心病心绞痛患者的临床疗效，改善了预后。

一、重视中医理论，善用辨证论治

辨证论治是中医学认识疾病和处理疾病的基本原则，是中医学的核心。"观其脉证，知犯何逆，随证治之"。雷老指出，临床辨证治疗要注意以下几点：①注意病、证、舌、脉、方药的差异性。②注意调整和谐平衡的机体状态。"谨察阴阳所在而调之，以平为期"。③选方用药与辨证要注意定性、定位、定量。④注意同病异治和异病同治，辨病与辨证相结合。雷老原为急性心肌梗死而设的养心活血汤，临床加减变化广泛用于冠心病心绞痛、心律失常、心力衰竭，高血压病、心肌炎，体现了异病同治的思想。雷老平时教导我们要注重中医理论的系统学习，主张发展与完善中医理论，继承与创新并举。

二、遵循整体观念，注重五脏相关

雷老根据"天人相应""天人合一"的观点，临证非常重视整体观念。他说，强调辨证论治，但绝不能片面地、机械地运用，应结合自然环境、气候变化、个人体质（阴虚、阳虚、痰湿体质）而因人、因时、因地制宜。雷老认为，心与肺气血相依，心与脾母子相生，心与肝气血调节和情志相依，心与肾阴阳相交、水火既济，生理上相关，病理上必然相互影响。临床辨证治疗时应注意补肺、健脾、温肾、调理气血、平衡阴阳、标本兼治。雷老在临证辨治胸痹心痛时，常见因精神情志因素而诱发加重者，所谓肝疏泄功能失常影响心血运行而见胸闷疼痛，影响心神而致心烦、失眠、抑郁，临床可用柴胡疏肝散、四逆散、逍遥散加减化裁，每获良效。另有脾胃功能失调而诱发者，脾失健运而生痰湿，胃失和降而气逆于上，影响气血运行，而致痰瘀互结。脾胃湿热者用黄连温胆汤加佛手、郁金、枳壳、香附，脾胃虚寒者可用四君子汤加荜茇、细辛、良姜。冠心病心绞痛患者多为中老年人，肾精不足，肾阳亏虚，雷老早年对羊红膻的研究在一定程度上验证了《内经》关于心本于肾的理论，打开了从肾治心的新思路，肾阳虚者加用淫羊藿、巴戟天、附子、肉桂、鹿角霜、鹿茸等，肾阴虚加用生地黄、龟板、山萸肉、黄柏、知母等。因此雷老认为：调理其他脏功能对胸痹心痛临床辨治有重要意义。

三、衷中参西，辨病与辨证相结合

雷忠义主任医师是中西医结合心血管病专家，有深厚的中西医理论基础和扎实的临床诊治水平，冠心病急性冠脉综合征发病多急、危、重，故临床主张中西医结合，辨病与辨证相结合。根据病情轻重，选择中医、中西医结合治疗方案，临床用药既根据中医辨证，也不排斥西医现代检查手段及临床药理研究结果，如合并高黏血症者，可加用赤芍、水蛭、地龙等活血化瘀通络之药；合并糖尿病者可加用鬼箭羽、地骨皮、黄连、葛根、天花粉等药；合并高血脂者可加用蒲黄、山楂、决明子、绞股蓝等；肥胖患者可加用泽泻、黄连、陈皮、苍术祛除痰湿；合并心律失常者可加用黄芩、茵陈、黄连、甘松等药。根据动脉粥样硬化是炎症免疫说，提出痰瘀毒互结新论，在原有痰瘀互结辨证基础上加用清热凉血解毒、调节免疫之药如：牡丹皮、黄连、金银花、大黄、虎杖、人参、黄芪等，临床常获得更加理想的疗效。

四、注重经方研究，善用活用经方

经方是古代医家反复临床实践的经验总结，是历经临床验证行之有效的方剂，雷老临床潜心精研《内经》《伤寒论》《金匮要略》等经典著作，结合个人临证加以灵活应用。《金匮要略·胸痹心痛短气病脉证并治》曰："胸痛不得卧，心痛彻背者，瓜蒌薤白半夏汤主之。"雷老根据胸痹心痛病因病机结合临床研究发现此类患者常闷痛并见，伴有憋气，脘闷纳呆，肢沉体胖，舌紫暗苔腻，脉滑或涩等痰瘀互结症候群，创立加味瓜蒌薤白汤治疗104例冠心病心绞痛患者，总有率达 92%。

五、详审病因病机，临床灵活施治

1. 病因病机　冠心病心绞痛属中医"胸痹心痛"范畴，雷老根据历代医家论述及临床经验认为：冠心病患者多为中老年人，脏气亏虚，气血阴阳不足，气虚运血无力，血行瘀阻；气机失调，气滞血瘀；寒邪侵袭，寒凝血瘀；痰浊内生，痰瘀互阻，热毒内聚，热壅血瘀。本病属本虚标实，虚实夹杂。本虚有气虚、气阴两虚、阴阳两虚，标实有血瘀、寒凝、痰浊、气滞、热毒。雷老早在 20 世纪 70 年代就致力于活血化瘀研究，运用活血化瘀法治疗冠心病心绞痛效果显著。依据临床所见，提出把胸痹心痛的痰浊说与瘀血说融为一体的痰瘀互结说，认为从痰瘀立论是治疗胸痹的基础。痰浊和瘀血常相兼为病，两者既是病理产物，又是致病因素，相互交结，在冠心病发生发展中起着非常重要的作用。近年来，随着中医理论的发展与临床实践，发现部分患者临床表现有：胸闷痛、有灼烧感、心烦、易怒、头晕、少寐、五心烦热、大便干结、舌红苔腻等症，多为久病不愈者，雷老认为此为痰瘀互结日久，生热化毒，郁热毒邪内伏致营卫不和，气血亏虚，脏腑衰败，形成痰瘀互结与热毒互为因果的恶性循环，促进了冠心病的恶化，因而提出了痰瘀毒互结的理论，与现代医学认为冠状动脉粥样硬化与炎症相关相吻合。

2. 辨证分型治疗　①气虚血瘀证：治以益气活血通脉法，方用养心活血汤（自拟方）：太子参、麦冬、五味子、丹参等。胸闷痛明显者，加瓜蒌皮、葛根、赤芍加强活血通络；心悸明显者加龙骨、牡蛎、珍珠母、百合养心定悸。②心血瘀阻证：治以活血通络法，方用血府逐瘀汤加减。肝郁气滞者，加佛手、白芍、香附疏肝理气；感寒诱发者，加薤白、桂枝、细辛、荜茇、良姜。③痰瘀互结证：治以化痰宣痹、活血化瘀法，方用加味瓜蒌薤白汤（自拟方）：瓜蒌皮、黄芪、葛根、薤白、泽泻、川芎、郁金等。兼气阳不足者加人参、附子、肉桂、鹿角胶、淫羊藿。④痰瘀毒互结证：治以活血化痰、清热解毒法，方用丹曲饮（自拟方）：丹参、黄芪、红曲、水蛭、葛根、银杏叶等。雷老指出，临床辨治切记顾阳护阴，不忘本虚。另外，雷老根据"久病入络"临床常合用虫类药物如水蛭、地龙、蜈蚣、全蝎等药，取得了很好的疗效。

参考文献

[1] 雷忠义，吴亚兰，苏亚秦，等 . 单味羊红膻片治疗冠心病 263 例临床观察 . 实用中西

医结合杂志，1989，2（5）：35–37.

[2] 雷忠义，苏亚秦，吴亚兰，等. 加味瓜蒌薤白汤治疗冠心病心绞痛 104 例. 陕西中医，1983，4（4）：23.

[3] 刘超峰. 雷忠义主任医师运用活血化瘀法治疗心血管病经验. 陕西中医，2000，21（9）：407–408.

[4] 刘超峰，范虹，雷鹏. 名老中医雷忠义治疗冠心病心绞痛痰瘀互结证的经验. 陕西中医，2003，23（8）：722–723.

（《中医临床研究》2011 年第 3 卷第 19 期）

雷忠义主任医师痰瘀毒并治冠心病心绞痛的经验

武雪萍　于小勇　刘超峰

指导老师：雷忠义

（陕西省中医医院）

雷忠义主任医师是陕西省著名老中医，为全国第四批老中医学术经验继承指导老师，从事临床医疗、教学、科研工作 50 余年，学验具丰，医术精湛，医德高尚。对冠心病心绞痛有深入的研究和丰富的临床经验。雷老 20 世纪 70 年代提出冠心病心绞痛痰瘀互结证，创立了加味瓜蒌薤白汤，经过临床病例对照研究，疗效确切，无毒副反应。近年来，随着对中医理论的深入研究，并结合个人临床实践，进一步提出了痰瘀毒互结的理论，指出临床治疗当痰瘀热毒并治。

一、痰瘀热毒并治的理论基础

1. 气血津液代谢紊乱、脏腑功能失调是产生痰瘀热毒的根源　心主血脉，心气有推动血液在脉中运行，发挥营养和滋润作用。"心为五脏六腑之大主"，心气充沛，则血脉通畅，心气不足，则血脉壅塞不通，形成瘀血；肺主气，促进心血的运行，脾主统血，使血行正常，不逸于脉外，肝主疏泄，调畅全身气机，促进血液与津液的运行输布，肾主水，调节肺脾肝对水液代谢的输布和排泄。肺脾肝肾功能失常，肺气不足、脾不统血、气机郁滞、津液代谢失调而致瘀血痰饮内生，心血运行不畅。津血同源，痰瘀相关瘀血、痰饮既是病理产物，又是致病因素，长期蕴积体内，日久蕴热生毒，进一步加重气血津液代谢紊乱、脏腑功能阴阳失调。

2.长期以来对胸痹心痛的认识和经验是痰瘀热毒理论形成的基础 《素问·脉要精微论》云："脉者，血之府也……涩则心痛"；《诸病源候论·心痛多唾候》云："心痛而多唾者，停饮乘心之络故也"。以上指出瘀血、痰饮是胸痹心痛形成的原因。《诸病源候论·心悬急懊痛候》曰："邪迫肺气，不得宣畅，壅瘀生热，故心如悬而急，烦懊痛也"。瘀久生热病机在治疗上，清代医家王清任创立名方血府逐瘀汤，开创了活血化瘀治疗胸痹之先河。近年来许多医家从不同角度论述了冠心病心绞痛痰瘀互结证。

二、痰瘀热毒并治冠心病心绞痛

1.痰瘀热毒并治理论的提出 雷老早在 20 世纪 70 年代就致力于活血化瘀研究，运用活血化瘀法治疗冠心病心绞痛效果显著。依据中医理论及临床所见，首倡把胸痹心痛的痰浊说与瘀血说融为一体的痰瘀互结说，并为当时的西安地区冠心病协作组提供了加味瓜蒌薤白汤的观察治疗方案，临床治疗 104 例冠心病心绞痛痰瘀互结证患者，取得了很好的疗效。雷老认为从痰瘀立论是治疗胸痹的基础。痰浊和瘀血常相兼为病，两者既是病理产物，又是致病因素，相互交结，在冠心病发生发展中起着非常重要的作用。近年来，随着临床实践的不断深入，发现部分患者临床表现有：胸闷痛，有灼烧感，心烦，易怒，头晕，少寐，五心烦热，大便干结，舌红苔腻，脉滑等症，多为久病不愈者，雷老认为此为痰瘀互结日久，生热化毒，郁热毒邪内伏致营卫不和，气血亏虚，脏腑衰败，形成痰瘀互结与热毒互为因果的恶性循环，促进了冠心病的恶化，使病情更加复杂，缠绵难愈因而提出了痰瘀毒互结的理论，与现代医学认为冠状动脉粥样硬化与炎症相关相吻合。雷老提出的痰瘀毒并治冠心病心绞痛与当前动脉粥样硬化从痰瘀毒论治的观点不谋而合。

2.冠心病心绞痛痰瘀热毒互结证治 辨证要点：胸闷痛，有灼烧感，心烦，易怒，头晕，少寐，五心烦热，大便干结，小便黄，舌暗红、苔黄腻，脉弦滑或涩。治则治法：涤痰化浊，活血化瘀，清热解毒。雷忠义主任医师根据以上病理机制自拟方药（丹曲饮）：赤芍、牡丹皮、丹参、黄芪、瓜蒌皮、红曲、水蛭、葛根、银杏叶、黄连。赤芍、牡丹皮凉血活血，瓜蒌皮、红曲理气化痰，丹参、水蛭、葛根、银杏叶活血化瘀通络，黄连清热解毒，冠心病心绞痛为本虚标实之证，故用黄芪补心气，气旺则血行，血行则痰瘀自消，热毒自散。热毒易伤阴化燥，临床可加用生地、麦冬等养阴之品。胸闷痛明显者，加红花、三七粉、川芎，川芎为血中气药，可助心行血；痰浊重者合用二陈汤或温胆汤；热毒偏重加栀子、黄芪、玄参。

三、典型病例

患者陆某,男,65岁,退休干部。以"间断胸闷痛、气短、心慌2年,加重3天"为主诉,上症常于情绪不佳时再发加重,每天发作3~4次,含服硝酸甘油可缓解。症见:胸闷痛,憋气,有灼烧感,心悸、心烦,易怒,食纳尚可,寐差,便秘,尿黄,舌暗红苔黄腻,脉弦滑。查体:BP 150/90 mmHg,心界叩诊左扩大,心率80次/分,心律整齐,心音低钝,A2 > P2,各瓣膜听诊区未闻及病理性杂音。心电图:$V_{4\sim6}$,ST段压低0.07 mv。心脏超声:冠心病,左室扩大;左室收缩功能正常、舒张功能减低;二尖瓣、三尖瓣、主动脉瓣反流(少量)。血脂:TG:6.26 mmol/L,TG:2.24 mmol/L,ApoA:0.80 mmol/L,HDL:0.80 mmol/L。雷老根据患者舌脉症及体质,辨证为痰瘀热毒互结证,予丹曲饮加天麻、钩藤、琥珀、白芍、郁金平肝潜阳、疏肝行气解郁,经服6剂,患者胸闷痛减轻,胸痛每天发作1~2次,仍心悸、心烦、大便干、睡眠差,舌暗红苔黄腻,脉弦滑,上方去钩藤加龙骨、牡蛎、栀子清心安神定悸,再服6剂,三诊患者诉无明显胸闷痛,停服硝酸甘油,偶有心悸,睡眠改善,大便已通,血压平稳,上方加麦冬、酸枣仁制成丸剂服用,1个月后复查心电图恢复正常,并嘱其改善生活方式、戒烟酒、适量运动、控制体重、调畅情志2个月后复查TG正常,TC有所下降,病情稳定。

參考文献

[1] 刘超峰.雷忠义主任医师运用活血化瘀法治疗心血管病经验.陕西中医,2000,21(9):407-408.

[2] 雷忠义,苏亚秦,吴亚兰,等.加味瓜蒌薤白汤治疗冠心病心绞痛104例.陕西中医,1983,4(4):23.

[3] 于俊生,陈兆昌.动脉粥样硬化从痰瘀毒论治探讨.山东中医杂志,2002,21(8):451-454.

(《陕西中医》2010年第31卷第11期)

加味瓜蒌薤白半夏汤
治疗冠心病痰瘀毒互结证的临床观察

武雪萍　范　虹　刘超峰　雷忠义

（陕西省中医医院）

冠心病为临床常见病和多发病，严重威胁人类身心健康，对冠心病的预防和治疗一直是心血管领域研究的热点。冠心病属中医"胸痹""心痛"范畴，其基本病机为本虚标实证。现今医家遵从《素问·痹论》中"心痹痛者，亦有顽痰死血"的论述，指出痰浊瘀血交阻是胸痹心痛的主要病机之一。痰浊同瘀血常常是相兼为病的，其血瘀与痰浊既是病理过程中的产物，又是致病因素，相互结滞在冠心病发生发展中起着非常重要的作用，痰瘀互结理论应用于临床治疗中，取得了良好疗效。近年来，根据中医学发展与临床与实践，雷忠义主任医师发现冠心病心绞痛除了上述基础改变外，还有痰瘀互结日久化热生毒的临床表现及病理生理过程。近10年来，雷忠义主任医师应用加味瓜蒌薤白半夏汤治疗冠心病痰瘀毒互结证50例，临床疗效确切，无不良反应。现报道如下：

一、临床资料

1.一般资料　50例冠心病心绞痛患者，其中门诊31例，住院19例。其中男34例，女16例；年龄41～70岁，平均（55.28±60.4）岁。病程8个月至15年。合并高血压23例，高脂血症18例，糖尿病9例。

2.诊断标准　中医诊断及辨证标准：参考2002年国家药品监督管理局组织编写的《中药新药临床研究指导原则》为标准。西医诊断标准参照国际心脏学会WHO临床命名标准联合专题组报告《缺血性心脏病的命名及诊断标准》。并根据雷忠义主任医师临床经验确定，临床症见：胸闷痛，有灼烧感，心烦，易怒，头晕，少寐，五心烦热，大便干结，舌红苔腻。

（1）心绞痛症状轻重分级标准：参照《全国中西医结合治疗冠心病、心绞痛及心律失常研究座谈会修订》（1979年9月，上海）：轻度：心绞痛症状积分8分；中度：心绞痛症状积分9～16分；重度：心绞痛症状积分＞17分。

（2）中医症状病情分级标准：参考2002年国家药品监督管理局组织编写的《中药新药临床研究指导原则》。根据中医症状积分标准将病情分为三级：轻度：中医证候积分在11分；中度：中医证候积分12～21分；重度：中医证候积分＞22分。

二、方法

1.治疗方法　以自拟加味瓜蒌薤白半夏汤为基本方（处方组成：丹参30 g，赤芍15 g，牡丹皮10 g，炙黄芪30 g，法半夏10 g，瓜蒌皮24 g，水蛭3 g，葛根30 g，银杏叶10 g，黄连6 g，薤白20 g）。每剂水煎400 ml，每日1剂，每次200 ml，早晚2次服用，4周为1个疗程。服药期间忌食辛辣油腻食物。伴有高血压者，给予卡托普利片（上海信谊药厂有限公司），每次12.5～25 mg，2～3次/天；伴有糖尿病者，给予盐酸二甲双胍片（上海信谊药厂有限公司），每次250 mg，3次/天；伴有高脂血症者，均给予阿托伐他汀钙片（北京嘉林药业生产），每次20 mg，睡前顿服。

2.观察指标

（1）心绞痛发作次数、持续时间、疼痛程度、诱发因素、硝酸甘油用量：试验开始、2周后和试验结束各观察记录一次。

（2）血压、心率、心律测定：试验开始、2周后和试验结束各观察记录一次。

（3）中医疗效观察：胸痛、胸闷、心悸、心烦急躁、大便干结积分、舌象、脉象。试验开始、2周后、试验结束各观察记录一次。

（4）心电图：应用12导同步心电图机，主要观察ST段的改变及T波变化。试验开始、2周后和试验结束各观察记录一次。

（5）安全性指标（血尿常规及肝肾功能）分别在治疗前、后检测。

3.疗效判定标准　依据2002年国家药品监督管理局组织编写的《中药新药临床研究指导原则》及1979年中西医结合治疗冠心病、心绞痛及心律失常座谈会《冠心病心绞痛及心电图疗效评定标准》制定。

（1）心绞痛疗效判定标准：Ⅰ级：显效：症状消失或基本消失；有效：疼痛发作次数、程度及持续时间明显减轻；无效：症状基本与治疗前相同；加重：疼痛发作次数、程度及持续时间有所加重（或达到"中度""重度"标准）。Ⅱ级：显效：症状消失或基本消失；有效：症状减轻到"轻度"的标准；无效：症状基本与治疗前相同；加重：疼痛发作次数、程度及持续时间有所加重（或达到"重度"的标准）。Ⅲ级：显效：症状基本消失或减轻到"轻度"的标准；有效：症状减轻到"中度"的标准；无效：症状与治疗前相同；加重：疼痛发作次数、程度及持续时间都有所加重。

（2）心电图疗效评定标准：显效：心电图恢复至"大致正常"或达到"正常心电图"；有效：降低的ST段比治疗前回升0.05 mV以上，但未达正常水平，在主要导联倒置 T 波变浅达 25% 以上，或 T 波由平坦变为直立者，房室或室内传导阻滞改善者；无效：心电图基本与治疗前相同；加重：ST 段较治疗前降低 0.05mV 以上，主要导联倒置 T 波加深达 25%，或直立 T 波变平坦，平坦变为倒置，出现异位心律、房室传导阻滞或室内传导阻滞。

（3）中医证候疗效评定标准：根据积分法判定中医证候疗效：疗效指数（n）＝（治疗前总积分－治疗后总积分）/疗前总积分 ×100%。临床控制：n ≥ 90%；显效：70% ≤ n＜90%；有效：30% ≤ n＜70%；无效：n＜30%；加重：原有症状治疗后有所加重，总积分较治疗前增加 10% 以上。

三、结果

1. 心绞痛疗效 显效 26 例，有效 18 例，无效 6 例，总有效率为 88%；心电图疗效显效 19 例，有效 13 例，无效 18 例，总有效率为 64%；中医证候疗效：显效 29 例，有效 17 例，无效 4 例，总有效率为 92%。

2. 安全性观察 治疗前后血尿常规及肝肾功能检测无异常。

四、讨论

10 余年前，雷忠义主任医师根据胸痹心痛病因病机结合临床研究发现冠心病、心绞痛患者常闷痛并见，伴有憋气，脘闷纳呆，肢沉体胖，舌紫暗苔腻，脉滑或涩等痰瘀互结症候群，创立加味瓜蒌薤白汤治疗 104 例冠心病心绞痛患者，总有效率达 92%。近年来的研究表明，慢性潜在的感染（病毒、细菌等）或免疫性因子以及血管活性物质如儿茶酚胺、5- 羟色胺等可引起冠状动脉内皮损伤，介导炎性反应，从而有利于脂质的沉积和血小板的黏附和聚集，形成冠状动脉粥样硬化。这种感染、炎症的病理变化就是中医热毒内蕴的佐证。基于此观点的建立，在临床辨证中在原有治疗法则的基础上，增加清热凉血解毒之品，即涤痰化浊，活血化瘀，清热解毒法，常获得更加理想的疗效。该方选丹参、薤白活血化瘀、通阳散结为君。瓜蒌皮、水蛭、银杏叶、半夏助君药宣痹散结、活血化痰为臣药。黄连、赤芍、丹参凉血活血解毒为佐药，防止活血药性太过而诱发出血。加黄芪补气以治其本，葛根升阳。牡丹皮引诸药入心经亦兼使也。诸药合用，可达到宣痹散结、通络解毒、益气通脉之作用。标本兼治，攻补兼施，防治结合，起到预期的效果。药理研究表明，赤芍能抑制血小板聚集。丹参具有扩张冠脉、抑制凝血、促纤溶、抗血小板聚集，改善微循环，促进组织修复和再生，降血脂。黄芪能保护缺糖缺氧性心肌细胞，稳定细胞膜，改善心肌细胞功能。瓜蒌提取物具有升高冠脉流量，增强心肌收缩力及降低血脂的作用。水蛭煎剂能改善血液流变学，能降血脂，抗动脉粥样硬化，对抗垂体后叶素引起的心律失常或明显的 T 波、ST 段的变化。葛根有扩张冠状动脉和脑血管，减慢心率，降低心肌耗氧量。银杏叶提取物对心肌缺血再灌注损伤有保护作用。黄连所含小檗碱小剂量时能兴奋心脏，增强其收缩力，增加冠状动脉血流量。

综上所述，从痰瘀毒论治冠心病，能改善微循环、改善血流变、调节血脂、抗炎等，为冠心病的病因病机及临床辨治提供了新的思路，但大规模的临床试验尚无，需要从临床和实验研究进一步探讨其本质，以便更好地指导临床诊治。

参考文献

[1] 郑筱萸 . 中药新药临床研究指导原则（试行）. 北京：中国医药科技出版社，2002，68–73.

[2] 中华内科杂志编委会 . 缺血性心脏病的命名及诊断标准 . 中华心血管杂志，1981，9（1）：75.

[3] 陈可冀 . 心血管疾病研究 . 上海：上海科学技术出版，1998，300–301、311–318.

[4] 刘超峰，范虹，雷鹏 . 名老中医雷忠义治疗冠心病心绞痛痰瘀互结证的经验 . 陕西中医，2003，23（8）：722–723.

[5] 沈映君 . 中药药理学 . 北京：人民卫生出版社，2000，283、563、693、880.

（《世界中西医结合杂志》2012 年第 7 卷第 9 期）

益气健脾活血利水方治疗慢性充血性心力衰竭 32 例

武雪萍　刘超峰

（陕西省中医医院）

我们在西医常规治疗基础上加用中医治疗慢性充血性心力衰竭（CHF），取得一定疗效，现报道如下：

一、临床资料

64 例 CHF 患者随机分为两组：治疗组 32 例：其中男 18 例，女 14 例；平均年龄（54.12±8.81）岁；平均病程（2.62±1.31）年。其中冠心病 16 例，风心病 3 例，高心病 9 例，扩心病 4 例。对照组 32 例：其中男 17 例，女 15 例；平均年龄（55.26±7.79）岁；平均病程（2.6±1.22）年；其中冠心病 14 例，风心病 4 例，高心病 10 例，扩心病 4 例。两组性别、年龄、病程导致心衰发生的基础心血管疾病方面均有可比性（P>0.05）。

诊断标准参照《中药新药治疗充血性心力衰竭临床研究指导原则》，心功能判断参照美国纽约心脏病协会心功能分级标准。

二、治疗方法

两组均给予西医抗心衰常规治疗。治疗组在西医常规治疗基础上加用益气健脾，活血利水方：人参、桂枝、白术、玉竹各 10 g，黄芪、茯苓、丹参各 30 g，泽泻 15 g，葶苈子 20 g，每日 1 剂，水煎取汁分 2 次温服，疗程 8 周。

三、疗效标准

1. 中医证候疗效　显效：临床主要症状基本或完全消失，积分减少 7%；有效：临床症状明显好转，积分减少 30%；无效：治疗后积分减少不足 30%；加重：治疗后积分超过治疗前的积分。

2. 心功能疗效　显效：心功能达到Ⅰ级或心功能提高Ⅱ级以上；有效：心功能提高Ⅰ级以上而不足Ⅱ级；无效：心功能提高不足Ⅰ级；加重：心功能恶化Ⅰ级或Ⅰ级以上。

3. 统计方法　计量资料采用均数 ± 标准差（$\bar{x}±s$）表示，采用 t 检验，计数资料采用 x^2 检验。

四、治疗结果

两组治疗前后中医证候疗效、心功能改善情况、心率及心功能指标变化比较见表 3-20、表 3-21、表 3-22。

表 3-20　两组治疗后中医证候疗效比较表

组别	n	显效	有效	无效	加重	总有效率 %
治疗组	32	19	10	3	0	90.62[*]
对照组	32	17	18	7	0	78.12

注：与对照组比较，[*]P<0.05

表 3-21　两组治疗后心功能情况比较表

组别	n	显效	有效	无效	加重	总有效率 %
治疗组	32	17	9	6	0	81.25*
对照组	32	15	6	11	0	65.62

注：与对照组比较，*$P < 0.05$

表 3-22　两组治疗前后心率及心功能指标变化比较表

组别	n	时间	HR（次/分）	LVESD（mm）	LVEDD（mm）	LVEF（%）
治疗组	32	治疗前	96.83 ± 7.41	46.18 ± 9.44	56.68 ± 8.32	36.17 ± 8.15
		治疗后	70.51 ± 4.32*	40.15 ± 7.12*	48.23 ± 4.51*△	58.45 ± 9.31*△
对照组	32	治疗前	97.71 ± 6.45	47.28 ± 8.32	55.82 ± 7.34	35.15 ± 7.86
		治疗后	72.34 ± 5.52	41.14 ± 6.67*	51.12 ± 5.98*	52.13 ± 5.58*

注：与治疗前比较 *$P < 0.05$，与对照组比较 △$P < 0.05$

五、讨论

中医学认为，心衰的发生主要是心脏自病或他脏病累及于心，使心之气阴不足或阳气受损。其病位在心，与肺、肝、脾、肾相关，病机是本虚标实，本虚是心之阴阳气血不足，标实是指血瘀、痰饮、水停。方中人参补心气，黄芪补气升阳利水，桂枝温通心阳，白术、茯苓、泽泻健脾化痰利水，丹参活血化瘀通络，葶苈子泻肺平喘、利水消肿，玉竹养阴，全方共奏益气健脾、活血利水之功。药理研究表明，补气药具有增强心肌收缩力，提高心肌抗缺氧能力，调节机体能量代谢，调节免疫，保护心肌细胞等作用；活血化瘀药具有改善微循环，抗血栓，抑制凝血，激活纤溶，扩张冠状动脉，降低心肌耗氧量，抗心肌缺血和抗动脉粥样硬化、保护心肌超微结构等作用；利水渗湿药通过抑制肾小管对电解质及水的重吸收，影响 Na^+-ATP 酶活性，作用于血浆心钠素等机制利水消肿，减轻心脏负荷，保护肝、肾功能且对电解质紊乱无明显影响。

参考文献

[1] 中华人民共和国卫生部. 中药新药临床研究指导原则，1993.

[2] 梁君昭. 充血性心力衰竭的中西医研究进展. 陕西中医，2002，23（2）：186.

（《陕西中医》2007 年第 28 卷第 10 期）

心悸宁治疗心律失常 30 例临床观察

武雪萍　范　虹

指导老师：雷忠义

（陕西省中医医院）

心律失常是指心脏的起搏传导系统发生功能性或器质性病变，导致心脏冲动的频率、节律、起源部位、传导速度与激动次序的异常，临床表现具有变化快、易反复发作的特点，其治疗一直是临床关注的焦点。西药在纠正心律失常方面靶性强、起效快，最大的弊端是多数药物都存在程度不同的不良反应，治疗量与中毒量很接近，且药物有一定负性肌力作用和导致新的心律失常，甚至增加猝死的危险。引起心脏激动和传导异常的原因虽然很多，然心肌缺血、缺氧是引起心律失常的重要因素，而中医药辨证论治，调整气血阴阳治疗早搏已显示出很大的优势。雷忠义主任医师在长期临床实践中，认为心气、心阴亏虚，心神失养，心血瘀阻，是心悸的主要病机。临床治疗重在调整心之气血阴阳平衡，恢复心之生理功能，从而减少早搏，改善症状。自拟心悸宁方临床观察 30 例心律失常患者，疗效显著，现报道如下：

一、资料与方法

1. 一般资料　60 例室性心律失常患者均选自陕西省中医医院 2007—2010 年门诊和住院患者，分为两组。治疗组 30 例，男 16 例，女 14 例；年龄 18 ~ 70 岁；其中冠心病 12 例，高血压性病 5 例，风湿性心脏病 3 例，病毒性心肌炎 5 例，无器质性心脏病 5 例。对照组 30 例中，男 17 例，女 13 例；年龄 20 ~ 69 岁；其中冠心病 13 例，高血压病 6 例，风湿性心脏病 2 例，病毒性心肌炎 5 例，无器质性心脏病 4 例。两组年龄、性别及病因分布无明显差异，具有可比性。

2. 病例诊断标准　依据心电图表现均有室性早搏或房性早搏，或 24 h 动态心电图证实有室性早搏或房性早搏者。

3. 治疗方法　两组均给予相应疾病常规西医治疗，对照组给予酒石酸美托洛尔口服。治疗组给予自拟心悸宁汤剂，组成：西洋参 10 g（或党参，或太子参），麦冬 18 g，五味子 10 g，丹参 30 g，珍珠母 30 g，紫石英 10 g，黄连 10 g，甘松 15 g，徐长卿 15 g，苦参 10 g，茵陈 30 g，琥珀 10 g，莲子 15 g。功效：养心宁心，活血复脉。每日 1 剂，水煎 400 ml，每次 200 ml，分早晚服用。两组均 4 周为 1 个疗程。治疗前后均行 Holter、常规心电图、血尿常规及肝肾功能检查。记录治疗前后临床症状。

4.疗效评定标准　根据中华人民共和国卫生部制订的《中药新药临床研究指导原则》，显效：ECG 室性心律失常消失，或早搏次数较治疗前减少 75% 以上，Holter 24 h 无早搏或 < 10 个 / 小时，临床症状消失或明显改善；好转：ECG 早搏次数较原来减少 50% ~ 75%，Holter 24 h 早搏减少，临床症状大部分消失或缓解；无效：ECG 早搏无变化或较前增多，Holter 24 h 早搏无变化或较前增多，临床症状改变不明显或加重。

5.统计学方法　计数资料用率表示，组间比较采用 x^2 检验。以 P < 0.05 为差异有显著意义。

二、结果

1.治疗前后临床证候改善情况　临床主要观察胸闷、心悸、气短、乏力、头晕等主要症状变化。治疗后治疗组总有效率 90%，对照组 80%，两组总有效率比较差异显著（P < 0.05，见表 3-23）。

表 3-23　两组治疗前后临床证候疗效比较

	n	显效	有效	无效	总有效率（%）
治疗组	30 例	22	5	3	90%*
对照组	30 例	19	5	6	80%

注：与对照组比较，*P < 0.05

2.治疗前后早搏改善情况　两组治疗后室性心律失常发作时间频率及 ECG，Holter 均改善。治疗组总有效率 87.8%，对照组总有效率 73.3%，两组总有效率比较差异有统计学意义（P < 0.05，见表 3-24、表 3-25）。

表 3-24　治疗前后早搏改善情况

	n	显效	有效	无效	总有效率（%）
治疗组	30 例	18	8	4	87.8%*
对照组	30 例	16	6	8	73.3%

注：与对照组比较，*P < 0.05

表 3-25　治疗前后心电图改善情况

	n	显效	有效	无效	总有效率（%）
治疗组	30 例	18	7	5	83.3%*
对照组	30 例	16	5	9	70.0%

3. 不良反应　观察期间治疗组 3 例和对照组 1 例出现轻微腹胀、大便稀，余无明显不适。血常规、尿常规及肝肾功能无明显变化。

三、讨论

过早搏动属中医"心悸""怔忡"等范畴，病位在心，发病与肝、胆、脾、肾关系密切。本虚标实，虚实夹杂为本病的病机特点，虚乃气血阴阳不足，心失滋养、心神不宁；实为瘀、热、痰、郁，阻滞心脉，扰乱心神。虚、瘀、热是发病的关键，心脏亏虚、血脉瘀阻、瘀郁化热，导致心神失养、心主不安、搏动紊乱，为其病机实质。针对早搏患者多有不同程度虚、瘀、热的征象，心脏亏虚、心脉瘀阻、瘀郁化热，自拟心悸宁方中用生脉散益气养阴；丹参养血活血；珍珠母、紫石英重镇安神定悸；黄连清心火；莲子滋心阴。诸药合用，益气养阴，清心火，滋心阴，活血通脉，宁心定悸复脉，改善临床症状，改善心肌缺血，缓解心悸症状，减少早搏。

现代药理研究表明，生脉散有改善心功能、增加冠脉流量、抗心肌缺血、调整心肌能量代谢、保护心肌细胞、抗心律失常作用。甘松所含缬草酮可抗心律失常。黄连含小檗碱通过降低心肌自律性，延长动作电位时程及有效不应期、消除折返冲动、抑制心肌快 Na^+ 内流及钙通道阻滞作用而抗心律失常。苦参含苦参碱，能降低异位节律点自律性，消除折返冲动。丹参保护缺血心肌、改善微循环。本方是在中医辨证论治理论基础上，结合现代药理学而总结出来的，诸药合用，通过改善心肌的供血供氧、调节心肌能量代谢，从而防止和控制早搏的发生。

参考文献

[1]1979 年全国中西医结合防治冠心病、心绞痛、心律失常研究座谈会修订.常见心律失常病因、严重程度及疗效参考标准.医学研究通讯，1979，8（12）：18-19.

[2] 中华人民共和国卫生部.中药新药临床研究指导原则（第二辑）.北京：中国医药科技出版社，1995，95-97.

[3] 沈映君.中药药理学.北京：人民卫生出版社，2000.

（《内蒙古中医药》2011 年第 30 卷第 18 期）

清眩降压煎治疗高血压病
30 例临床观察

武雪萍　范　虹　于小勇　雷忠义

（陕西省中医医院）

高血压病是人类心血管疾病中发病率最高的一种疾病，随着生活水平提高，生活方式改变，高血压病发病率越来越高，而且心、脑、肾等并发症也越来越多。西药降压迅速，但患者血压正常后仍有诸多不适症状，而中医辨证论治显示出一定的优势。现代社会，人们多嗜食肥甘厚腻，蕴湿生热，日久化热化毒。雷忠义主任医师在多年临床实践中，发现痰瘀热毒互结是高血压病发病的重要机制，根据自己多年临床经验，自拟清眩降压煎。近 3 年来应用该方剂治疗痰瘀毒互结型高血压病 30 例，疗效确切，无不良反应，现总结如下：

一、资料与方法

1. 西医诊断标准　高血压病诊断参照 2005 年《中国高血压防治指南》，选择本院门诊及住院患者 60 例。男 34 例，女 26 例；平均年龄（60.5 ± 3.1）岁。随机分为治疗组 30 例，男 16 例，女 14 例；对照组 30 例，男 18 例，女 12 例。两组患者在性别、年龄、血压水平方面无显著差异，具有可比性（P > 0.05）。参照国家卫生部 2002 年颁布的《中药新药治疗高血压病的临床指导原则》，结合雷忠义主任医师临床经验临床辨证为痰瘀毒互结证。症见：头晕、头重、头痛、恶心、胸闷、心悸、心烦、急躁、口苦、寐差、便秘、尿黄、舌质暗红、苔黄腻、脉弦滑或涩。

2. 观察指标　血压测量：使用标准汞柱血压计，治疗前后不同时间坐位测血压 3 次，取平均值记录结果。治疗前后逐项询问观察临床证候，并记录总积分。治疗前后检测总胆固醇（TC）、三酰甘油（TG）、C 反应蛋白、同型半胱氨酸。并检测血尿常规，肝肾功能。

3. 治疗方法　两组均给予硝苯地平缓释片（10 mg/ 片，由西安赫尔药业有限公司提供），10 mg/ 次，2 次 / 日，口服。治疗组同时加用自拟清眩降压煎，药物组成：天麻 15 g，钩藤 20 g，枳壳 10 g，淡竹茹 10 g，清半夏 10 g，陈皮 10 g，茯苓 20 g，葛根 30 g，黄连 10 g，川芎 15 g，泽泻 18 g，野菊花 15 g，木贼 10 g，草决明 30 g，怀牛膝 10 g。每日 1 剂，每剂水煎 400 ml，每次 200 ml，分 2 次早晚温服。两组疗程均为 28 天。

4.疗效标准

（1）血压疗效评价标准：显效：舒张压下降 10 mmHg 以上，并达到正常范围；或舒张压虽未降至正常，但已下降 20 mmHg 或以上。有效：舒张压下降 10 mmHg，但已达到正常范围；或舒张压较治疗前下降 10 ~ 19 mmHg，但未达到正常范围；或收缩压较治疗前下降 30 mmHg 以上。须具备其中 1 项。无效：未达到以上标准者。

（2）中医证候疗效评定标准：根据临床症状分级量化标准计算中医证候积分。显效：临床症状、体征明显改善，证候积分减少 ≥ 70%；有效：临床症状、体征明显好转，证候积分减少 ≥ 30%；无效：临床症状、体征无明显改善，甚或加重，证候积分减少不足 30%。

5.统计学方法　计数资料用 x^2 检验，计量资料用 t 检验。

二、结果

1.血压水平比较　治疗组、对照组治疗后较治疗前 SBP，DBP 血压下降明显（P < 0.05）。两组治疗后比较有显著性差异（P < 0.05）。详见表 3-26。

表 3-26　治疗前后血压比较

组别		n	SBP（mmHg）	DBP（mmHg）
治疗组	治疗前	30	160.13 ± 11.96	99.17 ± 8.52
	治疗后	30	131.67 ± 8.31*	80.32 ± 7.83*
对照组	治疗前	30	158.69 ± 10.15	98.21 ± 7.74
	治疗后	30	134.78 ± 9.81*	83.45 ± 6.98*

注：与对照组比较，*P < 0.05

2.血压疗效比较　治疗组较对照组疗效显著（P < 0.05），见表 3-27。

表 3-27　治疗前后血压疗效比较

组别	n	显效	有效	无效	总有效率
治疗组	30	23	4	3	90%*
对照组	30	20	5	5	83.3%

注：与对照组比较，*P < 0.05

3.证候疗效比较　见表 3-28。治疗组较对照组疗效显著（P < 0.05）。

表 3-28　治疗前后证候疗效比较

组别	n	显效	有效	无效	总有效率
治疗组	30	24	3	3	90%
对照组	30	18	5	7	76.67%△

注：与对照组比较，△P < 0.05

4.血脂变化　见表3-29。治疗组治疗后较治疗前三酰甘油（TG）、胆固醇（TC）明显下降（P < 0.05）。

表3-29　治疗前后血脂变化

组别		n	TG（mmol/L）	TC（mmol/L）
治疗组	治疗前	30	2.35 ± 0.62	6.83 ± 1.12
	治疗后	30	1.58 ± 0.43*△	4.96 ± 0.96*△
对照组	治疗前	30	2.37 ± 0.64	6.79 ± 1.09
	治疗后	30	2.04 ± 0.53	6.11 ± 0.98

注：治疗组治疗后与治疗前比较，*P < 0.05；与对照组治疗后比较，△P < 0.05

5.C 反应蛋白（CRP）、同型半胱氨酸变化（HCY）　见表3-30。治疗组治疗后较治疗前 CRP，HCY 明显下降（P < 0.05）。

表3-30　治疗前后 CRP，HCY 变化

组别		n	CRP（mg/dl）	HCY（μmol/L）
治疗组	治疗前	30	9.85 ± 1.12	16.78 ± 5.34
	治疗后	30	7.43 ± 0.98*△	12.45 ± 2.98*△
对照组	治疗前	30	9.78 ± 1.08	16.82 ± 5.63
	治疗后	30	8.87 ± 1.02	15.34 ± 3.25

注：治疗组治疗后与治疗前比较，*P < 0.05；与对照组治疗后比较，△P < 0.05

三、讨论

高血压病是多种心脑血管疾病的重要病因和危险因素，随着老龄化社会的到来，生活水平及生活方式的变化，社会压力的增加，其发病率逐年升高，严重威胁着人们的身体健康，是导致人类死亡的主要疾病。高血压病是动脉粥样硬化的重要危险因素之一，其发病过程与脂质浸润、血管内皮损伤、平滑肌增生血小板功能亢进及血栓形成、脂质代谢紊乱有密切关系。多项研究显示 CRP 水平持续升高与动脉粥样硬化及心血管事件的发生密切相关。孙晓楠等研究认为，HCY 通过损伤血管基质加重对血管内皮的损伤，使动脉壁中层平滑肌数量增加，顺应性下降，同时产生一系列氧中间产物（超氧化物、过氧化物、羟基）使一氧化氢合成酶受到抑制，EDRF（内皮源舒张因子）产生减少而影响血管运动调节，促血管平滑肌细胞内钙离子聚集，造成血管收缩，从而导致血压异常。

中医学认为，高血压病的发病原因主要为先天禀赋异常、七情不节、饮食失调、内伤虚损、气血阴阳失衡等，中医药治疗本病具有缓解症状，防治并发症，提高生活质量，延缓疾病进展等优势。饮食不节，嗜食肥甘厚味，损伤脾胃，脾

失健运，水湿内停，聚集成痰，痰阻血脉，气血运行不畅而致痰浊血瘀。痰瘀日久，化热化火，且高血压病患者多性情急躁，或肝气郁结，日久化热化火，而成痰瘀热毒互结。我院雷忠义主任医师根据以上病机，采用活血化痰、清热解毒之法，自拟清眩降压煎，方中用天麻、钩藤平肝潜阳、祛风通络，且钩藤有清热作用；淡竹茹清热化痰；枳壳、清半夏、陈皮、茯苓理气健脾化痰；葛根舒筋活络，川芎清利头目，怀牛膝引血下行，三者共奏活血化瘀通络之功；草决明清肝泻火、平肝潜阳；黄连、野菊花、木贼清肝热解毒；泽泻甘淡渗利，引热下行。全方活血化痰、清热解毒治标，补益肝肾、平肝潜阳治本，标本兼治，具有降压、调脂、改善动脉硬化炎症反应，缓解患者临床症状，提高生活质量等作用。临床治疗多例高血压病患者，疗效确切，无不良反应。

参考文献

[1] 中国高血压防治指南修订委员会.中国高血压防治指南（2005 年修订版）.北京：人民卫生出版社，2005，26-27.

[2] 郑筱萸.中药新药临床研究指导原则（试行）.北京：中国医药科技出版社，2002，84-85.

[3]Ridker PM，Silvertown JD.In flammation，C-reactiveprotein，and atherothrombosis.J Periodont ol，2008，79（8）：1544-1551.

[4]Ridker PM，Hennekens CH，Burning JE，et al.C-reactive protein and othermarkers of inflammati on in the prediction of cardiovascular disease in women.N Eng J Med，2000，342：836-843.

[5] 孙晓楠、李玉明、郭红.单纯收缩期高血压患者同型半胱氨酸代谢关键酶基因多态性相关因素研究.中华心血管杂志，2003，31（4）：272.

（《四川中医》2012 年第 30 卷第 1 期）

陈金锋论文

雷忠义教授"胸痹痰瘀毒风"理论体系探析

陈金锋[1]　雷忠义[1]　刘超峰[1]　范　虹[1]　武雪萍[1]　于小勇[1]　雷　鹏[2]　王　勇[3]
（1. 陕西省中医医院；2. 陕西省人民医院；3. 蓝田县鹿塬中心卫生院）

　　陕西省中医医院雷忠义教授，是我国第三批国医大师，几十年来继承传统，师古创新，潜心研究胸痹心痛病中医诊治，20世纪70年代即提出了胸痹心痛病痰瘀互结理论。在此理论指导下，研制出治疗胸痹痰瘀互结证新药"丹蒌片"（国药准字 20000066 号），2014年、2016年均被列入《中西医结合 I 期心脏康复专家共识》，2015年丹蒌片被列入《国家药典》。雷教授从未停止这一理论创新和探索，相继又提出了胸痹心痛病痰瘀毒互结理论、痰瘀毒风互结理论，在临床中论治均取得非常显著的效果。

一、痰瘀论

　　历代医家对胸痹心痛病的认识和经验是提出痰瘀论的基础。《金匮要略·胸痹心痛短气病脉证治》提出"阳微阴弦"，即"胸痹而痛"，并创建了瓜蒌薤白汤等化痰宣痹通阳效方，创"痰"论之先河。宋《太平圣惠方》有"胸痹疼痛、痰逆于胸、心膈不利"的描述，均为"痰"论的发展。《素问·痹论》曰："心痹者，脉不通。"《素问·阴阳应象大论》曰："血实者宜决之。"创立活血化瘀治法。晋·葛洪《肘后备急方》多次用活血化瘀药治疗卒心痛。清代王清任《医林改错》记载："突然胸痛，前方皆不应，用血府逐瘀汤一付痛立止。"唐容川《血证论》中记载："心病血急宜去瘀为要。"应用归芎失笑散去瘀论治。痰瘀互结的认识出现在清《继自堂医案》中，其文曰："此病不惟痰浊，且有瘀血交阻膈间，方用全瓜蒌、薤白、旋覆花、桃仁、红花、瓦楞子、玄胡末、合二陈汤。"实为痰瘀互结论的雏形。近代冉雪峰认为，冠心病心绞痛辨证多属于痰热交阻，兼有瘀血。经过以上经典的学习和归纳总结，结合今人的生活

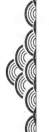

水平和生活习惯，普遍营养过剩而少运动、形体肥胖而多痰多瘀，雷先生提出现代人胸痹心痛病最主要的病因是痰瘀互结证，并经过大量的临床论证形成了胸痹心痛痰瘀互结理论。

现代医学认为，动脉粥样硬化是冠心病最主要的病理变化之一，关于动脉粥样硬化的病理形态学描述是：灰黄白色的、不规则的斑块，聚集堆积，既有出血，又有凝血，这非常类似中医学的痰浊与瘀血。动脉粥样硬化的形成与脂质代谢紊乱有关，雷先生认为痰瘀互结是导致经脉瘀滞、气血不畅的根本原因，痰浊内蕴的患者一定有动脉粥样硬化形成以及血黏度增高的改变。临床研究发现胸痹心痛病患者，多数有发作性胸闷、胸痛，而常见闷痛并见，患者常有憋气、脘痞、纳呆、肢沉、体胖、苔厚腻、质瘀暗、脉滑或涩等痰瘀互结的症候群。所以证实痰浊闭阻、经脉瘀滞是产生胸痹心痛病的前提条件。

二、痰瘀毒互结论

痰浊和瘀血常相兼为病，两者既是病理产物，又是致病因素，相互交结，在胸痹心痛病发生发展中起着非常重要的作用。《诸病源候论·心悬急懊痛候》曰："邪迫肺气，不得宣畅，壅瘀生热，故心如悬而急，烦懊痛也。"近年来，随着临床实践的不断深入，发现部分患者临床表现为：胸闷痛伴有灼感，心烦，易怒，头晕，少寐，大便干结，舌红苔腻，脉滑等，不是单纯的痰瘀互结证，可兼见较明显热象。治疗给予化痰宣痹、活血化瘀，虽然有效但多不尽如人意。这些患者多为久病不愈或急性加重者，这明显的热象是如何来的，雷先生总结，此热非外感，必是内伤，痰瘀互结日久，生热化毒，郁热毒邪内灼营卫，热痛肉腐，血脉粥样糜烂，形成痰瘀与热毒互为因果的恶性循环，促进了胸痹心痛病的恶化。由此雷先生提出了胸痹痰瘀毒互结证理论。辨证要点为：胸闷痛，有烧灼感，心烦，易怒，头晕，少寐，五心烦热，大便干结，小便黄或黄浊，舌暗红，苔黄腻，脉弦滑或涩。治疗方法：涤痰化浊，活血化瘀，清热解毒。设立方药：牡丹皮、丹参、瓜蒌皮、红曲、黄连等。由此组成新方"丹曲胶囊"，作为院内制剂已在临床应用多年，分别于2013年、2015年立项陕西省自然科学基金课题两项，目前已进入新药研发程序。赤芍、牡丹皮凉血活血，瓜蒌皮、红曲理气化痰，丹参活血化瘀通络，黄连清热解毒。胸痹心痛病为本虚标实之证，故用黄芪补心气，气旺则血行，血行则痰瘀自消，热毒自散。

三、痰瘀毒风论

1. 理论依据　对于风邪理论的认识古医家理解很多，《素问·风论篇》曰：

"风气藏于皮肤之间，内不得通，外不得泄；风者善行而数变，腠理开则洒然寒，闭则热而闷。"《素问·风论》曰："心风之状，多汗恶风，焦绝善怒吓……诊在口，其色赤……脾风之状，多汗恶风，身体怠惰，四肢不欲动，色薄微黄，不嗜食……肾风之状，多汗恶风，面庞然浮肿，脊痛不能正立。"《伤寒论·辨少阴病脉病并治篇》曰："汗出而身热者风也，汗出而烦满不解者厥也，病名曰风厥……少阴与其为表里也。"《灵枢·顺逆肥瘦》曰："郁而化热化火，热极生风，风火相煽。"《素问·六元正纪大论》曰："风胜则动，热胜则肿……湿胜则濡泄，甚则水闭跗肿。"在治疗选方中，张仲景所用的炙甘草汤、三甲复脉汤、柴胡加龙骨牡蛎汤、桂枝甘草龙骨牡蛎汤、黄连阿胶汤等都寓有潜阳息风和育阴息风之意。

2. 病机探析　痰瘀互结证，日久化热成毒生风，有风性善行而数变的特点。痰瘀毒互结，既可以阻碍气机，气机不畅而逆乱，热极生风，也可因痰瘀毒本身耗气伤阴，阴虚而生风，在心神不宁的情况下，心神不定，惊悸不安，脉动促结代，表现为胸痹心痛病之胸痛、胸闷，也有心悸、怔忡、乏力、气短、恶风、多汗等症状。痰瘀毒风互结，风行内动，心神不安，虚实夹杂。雷先生用痰瘀毒风理论指导，取祛风解毒、活血化痰等治法，治愈了数百例交感风暴、室速、室颤等患者。结合临床观察，联想中医"风性主动、风性善行而数变"的理论观点，冠心病、风心病、心力衰竭、心电传导疾病、窦房结功能异常、心肌病、电解质紊乱、离子通道异常、内分泌疾病、神经体液因素、交感副交感失衡等疾病都会引起不同程度的心律失常。心律失常之快速这一特征，使心律失常和"风性善行数变"很相近。雷先生总结经验认为，中医临床在治疗这类病，在基础辨证论治基础上可以试探的加一点息风止痉的药物，效果非常好。

3. 辨证论治　本证辨证要点是胸痛、胸闷、气短、心悸、怔忡，或见晕厥，或见恶风，自汗，发热，困倦，纳呆，乏力，口干、口渴，舌暗红，苔厚腻或有裂纹，脉弦细或细数结代。治以补益气阴、祛风宣痹或化痰行瘀、息风定悸。常用治疗胸痹方中加僵蚕、钩藤、甘松、徐长卿、水蛭、蛇床子、黄连、苦参、石菖蒲、远志、牡丹皮、赤芍等祛风之品。

雷教授根据长期临床经验总结，自拟养心活血汤治疗气阴两虚、痰瘀互结证，屡见奇效。依此理论雷老曾治疗心肌炎三度房室传导阻滞验案 1 例，治疗冠心病急性心肌梗死后恶性心律失常交感风暴 1 例。

总之，由雷忠义教授提出的"胸痹痰瘀毒风"理论体系，经过长期的实践摸索和临床实验，已经证实该理论在胸痹心痛病的辨证论治中是确切有效的，也被医学界同行和专家认可，是一套理法方药齐全，临床疗效确切，并有多项科研课题立项支持的科学命题，未来这一理论体系将通过不断的临床实践和实验进行充实和完善。

参考文献

[1] 刘超峰，范虹，雷鹏.名老中医雷忠义治疗冠心病心绞痛痰瘀互结证的经验.陕西中医，2003，23（8）：722-723.

[2] 韩学杰，张印生，沈绍功.冠心病痰瘀互结证的渊源和创新.中国医药学报，2004，19（10）：623-625.

[3] 韩学杰，沈绍功.探讨血管内皮损伤致冠心病心绞痛的发生机制.中国中医基础医学杂志，2001，7（4）：23-25.

[4] 刘建勋，林成仁，任建勋，等.小型猪痰瘀互结证冠心病"痰、毒、瘀"病机演变规律的实验研究.中国中药杂志，2013，38（23）：4138-4143.

[5] 于小勇，雷忠义.冠心病痰瘀互结证与痰瘀毒互结证探析.陕西中医，2013，33（12）：1646-1669.

[6] 范虹，雷鹏.雷忠义主任医师运用养心活血汤治疗多种心血管病经验.陕西中医，2005，26（10）：1075-1076.

[7] 孙晓雯，张赟萍，武雪萍.养心活血汤治疗冠心病稳定型心绞痛40例.陕西中医，2014，35（9）：1164-1165.

[8] 范虹，刘超峰，雷鹏，等.雷忠义主任医师治疗心肌炎三度房室传导阻滞验案1例.陕西中医，2013，34（1）：89-90.

（《陕西中医药大学学报》2018年第41卷第6期）

国医大师雷忠义胸痹痰瘀互结理论的提出和50年发展历程

陈金锋　雷　鹏　范　虹　刘超峰
（陕西省中医医院国医大师研究所）

近几年，当痰瘀互结论被中医界看重并普遍关注时，当专家们对痰瘀互结论的"源"与"流"争论不休时，国医大师雷忠义教授从20世纪60年代后期

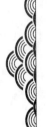
就开始发现这个问题，投入研究已 50 年了。当很多知名专家团队纷纷用治疗痰瘀互结证的中药丹蒌片进行科研攻关时，却不知道雷忠义教授就是丹蒌片的研发人。丹蒌片生产公司吉林康乃尔药业有限公司知道这个来龙去脉，直接称呼雷忠义教授为"丹蒌片之父"。的确，丹蒌片这几年火了，从 2000 年获得国药准字号上市，他坚持胸痹心痛病、心衰病、心悸病痰瘀互结临床和科研 50 余年，关于胸痹心痛病痰瘀互结和丹蒌片的研究，近 10 几年获得了 10 余项国家科技攻关项目，北京广安门医院王阶教授和他的团队用此药参与研究，还获得了国家科技进步二等奖。上海第二军医大学吴宗贵教授带领他的团队做丹蒌片参与的相关研究得出结论：丹蒌片有明显的治疗动脉粥样硬化消斑减斑的作用。难怪吴宗贵教授曾说："陕西省中医医院对痰瘀互结证和丹蒌片的研究具有里程碑的作用。"丹蒌片的研究在国内引起风风火火的热潮，目前中国知网上关于痰瘀互结证和丹蒌片的研究达 270 余篇。丹蒌片 2015 年被载入《中国药典》，2014 年、2016 年被胡盛寿、陈可冀、高润霖、葛均波等四大心血管领域权威院士联合推荐为《中西医结合 I 期心脏康复专家共识》，近来又被《中西医结合专家共识》指定为冠心病、心肌梗死、PCI 围术期、冠脉搭桥、高脂血症、动脉硬化等临床中医辨证为痰瘀互结证的唯一中成药。2018 年，丹蒌片又被载入《冠心病合理用药指南》。

那么，当初国医大师雷忠义教授是怎样想到这一点的？早在 20 世纪 60 年代，雷忠义被单位派送去北京学习，在北京西苑医院学习期间，有幸跟随名老中医郭士魁先生上门诊，和陈可冀院士、翁维良院长等学习，当时郭老团队主张胸痹心痛病治疗活血化瘀为主，盛行自制方冠心 II 号方（丹参、赤芍、红花、川芎、降香）、血府逐瘀汤等。同期，还跟随名老中医赵锡武老先生上门诊，赵老是经方派，力主痰湿可致胸痹心痛病发生，治法多用祛痰宣痹通阳，常选用瓜蒌薤白白酒汤、瓜蒌薤白半夏汤、枳实薤白桂枝汤等方剂。两位大师也为治疗方向意见相驳，常常争论。在这个启发下，雷老就在临床反复观察。的确，部分胸痹心痛病患者既表现有"痛"也表现有"闷"的症状，单用活血化瘀之法，选用冠心 II 号方，疗效并不理想，痛的症状消失了，闷的症状没有解决。正符合"湿性重着黏腻"的特征。他探索的提出胸痹心痛痰瘀互结证的想法，这一想法被当时任陕西省中医研究所的米伯让院长认可和赞同。

20 世纪 60 年代末，他尝试用秦伯未先生的胸痛方治疗冠心病、心肌梗死后重度心绞痛的患者，患者当时憋闷难忍，心绞痛频发。胸痛方由人参、丹参、生地、麦冬、桂枝、木香、阿胶、三七、郁金、血竭、藏红花组成。因为患者胸闷突出，他加了瓜蒌、薤白，因伴有眠差、心悸烦躁不安等症，又加酸枣仁、茯神、龙齿等。曾取得很好的疗效。20世纪70年代初，他和他的心病研究组（陕西省中医研究所内科心血管管病研究组）进行临床观察，收集了大量胸痹心痛病痰瘀互结证病例，用自己创立的加味瓜蒌薤白汤治疗，原始方剂组成：瓜蒌一两，薤白五钱、丹参五钱、赤芍五钱、红花五钱、川芎五钱、降香五钱，每日1剂，加水煎成400 ml，早晚各服200 ml。经过几年的观察，于1974年于《陕西新医药》发表了学术论文"加味瓜蒌薤白汤治疗冠心病心绞痛44例小结"。之后，继续观察，1979年在太原全国学术会议交流"加味瓜蒌薤白汤治疗冠心病心绞痛97例"。被很多专家认可，鼓励继续研究。20世纪80年代，由他牵头，组织西安市内5家著名医院心内科联合观察，收集痰瘀互结的病例、用加味瓜蒌薤白汤治疗，收集数据，分析总结，于1983年在《陕西中医》上发表"加味瓜蒌薤白汤治疗冠心病心绞痛104例"一文。

从此，加味瓜蒌薤白汤治疗冠心病心绞痛痰瘀互结证备受重视，雷忠义和他的团队提出了痰瘀互结是胸痹心痛的主要病机、证型，获得支持，又经反复临床验证和实验。加味瓜蒌薤白汤后改名为舒心Ⅱ号，向省级卫生科技部门申报课题——"胸痹痰瘀互结证及对证药品舒心Ⅱ号的研究"，确定临床和基础科研方案，经过几年研究，证实舒心Ⅱ号对胸痹痰瘀互结证确实有效，后为院内生产制剂。后申报生产为省标产品舒心片。

20世纪90年代，经陕西省中医医院院领导决定，把舒心Ⅱ号方以170万元转卖给了长春盖普药业有限公司进行生产，商品名为舒心片。后因种种原因，该药企出现内部管理腐败，没有继续生产，于1998年又以500万二次转卖给吉林康乃尔药业有限公司，经重新临床和基础研究，2000年经卫生部国家药品食品监督管理局审定为国药准字号，药名"丹蒌片"。在做丹蒌片基础实验研究时，李连达院士和他的团队在对该药的基础药理实验做了很大帮助。期间，雷老和他的团队也做了大量的临床和基础研究，如：《HPLC法测定舒心片中葛根素含量》《舒心片治疗冠心病心绞痛的临床研究》《胸痹痰瘀互结证型与应用舒心片治疗的临床研究》。

丹蒌片的研究与应用点燃了痰瘀互结的燎原盛火。在痰瘀互结的研究历程中，国医大师雷忠义先生整整走了50年，他虽然已退休25年了，可他对痰瘀互结的研究时刻没有停止。关于痰瘀互结证的认识，以前古医籍偶有涉及，未做具体认识和深入讨论，也没有专病专方，文献记载也只提到某一方面。通过大量阅读文献，收集支持资料，如：《黄帝内经》对痰瘀相关的认识应该就是雏形。《灵枢·百病始生》中说："汁沫与血相抟"。《素问·痹论》曰："心痹者，脉不通""血实者宜决之"。《伤寒杂病论》首先提出了"瘀血""痰饮"病名。《金匮要略·胸痹心痛短气病脉证治》提出"阳微阴弦",即"胸痹而痛",并创建了瓜蒌薤白汤等化痰宣痹通阳的效方。《金匮要略·水气病篇》创造性地提出了水气病分气分、水分、血分之说,所言"血不利则为水"。晋代《肘后备急方》多次用活血化瘀药治疗卒心痛;唐代《千金方》中用前胡汤治疗"胸中逆气,心痛彻背,少气不得食";宋代《太平圣惠方》"胸痹疼痛、痰逆于胸、心膈不利"的描述,均为"痰"论的发展。元代朱丹溪明确提出了"痰挟瘀血,遂成窠囊",标志着痰瘀互结的初步认识。清代《继自堂医案》中曰:"此病不惟痰浊,且有瘀血交阻膈间,方用全瓜蒌、薤白、旋覆花、桃仁、红花、瓦楞子、玄胡末、合二陈汤",此实为痰瘀互结论的初步治疗方。雷忠义总结归纳前辈们的经验,首次提出痰瘀互结理论,进行几十年的系统研究,并将痰瘀互结的理论完善成为"理法方药"一体的完整体系。

根据雷老的痰瘀互结理论,胸痹痰瘀互结证辨证论治:辨证要点:胸痛胸闷并见,憋气脘痞纳呆肢沉,苔腻,舌质紫暗,脉弦滑或涩。病因病机:脾失健运,推动无力,痰瘀互结,气机不利,胸阳不展,则胸闷,"不通则痛"则胸痛。治疗方法:以通为补,化痰宣痹,活血化瘀。基本方药:瓜蒌皮、丹参、黄芪、葛根、薤白、泽泻、川芎、郁金、骨碎补、赤芍等。以痰瘀互结为理论依据研制成功目前唯一国家级中成药"丹蒌片"。

在近十几年的临床摸索中,他又根据痰瘀日久可以化火,提出了痰瘀毒互结构想,既痰浊和瘀血常相兼为病,两者既是病理产物,又是致病因素,相互交结,在胸痹心痛病发生发展中起着非常重要的作用。《诸病源候论·心悬急懊痛候》曰:"邪迫肺气,不得宣畅,壅瘀生热,故心如悬而急,烦懊痛也"。这类患者临床表现为:胸闷痛伴有烧灼感,心烦,易怒,头晕,少寐,大便干结,舌红苔腻,脉滑等,不是单纯的痰瘀互结证,可兼见较明显热象。治疗给予化痰宣痹、活血化瘀,虽然有效但多不尽人意。这些患者多为久病不愈或急性加重者,这明显的热象是如何来的?雷忠义先生总结,此热非外感,必是内伤。而痰瘀互结日久,生热化毒,郁热毒邪内伏致营卫,热痛肉腐,血脉粥样糜烂,形成痰瘀与热毒互为因果的恶性循环,促进了胸痹心痛病的恶化。由此提出了胸痹痰瘀毒互结证理论。于是,他提出胸痹心痛病痰瘀毒互结证,辨证要点:胸闷痛,有烧灼感,心烦,易怒,头晕,少寐,五心烦热,大便干结,小便黄或黄浊,舌暗红,苔黄腻,脉弦滑或涩。病因病机:痰瘀互结日久化热,痰瘀毒互结,耗伤气阴,烧灼感,五心烦热,心神不宁,则心烦、易怒。治法:涤痰化浊,活血化瘀,清热解毒。设立方药:牡丹皮、丹参、瓜蒌皮、红曲、黄连等。由此组方新药"丹曲胶囊"，"丹曲胶囊"作为院内制剂已在临床应用多年，分别于 2013 年、2015 年立项陕西省自然科学基金课题两项，目前已进入新药研发程序。

近几年又根据痰瘀毒互结日久伤及气阴，由胸痹心痛病心悸多动的特点结合"风性善行而数变"，提出痰瘀毒化风理论。《素问·风论篇》"风气藏于皮肤之间，内不得通，外不得泄，风者善行而数变，腠理开则栗然寒，闭则热而闷……""心风之状，多汗恶风，焦绝善怒吓……诊在口，其色赤。脾风之状，多汗恶风，身体怠惰，四肢不欲动，色薄微黄，不嗜食……。肾风之状，多汗恶风，面庞然浮肿，脊痛不能正立……。"《伤寒论·辨少阴病脉病并治篇》"汗出而身热者风也，汗出而烦满不解者厥也，病名曰风厥。……少阴与其为表里也。"《灵枢·顺逆肥瘦篇》"郁而化热化火，热极生风，风火相煽……"《素问·六元正纪大论篇》"风胜则动，热胜则肿，……湿胜则濡泄，甚则水闭胕肿。"在治疗选方中，张仲景所用的炙甘草汤、三甲复脉汤、柴胡加龙骨牡蛎汤、桂枝甘草龙骨牡蛎汤、黄连阿胶汤等都寓有"潜阳息风"和"育阴息风"之意。雷忠义根据以上理论，探索性地提出，心律失常，尤其是快速心律失常类似"风性善行数变"的特点，突出痰瘀毒互结化风，耗气伤阴，阴虚生内风，也可化热，热极生风，风行内动，心神不安，虚实夹杂。先生用痰瘀毒风理论指导，在治疗冠心病心律失常时，在化痰活血、清热解毒的基础上，加入了祛风之剂。治愈了几十例交感风暴、室速、室颤、房室传导阻滞等患者，其中有两例非常严重的心律失常患者，装有 ICD，还控制不了阵发室速、室颤发生，雷老按照这一辨证思维，经长期服中药，最终控制了心律失常发生，目前患者生活质量很高。辨证要点：胸痛、胸闷、气短、心悸、怔忡，或见晕厥，或见恶风，自汗，发热，困倦，纳呆，乏力，口干、口渴，舌暗红，苔厚腻或有裂纹，脉弦细或细数结代。病因病机：痰瘀互结证，日久化热成毒生风，有风性善行而数变的特点。痰瘀毒互结，既可以阻碍气机，气机不畅而逆乱，热极生风，也可因痰瘀毒本身耗气伤阴，阴虚而生风，在心神不宁的情况下，心神不定，惊悸不安，脉动促结代，表现为胸痹心痛病本身之胸痛、胸闷，也有心悸、怔忡，乏力、气短，恶风、多汗等症状。治法：补益气阴、祛风宣痹或化痰行瘀、息风定悸。基本方药：常用治疗胸痹心悸方中加僵蚕、钩藤、甘松、徐长卿、水蛭、蛇床子、黄连、苦参、石菖蒲、远志、牡丹皮、赤芍等祛风之品。雷教授根据长期临床经验总结，自拟养心活血汤对气阴两虚、痰瘀互结证的治疗，临床治疗屡见奇效。

经过临床应用验证，此说法是成立且有效的。

他在痰瘀互结的研究中历练了近半个世纪，他的痰瘀互结理论已发展为"痰瘀毒互结"和"痰瘀毒风互结"阶段。关于痰瘀毒风互结理论已形成"理法方药"俱全的一整套理论。最新版本科教材把痰瘀互结证纳入胸痹心痛病辨证当中，痰瘀互结和丹蒌片也相继被载入《国家药典》《冠心病合理用药指南》，丹蒌片的研究已趋成熟。雷忠义的丹曲方、雷氏养心活血汤、雷氏丹蒌心水方、雷氏丹蒌心悸方正在研究和开发当中，期待为痰瘀毒风理论体系的发展增添奇光异彩。

参考文献

[1] 陈金锋，雷忠义，刘超峰，等.雷忠义教授"胸痹痰瘀毒风"理论体系探析.陕西中医药大学学报，2018，41（6）：1-2，20.

[2] 雷忠义.加味瓜蒌薤白汤治疗冠心病心绞痛44例小结.陕西新医药，1974，（1）：16-18.

[3] 雷忠义，苏亚秦，吴亚兰，等.加味瓜蒌薤白汤治疗冠心病心绞痛104例.陕西中医，1983，4（4）：23.

[4] 刘建峰，郭五保，吴玉华，等.HPLC法测定舒心片中葛根素含量.西北药学杂志，2000，（5）：199.

[5] 张琼，苗青，崔天红，等.舒心片治疗冠心病心绞痛的临床研究.浙江中西医结合杂志，2000，10（8）：6-8.

[6] 刘超峰.雷忠义老师运用活血化瘀法治疗心血管疾病的经验.陕西中医，2000，21（9）：407-408.

[7] 刘超峰，范虹，雷鹏.名老中医雷忠义治疗冠心病心绞痛痰瘀互结证的经验.陕西中医，2003，23（8）：722-723.

[8] 于小勇，雷忠义.冠心病痰瘀互结证与痰瘀毒互结证探析.陕西中医，2013，33（12）：1646-1669.

[9] 范虹，刘超峰，雷鹏，等.雷忠义主任医师治疗心肌炎三度房室传导阻滞验案1例.陕西中医，2013，34（1）：89-90.

[10] 范虹，刘超峰，武雪萍，等.养心活血汤加味治疗室性早搏40例.陕西中医，2014，35（9）：1167-1169.

（2019年发表于《国医年鉴》）

国医大师雷忠义痰瘀互结论
开辟中西医结合冠心病诊疗新蹊径

陈金锋　雷　鹏

指导：雷忠义

（陕西省中医院国医大师研究所）

国医大师雷忠义先生是国家第一届西学中学员，热衷于中西医结合临床和科研60余年，提出胸痹心痛痰瘀互结证被同人们广泛认可，在这一理论指导下，研发的新药丹蒌片，为胸痹心痛痰瘀互结证诊治开辟新蹊径。他常常对学生们提起幼年父辈们的教导："不为良相，便为良医"。正是从小受家庭的熏陶，他从小就对中医非常感兴趣。20世纪50年代初，中学毕业，恰逢共和国初建，百废待兴，服从国家需要，在陕西省第一卫校接受现代医学教育三年。1952年后，从事临床医疗科研工作。1961年由组织选送参加了全国第一批西学中班，在陕西中医学院进行中西医结合专业学习3年。

中西医学属两种理论体系，中医多从宏观讲天人合一、阴阳平衡，理论较抽象，西医多从微观讲细胞、组织等，比较直观，容易接受。初开课时，有70多位同学。第一节课老师就讲阴阳五行、五运六气……课未讲完，很多同学听不懂，几乎50%的学员没坚持几天就退学了。雷忠义大师没有动摇，坚持了下来。

他怀着"医道通仙"、寻幽探密或有斩获的朦胧意念，怀着对中西医结合美好憧憬与执着，坚信"有疗效就有存在的价值和科学内涵"，在学习中度过了三年困难时期。整日饥肠辘辘，但仍专心致志，全身心投入中医理论与典籍的海洋，勤求古训，博采众方，熟诵经文汤头，满负荷完成学业，顿觉天目洞开，收获颇丰。但他觉得这仅仅是个开头。搞中西医结合，要求有较高的业务素质，不仅要博，而且要专。他为了这份事业，坚信勤能补拙，近半个世纪以来，总是以"人一之，我十之，人十之，我百之"的信念，每天都挤出二三小时学习，常年订阅五种以上的医学杂志。白天忙，晚上补，雷打不动，并先后在北京西苑医院、阜外医院、北京人民医院，解放军第二、第四医大，上海医学院，西安医学院等处，补基础、补临床、补外语，跟随中西医名家研修学习。同时，创造条件积极参加国内外学术活动。为了病人，为了事业，活到老，学到老。他的中西医结合之路可以从以下几个方面阐述：

一、从"肾"治心，心肾同治

20世纪70年代，他和他负责的陕西省中医医院内科心血管组，选择在农村设点调查心血管病的发病率，搞群防群治。期间，挖掘民间草药——羊红膻，制成单味和复方片剂，先后在关中地区四县八个大队，两个酿酒厂建立防治点，健全病案，定期送医送药上门，定期复查，坚持十余年，受到群众的欢迎，相关论文在1973年南京全国会议大会宣读，并刊登在《心脏血管疾病》杂志上，受到同行的肯定和专家讲学引用。复方羊红膻片（即舒心宁片）的临床和基础研究，作为地标产品，无偿交给西安国药厂生产多年，获得了可观的社会、经济效益；此项研究1978年获陕西省卫生科技二等奖。

羊红膻的研究，从20世纪70年代至今仍在进行。在20世纪八九十年代陕西省中医研究院基础部同人与国外某研究机构进行的合作研究中，发现其中降压作用的有效成分中具有 α，β 两种受体阻断作用。同时，他还发现它有降脂、降黏、抗过氧化及正性肌力作用。《羊红膻治疗高血压及冠心病466例分析》发表在《中医杂志》（1991年8月总第480期），获得了陕西省中医药及陕西省自然科学优秀论文奖。

羊红膻的研究在一定程度上验证了中医关于"心本于肾"的理论，打开了"从肾治心"即从传统医学补肾药物中筛选防治心血管病药物的新思路。

二、首创胸痹痰瘀互结理论

20世纪70年代，他依据临床所见，冠心病患者临床症状有"痛"也有"闷"，他和他的团队大量翻阅经典，并结合临床摸索，首倡把胸痹心痛的痰浊说与瘀血说融为一体，提出痰瘀互结理论，并为当时的西安地区冠心病协作组提供了加味瓜蒌薤白汤的观察治疗方案，相关论文多次在全国会议（南京、福州、太原、上海）交流，并刊登在《陕西中医》上。1987年，以此为基础，他主持陕西省科委课题"丹蒌片的临床和基础研究"，历时20余年，从传统中医理论以及药理学、毒理学、药化学、病理学、生理学、生化学、血流动力学、血液流变学和临床电子仪器监测等不同角度，论证了此一证型的大量存在，也证实了疗效的客观性、依存性，尤其是显著有效性，终将针对胸痹痰瘀互结证型的国家级新药研制成功，胸痹痰瘀互结证型及其针对性的新药中成药丹蒌片，获得了我国国家新药评审中心专家们的确认和国家药监局的批准（国药证字20000066号），并转让长春盖普药业公司，后由吉林康乃尔药业有限公司承接研制生产，为患者带来了新希望和选择。

2003 年该项目获陕西省政府科技成果二等奖。

三、痰瘀互结证、新药"丹蒌片"被肯定

近几十年以来，欣喜地看到，胸痹痰瘀互结证逐渐受到了同行的重视与关注，理论和实践都取得了可喜的成果。2001 年《中医药学刊》刊登国医大师邓铁涛的观点"痰瘀互结是冠心病发生发展的常见证候"。2001 年中国中医科学院原院长曹洪欣博士在"痰瘀互结与冠心病的辨识"一文中强调痰瘀互结是冠心病发展的重要病理因素，也是常见证候，且贯穿始终（《中医药学刊》2001 年 19 卷 16 期）。2004 年，中医科学院沈绍功教授在《中医学报》（2004 年 19 卷 10 期）"以冠心病的远景和创新"一文中着重论述了痰瘀互结证。2009 年张伯礼院士在《天津中医药》第 2 期发表"心脑血管疾病痰瘀互结证述析"，文中提出"痰瘀互结证显著增多，尤其在心脑血管疾病以及糖尿病、高脂血症等代谢性疾病中表现尤为突出"。2003 年中国中医科学院广安门医院院长王阶教授牵头的国家重点研究发展计划 973 项目子课题（2003BC517103），重新对丹蒌片在稳定动脉硬化粥样斑块、抑制性反应、降低心血管事件进行了临床及基础研究，研究结果显示丹蒌片明显优于西药对照组，再一次证实了胸痹痰瘀互结理论的正确性，丹蒌片疗效的可靠性。我国著名中西医结合心血管专家，上海解放军第二军医大学长征医院心内科主任吴宗贵认为：（陕西省中医院）对胸痹痰瘀互结证及丹蒌片的研究具有"里程碑"意义。

值得庆幸的是，丹蒌片成为 CFDA 唯一批准治疗痰瘀互结证的临床用药。相继于 2005 年丹蒌片入选国家中医药管理局 973 项目课题前期研究"冠心病病症结合诊断标准及疗效评价体系的研究"；2010 年，丹蒌片入选国家中医药专项"中医药防治冠心病关键技术转化及应用研究项目"；2011 年，丹蒌片入选国家自然科学基金重大专项研究"'痰瘀同治'治法消退和稳定动脉粥样硬化斑块的研究"；2013 年，丹蒌片参与的国家重点基础研究发展规划（973）项目"冠心病病证结合诊断标准及疗效评价的研究前瞻性、随机、双盲临床试验"获得国家科技进步二等奖；2014 年国家重点基础研究发展规划（973）项目"冠心病痰瘀互结证病证关系及其生物学基础研究"；2014 年，国家"十二五"重大新药创制"治疗痰瘀互结型冠心病心绞痛的中药大品种丹蒌片Ⅳ期临床研究"。同时，作为国家医保目录品种，入选 2015 版《国家药典》。2014 年以陈可冀、张敏州、霍勇为发起人制定的《急性心肌梗死中西医结合诊疗专家共识》中，对 AMI 的口服中成药治疗，将丹蒌片作为痰瘀互结型唯一推荐的药物。而

在2016年7月发布，由胡盛寿、陈可冀、高润霖、葛均波四位院士联合推荐的《中西医结合Ⅰ期心脏康复专家共识》中，对于经皮冠状动脉介入治疗Ⅰ期心脏康复的慢性缓解期中医药治疗，冠状动脉旁路移植术Ⅰ期心脏康复的中医药治疗，冠心病稳定型心绞痛、急性冠脉综合征的中医药治疗，均将丹蒌片作为痰浊互结型的唯一推荐中成药。

四、痰瘀毒互结和痰瘀毒风新论的探究

雷大师常常提及，痰浊和瘀血常相兼为病，两者既是病理产物，又是致病因素，相互交结，在胸痹心痛病发生发展中起着非常重要的作用。《诸病源候论·心悬急懊痛候》曰："邪迫肺气，不得宣畅，壅瘀生热，故心如悬而急，烦懊痛也"。近年来，随着临床实践的不断深入，先生发现部分患者不是单纯的痰瘀互结证，可兼见较明显热象。治疗给予化痰宣痹、活血化瘀，虽然有效但多不尽如人意。这些患者多为久病不愈或急性加重者，这明显的热象是如何来的？先生总结，此热非外感，必是内伤。而痰瘀互结日久，生热化毒，郁热毒邪内伏致营卫不和，气血亏虚，形成痰瘀与热毒互为因果的恶性循环，促进了胸痹心痛病的恶化。由此痰瘀毒互结证的假说应运而生。他独出心裁地创出自己的组方"丹曲胶囊"，现已做成院内制剂，并申报省级科研课题，现在正在进行基础研究和临床观察。从临床疗效观察，丹曲胶囊针对胸痹痰瘀毒互结证有显著的疗效。

由胸痹心痛病心悸动多变化的特点提出痰瘀毒风理论。他认为痰瘀互结证，日久化热成毒生风。如对应于冠心病急性心肌梗死、急冠综合征等伴发的心律失常改变，用痰瘀毒风理论指导，祛风解毒、活血化痰等治法，联合西医先进技术，治疗了数例交感风暴、室速、室颤等患者。先生描述变异性心律失常宛若《内经》中的"风性善行而数变"特点。痰瘀毒互结，既可以阻碍气机，气机不畅而逆乱，也因痰瘀毒本身耗气伤阴，阴虚而生风。同时，正气不足，不能抵御外邪，风邪易外受，表现为胸痹心痛病本身之胸痛、胸闷，也有心悸、怔忡、乏力、气短、恶风、多汗等症状。痰瘀毒风互结，正气不足，虚实夹杂。

对于风邪理论的认识古医家就有认识。如：《灵枢·顺逆肥瘦篇》"郁而化热化火，热极生风，风火相煽……。"《素问·六元正纪大论篇》"风胜则动，热胜则肿，……湿胜则濡泄，甚则水闭胕肿。"在治疗选方中，张仲景所用的炙甘草汤、三甲复脉汤、柴胡加龙骨牡蛎汤、桂枝甘草龙骨牡蛎汤、黄连阿胶汤等都寓有"潜阳息风"和"育阴息风"之意。与现代医学之间的联系，先生认为，冠心病、风心病、心力衰竭、心电传导疾病、窦房结功能异常、心肌病、心肌炎、电解质紊乱、离子通道异常、内分泌疾病、体液因素、交感副交感失衡等疾病都

会引起不同程度的心律失常。心律失常之快速心律失常和"风性善行数变"很相近，都可按照中医辨证从"风"入手。

五、中西互补、扬长补短

先生在痰瘀毒风理论指导下，成功地用中医治愈了多例西医难治的心血管疑难杂证。如：先生从痰瘀论治冠心病、心绞痛、心肌梗死的患者，经检查动脉粥样硬化斑块缩减。先生就是从"风性善行而数变"入手，以平肝息风、安神定悸、活血化痰、清热解毒等方法，成功地治疗心律失常、室速、室颤的患者。经治疗患者心功能恢复，心律恢复正常，生活质量提高。他用益气活血、化痰利水的方法成功治疗了几例扩张型心肌病，中医辨证心衰病，痰瘀互结、气虚水停证。经治疗患者心功能恢复，射血分数明显提高。先生就是这样中西合璧，中西医互补，诊断、治疗和评价，扬长补短，取得了很好的疗效。

耄耋之龄的国医大师雷忠义先生，60 余年从事中西医结合临床和科研工作。今天，他仍然坚持中西合璧的学习和借鉴，走中西医结合道路，中西互补，探索新的治疗和科研方法，解决新的问题。他在中西医结合道路上的成功创新，给中西医结合临床和科研树立了榜样和自信！

（2018 年《中西医结合开拓者》）

国医大师雷忠义教授用中医"痰瘀毒风"理论治疑难杂症 3 例

陈金锋　田　心　王　勇　侯杰军　周岩芬　刘超峰　范　虹　雷　鹏

指导老师：雷忠义

（陕西省中医医院国医大师研究所）

国医大师雷忠义教授半个世纪的临床经验结晶，总结出了胸痹心痛病痰瘀毒风互结理论体系。随着人们生活水平的提高，体质的改变，心血管病发病痰瘀互结证越来越多了。胸痹心痛病痰瘀毒风互结理论体系认为，胸痹心痛病、心衰病、心悸病发生不仅有痰，而且有瘀。痰瘀互结，日久可化热成毒；痰瘀毒互结，痰瘀毒互结日久可以发生"风"变，热极生风，或可以耗伤气阴，阴虚生风。心律失常发生时，和中医"风性善行而数变"相类似。依据这一理论，在 2012 年至今治疗过几百例心血管疑难病患者，这里要报道的是3例非常典型的疑难病患者，用雷教授胸痹心痛病痰瘀毒风互结理论体系论治，临床疗效非常可观，5年来随访，病情恢复很好。

病例一：刘某，男，73岁，初诊日期：2014年11月10日。发病节气：立冬后3天。

1.病史　主诉：间断胸闷、胸痛3年。现病史：3年前始无明显诱因发生间断胸闷、心前区疼痛，呈压榨样疼痛，伴心慌、烦躁易怒，持续10分钟，休息后可缓解。既往史："2型糖尿病"病史20年，"高血压"病史10余年，"脑梗死"病史4年，双侧颈动脉粥样硬化斑块3年。辅助检查：（2014年10月于宁夏第五人民医院）冠脉CT示：LAD（前降支）斑块形成，50%狭窄，D2（第二对角支）狭窄75%，RCA（右冠）狭窄75%。

2.治疗经过

（1）首诊：间断胸闷、心前区疼痛，乏力、腹痛，下肢水肿，口干唇燥，寐可，二便调。舌脉：舌胖大，有齿痕，苔白腻，脉沉弦细。中医诊断：胸痹（气虚痰瘀互结）、消渴（气虚痰浊中阻）。西医诊断：冠心病（心绞痛）、2型糖尿病、高血压病2级。治法：补气祛痰、活血化瘀。方药：养心活血汤加味：太子参、麦冬、五味子等，加瓜蒌皮30 g，薤白20 g，黄精15 g，马齿苋30 g，骨碎补18 g，地龙15 g，银杏叶10 g，水蛭6 g，桑叶10 g，黄连6 g。12剂，每剂水煎400 ml，早晚分服，日1剂。

（2）二诊（2015-04-15）：服上药后胸闷、胸痛、心慌症状减轻，发作时间减短，发作次数减少。舌脉：舌胖，齿痕不明显，苔薄腻，脉弦细。拟效不更方，加红景天10 g，山萸肉15 g，葶苈子15 g。6剂，每剂水煎400 ml，早晚分服，日1剂。

（3）三诊（2015-04-29）：服上药后胸闷、胸痛、心慌症状基本消失，乏力、腹痛，下肢水肿，口干唇燥等症状也明显改善，舌体适中，苔薄白，脉缓。原方再服6剂。症状未再反复，复查冠脉CT示，原病变血管狭窄程度明显改善。

3.随访　（2015-04-10，解放军第323医院）复查冠脉CT：LAD（前降支）20%～30%狭窄，D2（第二对角支）多发结节样钙化斑，LCX（回旋支）近中段可见弥漫性混合性斑块，RCA（右冠）10%～30%狭窄。

4.讨论　雷教授根据胸痹心痛痰瘀互结理论进行论治此病证，胸痹心痛病发病症状不仅有"痛"，也会有"闷"，病理产物不仅有瘀血，也会有痰湿，其病机演变特点：患者老年男性，有糖尿病、高血压、脑梗死等病史，形体肥胖，脾不健运，痰湿积聚，气机不利，瘀血内生，痰浊瘀血搏结，痹阻不通，不通则痛，痹着于血脉，则发生动脉粥样硬化。本病例糖尿病 30 余年，容易并发动脉粥样硬化改变，在初诊时，冠脉 CT 显示，有双支病变，结合舌脉主症，辨证为中医胸痹病、消渴病、气虚痰瘀互结证，经雷老经验方养心活血汤加味，养心活血汤补益气阴、祛痰化瘀，加上瓜蒌皮、薤白宣痹开胸，地龙、水蛭等虫类走串而通痹，银杏叶、红景天活血化瘀，马齿苋、桑叶、黄连等清热解毒、燥湿祛浊。黄精、骨碎补、山萸肉补气通经。经治疗，患者痹通痛除，且复查冠脉 CT 显示，原狭窄血管较前明显改善，斑块减少。说明按雷老痰瘀互结理论辨证准确，祛痰活血化瘀治疗，可以消减冠状动脉粥样硬化之斑块。

病例二：雷某，男，37 岁，2011 年 3 月 16 日初诊。

1. 病史　主诉：气短、乏力、心悸 5 个月。现病史：患者 5 个月前无明显诱因出现乏力、心悸、气短等症状，曾先后就诊于两家西医医院，均确诊为"扩张型心肌病"，长期口服螺内酯、氢氯噻嗪、美托洛尔、贝那普利、曲美他嗪、辅酶 Q_{10} 等药。效果不显著，动则气喘，不能正常生活。（2011-06-21）动态心电图示：全心扩大呈球形，左心室 EF：29%。某西医医院建议做心脏移植手术，在找不到供体，非常绝望的情况下，经朋友介绍来找雷老中医治疗。

2. 治疗经过

（1）初诊时症状：胸闷不适，乏力、心悸、气短，活动后加重，饮食睡眠差。查体：血压：100/80 mmHg，心界向双侧扩大，以左侧尤甚，心率 70 次 / 分，律齐，心音低，各瓣膜听诊区未闻及病理性杂音，双下肢凹陷性水肿（+++）。舌质黯淡，苔白厚腻，有裂纹，脉沉细。诊断为：中医：心衰病（痰瘀互结、气虚水停），治法：益气活血，化痰利水。方药：生黄芪 40 g，党参 15 g，丹参 15 g，川芎 12 g，赤芍 12 g，郁金 12 g，半夏 12 g，茯苓 10 g，升麻 12 g，枳壳 10 g，佛手 15 g，桂枝 9 g，茯苓 10 g，薏苡仁 12 g，北五加皮 3 g，6 剂，水煎服，每日 1 剂。

（2）二诊（2012 年 3 月 23 日）：气短、乏力、心悸减轻，有时双下肢发凉，舌质黯，苔白腻，脉沉细。效不更方，6 剂。

（3）三诊（2012 年 4 月 1 日）：症状：时有双下肢发凉，余无明显不适。舌质红，苔白，脉沉细。诊断：心衰病（气阴两虚、痰瘀互结），方药：雷氏养心活血汤加味：西洋参、麦冬、五味子等加炙黄芪 30 g，马齿苋 30 g，葛根 30 g，川芎 15 g，制附片 10 g，鹿角霜 30 g，北五加皮 5 g。3 剂，水煎服，每日 1 剂。

（4）四诊（2012 年 5 月 16 日）：症状：咳嗽、咳痰不利，纳差，舌质黯淡，苔黄腻，脉沉细。原方中加入浙贝母 12 g、大麦芽 15 g，6 剂。

（5）五诊（2012 年 6 月 27 日）：精神好转，血糖平稳，胸闷、气短未作。舌质红，苔白腻，脉沉缓。效不更方，原方西洋参改为党参 15 g，10 剂。以后即以此方为基础，略做化裁，坚持服药半年。活动耐力基本恢复正常，复查心脏彩超示，左心室射血分数日益增高。

3. 随访 （2011-06-21）于第四军医大学西京医院心脏B超示：左心室EF：29%；经治后于第四军医大学西京医院复查心脏B超示：左心室（2012-04-10）EF：46%；（2012-12-07）于第四军医大学西京医院复查EF：50%；（2014-05-28）EF：55%；（2015-4-12）于第四军医大学西京医院复查EF：53%。（2018-03-20）于第四军医大学西京医院复查EF：60%，患者能正常上班，日常生活不受影响。

4. 讨论 雷教授根据痰瘀毒互结理论，痰瘀日久可以化热生毒，痰瘀毒日久，可以损伤气阴，也因运化乏力，痰饮瘀血积聚，虚实夹杂。痰浊和瘀血常相兼为病，两者既是病理产物，又是致病因素，相互交结，在胸痹心痛病发生发展中起着非常重要的作用。患者临床表现为：胸闷痛伴有烧灼感，心烦，易怒，头晕，少寐，大便干结，舌红苔腻，脉滑等，不是单纯的痰瘀互结证，可兼见较明显热象。先生总结，此热非外感，必是内伤。而痰瘀互结日久，生热化毒，郁热毒邪内伏致营卫不和，气血亏虚，形成痰瘀与热毒互为因果的恶性循环，促进了胸痹心痛病的恶化。

病例三：患者，井某，男，66岁，于2012年1月10首诊。

1. 病史 主诉：发作性胸闷、心悸7年余，加重3个月。2004年因急性心肌梗死于第四军医大学唐都医院住院，诊断为"冠心病、急性前壁心肌梗死、心律失常、阵发性室性心动过速"，冠脉造影示：LAD完全闭塞，LCX 75%狭窄，RCA 25%狭窄。行PCI术未成功，手术台上反复发生室速、室颤，给予静脉滴注胺碘酮、利多卡因、泵入艾司洛尔等，并植入ICD，肌内注射氯丙嗪、异丙嗪，术中ICD放电20余次，体外电除颤4次。3个月前反复出现胸闷、气短、心悸、晕厥，于第四军医大学西京医院住院治疗，诊断为："冠心病、陈旧性前壁心肌梗死、心律失常、阵发性室性心动过速、交感风暴"。住院期间，心电监测示："阵发性室速、室颤"，有一日，体内ICD反复放电50余次，几次体外人工电除颤，后给予口服酒石酸美托洛尔片75 mg，2次/日。患者自感生命濒危，惶惶不可终日。经介绍来我院雷教授中医门诊就诊。

2. 治疗经过

（1）首诊：症见：胸闷、气短、心悸、头晕、烦闷、发热；舌红、苔腻、脉弦滑数。中医诊断：心悸病、胸痹病（痰瘀毒风互结证）。治法：平肝息风、安神定悸，活血化痰、清热解毒。方选：天麻钩藤饮加黄连、徐长卿、甘松、龙齿、珍珠母、琥珀、茯神、郁金、泽兰、野菊花等。

（2）二诊：胸闷、心慌减轻，有乏力、气短，自汗、盗汗、五心烦热，舌红、苔薄，脉弦滑数。治法：育阴息风定悸、祛痰化瘀解毒，原方加浮小麦、沙参、麦冬等。

（3）三诊：胸闷、心悸症状明显减轻，乏力、自汗、盗汗较前好转，舌红、苔少、脉弦滑。治法：育阴息风定悸，原方去浮小麦，仍用滋阴息风之品。

（4）四诊：胸闷、心慌未作，自汗、盗汗症状消失，舌淡红、苔薄白，脉弦滑。治法同前，于原方中加莲子以清心安神。

（5）半年后，共服218剂中药，胸闷、心悸、乏力症状彻底消失，心律失常、阵发性室性心动过速未再发作。

3.随访　5年后（2017年4月），胸闷、气短症状偶尔发生，阵发心悸、心慌症状未再发生，舌淡红，苔薄白，脉缓。精神可，可如往常一样散步、正常生活。复查动态心电图如下（2017-04-27）：HOTEL：24h心跳91 155次，最快心率86次/分，最慢心率58次/分，平均心律66次/分，室性异位心律192次，成对3次，室上性早搏75次。

4.讨论　雷教授关于胸痹心痛病提出痰瘀毒风论理论，痰瘀互结证，日久化热成毒生风。对应于冠心病急性心肌梗死、急冠综合征等伴发的快速心律失常改变，变异性心律失常宛若《内经》中的"风性善行而数变"特点。其病机胸痹痰瘀毒互结，既可以阻碍气机，气机不畅而逆乱，也因痰瘀毒本身耗气伤阴，阴虚而生风，同时，正气不足，不能抵御外邪，风邪易外受，表现为胸痹心痛病本身之胸痛、胸闷，也有心悸、怔忡、乏力、气短、恶风、多汗等症状。痰瘀毒风互结，正气不足，虚实夹杂。

总之，从以上病例可以看出，雷教授根据长期临床经验总结，提出了胸痹心痛病痰瘀毒风理论体系，暨痰瘀互结理论、痰瘀毒互结理论、痰瘀毒风互结理论。痰瘀互结可以导致胸痹、心痛病、心衰病、心悸病、眩晕病，治疗当考虑化痰活血化瘀；痰瘀日久可以化热成毒，痰瘀毒互结可以导致胸痹、心痛病、心衰病、心悸病，治疗当清热解毒、祛痰活血；痰瘀毒互结日久可以化风，风性善行而数变，引起心神不宁的心悸病，治疗当在以上方法中加入祛风药。依此理论，雷教授曾治疗多种心血管典型病例和疑难病例，用祛痰化瘀，清热解毒、息风定悸等治法，临床治疗，屡见奇效。在这一理论体系中不断总结，继承创新。

参考文献

[1] 陈金锋，雷忠义，刘超峰，等.雷忠义教授"胸痹痰瘀毒风"理论体系探析.陕西中医药大学学报，2018，41（6）：1-2，20.

[2] 于小勇，雷忠义.冠心病痰瘀互结证与痰瘀毒互结证探析.陕西中医，2013，33（12）：1646–1669.

[3] 雷忠义，于小勇，刘超峰，等.冠心病痰瘀互结证与痰瘀毒互结证探析.陕西中医，2013，34（12）：1646–1648，1669.

[4] 范虹，安静，刘超峰，等.丹曲方治疗冠心病心绞痛痰瘀毒互结证疗效观察.陕西中医，2014，35（8）：973–975.

[5] 武雪萍，于小勇，刘超峰，等.雷忠义主任医师痰瘀毒并治冠心病心绞痛的经验.陕西中医，2010，31（11）：1507–1508.

[6] 范虹，刘超峰，武雪萍，等.养心活血汤加味治疗室性早搏40例.陕西中医，2014，35（9）：1167–1169.

[7] 范虹，刘超峰，雷鹏，等.雷忠义主任医师治疗心肌炎三度房室传导阻滞验案1例.陕西中医，2013，34（1）：89–90.

[8] 范虹，雷鹏.雷忠义主任医师运用养心活血汤治疗多种心血管病经验.陕西中医，2005，26（10）：1075–1076.

[9] 刘超峰，范虹，雷鹏.名老中医雷忠义治疗冠心病心绞痛痰瘀互结证的经验.陕西中医，2003，23（8）：722–723.

（《陕西中医药大学学报》2019年10月第4期）

丹蒌片的临床应用研究进展

陈金锋[1]　范　虹[1]　雷　鹏[1]　刘超峰[1]　郭利平[2]

指导：雷忠义[1]

（1.陕西省中医医院；2.天津中医药大学）

中成药丹蒌片是由陕西省中医医院国家级名老中医雷忠义先生最早研发，后由吉林康乃尔药业有限公司生产。其方剂组成主要有：瓜蒌皮、薤白、丹参、黄芪、葛根、川芎、赤芍、泽泻、骨碎补、郁金等，具有宽胸通阳、化痰散结、活血化瘀等功效，临床主要用于痰瘀互结证之胸痹心痛病。方意：瓜蒌化痰理气，薤白有豁痰通阳，与瓜蒌配伍以加强化痰散结、宣痹通阳之功，两者共为君药；丹参、赤芍、葛根和川芎活血化瘀，通络止痛；黄芪为补气之要药，益气温阳，使气旺血行；泽泻健脾渗湿，补而不滞；郁金、骨碎补取从肾治心之意，全方共奏燥湿化痰、活血化瘀之功，体现了痰瘀同治的治则。现代药理研究也表明，瓜蒌皮能够提高心肌耐缺氧能力、保持超氧化物歧化酶活性、发挥清除氧自由基等作用，黄芪、薤白、葛根、川芎、丹参可以扩张冠状动脉周围血管增加冠脉血流量、降低心肌耗氧量，并且有利于内皮细胞的修复，赤芍能够抑制血小板聚集和血栓的形成，泽泻、骨碎补、郁金具有降低血脂的作用。近年来越来越多的学者经过长期临床观察和实验研究证明，丹蒌片的作用已不局限于冠心病心绞痛痰瘀互结证的防治，还被广泛应用于心、脑、肺、心身等学科。现将丹蒌片的临床应用进展综述如下：

一、丹蒌片可以改善冠心病心绞痛痰瘀互结型患者临床症状

王师菡等选择 66 例痰瘀互阻型冠心病心绞痛患者，按随机数字表法分为丹蒌片联合西药治疗组（33 例）及西药对照组（33 例），治疗组在西药常规治疗基础上加服丹蒌片 1.5 g/ 次，每日 2 次；对照组在常规西药治疗基础上加服丹蒌片模拟剂，结果治疗组有效率（81.2%）显著优于对照组（43.3%）（P＜0.05）。

谭建义将 120 例门诊痰瘀互阻型冠心病心绞痛患者按随机数字表法分为 2 组，对照组 60 例予阿司匹林、辛伐他汀、硝酸异山梨酯片治疗；治疗组 60 例在对照组基础上予丹蒌片口服，连续治疗 28 天为 1 个疗程。结果治疗组显效 29 例，有效 28 例，无效 3 例，总有效率 95%；对照组显效 22，例有效 28 例，无效 10 例，总有效率 83%。治疗组疗效显著优于对照组（P＜0.05）。2 组心绞痛发作情况均有显著改善（P＜0.05），且治疗组显著优于对照组（P＜0.05）。吉金荣等将 80 例肥胖型冠心病患者随机分为 2 组，治疗组在对照组基础上加服丹蒌片，疗程为 4 个月，结果治疗组的症状疗效和心电图疗效均显著优于对照组（P＜0.05）。

任得志等将 86 例痰瘀互结型冠心病不稳定型心绞痛患者随机分为 2 组，对照组给予常规西药治疗，治疗组在常规西药基础上加服丹蒌片，连续治疗 4 周，结果：治疗组心绞痛疗效总有效率（85.3%），显著高于对照组（73.5%）（P＜0.05），中医证候疗效总有效率和心电图疗效总有效率均明显高于对照组（P 均＜0.05）。袁峰等将 60 例支架植入术后心绞痛患者随机分组进行研究，经过 1 年的观察，丹蒌片治疗组心绞痛发作频率、持续时间、心电图 ST 段下移导联数及 T 波低平或倒置导联数均比对照组显著减少（P 均＜0.05）。

二、改善心功能

1.心肌缺血的保护作用　付军等探讨了丹蒌片对异丙肾上腺素所致大鼠急性

心肌缺血损伤的保护作用，结果显示丹蒌片能明显对抗心肌缺血大鼠心电图 J 点下移，降低血清 CK，LDH 和 AST 活性，改善心肌缺血引起的心肌组织病理损伤，缩小心肌坏死面积。

2.减轻心肌细胞凋亡　李琳等研究发现丹蒌片通过上调 Bcl-2 的表达，下调 Caspase-3 的表达，从而减轻心肌细胞凋亡，减少心肌梗死面积，保护心肌缺血损伤。

3.改善心室重构　红梅研究显示：丹蒌片可对抗大鼠心肌缺血损伤，减少心肌梗死面积，防止早期梗死扩展，在一定程度上缩短了病程，对心肌缺血起到保护作用。

三、调节心律失常

郭丽丽等研究显示丹蒌片对短暂心肌缺血再灌注诱导的心律失常有显著的保护作用，其作用可能与降低心肌缺血程度，增加离子转运通道相关酶活性有关。

四、改善血脂紊乱

纪睿圳等报道丹蒌片能有效地降低血清 TG 和 TC 水平，且不引起肝脏脂质沉积，其机制可能与增加肝脏 CYP7A1 表达和减少 ACC 合成有关。李琳等研究显示丹蒌片能降低高脂血症大鼠血清中 TG，TC，LDL 的含量，升高 HDL 的含量，升高 HDL/LDL 的比值，具有明显的降血脂作用。纪睿圳等报道丹蒌片连续干预 4 周后即可明显降低模型动物血清 TC，TG，LDL-C 含量，其降脂作用优于他汀组；干预 12 周，可明显减轻 LDL 的氧化程度；连续干预 20 周，不仅显著降低颈动脉粥样斑块负荷，还能延缓全身动脉粥样硬化病变进展（升主动脉、主动脉弓和胸主动脉），其抗动脉粥样硬化作用较他汀（1 mg/kg）更明显，可能与调节斑块内脂蛋白相关受体表达及其抗氧化机制密切相关。研究中发现丹蒌片组的肝脏内 TC 和 TG 含量明显降低，其降低血脂的同时并不造成肝脏脂质沉积，不影响糖脂的正常代谢，且其降脂作用并非是通过抑制肝脏 HMG-CoA 还原酶实现的，可能与抑制肠道胆汁酸转运体基因表达有关。

牛颖等报道薤白能显著降低高脂血症大鼠 TG，TC 和 LDL 含量，明显升高 HDL 含量，同时能显著降低高脂血症大鼠和家兔血清过氧化脂质（LPO）含量；瓜蒌、薤白各自能显著降低 TG，LDL、动脉硬化指数（AI）。且两者联用有协同作用，降脂效果更佳。丹参有效成分均可降低 TG，缩小主动脉粥样硬化面积及降低主动脉壁的 TC 含量，丹参素可减少细胞内 TC 合成，抗脂蛋白氧化，使氧化脂蛋白对细胞的毒性作用减弱，具有抗动脉粥样硬化作用，其作用机制主要与调节脂质代谢、抗氧化、抑制细胞黏附、改善血液流变性及影响动脉粥样硬化相关基因表达有关。葛根中所含的异黄酮成分及大豆苷有降血脂作用，葛根素能降低四氧嘧啶性高血糖小鼠的 TC 含量。黄芪具有调节血脂代谢的作用，黄芪水煎液可降低高脂血症小鼠 TC，TG，LDL，黄芪多糖能有效降低 TC，TG，LDL 水平，降低高脂血症大鼠的血脂，减少肝脏脂质沉积。川芎有效活性成分为川芎嗪，化学结构为四甲基吡嗪，有较强的扩张微血管、改善微循环、降低血黏度、改善血液流变、降低毛细血管通透性、调节血小板功能和抗凝等作用。泽泻具有明显的降血糖和降血脂作用，能从降低血脂，抑制内皮细胞损伤、抗血栓等多方面抑制或减轻动脉粥样硬化的发生、发展。研究还发现，泽泻中的胆碱、卵磷脂等成分亦有一定抗脂肪肝作用，对正常和肝硬变大鼠具有明显的血管扩张作用。

五、治疗代谢综合征

吉金荣等将 60 例代谢综合征患者随机分为治疗组和对照组各 30 例，2 组均采用常规治疗，治疗组加用丹蒌片口服，结果治疗组治疗 12 周后平均腰围、TG 和空腹血糖（FBG）均较治疗前明显下降（P 均 < 0.05），且治疗组优于对照组（P 均 < 0.05）。

六、对血管内皮功能的影响

刘玉梅等报道丹蒌片可抑制炎症反应，具有稳定斑块及抗氧化作用，可抑制 ET 的升高，抑制 ET/NOS 的升高，降低血管紧张素 Ⅱ（Ang Ⅱ）含量。洪铁等研究显示丹蒌片可使 ET-1，TBX$_2$ 的含量明显降低，使 6-keto-PGF$_{1a}$ 含量明显升高。

七、对主动脉平滑肌细胞增生的影响

薛金贵等报道丹蒌片可有效抑制血小板衍生因子 BB 型（PDGF-BB）诱导的血管平滑肌增生。提示其控制 AS 的过程可能与抑制平滑肌增生并向内皮下迁移有关。药理研究发现，瓜蒌可扩张冠状动脉增加血流量，提高耐缺氧能力、降低血清胆固醇、抗菌、抗癌等多种作用。

八、抗血栓作用

尹笃钦等报道丹蒌片联合低分子肝素、华法林治疗老年卧床患者急性期下肢深静脉血栓形成，能使血管外周阻力降低，局部微循环改善，而且还有抗血小板聚集、抑制血小板释放、溶栓等作用，具有明显保护血管内皮的作用，能有效地

改善内皮细胞功能，改善微循环效果显著。石鹤坤等研究显示，丹蒌片显著改善给予肾上腺素后 2 分钟和 8 分钟时的血管直径、流速和流态，与空白对照组及滴加肾上腺素前比较均有显著性差异。

九、治疗缺血性眩晕

蔡峥将 120 例患者随机分为 2 组，治疗组予丹蒌片合用氟桂利嗪，对照组单用氟桂利嗪，结果治疗组总有效率显著优于对照组，治疗后治疗组中医证候积分、椎 – 基底动脉血流速度、血液流变学指标均明显优于对照组。

十、治疗慢阻肺（COPD）、矽肺

COPD 为呼吸系统常见病、多发病，主要表现为呼吸道的慢性、持续性炎性反应，而炎症的反复发作可引起气道重建、管腔狭窄、增多的腔内分泌物难以排出、继发感染机会增加，因此有效祛痰、控制感染、减轻炎性反应是治疗 COPD 的关键。李波等报道联合丹蒌片治疗慢性阻塞性肺疾病急性发作有助于改善气道通气功能、增大肺活量，效果优于单纯西药治疗，而且无明显不良反应。

马捷研究显示丹蒌片痰瘀同治，治疗痰气郁结型矽肺疗效较佳。治疗心身疾病丹蒌片的适应证是冠心病，徐瑞平等把吉林大学第二附属医院心血管内科 2010 年 8 月至 2012 年 3 月在门诊及住院患者 122 例随机分为丹蒌片组和路优泰组，治疗 3 个月后发现丹蒌片组在改善胸闷、气短、神疲，尤其是叹气样呼吸等方面效果显著优于路优泰组。至于中药丹蒌片是否有阻止了 5–HT 与 5–HT 再摄取泵的结合作用，有待于进一步研究探讨。

总之，中成药丹蒌片自生产到投入临床使用以来，越来越多的专家学者都在研究，有更多的机制和疗效被发现，将会不断拓宽它的临床应用，期待进一步的研究和发现。目前，还没有丹蒌片引发不良反应的相关报道。

参考文献

[1] 雷忠义，于小勇，刘超峰，等 . 冠心病痰瘀互结证与痰瘀毒互结证探析 . 陕西中医，2013，33（12）：1646–1648、1669.

[2] 任得志，张军茹，申仙利 . 丹蒌片治疗痰瘀互结型冠心病不稳定型心绞痛的临床观察 . 中西医结合心脑血管病杂志，2014，12（8）：1022–1023.

[3] 王师菡，王阶，李霁，等 . 丹蒌片治疗痰瘀互阻型冠心病心绞痛的疗效评价 . 中国中西医结合杂志，2012，32（8）：1051–1055.

[4] 谭建义.丹蒌片联合西药治疗痰瘀互阻型冠心病心绞痛随机平行对照研究.实用中医内科杂志,2013,27(7):20-21.

[5] 吉金荣,高彩霞,周晓凯.丹蒌片治疗肥胖型冠心病心绞痛的临床观察.光明中医,2012,27(12):2456-2457.

[6] 袁峰,管春静.丹蒌片治疗高龄患者冠脉支架植入治疗后心绞痛的疗效.中国老年学杂志,2013,33(22):5603-5604.

[7] 付军,红梅,冷吉燕,等.丹蒌片对异丙肾上腺素致大鼠急性心肌缺血的保护作用中国老年学杂志,2011,31(7):1204-1207.

[8] 李琳,王莹,高杉,等.丹蒌片抗高脂血症的研究进展.天津中医药大学学报,2014,33(1):61-64.

[9] 红梅.丹蒌片对大鼠心肌梗死面积和心室重构的影响.中国实验方剂学杂志,2011,17(10):208-211.

[10] 郭丽丽,王阶,林飞,等.丹蒌片对短暂心肌缺血再灌注诱导的心律失常模型大鼠的保护作用及机制.中国中西医结合杂志,2014,34(9):1125-1129.

[11] 纪睿圳,俞诚虹,贺治青,等.丹蒌片改善急性高脂血症大鼠血脂紊乱的实验研究.上海医学,2014,37(7):568-573.

[12] 纪睿圳.丹蒌片调节脂质代谢及其抗动脉粥样硬化作用的研究.上海:第二军医大学,2013.

[13] 牛颖,姚娜,郭向东.丹蒌片治疗高脂血症30例.河南中医,2013,33(11):1911-1912.

[14] 吉金荣,高彩霞,孙金梅.丹蒌片对代谢综合征患者血管内皮功能的影响.中国实用医药,2012,7(25):172-174.

[15] 刘玉梅,杨振,洪铁,等.丹蒌片对动脉内皮损伤大鼠ET、Ang Ⅱ、NOS的影响.世界中西医结合杂志,2010,5(5):403-405.

[16] 洪铁,杨振,刘玉梅,等.丹蒌片对高脂血症大鼠血管内皮功能的影响.世界中西医结合杂志,2010,5(4):308-310.

[17] 薛金贵,王玉琦,郭炜,等.痰瘀同治对大鼠胸主动脉平滑肌细胞增生的影响.中国中医急症,2014,23(5):816-818.

[18] 尹笃钦,王艳丽.丹蒌片联合低分子肝素和华法林治疗老年卧床患者急性期下肢深静脉血栓形成的疗效观察.中国全科医学,2012,15(5):1746-1747.

[19] 石鹤坤,甘雨,秦文艳,等.血络复欣颗粒对大鼠血栓形成及小鼠肠系膜微循环障碍的影响.中国实验方剂学杂志,2011,17(3):167-169.

[20] 蔡峥.丹蒌片联合氟桂利嗪治疗后循环缺血性眩晕.中西医结合心脑血管病杂志,

2012，10（1）：66–67.

[21] 李波，刘相军 . 丹蒌片治疗慢性阻塞性肺病急性加重期临床观察 . 河北医药，2013，35（19）：3009–3010.

[22] 马捷 . 丹蒌片治疗职业性矽肺的临床观察 . 世界中西医结合杂志，2011，6（7）：598.

[23] 徐瑞平，王晓彬，孟晓萍 . 中药治疗心身疾病的临床模式探索 . 中国医药导刊，2013，15（S1）：159–160.

（《现代中西医结合杂志》2016 年第 25 卷第 8 期）

丹蒌片治疗冠心病痰瘀互结证的疗效及对血清炎性因子的影响

陈金锋[1]　雷忠义[1]　刘超峰[1]　范　虹[1]　武雪萍[1]　于小勇[1]　雷　鹏[2]　王　勇[3]
指导老师：雷忠义
（1.陕西省中医医院；2.陕西省人民医院；3.陕西省蓝田县鹿塬中心卫生院）

心血管疾病已成为全球第一大顽疾，其中冠心病发生率及病死率近些年均不断攀升，极大威胁人类健康及生命安全，防治形势严峻。冠心病发生机制较复杂，大多认为与炎症及脂质代谢紊乱有关。因此，冠心病治疗关键为抑制炎症因子表达及纠正脂质代谢紊乱。有研究表明，血清分泌型磷脂酶 A_2（$sPLA_2$）、脂蛋白相关磷脂酶 A_2（$LP-PLA_2$）等炎症因子为连接冠心病脂质代谢与炎症反应的关键酶，上述因子在炎症反应及冠状动脉病变中均扮演重要角色，目前已成为防治冠心病新靶点之一。中医药于防治冠心病方面具有独特优势。丹蒌片是依据痰瘀同治理论制成的国家级中药，主要治疗胸痹心痛病痰瘀互结证，经研究证实其具有降脂、抗炎、抗动脉粥样硬化等作用。本研究选取陕西省中医医院冠心病（痰瘀互结证）患者 197 例，分组观察丹蒌片治疗冠心病（痰瘀互结证）的疗效及对患者血清炎性因子的影响，现报道如下：

一、资料与方法

1.一般资料　选取 2016 年 1 月至 2018 年 1 月陕西省中医医院门诊和住院患者确诊为冠心病（痰瘀互结证）患者 197 例，依据治疗方式不同分为两组。对照组 98 例，女 44 例，男 54 例；年龄 41 ~ 83 岁 [（63.92 ± 10.97）岁]；病程 0.4 ~ 8.6

年[（4.01±1.97）年]。研究组99例，女42例，男57例；年龄42～84岁[（64.81±11.74）岁]；病程0.5～8.7年[（4.28±2.06）年]。两组一般资料比较，差异无统计学意义（P＞0.05）。本研究经医院伦理协会审批同意。

2. 病例选择标准

（1）纳入标准：符合第8版《内科学》中冠心病诊断标准；符合《中医病证诊断疗效标准》中痰瘀互结型冠心病诊断标准；患者或家属知情本研究且签署知情同意书。

（2）排除标准：由食管反流、胆心病、颈椎病及甲状腺功能亢进等引发的胸痛；合并恶性肿瘤患者；肝肾存在严重病变患者；自身免疫性疾病患者；合并支气管哮喘、支气管炎等严重呼吸系统疾病；对本研究药品过敏或过敏体质；依从性差无法配合完成治疗者。

3. 方法

（1）对照组：给予阿司匹林（拜耳医药保健有限公司 A20070002）每次100mg，每日1次口服；阿托伐他汀钙（北京嘉林药业股份有限公司 H1990258）每次20mg，每日1次口服治疗。

（2）研究组：于对照组治疗基础上采用丹蒌片（吉林康乃尔药业有限公司，国药准字 Z20050244）治疗，每次1.2～1.5g，每日3次口服。两组均连续治疗1个月。

（3）离心检测方法：采集3ml静脉血，离心处理（2500 r/min，5分钟）取血清，以放射免疫法检测血清 $SPLA_2$，$LP-PLA_2$、氧化型低密度脂蛋白（Ox-LDL）、单核细胞趋化蛋白-1（MCP-1）水平，试剂盒均购于上海逸峰生物公司。

4. 疗效评价标准　无效：心绞痛发作频率降低＜50%；有效：心绞痛发作频率降低50%～79%；显效：心绞痛发作频率降低＞80%。

5. 观察指标　观察两组临床疗效。比较两组治疗前、治疗1个月后血清 $SPLA_2$，$LP-PLA_2$，Ox-LDL，MCP-1 水平。不良反应。治疗前、治疗1个月后以世界卫生组织生活质量评分表（WHOQOL-100）评价两组生活质量，分值0～100分，得分越低生活质量越差。

6. 统计学处理　采用 SPSS 23.0 统计软件进行分析，计量资料以均数 ± 标准差（$\bar{x} \pm s$）表示，采用 t 检验；计数资料采用 x^2 检验。检验标准 $\alpha = 0.05$。

二、结果

1. 两组临床疗效比较　研究组总有效率93.94%，高于对照组的79.59%（P＜0.01）。详见表3-31。

表 3-31 两组临床疗效比较 例（%）

	n	无效	有效	显效	总有效率（%）
治疗组	99	6（6.06）	55（55.56）	38（38.38）	93（93.94）
对照组	98	20（20.41）	58（59.18）	20（20.41）	78（79.59）

注：两组总有效率比较，$x^2 = 8.849$，P = 0.002

2. 两组治疗前后炎性因子比较　治疗前两组血清 sPLA$_2$，LP–PLA$_2$，Ox–LDL，MCP-1 水平比较，差异无统计学意义（P＞0.05）；治疗 1 个月后两组血清 sPLA$_2$，LP–PLA$_2$，Ox–LDL，MCIM 水平均降低，且研究组低于对照组（P＜0.01）。详见表 3-32。

表 3-32 两组治疗前后炎性因子比较（$\bar{x} \pm s$）

时间	组别	n	sPLA$_2$（ng/ml）	LP–PLA$_2$（ng/ml）	Ox–LDL（ng/ml）	MCP-1（Pg/ml）
治疗前	研究组	99	6.97 ± 1.06	9.04 ± 1.42	6.98 ± 1.31	34.45 ± 5.64
	对照组	98	7.01 ± 0.97	8.91 ± 1.26	7.02 ± 1.18	35.27 ± 6.35
	t 值		−0.296	0.468	−0.386	−0.756
	P		0.863	0.516	0.721	0.338
治疗 1 个月后	研究组	99	5.08 ± 0.69[1]	6.18 ± 0.86[1]	4.62 ± 0.58[1]	23.75 ± 3.92[1]
	对照组	98	5.92 ± 0.81[1]	7.23 ± 1.07[1]	5.74 ± 0.96[1]	28.16 ± 4.53[1]
	t 值		−7.838	−8.036	−9.634	−8.976
	P		0.000	0.000	0.000	0.000

注：与同组治疗前比较，[1] P＜0.01

3. 两组不良反应比较　研究组与对照组不良反应总发生率比较，差异无统计学意义（P＞0.05）。详见表 3-33。

表 3-33 两组不良反应比较 例（%）

组别	n	皮疹	腹泻	失眠	总发生
研究组	99	1（1.01）	3（3.03）	2（2.02）	6（6.06）
对照组	98	3（3.06）	3（2.04）	3（3.06）	8（8.16）

注：两组不良反应发生率比较，$x^2 = 0.329$，P = 0.565

4. 两组 WHOQOL-100 评分比较　治疗前两组 WHOQOL-100 评分比较，差异无统计学意义（P＞0.05）；治疗 1 个月后两组 WHOQOL-100 评分均较治疗前升高，且研究组高于对照组（P＜0.05）。详见表 3-34。

表 3-34　两组 WHOQOL-100 评分比较（$\bar{x} \pm s$）分

组别	n	治疗前	治疗 1 个月后	t 值	P
研究组	99	50.48 ± 6.02	82.63 ± 9.04	-21.367	0.000
对照组	98	49.96 ± 5.87	74.81 ± 8.13	-14.932	0.000
t 值		0.684	5.164		
P		0.467	0.000		

三、讨论

　　冠心病属临床常见多发心脏病之一，主要临床表现为心肌缺氧、缺血。相关研究发现，心肌缺血不仅导致细胞膜离子通道异常，引起正常组织与缺血心肌组织间电激动传导障碍，还导致钠离子电流异常，致使出现复极不同步，引起离散度增高，亦可增强交感神经活性及心肌细胞应激敏感性，进而引发心律失常，增加病死风险。既往临床多采用阿司匹林及阿托伐他汀治疗冠心病患者，虽可一定程度改善其心电图，缓解胸痛、胸闷、心烦、头晕、乏力、气短、心悸等症状，但整体效果不理想。

　　中医认为，冠心病属"胸痹""厥心痛""真心痛""心痛"等范畴，其证型可分为痰瘀互结型、脾虚湿盛型、心肾阳虚型、气滞血瘀型、气虚血瘀型等，其中以痰瘀互结型最常见。痰瘀互结型冠心病病理机制为过食肥腻导致脾虚，脾胃虚亏又致津液代谢失调，聚而为痰，继而造成血液黏稠，流动性降低，产生瘀血致病。因此，临床应遵循"痰瘀同治"原则防治此证型。任得志等研究报道，痰瘀互结型冠心病不稳定型心绞痛患者采取丹蒌片治疗，可有效稳定斑块，预防急性冠脉综合征，心绞痛疗效总有效率为 85.3%，心电图疗效总有效率为 88.2%。丹蒌片主要由泽泻、黄芪、丹参、赤芍、葛根、川芎、瓜蒌皮、薤白、郁金、骨碎补等中药组成，其中瓜蒌皮具有化痰理气之功效；薤白能豁痰通阳；赤芍、丹参、葛根、川芎联用可强效发挥活血消积、通络止痛等作用；黄芪具有益气温阳之功效；泽泻能健脾燥湿；郁金、骨碎补具有益心补肾之功效。因此，丹蒌片用于痰瘀互结型冠心病患者的治疗，可充分发挥活血化瘀、化痰散结、宽胸通阳之功效。现代药理学证实，瓜蒌皮提取物具有增强心肌抗缺氧能力、清除机体过多氧自由基等作用，丹参、葛根、川芎、黄芪、薤白不仅能降低心肌耗氧量，舒张冠状动脉，增加冠状动脉血流灌注，减轻心绞痛症状，同时亦能降低炎症反应程度。本研究结果可知，研究组总有效率 93.94%，高于对照组的 79.59%（P < 0.05），且两组不良反应总发生率均较低。说明冠心病（痰瘀互结型）患者采取丹蒌片治疗，疗效确切，且具有安全性。

尽管冠心病发病机制相对复杂，目前研究证明，炎症反应及脂质代谢异常贯穿于整个病理全程，其中 $sPLA_2$，$LP-PLA_2$ 等炎性因子为连接冠心病脂质代谢与炎症反应纽带。$sPLA_2$，$LP-PLA_2$ 与心血管不良事件发生存在较大关联，属冠心病独立危险因子。$sPLA_2$，$LP-PLA_2$ 作为磷脂酶 A_2 超家族成员，主要由成熟血管平滑肌细胞、巨噬细胞等生成及释放，多分布于粥样硬化斑块及血液中，其于炎性介质诱导下，可加重炎症反应程度。经 $sPLA_2$，$LP-PLA_2$ 处理后的脂蛋白更易穿过动脉血管壁，再经氧化作用水解为 Ox-LDL，促进氧化游离脂肪酸及溶血卵磷脂生成，进而刺激黏附分子及趋化因子产生，如 MCP1 等，继而对动脉血管内皮造成损伤，促进单核细胞衍生为巨噬细胞，巨噬细胞又转化为泡沫细胞，使粥样硬化斑块趋于不稳定，导致心血管不良事件发生。

　　本研究结果发现，研究组治疗 1 个月后血清 $sPLA_2$，$LP-PLA_2$，Ox-LDL，MCP-1 水平较对照组低（$P < 0.05$），且研究组治疗 1 个月后 WHOQOL-100 评分较对照组高（$P < 0.05$）。可见冠心病（痰瘀互结型）患者采用丹蒌片治疗，不仅显著降低其血清炎性因子水平，且有助于提高生活质量。但本研究所选样本量较少，且随访时间较短，有待多渠道、多中心扩大样本量及延长随访观察时间，进一步证实本研究结论。

　　综上所述，冠心病（痰瘀互结型）患者采用丹蒌片治疗，疗效确切，能显著降低其血清炎性因子水平，提升其生活质量，且具有安全性。

参考文献

[1] 谢文超，李平，王正东，等.不同剂量瑞舒伐他汀对不稳定型心绞痛患者支架置入术后心肌损伤的保护和抗炎作用.中国老年学杂志，2015，35（23）：6727-6729.

[2]Sarwar N，Butterworth AS，Freitag DF，et al.Interleukin-6 receptor pathways in coronary heart disease：a collaborative meta-analysis of 82 studies.Lancet，2012，379（9822）：1205-1213.

[3] 李春兰，陈哲林，陈冠成.丹参多酚酸盐对冠心病心绞痛经皮冠脉介入治疗围术期心肌损伤的影响.中国中医急症，2015，24（7）：1235-1237.

[4]White HD，Held C，Stewart R，et al.Darapladib for preventing ischemic events in stable coronary heart disease.N Engl J Med，2014，370（18）：1702-1711.

[5] 葛均波，徐永健.内科学（第8版）.北京：人民卫生出版社，2013，177-256.

[6] 国家中医药管理局.中医病证诊断疗效标准.南京：南京大学出版社，1994，30.

[7] 史瑞娜，杨富强，李镝，等.阿司匹林联合氯吡格雷治疗不稳定型心绞痛 200 例临床疗效分析.现代生物医学进展，2015，15（4）：700-702.

[8]冯治宽，王恒亮，杨宁.稳心颗粒联合胺碘酮治疗冠心病室性心律失常疗效观察.陕西中医，2017，38（7）：857-858.

[9]Pereira M，Azevedo A，Lunet N，et al.Explaining the decline in coronary heart disease mortality in Portugal between 1995 and 2008.Circ Cardiovasc Qual Outcomes，2013，6（6）：634-642.

[10]陈秋芳，朱晓峰，韩莉，等.丹参川芎嗪注射液治疗不稳定型心绞痛的Meta分析.中成药，2016，8（2）：272-277.

[11]景强强，白峥嵘，贺继忠.麝香保心丸联合稳心颗粒治疗不稳定型心绞痛的临床研究.现代药物与临床，2017，2（1）：34-37.

[12]张玥，王居新，李婷.倍他乐克联合稳心颗粒治疗肥厚型心肌病伴恶性室性心律失常疗效观察.现代中西医结合杂志，2017，26（16）：1766-1768.

[13]任得志，张军茹，申仙利.丹蒌片治疗痰瘀互结型冠心病不稳定型心绞痛的临床观察.中西医结合心脑血管病杂志，2014，12（8）：1022-1023.

[14]刘建勋，林成仁，任建勋，等.痰瘀同治方对痰瘀互结证冠心病小型猪心肌组织的保护作用.中国中药杂志，2014，39（4）：726-731.

[15]李鑫池，白瑞娜，臧明洁，等.丹蒌片治疗痰瘀互结型冠心病的Meta分析.中西医结合心脑血管病杂志，2015，3（18）：2033-2037.

[16]刘津，应国光，田刚，等.联合检测冠心病患者UA分泌型磷脂酶A_2和脂蛋白相关磷脂酶A_2的临床意义.现代检验医学杂志，2014，9（2）：55-57.

（《中西医结合心脑血管病杂志》2018年第16卷第23期）

国医大师雷忠义先生活用雷氏养心活血汤经验

陈金锋 范 虹 刘超峰 雷 鹏

（陕西省中医医院国医大师研究所）

陕西省中医医院心内科主任医师雷忠义教授是第三届国家大师。目前已进耄耋之龄，仍坚持每周出诊。雷先生半个多世纪积累了非常丰富的临床经验，近年擅长用自己独创且有效的养心活血汤治疗心血管疾病，且经过加减化裁灵活应用于机制相同的多个病证。雷氏养心活血汤在20世纪70年代是为冠心病急性心肌梗死患者而设立的，其组方为：西洋参、五味子、陈皮各10 g，麦冬15～20 g，丹参30 g，三七粉（冲服）3 g。其对中医辨证证属气阴两虚、痰瘀互结证都有效。

其中西洋参补气养阴，麦冬可养阴清心，五味子收养心气而安神。三药合为生脉散治心气阴两虚证，以益气养阴敛汗而固脱。丹参具有活血化瘀止痛之功效，陈皮可燥湿化痰、理气止痛，三七粉能化瘀散瘀、消肿定痛。笔者跟师几年学习，先生不仅擅长应用于胸痹心痛病、心悸等属于气阴两虚、痰瘀互结证，且经化裁后还广泛应用其他相关疾病属于此类病证者。现归纳先生经验如下：

一、用于真心痛的患者有效

雷先生从 20 世纪 70 年代尝试性地给冠心病、急性心肌梗死、急冠综合征的患者应用养心活血汤，辨证属于气阴两虚、痰瘀互结证的患者，应用后可减轻心绞痛症状，改善预后。因为在那时，没有经皮冠脉支架植入术，中医院也没有此类患者溶栓治疗的经验。当时很多患者接受雷氏养生活血汤治疗，首先能缓解心绞痛，经过长期服用数月甚至 1 年以上的，减低了急性心肌梗死死亡率。其中有人经这样的治疗，生命延续几十年的都有，活到现在的也有。

二、用于胸痹气阴两虚、痰瘀互结证

近十年来，先生给大量的冠心病、心绞痛的患者服用养心活血汤，经对 1000 多例门诊和住院患者观察，对冠心病、心绞痛辨证为气阴两虚、痰瘀互结的患者有明显的疗效，可根据临床症状加减化裁。对胸痹偏痰瘀互结者可加瓜蒌皮、郁金、赤芍、漏芦、半夏等开胸散结；对胸痹偏气滞血瘀者，可加川芎、莪术、红景天、桃仁等行气活血化瘀；对胸痹心阳痹阻者，加桂枝、荜茇、细辛、高良姜、薤白等。经过几个疗程服药，患者心绞痛症状消失，且有部分患者做过冠脉 CT 或冠脉造影检查，用药前后对比，药后狭窄冠状动脉明显改善，有的斑块缩小或消失。

三、用于心悸病气阴两虚、痰瘀互结证

近年来，先生把养心活血汤广泛用于心律失常的患者，其中包括窦性心动过速，频发房早、室早，室上性心动过速，心房纤颤、心房扑动，阵发性室性心动过速，还包括缓慢性心律失常，包括窦性心动过缓，病窦综合征，病毒性心肌炎等。对于快速性心律失常辨证为气阴两虚、痰瘀互结者，用养心活血汤加珍珠母、紫石英、甘松、琥珀、豨莶草、龙齿、徐长卿等以补益气阴、镇静安神。成功病例如：对于阵发性室上速者，多加瓜蒌皮、郁金、佛手、菖蒲、半夏、枳实等有效。对于交感风暴（阵发性室速）者，养心活血汤加天麻、钩藤、黄连、甘松、徐长卿。对于缓慢性心律失常者，常加黄芪、党参、升麻、柴胡、葛根、莪术、

巴戟天、淫羊藿等补气助阳之品。如先生显效病例：病态窦房结综合征，常加沙参、石斛、黄精、天冬、远志、酸枣仁、红花、川芎、当归等。三度房室传导阻滞的患者：养心活血汤加制附子、桂枝、黄芪、川芎、连翘、莪术等。病毒性心肌炎患者，养心活血汤加生地黄、生黄芪、珍珠粉、莲子、百合、沙参、石斛等。

四、用于心衰病气阴两虚、痰瘀互结证

从大量的门诊患者和住院患者，有 500 余例心衰病患者服用养心活血汤后，心功能明显改善，症状消失，水肿消退。其中包括冠心病、扩张性心肌病、先天性心脏病、风湿性心脏病、肥厚型心肌病等引起的心力衰竭。对于冠心病心力衰竭者，常加制附片、葶苈子、苏子、莱菔子、云苓、泽泻、冬瓜皮、前胡、枸杞子、黄芪等；对于风湿性心脏病心力衰竭患者，常与五苓散合用；对于扩张型心肌病心力衰竭患者，诊断为气阴两虚、血瘀水停者，养心活血汤加葶苈子、郁金、前胡、鹿角胶、黄连、罗布麻、佛手、莱菔子、大腹皮等；对于先心病、房间隔缺损者，用养心活血汤加制附片、桂枝、葶苈子、大腹皮、泽泻、鱼腥草、北五加皮等。偏于肾阳虚者，加淫羊藿、附子、肉桂、巴戟天、鹿角霜、鹿茸等温阳补肾之品。

五、用于眩晕、头痛气阴两虚者

先生曾多次对气阴两虚型眩晕、头痛患者，即部分高血压病患者，用养心活血汤加玉屏风散，或加钩藤、僵蚕、葛根、川芎、天麻、牡丹皮等祛风通络药。服后眩晕、头痛症状消失，病驱痊愈。对腔隙性脑梗死引起的眩晕，用养心活血汤加葛根、天麻、僵蚕、枸杞、野菊花等。

六、用于消渴病

先生治疗多例冠心病合并 2 型糖尿病的患者，辨证属于气阴两虚、痰瘀毒互结者，用养心活血汤加鬼箭羽、荔枝核、北五加皮等。服几个疗程后，患者心绞痛症状消失了，多饮、多食、多尿、消瘦等症状改善了，血糖控制也较理想。有研究报道鬼箭羽苦，寒，归肝经，有破血祛瘀、行血通经、散瘀止痛等功效。经研究具有强心、扩冠、降压降血糖、降血压和增加冠脉流量作用。北五加皮性味：辛、苦、温。归经：入肝、肾二经。功能：祛风湿，补肝肾而强筋骨，具有一般强心甙作用的特点，可视为一种兼有强壮作用的镇痛剂。主治：风湿痹痛，腰膝软弱，脚气，心力衰竭，浮肿。

七、用于虚劳病

先生在治疗低血压病属于气阴两虚者，用养心活血汤加制附片、党参、升麻、沙苑子、菟丝子、鹿茸、山萸肉等补气升阳之品。在慢性肾衰竭患者中，用养心活血汤加琥珀、黄连、鹿衔草、淫羊藿、莪术、酒大黄等。对于糖尿病肾病、肾衰竭患者，用养心活血汤加地龙、莪术、葶苈子、酒大黄、连翘、鱼腥草等清肺化痰、利水养阴之品。

八、用于水肿病

用于糖尿病肾病引起的水肿，辨证为气阴两虚、痰瘀互结者，用养心活血汤合参芪地黄汤也取得了很好的疗效。

九、用于百合病的治疗

对更年期综合征的患者，常选养心活血汤加豨莶草、瓜蒌皮、葛根、川芎、野菊花、黄连、荜茇、佛手、枳实、百合、莲子等养阴润燥。

综上所述，雷老在应用雷氏养心活血汤时，是灵慧变通，把握病机，随症加减，在临床心血管病中西医结合治疗中，治愈了很多疑难杂症。

参考文献

[1] 范虹，雷鹏.雷忠义主任医师运用养心活血汤治疗多种心血管病经验.陕西中医，2005，26（10）：1075-1076.

[2] 于小勇，武雪萍，范虹，等.名老中医雷忠义养心活血汤治疗急性冠脉综合征经验.陕西中医，2011，32（4）：463-464.

[3] 孙晓雯，张赟萍，武雪萍.养心活血汤治疗冠心病稳定型心绞痛40例.陕西中医，2014，9：1164-1165.

[4] 范虹，刘超峰，雷鹏，等.雷忠义主任医师治疗心肌炎三度房室传导阻滞验案1例.陕西中医，2013，34（1）：89-90.

[5] 范虹，安静.养心活血汤加味治疗慢性充血性心力衰竭45例.安徽中医学院学报，2007，26（5）：13-14.

[6] 阎雪梅.香加皮的化学成分药理作用及临床应用研究进展.天津药学，2011，5：48-52.

（《中国中医药报》2014年）

国医大师雷忠义痰瘀流派论文集

雷氏养心活血汤
治疗冠心病气阴两虚痰瘀互结证临床研究

陈金锋　刘超峰　范　虹

指导：雷忠义

（陕西省中医医院）

目前，国内学者对痰瘀互结型冠心病心绞痛的研究非常多，但气阴两虚痰瘀互结型冠心病心绞痛的治疗研究还没有。国医大师雷忠义教授长期从临床观察，冠心病心绞痛中医辨证痰瘀互结证，痰瘀互结日久可以耗气伤阴，形成虚实夹杂证，且人们生活水平日益提高，这类患者越来越多。他创新的在治疗痰瘀互结的基础上提出气阴两虚痰瘀互结证，设计方剂雷氏养心活血汤，既祛痰活血化瘀，也补益气阴。笔者从 2014 年 11 月至 2018 年 4 月参加陕西省第五批名中医师带徒学术传承学习，跟随国医大师雷忠义教授长达 3 年以上的门诊跟师学习，对 200 例中医辨证为气阴两虚痰瘀互结证的胸痹患者（西医诊断为冠心病稳定型心绞痛）进行观察，随机分为雷氏养心活血汤治疗组 101 例，对照组 99 例。

一、资料与方法

1. 一般资料　200 例患者均为陕西省中医医院心病科 2014 年至 2017 年门诊和住院患者，患者均在不同程度上有胸痛、胸闷、纳呆、气短、心悸、心烦、口渴、乏力、不寐等，舌紫暗、苔白腻或舌红无苔，脉弦滑或弦细无力。经中医辨证为胸痹气阴两虚痰瘀互结证，西医诊断为冠心病稳定型心绞痛。200 例入选患者依据治疗方式不同分组，研究组：101 例，其中女 44 例，男 57 例；年龄 42～84 岁，平均年龄（64.81±11.74）岁；病程 0.5～8.7 年，平均病程（4.28±2.06）年。对照组：99 例，其中女 43 例，男 56 例；年龄 41～83 岁，平均年龄（63.92±10.97）岁；病程 0.4～8.6 年，平均病程（4.01±1.97）年。两组临床资料（性别、病程、年龄）差异不具有统计学意义（P＞0.05）。

纳入标准：年龄：40～85 岁；临床确诊为冠心病稳定型心绞痛患者均符合国际心脏病学会和协会及世界卫生组织临床命名标准化联合专题组报告《缺血性心脏病的命名及诊断标准》冠心病诊断标准；均符合中华人民共和国中医药行业标准《中医病证诊断疗效标准》（ZY/T001.1–94）1990 年中西医结合心血管学会修订的《冠心病中医辨证标准》及陕西省中医医院心病科优势病种《胸痹心痛病中医诊疗常规》中气阴两虚痰瘀互结证的诊断标准；能坚持服 3 个月以上口服中

药汤剂；依从性好，能坚持随访和复查的患者。排除：年龄＜40岁或年龄＞85岁；冠心病不稳定型心绞痛和急性心肌梗死的患者；中医辨证胸痹非气阴两虚痰瘀互结证的；由食管反流、胆心病、颈椎病及甲亢等引发的胸痛；合并恶性肿瘤患者；肝肾存在严重病变患者；自身免疫性疾病患者；合并支气管哮喘、支气管炎等严重呼吸系统疾病；对本研究药品过敏或过敏体质；依从性差无法配合完成治疗者。

2. 治疗方法　对照组：给予常规西医标准治疗，抗血小板聚集、调脂稳斑治疗：采取拜阿司匹林（批号 A20070002）加阿托伐他汀钙（批号 H1990258）治疗，口服阿司匹林 100 mg/ 次，1 次 / 日，口服阿托伐他汀 20 mg/ 次，1 次 / 日。有高血压、高血脂、2 型糖尿病等均按常规降压降糖治疗原发病。研究组：在对照组标准治疗原发病基础上，西医用药抗血小板聚集、调脂稳斑治疗基本同对照组，高血压、高血脂、2 型糖尿病等基础并均按常规降压降糖治疗原发病。同时给予口服中药雷氏养心活血汤治疗，基本方：西洋参、麦冬、陈皮、五味子各 10 g，太子参、丹参各 30 g（另煎），三七粉 3 g（冲服）。根据具体病情加减：胸痛、胸闷严重者加瓜蒌 30 g，薤白 24 g，心悸明显者加酸枣仁、龙齿 30 g，气短、头晕、乏力明显者，加黄芪、葛根各 30 g，有水肿、喘息者，加葶苈子、泽泻各 30g，有心烦、焦虑者加郁金、泽兰各 15 g，有瘀血偏重者加莪术 20 g，穿山甲、水蛭各 3 g。两组患者以上治疗均连用 3 个月。

3. 疗效评价　标准临床抽血均送检于陕西省中医医院检验科同一标准做生化指标，并出检验报告。心电图检查于陕西省中医医院心电图室。无效为心绞痛发作频率降低＜50%，胸痛、胸闷、心悸、乏力、口渴等症无改善；有效为心绞痛发作频率降低 50% ～ 79%，胸痛、胸闷、心悸、乏力、口渴等症有改善，部分症状未彻底消除；显效为心绞痛发作频率降低＞80%，胸痛、胸闷、心悸、乏力、口渴等症彻底消除。将有效、显效计入总有效率。两组治疗前、治疗 3 个月后心电图。治疗前、治疗 3 个月血脂：CHO，TG，HDL，LDL 水平。治疗前、治疗 3 个月后以世界卫生组织生活质量评分表（WHOQOL–BREF）评价两组生活质量，分值 0 ～ 100 分，得分越低生活质量越差。

4. 统计学方法　采用 SPSS 23.0 统计学软件处理相关数据，计量资料以（$\bar{x} \pm s$）表示、t 检验，计数资料以例（%）表示、卡方检验，检验标准 $\alpha = 0.05$。

二、结果

1. 临床疗效比较　雷氏养心活血汤研究组较对照组对心绞痛治疗效果明显，胸痛、胸闷、心悸、乏力、口渴等症状明显改善，其总有效率 92.95% 较对照组 78.49% 高（P＜0.05），见表 3–35。

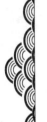

表 3-35 两组临床疗效比较［例（%）］

组别	n	无效	有效	显效	总有效
研究组	101	7（6.06）	56（55.56）	38（38.38）	94（93.94）
对照组	99	21（20.41）	58（59.19）	20（20.42）	78（78.49）

2. 心电图改善情况比较　雷氏养心活血汤研究组心电图改善明显。其总有效率 97.94%，较对照组 73.49% 高（P < 0.05），见表 3-36。

表 3-36 两组心电图改善情况比较［例（%）］

组别	n	无效	有效	显效	总有效
研究组	101	5（4.12）	60（58.14）	36（38.38）	96（97.94）
对照组	99	29（25.31）	50（51.02）	20（20.42）	70（73.49）

3. WHOQOL-BREF 评分　治疗前两组采用世界卫生组织生存质量测定量表简表（WHOQOL-BREF）WHOQOL-BREF 评分差异不明显（P > 0.05），两组治疗 3 个月后 WHOQOL-BREF 评分均较治疗前升高，且研究组较对照组高（P < 0.05），见表 3-37。

表 3-37 世界卫生组织生存质量测定量表简表评分（分）

组别	n	治疗前	治疗 3 个月后	t 值	P 值
研究组	101	1.59 ± 6.12	84.68 ± 9.12	22.384	0.000
对照组	99	49.87 ± 5.89	64.79 ± 8.82	14.912	0.000

4. 血脂系列对比情况　治疗前两组血脂系列 CHO，TG，HDL，LDL，LPa 水平差异不明显（P > 0.05），雷氏养心活血汤研究组治疗 3 个月后两组血脂系列 CHO，TG，HDL，LDL，LPa 水平较对照组低（P < 0.05），见表 3-38。

表 3-38 两组患者血脂系列对比情况（mmol/L）

组别	n	时间	CHO	TG	LDL	HDL
研究组	101	治疗前	5.97 ± 1.06	3.15 ± 1.41	3.98 ± 1.31	1.05 ± 0.64
		治疗 3 个月后	4.08 ± 0.79	2.18 ± 0.88	2.42 ± 0.58	1.25 ± 0.12
对照组	99	治疗前	6.01 ± 0.97	3.16 ± 1.36	4.02 ± 1.18	1.07 ± 0.35
		治疗 3 个月后	4.92 ± 0.81	3.23 ± 0.57	2.74 ± 0.96	1.06 ± 0.13

三、讨论

雷氏养心活血汤治疗气阴两虚痰瘀互结型冠心病心绞痛的疗效观察，经过 3 个月观察。雷氏养心活血汤治疗气阴两虚痰瘀互结型冠心病心绞痛安全有效，可以明显减少冠心病心绞痛发作频率，改善胸痛、胸闷、心悸、乏力、口渴等症状，对冠心病中医辨证为气阴两虚痰瘀互结证的患者心电图、血脂系列 CHO，TG，

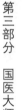

HDL，LDL，LPa 水平、生活质量都有明显的改善。

　　冠心病心绞痛属中医学"胸痹""心痛"等范畴。胸痹心痛病痰瘀互结证的认识由来已久。《素问·五运行大论篇》中曰："喜伤心""怒伤肝""忧伤肺""思伤脾""恐伤肾"，提出情志失调致使气机失常，气血不利，五脏失和，痹阻心脉，生瘀化痰，发为胸痹。《灵枢·百病始生》说："汁沫与血相抟"，是痰瘀互结的雏形。《伤寒杂病论》提出了"瘀血""痰饮"病名；《金匮要略·胸痹心痛短气病脉证治》中记载："胸痹心痛，所以然者，责其虚也"，提出"阳微阴弦"，即"胸痹而痛"，认为阳微阴弦为本病主要病理病机，阳微为本虚，心之气血阴阳虚损；阴弦为标实，气滞、痰浊、寒凝、血瘀痹阻心脉，诱发心痛。并创建了瓜蒌薤白汤等化痰宣痹通阳的效方，创治"痰"论之先河。《内经》对痰瘀相关的理论和治疗已有论述。元代朱丹溪明确提出了"痰挟瘀血，遂成窠囊"，实为痰瘀论的雏形。清《继自堂医案》中认为："此病不惟痰浊，且有瘀血交阻膈间，方用全瓜蒌、薤白、旋覆花、桃仁、红花、瓦楞子、玄胡末合二陈汤"，标志着痰瘀互结证治理论的成熟。雷老认为，冠心病心绞痛辨证多属于痰热交阻，兼有瘀血。痰瘀互结，日久耗气伤阴，虚实夹杂，则形成气阴两虚、痰瘀互结证，气阴两虚、痰瘀互结证为目前冠心病心绞痛常见证型。吴建军对近十年来 513 篇中药治疗冠心病稳定型心绞痛文献资料进行归纳分析，发现心血瘀阻、气阴两虚共出现 56 次，其中以活血化瘀药、补益药物使用最为频繁。《本草纲目》记载："气味甘、平、无毒。主治补气益肾，除风湿，安五脏。久服轻身延年不饥。补五劳七伤"。也是气阴两虚痰瘀互结证治疗的雏形。

　　雷氏养心活血汤在 20 世纪 70 年代是国医大师雷忠义教授为冠心病急性心肌梗死患者中医辨证为气阴两虚痰瘀互结的患者而设立的，其对缓解疼痛，降低急性心血管事件都有良效。其组方为：西洋参或太子参、五味子、陈皮、麦冬、丹参、三七粉（冲服）等。治疗证属气阴两虚、痰瘀互结证。其中西洋参或太子参补气养阴，麦冬可养阴清心，五味子养心而安神。三药合为生脉散治心气阴两虚证，以益气养阴敛汗而固脱。丹参具有活血化瘀止痛之功效，陈皮可燥湿化痰，理气止痛，三七粉能化瘀散瘀、消肿定痛。以前孙晓雯、张赟萍、武雪萍等关于养心活血汤治疗冠心病稳定型心绞痛 40 例观察已证明其可以治疗冠心病心绞痛。范虹的研究证明：养心活血汤加味治疗慢性充血性心力衰竭患者 45 例，其疗效优于单纯西医常规治疗。范虹、刘超峰等的研究，养心活血汤加味治疗气阴两虚、痰瘀互结型室性早搏也有益气养阴，活血化痰，养心复脉之功效。

以上研究都证实，只要中医辨证准确为气阴两虚、痰瘀互结，雷氏养心活血汤就会有效。

现代药理研究表明，方中人参的主要活性成分人参皂苷通过钙通道阻滞、减轻心肌肥厚和重构，对多种原因造成的心律失常均有保护作用。陈皮可促使心脏收缩力增强，输出量增加，对冠状血管有扩张作用；麦冬具有抗炎抗血栓的作用，在临床上是被用于治疗高脂血症及预防动脉粥样硬化。丹参素通过清除自由基和减轻细胞内钙超载，对心肌细胞具有保护作用；丹参酮Ⅱa磺酸钠可能通过激活钾通道，从而降低缺血再灌注性心律失常发生。三七及其有效成分对扩血管、降血压、抗心肌缺血、抗脑缺血、抗心律失常、抗动脉粥样硬化。五味子对心脏、肝脏、血压、心律有调节作用。

总之，目前中医辨证为气阴两虚痰瘀互结证在冠心病心绞痛患者中发生非常普遍，值得我们重视，雷氏养心活血汤经过长期的观察，对胸痹心痛病气阴两虚痰瘀互结证有效，可在临床中根据具体辨证灵活变通。

参考文献

[1] 国家中医药管理局.中医病证诊断疗效标准.南京：南京大学出版社，1994：30.

[2] 史瑞娜，杨富强，李镝，等.阿司匹林联合氯吡格雷治疗不稳定型心绞痛200例临床疗效分析.现代生物医学进展，2015，15（4）：700-702.

[3] 于小勇，雷忠义.冠心病痰瘀互结证与痰瘀毒互结证探析.陕西中医，2013，33（12）1646-1669.

[4] 任得志，张军茹，申仙利.丹蒌片治疗痰瘀互结型冠心病不稳定型心绞痛的临床观察.中西医结合心脑血管病杂志，2014，12（8）：1022-1023.

[5] 于小勇，武雪萍，范虹，等.名老中医雷忠义养心活血汤治疗急性冠脉综合征经验.陕西中医，2011，32（4）：463-464.

[6] 范虹，雷鹏.雷忠义主任医师运用养心活血汤治疗多种心血管病经验.陕西中医，2005，26（10）：1075-1076.

[7] 吴建军.合并症对COPD稳定期患者中医证候的影响.北京：北京中医药大学，2018.

[8] 罗俊.益气养阴活血化痰法对冠心病心绞痛气阴两虚，痰瘀互阻证血管内皮功能保护作用的临床研究.南京：南京中医药大学，2009.

[9] 范虹，刘超峰，武雪萍，等.养心活血汤加味治疗室性早搏40例.陕西中医，2014，35（9）：1167-1169.

[10] 孙晓雯，张赟萍，武雪萍.养心活血汤治疗冠心病稳定型心绞痛40例.陕西中医，

2014，35（9）：1164-1165.

[11] 王勇.国医大师雷忠义中医药辨治冠心病的临床经验.陕西中医药大学学报，2018，41（3）：22-23，40.

[12] 范虹，安静.养心活血汤加味治疗慢性充血性心力衰竭45例.安徽中医学院学报，2007，26（5）：13-14.

[13] 路放，杨世海，孟宪兰.人参药理作用研究新进展.人参研究，2013，25（1）：46-52.

[14] 贾鹏，甘宇，鲁耘塱，等.参芪瓜蒌薤白半夏汤、消渴汤联合西药治疗气阴两虚兼痰瘀互结型冠心病合并糖尿病的效果.中国当代医药，2018，25（8）：163-166.

[15] 周二付.中药材麦冬的药理作用研究.中医临床研究，2017，9（9）：125-126.

[16] 栾茹乔，李慧芬，张学兰，等.丹参化学成分转化及药代动力学研究进展.辽宁中医杂志，2018，45（2）：437-439.

[17] 何宜航.熟三七粉的炮制及"熟补"的药理作用研究.成都：成都中医药大学，2016.

[18] 周燕燕.五味子的现代药理作用研究进展.海峡药学，2016，28（3）：183-184.

（《陕西中医》2018年第39卷第12期）

养心活血汤治疗冠心病不稳定型心绞痛的临床疗效观察

陈金锋[1]　范　虹[1]　刘超峰[1]　雷　鹏[2]　郭利平[3]

指导：雷忠义[1]

（1.陕西省中医医院心病科；2.陕西省人民医院；3.天津中医药大学）

冠心病不稳定型心绞痛在临床上较为常见，患者由于冠状动脉粥样硬化而导致冠状动脉血流减少，造成冠状动脉供血不足，易引发急性心肌梗死等。研究表明，动脉粥样硬化是一种慢性炎症，血管细胞黏附分子1（VCAM-1）、肌酸激酶-同工酶（CK-MB）等参与了动脉粥样硬化的形成，在冠心病不稳定型心绞痛发生发展过程中具有重要作用。

中医学理论认为，冠心病不稳定型心绞痛属"胸痹"范畴，主要病因病机为饮食失调、寒邪内侵、劳倦内伤、情志失调等造成气血紊乱、脏腑失调、心脉瘀阻，其中气阴两虚、痰瘀互结证较常见，治则为补益气阴、祛痰活血化瘀、宣痹通阳等。本研究旨在观察养心活血汤治疗冠心病不稳定型心绞痛的临床疗效，现报道如下。

一、资料与方法

1. 一般资料　选取 2017 年陕西省中医医院收治的冠心病不稳定型心绞痛患者 100 例，采用随机数字表法分为对照组和观察组，每组 50 例。对照组患者中男 29 例，女 21 例；年龄 41 ～ 69 岁，平均年龄（56.2±10.4）岁；心绞痛分级：Ⅱ级 14 例，Ⅲ级 22 例，Ⅳ级 14 例；合并症：高血压 22 例，糖尿病 8 例，高脂血症 9 例；病程 2 ～ 17 年，平均病程（10.1±2.3）年。观察组患者中男 27 例，女 23 例；年龄 42 ～ 68 岁，平均年龄（55.7±9.3）岁；心绞痛分级：Ⅱ级 11 例，Ⅲ级 24 例，Ⅳ级 15 例；合并症：高血压 26 例，糖尿病 10 例，高脂血症 12 例；病程 2 ～ 16 年，平均病程（9.3±1.8）年。两组患者性别、年龄、心绞痛分级、合并症、病程间具有均衡性。本研究经陕西省中医医院伦理委员会审核批准，所有患者及其家属对本研究知情并自愿签署知晓同意书。

2. 纳入与排除标准

（1）纳入标准：①符合《不稳定型心绞痛诊断和治疗建议》中的冠心病不稳定型心绞痛诊断标准：胸骨后闷痛，伴有恶心、出汗、窒息感等；心电图 ST 段下斜型或水平型降低＞ 1 mm；②符合《中药新药临床研究指导原则》中气阴两虚证的辨证分型标准：主症为胸闷隐痛、时作时止，次症为头晕、倦怠懒言、心悸气短、失眠多梦，舌少苔、舌红，脉弱且细数；③年龄 41 ～ 80 岁；④伴有"胸痹"主症。

（2）排除标准：①伴有器质性病变者；②存在严重神经官能症者；③既往 1 个月内有呕血、便血、尿血或出血倾向者；④辨证分型为气阴两虚证以外的证型者；⑤既往曾行冠状动脉旁路移植术（CABG）、经皮冠状动脉介入治疗（PCI）者。

3. 治疗方法

（1）对照组：患者给予常规西药治疗：口服硝酸异山梨酯（山西振东安特生物制药有限公司生产，国药准字 H14020584），60 mg/ 次，1 次 / 日，出现低血压、恶心、头疼等时减少剂量至 30 mg/ 次，1 次 / 日；口服阿司匹林片（河北金砖药业有限公司生产，国药准字 H13024267），100 mg/ 次，1 次 / 日；突发心绞痛患者舌下含服硝酸甘油（山西振东安特生物制药有限公司生产，国药准字 H14020584）0.5 mg。

（2）观察组：患者在常规西药治疗基础上给予养心活血汤，方药由西洋参（或太子参）、丹参、麦冬、陈皮、五味子、三七粉组成，寒邪重者加荜茇 10 g，桂枝 10 g；瘀血重者加水蛭 10 g，全蝎 10 g；气滞重者加郁金 10 g，枳壳 10 g；1剂／日，取水 1500 ml 煎煮，取汁 400 ml，分早晚两次温服。两组患者均连续治疗 4 周。

4. 观察指标　比较两组患者中医疗效、心电图改善效果，治疗前后中医证候积分、硝酸甘油用量、血清可溶性细胞间黏附因子 1（sICAM-1）及肌酸激酶同工酶（CK-MB）水平、血浆内皮素 1（ET-1）及脂蛋白相关磷脂酶 A_2（Lp-PLA$_2$）水平。

（1）中医疗效判断标准：参照《中药新药临床研究指导原则》，以治疗后中医证候恢复正常、脉象和缓、舌质瘀斑消失、疗效指数 ≥ 70% 为显效；治疗后中医证候明显改善、脉象柔和、伴胸口不适、30% ≤ 疗效指数 ≤ 69% 为有效；治疗后中医证候及脉象无明显改善，疗效指数 ≤ 29% 为无效；治疗后中医证候及脉象加重，疗效指数 < 0 为加重。疗效指数 =（治疗前中医证候积分 - 治疗后中医证候积分）／治疗前中医证候积分 × 100%。

（2）心电图改善效果判断标准：治疗后心电图基本恢复正常为显效；治疗后心电图 ST 段回升 > 0.05 mV 但未恢复至正常，主要导联倒置 T 波变浅为有效；治疗后 ST 段无明显改善为无效；治疗后 ST 段下降 > 0.05 mV，主要导联倒置 T 波加深为加重。

（3）中医证候积分评分标准：中医证候主要包括心悸、胸闷、胸痛，根据严重程度分别计 0 分（正常）、2 分（轻度）、4 分（中度）、6 分（重度）。

（4）血清 sICAM-1 及 CK-MB 水平、血浆 ET-1 及 Lp-PLA$_2$ 水平检测方法：分别于治疗前后采集两组患者清晨空腹静脉血 4 ml，分为 2 份（每份 2 ml），其中 1 份 2500 r/min 离心 15 分钟，取上清液，-20℃ 环境保存，采用酶联免疫吸附试验检测血清 sICAM-1 水平，采用免疫抑制法检测血清 CK-MB 水平；1份经肝素抗凝后，采用放射性免疫法检测血浆 ET-1 水平，采用酶联免疫吸附试验检测 Lp-PLA$_2$ 水平。试剂盒购自上海纪宁实业有限公司，按照试剂盒说明书进行操作。

（5）统计学方法：采用 SPSS 21.0 统计软件进行数据分析，符合正态分布的计量资料以（$\bar{x} \pm s$）表示，采用两独立样本 t 检验；计数资料以相对数表示，采用 χ^2 检验；等级资料分析采用秩和检验。以 P < 0.05 为差异有统计学意义。

二、结果

1. 中医疗效　观察组患者中医疗效优于对照组，差异有统计学意义（Z = 2.198，P = 0.028，见表 3-39）。

表 3-39　两组患者中医疗效比较 [n（%）]

组别	例数	加重	无效	有效	显效
对照组	50	0	13（26.0）	20（40.0）	17（34.0）
观察组	50	0	2（4.0）	25（50.0）	23（46.0）

2. 心电图改善效果　观察组患者心电图改善效果优于对照组，差异有统计学意义（Z = -2.277，P = 0.023，见表 3-40）。

表 3-40　两组患者心电图改善效果比较 [n（%）]

组别	例数	加重	无效	有效	显效
对照组	50	1（2.0）	15（30.0）	21（42.0）	13（26.0）
观察组	50	0	6（12.0）	24（48.0）	20（40.0）

3. 中医证候积分及硝酸甘油用量比较　治疗前两组患者心悸、胸痛、胸闷评分及硝酸甘油用量比较，差异无统计学意义（P > 0.05）；治疗后观察组患者心悸、胸痛、胸闷评分低于对照组，硝酸甘油用量少于对照组，差异有统计学意义（P < 0.05，见表 3-41）。

表 3-41　两组患者治疗前后中医证候积分及硝酸甘油用量比较（$\bar{x} \pm s$）

组别	例数	心悸（分）		胸痛（分）		胸闷（分）		硝酸甘油用量（mg）	
		治疗前	治疗后	治疗前	治疗后	治疗前	治疗后	治疗前	治疗后
对照组	50	3.84 ± 1.16	2.02 ± 0.78	4.23 ± 1.07	2.16 ± 0.94	4.14 ± 1.16	2.22 ± 1.08	6.81 ± 2.15	4.88 ± 1.16
观察组	50	3.77 ± 1.34	1.24 ± 0.56	4.33 ± 0.87	1.34 ± 0.76	4.28 ± 0.72	1.61 ± 0.69	6.87 ± 2.22	4.20 ± 1.18
t 值		0.279	5.744	0.512	4.796	0.725	3.365	0.137	2.905
P 值		0.780	0.000	0.609	0.000	0.470	0.001	0.891	0.004

4. 血清 sICAM-1，CIC-MB 水平　治疗前两组患者血清 sICAM-1，CIC-MB 水平比较，差异无统计学意义（P > 0.05）；治疗后观察组患者血清 CK-MB，sICAM-1 水平低于对照组，差异有统计学意义（P < 0.05，见表 3-42）。

表 3-42　两组患者治疗前后血清 sICAM-1，CK-MB 水平比较（$\bar{x} \pm s$）

组别	例数	sICAM-1（μg/L）		CK-MB（U/L）	
		治疗前	治疗前	治疗前	治疗后
对照组	50	317.25 ± 42.33	294.71 ± 34.12	24.54 ± 4.27	19.77 ± 4.23
观察组	50	316.66 ± 39.74	268.92 ± 32.28	25.31 ± 3.39	16.22 ± 3.08
t 值		0.0719	3.882	0.998	4.797
P 值		0.942	< 0.001	0.320	< 0.001

注：sICAM-1 = 可溶性黏附分子 1，CK-MB = 肌酸激酶 - 同工酶

5.血浆 ET-1，Lp-PLA$_2$ 水平　治疗前两组患者血浆 ET-1，Lp-PLA$_2$ 水平比较，差异无统计学意义（P > 0.05）；治疗后观察组患者血浆 ET-1，Lp-PLA$_2$ 水平低于对照组，差异有统计学意义（P < 0.05，见表 3-43）。

表 3-43　两组患者治疗前后血浆 ET-1，Lp-PLA$_2$ 水平比较（$\bar{x}$ ± s）

组别	例数	ET-1（ng/L）		Lp-PLA$_2$（μg/L）	
		治疗前	治疗前	治疗前	治疗后
对照组	50	77.73 ± 9.77	70.84 ± 8.39	169.61 ± 86.36	131.08 ± 46.47
观察组	50	73.92 ± 12.48	63.99 ± 10.84	170.54 ± 85.22	105.91 ± 52.87
t 值		1.699	3.533	0.054	2.528
P 值		0.092	< 0.001	0.956	0.013

注：ET-1 =内皮素 1，Lp-PLA$_2$ =脂蛋白相关磷脂酶 A$_2$

三、讨论

养心活血汤为陕西省中医医院国医大师雷忠义先生自拟方，以化痰瘀治标，益气阴治本，具有养心、活血、理气等功效，方中五味子、麦冬、西洋参（或太子参）具有益气养阴功效，三七具有消肿、活血、化瘀功效，陈皮具有理气止痛、燥湿化痰功效，丹参具有活血化瘀功效，并随症加用桂枝、荜茇以温通经脉、助阳化气，加用水蛭以逐瘀通经，加用全蝎以息风止痉、通络解毒，加用郁金以行气解郁，加用枳壳以行滞消胀、理气宽中；全方共奏活血祛痰化瘀、益气补阴养心之功。现代药理学研究表明，太子参具有降压、扩张血管等作用，川芎具有强心、调节胆固醇代谢等作用，桂枝具有扩张血管、增加冠状动脉血流量等作用，丹参具有增加心肌耐缺氧能力、扩张血管、提高心肌收缩力、抑制血小板聚集、增加冠状动脉血流量等作用。本研究结果显示，观察组患者中医疗效、心电图改善效果优于对照组，治疗后心悸、胸痛、胸闷评分低于对照组，硝酸甘油用量少于对照组，表明养心活血汤治疗冠心病不稳定型心绞痛的临床疗效确切，可有效改善患者临床症状，减少硝酸甘油用量，这对降低医疗成本、减少不良反应的发生具有重要作用。

动脉粥样硬化斑块稳定性与冠心病不稳定型心绞痛患者病情严重程度及临床转归密切相关，动脉粥样硬化性斑块不稳定主要由血管内皮损伤、血栓形成、炎症、斑块破裂、血小板活化等因素单独或共同作用引起，其中以炎症影响较为突出。sICAM-1 为炎性反应标志物，可在单核细胞趋化蛋白 1（MCP-1）等炎性因子作用下启动局部炎性反应。CK-MB 主要分布于心肌，是临床常用心肌损伤标志物，连续监测血清 CK-MB 水平有助于判断患者病情变化及制定最佳治疗方案等。郑义龙研究结果显示，血清 CK-MB 水平异常的冠心病不稳定型心绞痛患者致命性心律失常、心源性猝死等心脏突发事件发生率约为 27%，监测血清 CK-MB 水平对于评估冠心病不稳定型心绞痛患者预后具有积极意义。本研究结果显示，治疗后观察组患者血清 sICAM-1，CK-MB 水平低于对照组，表明养心活血汤可有效减轻冠心病不稳定型心绞痛患者心肌损伤，分析其原因可能与养心活血汤可减轻血管内皮细胞炎性反应、促进坏死心肌修复和再生等有关。

血浆 Lp-PLA$_2$ 水平与高密度脂蛋白胆固醇（HDL-C）呈负相关，与低密度脂蛋白胆固醇（LDL-C），总胆固醇（TC）呈正相关。ET-1 是临床评估血管内皮功能的常用指标。本研究结果显示，治疗后观察组患者血浆 ET-1，Lp-PLA$_2$ 水平低于对照组，表明养心活血汤可有效改善冠心病不稳定型心绞痛患者血管内皮功能等，但其具体作用机制仍有待进一步深入分析。

综上所述，养心活血汤治疗冠心病不稳定型心绞痛的临床疗效确切，可有效改善患者临床症状，减轻心肌损伤，改善血管内皮功能等，值得临床推广应用。

参考文献

[1] 张鲁壮，宋晓洁，崔喜才，等.阿司匹林治疗不稳定型心绞痛的效果及对患者血清 M-CSF，CK-MB 及 sICAM-1 水平的影响.现代生物医学进展，2017，17（21）：4135-4138.

[2] 中华医学会心血管分会，中华心血管杂志编辑委员会.不稳定型心绞痛诊断和治疗建议.中华心血管病杂志，2000，58（6）：409-412.

[3] 中华人民共和国卫生部.中药新药临床研究指导原则.北京：人民卫生出版社，1993，41.

[4] 郭萌，杨青，李蔚，等.冠心病患者颈动脉粥样硬化的超声特征及其与病情严重程度的相关性.海南医学院学报，2017，23（3）：316-319.

[5] 郑义龙.血清 cTnT 及 CK-MB 的含量变化与不稳定型心绞痛患者突发事件临床病理分析.吉林医学，2010，31（16）：2400-2401.

[6] 黄玉静，吴正刚，黄晶，等.血浆脂蛋白磷脂酶 A$_2$、同型半胱氨酸与急性脑梗死患者病情严重程度及血脂水平的相关性分析.现代生物医学进展，2017，17（35）：6909-6912.

（《实用心脑肺血管病杂志》2018 年第 26 卷第 6 期）

加味雷氏养心活血汤
治疗心律失常气阴两虚兼痰瘀互结证患者的临床疗效

陈金锋[1,2]　刘超峰[2]　范　虹[2]　雷　鹏[3]　郭利平[1]

指导：雷忠义[2]

（1.天津中医药大学；2.陕西省中医医院雷忠义国医大师研究所；3.陕西省人民医院）

心律失常是心内科常见疾病之一，可引起冠状动脉血流灌注减少，导致冠心病病情恶化，严重威胁患者生命安全。目前，抗心律失常药物仍是治疗心律失常的主要方法，其服用后起效快，但不良反应较多，在临床应用中受到一定限制。中医学理论认为，心律失常属"心悸"范畴，主要病机为心脏气阴亏虚、血脉瘀滞、痰浊内阻、化热为火，痰瘀日久耗伤气阴，虚实夹杂。加味雷氏养心活血汤是雷忠义医师在多年临床经验基础上自创的中药方剂。既往研究表明，加味雷氏养心活血汤治疗室性早搏、冠心病心绞痛、急性冠脉综合征气阴两虚兼痰瘀互结证的临床疗效确切，但其对心律失常气阴两虚兼痰瘀互结证的治疗效果尚未明确。本研究旨在观察加味雷氏养心活血汤治疗心律失常气阴两虚兼痰瘀互结证患者的临床疗效，现报道如下。

一、资料与方法

1. 一般资料　选取 2018 年 1 月至 6 月陕西省中医医院门诊和住院收治的心律失常气阴两虚兼痰瘀互结证患者 60 例，均符合《内科学》中的心律失常诊断标准及《中医病证诊断疗效标准》中的气阴两虚兼痰瘀互结证诊断标准。采用随机数字表法将所有患者分为对照组和观察组，每组 30 例。对照组患者中男 17 例，女 13 例；年龄 34～71 岁，平均年龄（52.9±9.2）岁；平均发病至入院时间（7.1±2.5）日。观察组患者中男 16 例，女 14 例；年龄 35～71 岁，平均年龄（53.0±9.0）岁；平均发病至入院时间（6.5±2.7）日。两组患者性别（$\chi^2 = 0.067$）、年龄（$t = 0.043$）及发病至入院时间（$t = 0.893$）比较，差异无统计学意义（$P > 0.05$），具有可比性。本研究符合《世界医学会赫尔辛基宣言》中的相关要求，并经陕西省中医医院医学伦理委员会审核批准，所有患者及家属知情并签署知情同意书。

2. 排除标准　①急性心功能不全、急性心肌梗死引发的心律失常者；②伴有严重心脏器质性病变者；③入组前 4 周内行可能影响本研究结果的其他治疗者；④过敏体质或对本研究所用药物过敏者；⑤合并恶性肿瘤者；⑥伴有认知障碍或精神障碍者；⑦治疗依从性较差，无法配合本研究者。

3. 治疗方法　两组患者均给予抗凝、降压、改善微循环等常规治疗；在常规治疗基础上，对照组患者给予稳心颗粒（山东步长药业有限公司生产，国药准字Z10950026）治疗，5 g/次，3次/日；观察组患者给予加味雷氏养心活血汤治疗，组方：太子参30 g或西洋参10 g或人参10 g，麦冬15 g，陈皮10 g，丹参30 g，三七粉（冲服）3 g，五味子10 g，龙齿20 g，甘松15 g，远志10 g，黄连10 g，珍珠母30 g，苦参10 g，荜茇10 g，荜澄茄10 g；随症加减：气虚甚者加白术、黄芪、红景天、山药；胸闷痛甚者加赤芍、莪术、桃仁、泽兰；阴虚火旺甚者加黄精、生地、牡丹皮、玄参。上述药物用水煎煮，1剂/日，取汁400 ml，分早晚两次服用。两组患者均连续治疗28天。

4. 观察指标

（1）中医证候积分：比较两组患者治疗前后中医证候积分，参照《中药新药临床研究指导原则（试行）》，主症无、轻度、中度、重度分别记为0，2，4，6分；次症无、轻度、中度、重度分别记为0，1，2，3分，主症和次症积分相加为中医证候积分，积分越高提示症状越严重。

（2）中医证候疗效：以治疗后症状、体征有所改善，中医证候积分减分率多50%为有效；以治疗后症状、体征无明显变化，中医证候积分减分率＜50%为无效。中医证候积分减分率＝（治疗前中医证候积分－治疗后中医证候积分）/治疗前中医证候积分 ×100%。

（3）心电图疗效：心电图检查结果显示，治疗后早搏或心动过速次数较治疗前减少多40%为有效；心电图检查结果显示，治疗后早搏或心动过速次数较治疗前减少＜40%为无效。

（4）心律失常：采用飞利浦动态心电图监护系统检测两组患者治疗前后心律失常发生率，主要包括房性早搏、室性早搏二联律或三联律、单发室性早搏、房室传导阻滞、短阵室上性心动过速。

（5）生活质量：采用简明健康状况调查量表（short-form 36 item health survey questionnaire，SF-36）评估两组患者治疗前和治疗后3个月生活质量，该量表包括生理功能、精神状态、社会功能、情感职能4个维度，评分越高提示生活质量越好。

（6）不良反应：观察两组患者治疗期间不良反应发生情况，主要包括恶心呕吐、便秘、食欲缺乏、失眠多梦等。

5. 统计学方法　应用SPSS 25.0统计学软件进行数据处理，计量资料以（$\bar{x} \pm s$）表示，组间比较采用两独立样本t检验；计数资料分析采用x^2检验。检

验水准 $\alpha = 0.05$。

二、结果

1. 中医证候积分　两组患者治疗前中医证候积分比较，差异无统计学意义（P > 0.05）；观察组患者治疗后中医证候积分低于对照组，差异有统计学意义（P < 0.05，见表 3-44）。

表 3-44　两组患者治疗前后中医证候积分比较（$\bar{x} \pm s$，分）

组别	例数	治疗前	治疗后
对照组	30	14.31 ± 1.78	7.79 ± 2.68
观察组	30	14.58 ± 1.65	5.31 ± 2.14
t 值		0.609	3.961
P 值		0.545	< 0.001

2. 中医证候疗效和心电图疗效　观察组患者中医证候有效率和心电图有效率均高于对照组，差异有统计学意义（P < 0.05，见表 3-45）。

表 3-45　两组患者中医证候疗效和心电图疗效比较 [n（%）]

组别	例数	中医证候疗效		心电图疗效	
		有效	无效	有效	无效
对照组	30	21（70.0）	9（30.0）	20（66.7）	10（33.3）
观察组	30	28（93.3）	2（6.7）	27（90.0）	3（10.0）
x^2 值		5.455		4.812	
P 值		0.020		0.028	

3. 心律失常发生率　治疗前两组患者房性早搏、室性早搏二联律或三联律、单发室性早搏、房室传导阻滞、短阵室上性心动过速发生率比较，差异无统计学意义（P > 0.05）；治疗后观察组患者房性早搏、室性早搏二联律或三联律、单发室性早搏、房室传导阻滞、短阵室上性心动过速发生率低于对照组，差异有统计学意义（P < 0.05，见表 3-46）。

表 3-46　两组患者治疗前后心律失常发生率比较 [n（%）]

组别	例数	房性早搏		室性早搏二联律或三联律		单发室性早搏		房室传导阻滞		短阵室上性心动过速	
		治疗前	治疗后	治疗前	治疗后	治疗前	治疗后	治疗前	治疗后	治疗前	治疗后
对照组	30	18（60.0）	15（50.0）	15（50.0）	13（43.3）	19（63.3）	14（46.7）	9（30.0）	8（26.7）	9（30.0）	8（26.7）
观察组	30	19（63.3）	7（23.3）	14（46.7）	5（16.7）	18（60.0）	6（20.0）	7（23.3）	1（3.3）	8（26.7）	1（3.3）
x^2 值		0.071	4.593	0.067	5.080	0.071	4.800	0.417	4.927	0.082	4.927
P 值		0.791	0.032	0.796	0.024	0.791	0.029	0.519	0.010	0.775	0.010

4.SF–36 评分　治疗前两组患者生理功能、精神状态、社会功能及情感职能评分比较，差异无统计学意义（P > 0.05）；治疗后 3 个月观察组患者生理功能、精神状态、社会功能及情感职能评分高于对照组，差异有统计学意义（P < 0.05，见表 3–47）。

表 3–47　两组患者治疗前及治疗后 3 个月 SF–36 评分比较（$\bar{x} \pm s$，分）

组别	例数	生理功能		精神状态		社会功能		情感职能	
		治疗前	治疗后 3 个月	治疗前	治疗后 3 个月	治疗前	治疗后 3 个月	治疗前	治疗后 3 个月
对照组	30	48.76 ± 4.25	63.45 ± 5.81	50.38 ± 5.24	65.24 ± 5.68	49.43 ± 5.67	65.50 ± 5.37	50.28 ± 5.41	68.56 ± 6.25
观察组	30	48.37 ± 4.31	70.69 ± 6.10	50.04 ± 5.51	70.31 ± 5.12	49.29 ± 4.25	71.01 ± 5.41	51.32 ± 5.85	73.76 ± 5.79
t 值		0.353	4.707	0.245	3.631	0.108	3.959	0.715	3.343
P 值		0.725	< 0.001	0.807	0.001	0.914	<0.001	0.478	0.002

5. 不良反应　治疗期间，对照组患者不良反应发生率为 26.7%，观察组患者为 6.6%；观察组患者治疗期间不良反应发生率低于对照组，差异有统计学意义（x^2 = 4.320，P = 0.038，见表 3–48）。

表 3–48　两组患者治疗期间不良反应发生情况 [n（%）]

组别	例数	恶心呕吐	便秘	食欲缺乏	失眠多梦
对照组	30	3（10.0）	2（6.7）	2（6.7）	1（3.3）
观察组	30	1（3.3）	0	1（3.3）	0

三、讨论

心律失常在中医学中属"心悸"范畴，包括怔忡、惊悸，主要临床表现为自觉心悸、时作时息、善惊易恐、坐卧不安，严重者甚至不能自主，多伴有胸闷、气促、眩晕、喘促，其发病机制较为复杂。中医学理论认为，心悸病与平素体质虚弱、劳倦、情志所伤、汗出淫邪等有关。平素体质虚弱、心气亏虚，或久病心血不足，或忧思过虑、心神不宁，发为心悸；或脾肾阳虚，水液不能蒸化，停聚为饮，上犯于心，遏制心阳，痹阻心脉而致病；或肾阴亏虚，水火不济，虚火妄动，上扰心神而发病。心悸病位在心，涉及五脏，本虚标实，虚实夹杂，治疗重在调整心之气血阴阳平衡，恢复其心主神之生理功能。目前，西医治疗心律失常尚无特效药或特效疗法。

加味雷氏养心活血汤为中药方剂，方中人参、太子参或西洋参均可补益气阴；

麦冬具有补益气阴、祛痰活血、宁心安神之功效；五味子可补肺肾、涩精气、养心安神，具有大补元气、安魂定惊之功效，三药合用共奏益气养阴之功效。苦参具有清热燥湿、补阴益精之功效；丹参可破宿血、生心血，补心、安神、定志、通利血脉；龙齿、珍珠母具有镇心、安魂定悸之功效；远志可补心肾、安神宁心；陈皮具有理气燥湿、导滞消痰之功效；黄连可清心安神；三七粉具有化瘀消肿、定痛之功效；甘松可理诸气，开脾郁；荜茇、荜澄茄具有改善心律失常等功效。诸药合用共奏活血化瘀、益气养阴、养心复脉之功效。

本研究采用加味雷氏养心活血汤治疗心律失常气阴两虚兼痰瘀互结证，结果显示，治疗后观察组患者中医证候积分及房性早搏、室性早搏二联律或三联律、单发室性早搏、房室传导阻滞、短阵室上性心动过速发生率低于对照组，中医证候有效率及心电图有效率高于对照组，提示加味雷氏养心活血汤治疗心律失常气阴两虚兼痰瘀互结证的临床疗效确切，能有效改善患者临床症状，降低心律失常发生率，分析其原因主要如下：雷氏养心活血汤方中人参或太子参或西洋参的主要活性成分人参皂苷可抑制心肌肥厚及重构，对多种原因导致的心律失常具有治疗作用；三七主要成分三七三醇苷对动作电位时程、有效不应期具有延长作用，可通过阻断早搏冲动传导而对抗心律失常；丹参主要成分丹参素可有效清除自由基，缓解细胞内钙离子超载现象，从而达到抗心律失常的目的；黄连主要成分小檗碱可通过降低心肌自律性、延长动作电位时程及有效不应期、钙通道阻滞等作用而发挥抗心律失常作用；苦参中苦参碱可直接抑制心脏，延长心室有效不应期，增加心室舒张期兴奋阈值，进而发挥抗心律失常作用；远志具有抗抑郁、镇静及改善睡眠等作用；上述诸药联合可协同发挥抗心律失常作用。本研究结果还显示，观察组患者治疗后 3 个月生理功能、精神状态、社会功能及情感职能评分高于对照组，治疗期间不良反应发生率低于对照组，提示加味雷氏养心活血汤能有效改善心律失常气阴两虚兼痰瘀互结证患者生活质量，且安全性较高。

综上所述，加味雷氏养心活血汤治疗心律失常气阴两虚兼痰瘀互结证患者的临床疗效确切，能有效改善患者临床症状及生活质量，降低心律失常发生率，且安全性较高，值得临床推广应用。但本研究样本量较小，且未进行长期随访，所得结论还需联合多中心、扩大样本量、延长随访时间进一步证实。

参考文献

[1]Josephson ME，Wellens HJ.A 77-year-old woman with heart failure and palpitations Heart Rhythm，2016，13（8）：1755-1756.

[2] 肖来玉，张炜宁，赖杏荣.《程门雪医案》心悸病治疗特色浅析.江苏中医药，2017，49（1）：17-18.

[3]Busuttil M，Willoughby S.A survey of energy drink consumption among young patients presenting to the emergency department with the symptom of palpitations.Int J Cardiol，2016，204（1）：55-56.

[4] 陈洁，宋文燕，姜涛.心悸病病名及症状历史沿革.山西中医，2017，33（6）：59-62.

[5] 杨军，刘秀枝，李倩.华明珍教授治疗心悸病经验.中国中医急症，2016，25（6）：1034-1036.

[6] 黄芬，张炜宁，朱文娟.《医学衷中参西录》心悸病治疗特色浅析.湖南中医杂志，2016，32（6）：148-149.

[7] 郭素芬.自拟益气养阴方治疗气阴两虚型心悸病的疗效观察.光明中医，2016，31（3）：454-455.

[8] 杨奕望，龚其淼，林钟香.林钟香教授辨治心律失常经验//中华中医药学会心病分会，北京中医药学会心血管病专业委员会，2011年中华中医药学会心病分会学术年会暨北京中医药学会心血管病专业委员会论文集.2011.

[9] 范虹，雷鹏.雷忠义主任医师运用养心活血汤治疗多种心血管病经验.陕西中医，2005，26（10）：1075-1076.

[10] 叶任高，陆再英.内科学（第6版）.北京：人民卫生出版社，2004.

[11] 国家中医药管理局.中医病证诊断疗效标准.南京：南京大学出版社，1994：30.

[12] 王福玲.世界医学会《赫尔辛基宣言》——涉及人类受试者的医学研究的伦理原则.中国医学伦理学，2016，29（3）：544-546.

[13] 中华人民共和国卫生部.中药新药临床研究指导原则（试行）.北京：中国医药科学技术出版社，1993.

[14] 梁锦荣.温胆汤加味治疗痰浊阻滞型心悸证的临床观察.哈尔滨：黑龙江中医药大学，2015.

[15] 崔健昆，赵莹.灵芝静心汤治疗早搏属心悸病心血亏虚证的临床观察.黑龙江中医药，2015，44（5）：10-11.

[16] 侯淑芳，张慧芬，阳婉容，等.养阴消甲方联合甲巯咪唑治疗甲状腺功能亢进症急性期随机平行对照研究.实用中医内科杂志，2017，31（3）：45-48.

[17] 田俊雷.养心活血汤治疗稳定型心绞痛临床疗效.淮海医药，2017，35（3）：347-349.

（《实用心脑肺血管病杂志》2019年第27卷第1期）

养心活血汤对心力衰竭大鼠左心室指数与血管紧张素Ⅱ及肺水肿影响研究

陈金锋[1] 刘超峰[1] 范 虹[1] 雷 鹏[2] 郭利平[3]

指导：雷忠义[1] 谢人明[4]

（1.陕西省中医医院心病科；2.陕西省人民医院中医科；3.天津中医药大学；4.陕西省中医药研究院中药研究所）

心力衰竭（heart failure，HF）为临床常见疾病，由于多种因素造成机体心脏功能与结构发生异常，使心室射血与充盈能力受损，并伴随心室重构与神经内分泌异常激活等分子机制异常一种急性型的临床综合征。相关流行病研究显示，当前我国 30～75 岁成年人群中大约有 400 万的 HF 患者，且随着人们生活方式的改变，这一数据逐年升高并呈现出年轻化趋势。目前临床对于 HF 治疗有了较大改善，但患者预后较差，患者 5 年生存率仅为 35% 左右，和获得性免疫缺陷综合征及癌症等死亡率几乎相当，所以对 HF 患者治疗已是临床研究重点。因此，本文通过分析养心活血汤对 HF 大鼠左心室指数与血管紧张素Ⅱ（Ang Ⅱ）及肺水肿影响，为临床患者治疗提供一些实验室依据。

一、资料与方法

1.实验大鼠 选取由西安交通大学医院实验动物中心提供 SPF 级 Wistar 雄性大鼠 30 只，6 周龄，许可证号：SCXK（川）：2018–16，体重在 80～120 g，平均（108.85±9.34）g。常规饲养一周后开始实验，大鼠分笼饲养，每个笼内 5 只，室温维持在 22～26℃，相对湿度在 55%～65%，昼夜循环，保持 12 小时光照，大鼠灌胃、添加饲料及换水等都有专人进行。

2.实验药物、试剂及仪器药物 雷氏养心活血汤（太子参 30 g 或西洋参 10 g，三七粉 3 g，麦冬 15 g，丹参 30 g，麦冬 15 g，陈皮 12 g，五味子 10 g），加清水煎熬，凝缩为含生药 1 g/ml。试剂：醛固酮（ALD）、Ang Ⅱ 及脑钠肽（BNP）试剂盒（购自美国 Blue Gene 公司）。仪器：小动物呼吸机及 BIO–RAD mode 1550 型酶标仪（购自美国 Blue Gene 公司），BS–51 显微镜（由日本奥林巴斯公司生产），CUT4062 型石蜡切片机（由德国 SLEE 公司生产）。

3.研究方法

（1）分组：随机数字表法将大鼠分成三组，正常组（10 只）、模型组（10 只）与观察组（10 只）。

国医大师雷忠义痰瘀流派论文集

（2）制备模型：模型组、观察组大鼠手术前禁止饮食但不禁水，常规麻醉、固定及消毒，气管分离后经口插管并连接呼吸机，呼吸比为 1：1，呼吸频率 60～70 次 / 分；取纵向切口于胸骨旁，胸大肌显露，并将前锯肌、胸大肌分离，肋间肌剪开，左心耳和动脉圆锥间的冠状静脉位置将左冠状动脉前降支结扎。胸腺组织牵起，把心包剪开左心耳牵开，在肺动脉圆锥和左心耳根部夹角位置进针，心大静脉绕过出针于近室间隔位置，结扎并关胸，大鼠恢复自主呼吸后气管插管拔除，保温 1 小时，术后在大鼠皮下注射 400 U 青霉素，每天 1 次，连续注射 3 天。

（3）给药：术后观察组大鼠使用 3 ml/kg 养心活血汤灌胃，模型组和正常组大鼠使用同剂量生理盐水灌胃，每天 1 次，连续灌胃 4 周。

4. 观察指标 ①末次给药后将大鼠断颈处死，采集心脏重量，包含左室重量，计算大鼠心脏指数及左心室指数状况；②ELISA 法检测血清 ALD，Ang Ⅱ 及 BNP 含量，标准品稀释后加入至酶标板标准品孔内，样品也加入到样品孔内，每个孔内 100 μl，胶纸将反应孔封住，37℃下孵育 2 小时，洗板 5 次，在加入 100 μl 生物素化抗体工作液，37℃下孵育 1 小时，洗板 5 次，加入 100 μl 酶结合物工作液，37℃下避光孵育 30 分钟，洗板 5 次，每孔加入 100 μl 显色液，37℃下避光孵育 20 分钟，最后加入终止液，混匀后检测 OD450 数值，标准品浓度当作横坐标，OD 数值当作纵坐标，绘制标准曲线，依据样品 OD 数值于标准曲线内查看其浓度；③大鼠心肌组织行 HE 染色，依据苏木精 – 伊红常规 HE 染色步骤进行。

5. 统计学分析 采用 SPSS 22.0 统计软件进行数据分析，计量资料且符合正态分布（$\bar{x} \pm s$）表示，单因素方差分析和 t 检验，$P < 0.05$ 差异有统计学意义。

二、结果

1. 各组大鼠心率、心脏指数及左室指数状况 模型组大鼠心率、心脏指数及左室指数较正常组显著升高，观察组大鼠心率、心脏指数及左室指数较模型组显著降低，差异均有统计学意义（$P < 0.05$），详见表 3-49。

表 3-49 各组大鼠心率、心脏指数及左室指数比较（$\bar{x} \pm s$）

组别	心率（次 / 分）	心脏指数（×10^{-3} g/g）	左室指数（×10^{-3} g/g）
正常组（n = 10）	333.25 ± 10.57	2.43 ± 0.35	1.62 ± 0.27
模型组（n = 10）	355.06 ± 0.23[a]	2.88 ± 0.38[a]	1.94 ± 0.25[a]
观察组（n = 10）	340.19 ± 0.85[b]	2.48 ± 0.34[b]	1.69 ± 0.29[b]

注：[a]P < 0.05，与正常组对比；[b]P < 0.05，与模型组对比

2. 各组大鼠血清 ALD，Ang Ⅱ 及 BNP 含量状况　模型组大鼠血清 ALD，Ang Ⅱ 及 BNP 含量较正常组显著升高，观察组大鼠血清 ALD，Ang Ⅱ 及 BNP 含量较模型组显著降低，差异均有统计学意义（P < 0.05），详见表 3-50。

表 3-50　各组大鼠血清 ALD，Ang Ⅱ 及 BNP 含量比较（$\bar{x} \pm s$）

组别	Ang Ⅱ（ ×10^{-2} ng/ml ）	ALD（ p g/ml ）	BNP（ ×10^{-2} ng/ml ）
正常组（ n = 10 ）	4.50 ± 0.35	1.81 ± 0.52	8.33 ± 1.04
模型组（ n = 10 ）	5.00 ± 0.38[a]	2.55 ± 0.56[a]	10.53 ± 1.12[a]
观察组（ n = 10 ）	4.62 ± 0.34[b]	1.98 ± 0.53[b]	8.99 ± 1.10[b]

注：[a]P < 0.05，与正常组对比；[b]P < 0.05，与模型组对比

3. 各组大鼠心肌组织 HE 染色状况　正常组大鼠其心肌细胞整齐排列，横纵纹清楚，细胞核形态及大小正常，心肌纤维规整排列没有缺损，细胞胞质比较均匀，未见纤维细胞增生、心肌细胞间质没有炎性细胞浸润。模型组大鼠其心肌细胞为波浪形，未见横纵纹，细胞肿胀、间隙变宽，细胞核固缩且胞质不均匀，心肌纤维出现断裂缺损，心肌细胞间质内有炎性细胞浸润。观察组大鼠其心肌细胞整齐排列，横纵纹清楚，心肌细胞核为圆形，胞质不太均匀，心肌纤维为轻度颗粒样变性。

三、讨论

中医学古籍中虽然没有"心力衰竭"专名，但依据其临床表征可归于"喘证""心悸"等范畴内，现在也有"心衰病"之说，多数学者都认为 HF 病机为标实（水停、血瘀）和本虚（阳虚、气虚），其心衰脏腑的归属方面，有心肾相关说、心脾相关说和五脏相关说等，而多数专家和西医都比较认可心肾相关说。目前，国医大师雷忠义先生也提出痰瘀互结、血瘀水停和气虚水停的认识。HF 和机体肾功能异常互相影响，HF 患者机体内心排血量降低，则肾脏是低灌注状况，肾脏长期缺氧、缺血会使其对各种损伤敏感性增大，如动脉硬化所导致的交感神经、炎症、氧自由基、肾素 – 血管紧张素系统激活可刺激降低血管内皮功能，肾单位坏死，增大肾血管的阻力，从而降低肾回心血量，使 HF 患者病情进一步恶化。

本研究所使用雷氏养心活血汤，方中五味子可敛心气、安心神；麦冬养阴清心，安神定悸；西洋参补益气阴、大补元气，太子参平补平泻；三七粉散瘀活血，化瘀止血；陈皮燥湿化痰；丹参安神定志、养血活血、祛瘀生新，全方补益气阴为主，兼祛痰活血化瘀；补气阴、祛痰湿、利水饮、活血化痰则胸痹止，对患者标本兼治。肾素 – 血管紧张素 – 醛固酮（RAAS）系统不但在循环系统内，也存在肾上腺、心脏、肾脏、脑及血管壁等组织内，共同参加调节靶器官。RAAS 对调节血压、维持正常

心血管系统、保持体液与电解质平衡及心血管功能平衡有重要影响。目前 HF 发病机制尚不完全明确，相关研究显示，除了机体血流动力学不正常外，神经内分泌－体液因子被激活也是 HF—个独立发病因素，并最终造成心室重塑而使心衰加重。在 HF 起病与进展中始终有 RAAS 激活，它对产生 HF 有重要影响。机体交感神经发生兴奋以后，肾素活性增大，RAAS 被激活，增大 ALD 和 Ang Ⅱ分泌量，进而造成血管收缩及水钠潴留。伴随 HF 患者病情进展，Ang Ⅱ含量则显著升高。组织器官方面，Ang Ⅱ可使血管平滑肌收缩，增大其阻力，心室的前后负荷增大会造成心室重塑和心肌肥厚。ALD 会加速心肌纤维化、肥厚，使心肌顺应性降低，心室的舒张功能不健全，长时间则会引发心律失常，水钠不平衡，增大血容量，使 HF 患者病情加重。本文研究显示，模型组大鼠血清 ALD，Ang Ⅱ及 BNP 含量较正常组显著升高，观察组大鼠血清 ALD，Ang Ⅱ及 BNP 含量较模型组显著降低，差异均有统计学意义，说明养心活血汤可降低 HF 大鼠血清 ALD，Ang Ⅱ及 BNP 含量对机体 RAAS 活性起抑制作用，进而使心室重构及心衰进程延缓。

综上所述，养心活血汤可显著改善 HF 大鼠心脏指数与左心室指数，降低血清 ALD，Ang Ⅱ及 BNP 含量，延缓病情发展。

参考文献

[1] 梁赵文，罗建华，杨冬花，等.益母草碱对慢性心力衰竭心肌重构大鼠心房利钠肽、血管紧张素Ⅱ影响的研究.贵州医药，2016，40（12）：1235–1238.

[2] Ibarra Lara L，Sanchez Aguilar M，Sanchez Mendoza A，et al.Fenofibrate therapy restores antioxidant protection and improves myocardial insulin resistance in a rat model of metabolic syndrome and myocardial ischemia：the role of angiotensin Ⅱ.Molecules，2016，22（1）：15–18.

[3] 张志刚，孙国栋，常文华，等.参附注射液对阿霉素所致心衰大鼠氧化应激水平及血管紧张素Ⅱ的影响.中国医药导报，2016，13（1）：21–24.

[4] 戴榕，王超，周军，等.硫氢化钠对慢性心力衰竭大鼠心脏功能和肾素－血管紧张素－醛固酮系统活性的影响.中国病理生理杂志，2018，34（2）：276–280.

[5] Ewa W S，Wierszcz Jolanta，Andrzej S.Effects of atorvastatin dose and concomitant use of angiotensin–converting enzyme inhibitors on renal function changes over time in patients with stable coronary artery disease：A prospective observational study.International Journal of Molecular Sciences，2016，17（2）：106–109.

[6] 尚莉莉，全爱君，王馨，等.祛痰通阳汤对慢性心力衰竭模型大鼠超声心动图及血清 Ang Ⅱ含量、心肌组织 AT1 mRNA 表达的影响.中医杂志，2018，3（1）：56–60.

[7]Zhang X，Cheng HJ，Zhou P，et al.Cellular basis of angioten-sin-（1～7）-induced augmentation of left ventricular functional perform-ance in heart failure.International Journal of Cardiology，2017，236（38）：405-409.

[8]杨春艳，冯朝晖，杨萍，等.Ghrelin 对心肌梗死后心衰大鼠心功能的影响及机制研究.中国实验诊断学，2017，21（10）：1812-1815.

[9]韩振华，李永勤，王世捷，等.替米沙坦对压力负荷过重所致心衰大鼠心肌 ACE_2 和 AT1R 表达的影响.心脏杂志，2016，2（1）：29-32.

[10]夏银稳.抗 β3 肾上腺素能受体抗体对心力衰竭大鼠模型心功能的保护作用.海南医学院学报，2016，22（4）：320-323.

[11]刘茜，周华，瞿惠燕，等.鹿芪方对高血压合并心力衰竭大鼠血压、血管紧张素-醛固酮和心肌胶原纤维的影响.天津中医药，2018，4（1）：36-40.

[12]吴静，高积慧.动静结合运动对阿霉素诱导的心衰大鼠心功能及血管紧张素Ⅱ和醛固酮水平的影响.中医药导报，2016，7（3）：17-19.

[13]马家宝，黄丽贞，韦丽富，等.磨盘草石油醚部位改善异丙肾上腺素致大鼠心力衰竭的研究.中华中医药杂志，2016，9（7）：2745-2748.

[14]Sharma NM，Brandon R，Zheng H，et al.Exercise training attenuates upregulation of p47phoxand p67phoxin hearts of diabetic rats.Oxidative Medicine Cellular Longevity，2016，6（1）：1-11.

[15]魏群，杨萍.替米沙坦对心肌梗死后心力衰竭大鼠左心室非梗死区激活素 A 及其受体表达的影响.吉林大学学报：医学版，2017，43（3）：468-473.

[16]薛一涛，李焱，焦华琛，等.复心合剂对心力衰竭大鼠 β-1-AR-cAMP-PKA 通路的影响.中国中西医结合杂志，2017，37（4）：453-457.

（《四川中医》2019 年第 37 卷第 4 期）

国医大师雷忠义教授"从风论治"心律失常经验

陈金锋[1]　田　心[1]　周岩芬[1]　侯杰军[2]　刘超峰[1]　范　虹[1]　雷　鹏[3]

指导老师：雷忠义[1]

（1.陕西省中医医院；2.陕西省中医药大学；3.陕西省人民医院）

中医药治疗心悸病的经验和病例已经很多了，但是从痰瘀论治心悸病的理论才刚刚开始，而从痰瘀化风的理念出发治疗心悸病还是初探。陕西省中医医院雷忠义教授,是我国第三批国医大师,半个世纪的研究观察,20 世纪 60 年代大胆提出胸痹心痛病痰瘀互结理论,经过近半个世纪研究证实胸痹心痛病痰瘀毒化风是成立的。2000 年后,他又相继提出了胸痹心痛病痰瘀毒互结理论、痰瘀毒风互结理论,近年来,他依据中医"风性善行而数变"的观点,从风论治心律失常患者数例,效果明显,现在,总结其临床经验如下。

一、从"风"论治心律失常,痰瘀毒风论理论的提出

他根据《内经》"风性善行而数变"的特点,观察胸痹病心悸病,心律失常尤其是快速心律失常的特点,窦性心动过速、室性心动过速、心房纤颤、快速性室颤、室上性心动过速等,多是心动悸不安,和"风性主动""风性善行而数变"相类似,提出了心律失常的发病类似于中医"风"的特性。现在论述如下:

理论寻源:对于风邪理论的认识古医家理解很多。如:《素问·风论篇》"风气藏于皮肤之间,内不得通,外不得泄,风者善行而数变,腠理开则洒然寒,闭则热而闷……";《素问·风论篇》"心风之状,多汗恶风,焦绝,善怒吓……诊在口,其色赤。脾风之状,多汗恶风,身体怠惰,四肢不欲动,色薄微黄,不嗜食……。肾风之状,多汗恶风,面庞然浮肿,脊痛不能正立……。"《伤寒论·辨少阴病脉病并治篇》"汗出而身热者风也,汗出而烦满不解者厥也,病名曰风厥。……少阴与其为表里也。"《灵枢·顺逆肥瘦篇》"郁而化热化火,热极生风,风火相煽……。"《素问·六元正纪大论篇》"风胜则动,热胜则肿,……湿胜则濡泄,甚则水闭胕肿。"又如:张仲景所用的炙甘草汤、三甲复脉汤、柴胡加龙骨牡蛎汤、桂枝甘草龙骨牡蛎汤、黄连阿胶汤等都寓有"潜阳息风"和"育阴息风"之意。这一理论病机特点,寓痰瘀毒互结日久化风之意,痰瘀毒风,耗气伤阴,阴虚生内风,也可化热,热极生风,风行内动,心神不宁,虚实夹杂。

二、与现代医学之间的联系

结合临床观察,联想中医"风性主动、风性善行而数变"的理论观点。冠心病、风心病、心力衰竭、心电传导疾病、窦房结功能异常、心肌病、电解质紊乱、离子通道异常、内分泌疾病、神经体液因素、交感副交感失衡等疾病都会引起不同程度的心律失常。心律失常之快速心律失常,如窦性心动过速、室性心动过速、心房纤颤、快速性室颤、室上性心动过速等,其发病和"风性善行数变"的病症特点很相近。

三、临床辨证论治

先生经验,中医临床在治疗这类疾病,在基础辨证论治基础上可以试探地加

一点息风止痉或者养阴息风的药物，效果非常好。

1. 辨证要点　心电图或动态心电图等客观检查发现心律失常，中医临床可发生：胸痛、胸闷、气短、心悸、怔忡，或见晕厥，或见恶风，自汗，发热，困倦，纳呆，乏力，口干、口渴，舌暗红，苔厚腻或有裂纹，脉弦细或细数结代。

2. 病因病机推理　痰瘀互结证，日久化热成毒生风，风动而心神不宁，心悸动不安，有风性善行而数变的特点。痰瘀毒互结，既可以阻碍气机，气机不畅而逆乱，热极生风，也可因痰瘀毒本身耗气伤阴，水不涵木，木动风摇，阴虚而生内风，在心神不宁的情况下，心神不定，惊悸不安，脉动促结代，表现为胸痹心痛病本身之胸痛、胸闷，也有心悸、怔忡、乏力、气短、恶风、多汗等症状。

3. 治疗方法　补益气阴、祛风宣痹定悸或化痰行瘀、清热息风定悸。

4. 基本方药　常用治疗胸痹方中加僵蚕、钩藤、甘松、徐长卿、水蛭、蛇床子、黄连、苦参、石菖蒲、远志、牡丹皮、赤芍等祛风之品。

四、病例列举

雷教授常用自己这一套痰瘀毒风理论体系指导临床，治法选用息风定悸、清热解毒、活血化痰或者补益气阴、祛痰化瘀、息风定悸等治法，治愈了数例交感风暴、室速、室颤等患者。现在就病例报道如下：

1. 病例一　患者井某，男，66岁，于2012年1月10首诊。

病史：主诉：发作性胸闷、心悸7年余，加重3个月。2004年因急性心肌梗死于第四军医大学唐都医院住院，诊断为"冠心病、急性前壁心肌梗死、心律失常、阵发性室性心动过速"，冠脉造影：LAD完全闭塞，LCX 75%狭窄，RCA 25%狭窄。行PCI术未成功，手术台上反复发生室速、室颤，给予静脉滴注胺碘酮、利多卡因、泵入艾司洛尔等，并植入ICD，肌内注射氯丙嗪、异丙嗪，术中ICD放电20余次，体外电除颤4次。3个月前反复出现胸闷、气短、心悸、晕厥，于第四军医大学西京医院住院治疗，诊断为："冠心病、陈旧性前壁心肌梗死、心律失常、阵发性室性心动过速、交感风暴"。住院期间，心电监测示："阵发性室速、室颤"，有一天，体内ICD反复放电50余次，几次体外人工电除颤，后给予口服酒石酸美托洛尔片75 mg，2次/日。患者自感生命濒危，惶惶不可终日。经介绍来我院雷教授中医门诊就诊。

治疗经过：首诊：症见：胸闷、气短、心悸、头晕、烦闷、发热。舌红、苔腻、脉弦滑数。中医诊断：心悸病、胸痹病（痰瘀毒风互结证），治法：平肝息风、安神定悸，活血化痰、清热解毒。方选：天麻钩藤饮加黄连、徐长卿、甘松、龙齿、珍珠母、琥珀、茯神、郁金、泽兰、野菊花等。二诊：胸闷、心慌减轻，有乏力、气短，自汗、盗汗、五心烦热，舌红、苔薄，脉弦滑数。治法：育阴息风定悸，祛痰化瘀解毒，原方加浮小麦、沙参、麦冬等。三诊：胸闷、心悸症状明显减轻，乏力、自汗、盗汗较前好转，舌红、苔少、脉弦滑。治法：育阴息风定悸，原方去浮小麦，仍用滋阴息风之品。四诊：胸闷、心慌未作，自汗、盗汗症状消失，舌淡红、苔薄白，脉弦滑。治法同前，于原方中加莲子以清心安神。2.5年后，共服218剂中药，胸闷、心悸、乏力症状彻底消失，心律失常、阵发性室性心动过速未再发作。随访：5年后（2017年4月），胸闷、气短症状偶尔发生，阵发心悸、心慌症状未再发生，舌淡红，苔薄白，脉缓。精神可，可如往常一样散步、正常生活。复查动态心电图如下：（2017-04-27）HOTEL：24 h 心跳91 155次，最快心率86次/分，最慢心率58次/分，平均心律66次/分，室性异位心律192次，成对3次，室上性早搏75次。

2. 病例二　患者张某，女，64岁，于2018年4月12日首诊。

病史：主诉：间断胸闷、气短、心慌2年。现病史：2年前始，无明显诱因出现间断胸闷、心慌、气短，乏力，曾于中国医学科学院阜外医院诊断为：扩张型心肌病，心律失常，频发室早、二连律，短阵室速，心力衰竭，植入永久性起搏器，ICD，术后发生过电风暴2次，近期常觉胸闷、心慌、气短，乏力，全身发热，伴出汗，易疲劳，眼干，口苦，口干，咳嗽，咳痰色白，偶有左脸不适感，怕冷，出汗时怕热，心情急躁，夜眠差，须用药助眠，纳可，大便稀溏。多地就诊，治疗效果不明显。（2018-02-12，中国医学科学院阜外医院）心脏超声示：左室增大，左室壁运动异常，左室收缩功能减低。起搏器植入术后，EF 35%。动态心电图：起搏心律＋自主心律，起搏器工作方式DDD，室性早搏1384个/24 h，部分成对，短阵室性心动过速2阵。隧来陕西省中医医院就诊。舌脉：舌胖暗滞，舌下瘀暗，苔腻，脉沉无力。BP：90/64 mmHg。

治疗经过：中医诊断：心悸病（气阴两虚、痰瘀互结），西医诊断：①扩张型心肌病，心律失常，起搏器植入术后，频发室早、二连律，短阵室速。②心力衰竭 心功能Ⅲ级。治法：益气养阴，活血祛湿定悸。方药：雷氏养心活血汤化裁：西洋参（另煎）10 g，麦冬15 g，炙黄芪60 g，党参30 g，桂枝10 g，茯苓30 g，泽泻15 g，丹参20 g，益母草15 g，苦参15 g，甘松15 g，石菖蒲15 g，琥珀6 g(冲服)，粉防己10 g，商陆9 g，地龙15 g，葶苈子20 g，黄连10 g，茵陈30 g，生地25 g，知母10 g，百合30 g，煅龙骨30 g，煅牡蛎30 g，共6剂，水煎服，早晚分服，日1剂。患者原方自服2个月。二诊：（2018-04-19）诉服药后胸闷、乏力症状缓解不明显，心慌、出汗症状减轻，眠差，小便调，大便困难。舌红、苔薄黄，脉微。复查动态心电图（2018-04-20，陕西省中医医院）：起搏心律＋自主心律，室性早搏184次/24 h，成对室早2次，室性心动过速1阵，ST-T未见异常改变。诊断同前，治法：益气养阴，活血祛湿定悸，方药如下：人参15 g（另煎），麦冬20 g，生地25 g，玄参15 g，黄连10 g，茵陈30 g，桂枝10 g，茯苓30 g，苦参15 g，丹参30 g，益母草15 g，甘松20 g，石菖蒲15 g，琥珀6 g（冲服），炙黄芪60 g，粉防己10 g，泽泻15 g，商陆9 g，葶苈子25 g，百合30 g，知母10 g，香附10 g，郁金10 g，地龙15 g，玉竹10 g，共6剂，水煎服，早晚分服，日1剂。

三诊（2018-06-22）：轮椅推入，诉服药后，仍有阵发心慌、心下悬空感，乏力，全身发热，伴出汗，易疲劳等症有改善。舌胖大，边尖红，苔薄黄，脉细结代。服中药两周后停药。复查动态心电图（2018-06-02，中国医学科学院阜外医院）：起搏心律＋自主心律，频发室性早搏2066次/24 h，成对室早6次，部分呈三联律，室性心动过速2阵，偶见Ⅰ型AVB，二度Ⅰ型AVB发生，起搏器工作方式DDD，ST-T异常改变。心脏B超：起搏器植入术后，心肌受累疾患，左心增大，左心功能减低。EF 35%。二尖瓣微量反流，主动脉瓣微量反流，三尖瓣少量反流。患者强烈要求以井先生病案用方。结合症状、舌脉和相关检查，诊断同前。治法：益气养阴，活血祛湿，息风定悸。方药如下：天麻15 g，钩藤24 g，夜交藤30 g，葛根30 g，川芎15 g，黄连10 g，丹参30 g，赤芍15 g，徐长卿24 g，甘松15 g，龙齿30 g，珍珠母30 g，琥珀10 g（冲服），伏神30 g，郁金15 g，泽兰10 g，黄芪50 g，野菊花30 g，瓜蒌30 g，牡丹皮15 g，栀子15 g，太子参30 g，土茯苓30 g，前胡10 g，商陆6 g。共6剂，水煎服，早晚分服，日1剂。患者自己坚持服药2个月。四诊：（2018-08-16，远程）诉心慌、心下悬空感已改善，乏力，全身发热，伴出汗，易疲劳等症明显减轻，已不用坐轮椅了，可以下地活动，就是服药后有恶心、呕吐发生。舌胖大暗滞，苔薄白，脉细结代。复查（2018-08-17，梅河口市中心医院）动态心电图：起搏心律＋窦性心律，室性早搏926次/24 h，二联律、三联律消失，室性心动过速4阵，Ⅰ型AVB，二度Ⅰ型AVB消失。心脏B超：左心轻度增大，左心功能减低。EF 42%。二尖瓣轻度反流，主动脉瓣轻度反流。治法效不更方，原方去商陆6 g，加入炮姜15 g。呕吐症状有改善。患者继续守方服药2个月。五诊（2018-10-18）：已不坐轮椅，自诉心慌很少发生，气短、乏力较前明显改善。发热消失了。舌红，苔薄白，脉沉细。复查（2018-10-01，梅河口市中心医院）：动态心电图示：起搏心律＋窦性心律，室性早搏113次/24 h，二联律、三联律、室性心动过速、Ⅰ型AVB，二度Ⅰ型AVB未发生。心脏B超：左心轻度增大，左心功能减低。EF 39%。二尖瓣、三尖瓣轻度反流，主动脉瓣轻度反流。辨证：心悸病（气阴两虚、痰瘀互结，兼有肝郁脾虚），治法：疏肝理气、补益气阴、活血化湿宁神，方药：养心活血汤化裁：人参10 g（另

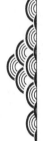

煎），麦冬15 g，五味子10 g，丹参30 g，陈皮10 g，莪术15 g，百合30 g，知母15 g，生地20 g，当归10 g，半夏10 g，茯神18 g，泽兰15 g，生姜10 g，豨莶草15 g，山萸肉15 g，蛇床子18 g，赤芍15 g，菖蒲15 g，郁金15 g，佛手15 g，香附15 g。共6剂，水煎服，早晚分服，日1剂。患者自己坚持服药2个月。电话随访（2018-12-05、2019-01-22）：患者自觉非常好，心慌、气短症状消失了，睡眠改善了，没有恶心呕吐发生。可以脱离轮椅，出外散步，一天可以走5000 m，可以上街买菜、做家务了。

3.病例三　患者何某，女，44岁，于2018年10月24日首诊。

病史：主诉：间断心慌8年，突发头晕1个月余。现病史：8年前每于劳累或激动时自觉心慌、持续几分钟，休息后可自行缓解，未予重视，也未做检查。2018年8月19日晨起时突然出现头晕、视物旋转，伴有头重脚轻等不适，心慌、胸闷、恶心欲吐等；无意识丧失、全身抽搐、二便失禁等不适。就诊于当地卫生室，测血压140/120 mmHg，予以口服速效救心丸后症状稍有减轻，随即就诊于西安交通大学第一附属医院，行心电图提示频发二联律、三联律，心脏B超提示未见明显异常（患者自述），诊断为：①心律失常频发室早呈二联律、三联律。②高血压病2级（高危）。治疗给予口服：倍他乐克12.5 mg、口服，2次/日；稳心颗粒、1袋，3次/日。经上述药物治疗后，患者仍反复出现头晕、心慌，伴有头重脚轻等症状。刻下症状：间断头晕、心慌，伴有头重脚轻，全身困乏无力，时有恶心欲吐，口干、口苦，睡眠可，食纳可，二便正常。辅助检查：24 h动态心电图（2018-08-19，西安交通大学第一附属医院）提示：窦性心律，频发室早，室早连发/二联律/三联律；室性异位搏动包括35 519个心搏，其中，28个在成对室早中，1337个单一室早，195个单一的室性异位搏动，51个在二联律中，33 908个在三联律中。舌脉：舌暗滞，苔黄腻，脉弦细、结代。

治疗经过：中医诊断：①心悸病（痰火扰心证）；②眩晕病（痰火上扰动风）。西医诊断：①心律失常 频发室早 二联律、三联律；②高血压病3级（极高危）。治法：清心降火、宁心定悸、息风定眩。方药：黄连温胆汤合天麻钩藤饮加减：黄连10 g，炒白术15 g，党参12 g，陈皮10 g，清半夏10 g，蛇床子18 g，天麻15 g，钩藤18 g，葛根20 g，甘松15 g，夏枯草18 g，石菖蒲15 g，吴茱萸8 g，豨莶草15 g，泽兰10 g，益母草15 g。水煎至300 ml，分早晚温服，每日1剂。

二诊：患者于2018年11月21日复诊，患者诉服用中汤药28剂，自行停用了倍他乐克及稳心颗粒等药物治疗。经治疗后头晕、心慌、头重脚轻、恶心欲吐等症状明显缓解，偶有乏力、口干等不适，睡眠可，食纳可，二便正常。复查动态心电图提示：窦性心律，频发性室性早搏，部分呈二联律，部分呈三联律，部分成对。平均心率94次/分，分析心搏数21 211个，室性早搏7335个，其中有7301个单发室早，17次成对室早，有82阵室性二联律和315阵室性三联律。舌脉：舌暗，舌尖红，苔白微腻，脉弦细结。诊断同前。治法：清心降火、宁心定悸、熄风定眩。方药：效不更方，原方继服。

五、结果

从以上三个典型病例治疗结果来看，三位患者心电图和动态心电图显示：室性早搏、室速、室颤和异位心律发生较治疗前明显减少。说明国医大师雷忠义教授从风论治心律失常的治疗是有效的。且其组方用药都从不同程度上加入僵蚕、钩藤、甘松、徐长卿、水蛭、蛇床子、黄连、苦参、石菖蒲、远志、牡丹皮、赤芍等有搜风、祛风、息风之品。说明在治疗心律失常时，从中医辨证为胸痹心悸病，气阴两虚痰瘀互结证，可以考虑痰瘀互结发展为动风的理念，在治疗痰瘀互结证的基础方中可以加入息风、祛风、搜风之剂，可以息风定悸，增强疗效。

六、讨论

心律失常发病比较常见，无论房性、室性心律失常，室速、室颤、室性早搏都属于中医"心悸病"范畴，轻者可见心悸气短、胸闷不适，严重者可出现黑蒙及晕厥症状甚至猝死，病情变化多端，风险很大。《内经》"心中澹澹大动""心惕惕如人将捕之""心如悬若饥状"等形象地论述了本病的基本特征。表现为心悸、怔忡不安。国医大师雷忠义教授近几年探索性地把中医"风性善行而数变"的理论和心律失常联系起来了，把心律失常，尤其是快速心律失常引起的心悸病，病因归结为痰瘀毒日久化火生风，也可因痰瘀毒本身耗气伤阴，阴虚而生风，风性摇动而不静，在治疗痰瘀毒风互结时，加入息风定眩之剂，风去痰瘀病症清楚，心悸症状消失，心律失常好转。

以上三个病例，在辨证论治过程中，都创意性地诊断为中医"胸痹病、心悸病"之"痰瘀毒风互结证"，其实还是侧重于痰瘀毒郁久化风，或者伤阴，虚风内动，在治疗过程中，也是创意性地在基础方中把搜风、息风、祛风之剂加入其中，如蛇床子、天麻、钩藤、僵蚕、地龙、荜茇、荜澄茄等，临床疗效可观，动态心电图也发现，室性早搏和异位心律发生减少了，心电图和动态心电图显示心律失常形态改变了。说明了中医在治疗心律失常方面是有效的。也证实这一观点可行。当然，也需要大量的数据和病例研究来支持。

从三个病例的论治组方来看，都不同程度地加入息风宁心药。如：钩藤具有息风止痛、清热平肝、透疹、调节心律的作用。僵蚕祛风散寒，燥湿化痰，温行四脉之品，具有息风止痉、祛风止痛、化痰散结等功效。荜茇具有温中散寒、下气止痛，荜茇挥发油具有抗心律失常作用。荜澄茄具有健胃消食、散寒止痛、温中下气，又有扩张血管、抗心肌缺血、抗心律失常、抑制血栓形成，治疗冠心病、脑血栓有效。珍珠粉具有强心、健骨、明目、镇惊、降血压、安神益智、强体益寿、养颜美容、清热解毒等功效。现代药理研究琥珀有降低、抑制心脏兴奋性及异位兴奋灶，抗快速心律失常作用。三七主要成分三七三醇苷对动作电位时程、有效不应期具有延长作用，可通过阻断早搏冲动传导，从而对抗心律失常；丹参主要成分丹参素可有效清除自由基，缓解细胞内钙离子超载现象，从而达到心律失常治疗目的；黄连主要成分小檗碱可通过降低心肌自律性、延长动作电位时程及有效不应期、钙通道阻滞等作用抗心律失常；苦参中苦参碱可直接抑制心脏同时，还可延长心室有效不应期，使得心室舒张期兴奋阈值升高，以达到抗心律失常作用；远志具有良好抗抑郁、镇静及改善睡眠作用，多种药物联合应用，作用协同补充，可进一步提高治疗效果。这些息风止痉、止痛药现代研究都具有抗心律失常的作用。

总之，由雷忠义教授提出的"胸痹痰瘀毒风互结"理论体系，用中医中药特点，用"风性主动"的规律，用息风定悸的方法在治疗数例难治性心律失常病例中突显中医特效。中医从风论治心律失常有待于进一步探索和研究。近年来，也有大量的研究证实中医从不同辨证思路出发，治疗不同证型的心悸病有效。这也树立了中医自信，也希望更多的医疗单位和科研单位加入其中，共同研讨！

参考文献

[1] 李利沙.炙甘草汤加减治疗冠心病心律失常临床探究.光明中医，2019，34（3）：405-407.

[2] 王海英.活血补心法联合西药治疗病态窦房结综合征的临床观察.光明中医，2018，33（11）：1628-1630.

[3] 李晓芳，汤凤池.加味桂甘龙牡汤治疗心悸患者的临床观察.光明中医，2017，32（23）：3414-3416.

[4] 张太意.中西医结合治疗高血压合并冠心病室性早搏疗效研究.光明中医，2017，32（17）：2553-2555.

[5] 郭素芬. 自拟益气养阴方治疗气阴两虚型心悸病的疗效观察. 光明中医, 2016, 31（3）: 454-455.

[6] 李想, 徐京育, 王清卿. 温胆汤加减治疗频发室性早搏72例. 光明中医, 2014, 29（6）: 1214-1215.

[7] 陈金锋, 雷忠义, 刘超峰, 等. 雷忠义教授"胸痹痰瘀毒风"理论体系探析. 陕西中医药大学学报, 2018, 41（6）: 1-2, 20.

[8] 范虹, 雷鹏. 雷忠义主任医师运用养心活血汤治疗多种心血管病经验. 陕西中医, 2005, 26（10）: 1075-1076.

[9] 李晓芳, 汤凤池. 加味桂甘龙牡汤治疗心悸患者的临床观察. 光明中医, 2017, 32（23）: 3414-3416.

[10] 董立国. 通脉复律汤治疗门诊冠心病缓慢性心律失常患者的临床观察. 光明中医, 2018, 33（11）: 1576-1578.

[11] 孙晓雯, 张赟萍, 武雪萍. 养心活血汤治疗冠心病稳定型心绞痛40例. 陕西中医, 2014, 9: 1164-1165.

[12] 范虹, 刘超峰, 武雪萍, 等. 养心活血汤加味治疗室性早搏40例. 陕西中医, 2014, 35（9）: 1167-1169.

[13] 赵涛, 赵步长, 伍海勤, 等. 稳心颗粒处方组分的心血管药理研究进展. 光明中医, 2014, 29（3）: 642-644.

[14] 韦斌. 中医药治疗心悸96例临床体会. 光明中医, 2011, 26（3）: 565-566.

[15] 王海英. 活血补心法联合西药治疗病态窦房结综合征的临床观察. 光明中医, 2018, 33（11）: 1628-1630.

[16] 陶雨晨, 肖照岑. 肖照岑运用息风止痉药治疗咳嗽经验. 上海中医药杂志, 2017, 51（3）: 26-27.

[17] 韦燕博, 张奇, 程为平, 等. 僵蚕临床应用举隅. 山东中医杂志, 2015, 34（12）: 961-962.

[18] 白音夫, 李锐锋. 荜茇挥发油抗实验性心律失常作用. 内蒙古中医药, 1987, 6（3）: 49-50.

[19] 沈雅琴. 荜澄茄的药理作用及其温里功效. 中西医结合杂志, 1990, 10（12）: 751-753.

[20] 于海峰. 珍珠粉、琥珀粉为药对治疗心悸体会. 光明中医, 2013, 28（3）: 595.

[21] 田俊雷. 养心活血汤治疗稳定型心绞痛临床疗效. 淮海医药, 2017, 35（3）: 347-349.

（《陕西中医》2019年）

丹曲胶囊对大鼠动脉血压、心率、
心肌张力时间指数的影响

陈金锋[1] 景 莉[3] 高 聪[4] 谢人明[2]

（1.陕西省中医医院；2.陕西省中医药研究院中药研究所；

3.西安培华学院；4.西北大学）

高血压（hypertension）是指以体循环动脉血压（收缩压和/或舒张压）增高为主要特征（收缩压 ≥ 140 mmHg，舒张压 ≥ 90 mmHg），可伴有心、脑、肾等器官的功能或器质性损害的临床综合征。高血压是最常见的慢性病，也是心脑血管病最主要的危险因素。高血压病的发病率和增长率很高，病理病机复杂不清，严重危害人类健康。目前，高血压病无法根治，现用于治疗高血压病的化学药降压疗效显著，但需终身应用和需多药合用，也有明显不良反应，而降低高血压并发症作用不显著。中药有中医理论指导，在降压的同时能改善代谢异常，降低并发症和预后甚优，其优势或潜能尚未充分发挥，临床应用尚少。也有学者也从痰瘀互结论述高血压的分型治疗。丹曲胶囊是陕西省中医医院根据国医大师雷忠义教授丹曲方生产的院内制剂，用于治疗胸痹心痛病痰瘀毒互结证，笔者临床应用发现其不仅可以治疗冠心病胸痹心痛病，还对心律失常、高血压患者有一定作用。近期我们用小、中、大不同剂量丹曲胶囊悬液灌注雄性大鼠的十二指肠，观察大鼠的收缩压、舒张压、平均压、脉压、心率心肌张力时间指数等变化，现在结果报道如下：

一、实验资料

1.实验材料与方法

（1）材料

1）实验动物：雄性 SD 大鼠 50 只，体质量（300±20）g，购自西安交通大学医学院实验动物中心，合格证号：0012084，许可证号：SCXK（陕）2012-003。陕西省生物医药重点实验室 SPF 动物实验室使用许可证号：SYXK（陕）2010-001。

2）仪器：5 ml 注射器、研钵、手术镊、天平、手术剪、手术刀、止血钳、纱布、RM6240BD 型多道生理信号采集处理系统（成都仪器厂生产）、YPJ01 型压力换能转换器（成都仪器厂生产）。

3）试剂：肝素钠注射液（上海第一生化药业有限公司，国药准字

31022051）；0.9% 氯化钠注射液（四川科伦药业股份有限公司，国药准字51021158）；氨基甲酸乙酯（中国曹杨第二试剂厂，沪 Q/HG22-771-68）

4）药物：丹曲胶囊（瓜蒌、丹参、黄连、红曲等），由陕西省中医医院制剂中心制成（批号：陕药制字 Z20150054），卡托普利片（批号：国药准字H32023731）。

（2）方法

1）实验分组：实验分为 5 组，分别是丹曲胶囊小剂量组（0.6 g/kg）、中剂量组（1.2 g/kg）、大剂量组（2.4 g/kg）、阳性西药卡托普利组（10 mg/kg）、生理盐水对照组（1 ml/100 g），以上各组随机分配 10 只大鼠。

2）实验步骤：取健康雄性大鼠，体重（300±20）g，将大鼠腹腔注射 10% 氨基甲酸乙酯麻醉（按 1 ml/100 g 的剂量注射），待麻醉后，将其固定于木板上；沿腹中线打开上腹部，找出十二指肠（胃后红色肠道），插入三通（用于给药）并缝合。常规方法分离颈总动脉，将充满肝素生理盐水的换能器插入颈总动脉，并连接于多道生理信号采集处理系统。通过多道生理信号采集处理系统采集记录给药前及给药后 5 分钟、10 分钟、15 分钟、20 分钟、30 分钟、40 分钟、50 分钟、60 分钟、90 分钟、120 分钟时的收缩压、舒张压、平均压、心率、脉压。以上指标均为直接测定的血流动力学一级参数，根据文献通用公式计算：心肌张力时间指数＝（代表心肌耗氧量）。

（3）统计学处理数据：采用 SPSS 24.0 统计软件分析，计量数据以均值加减标准差（$\bar{x}\pm s$）表示，自身给药前后进行统计学处理。采用 t 检验比较，百分数值进行同时相组间 t 检验。$P < 0.05$ 为有显著性差异，$P < 0.01$ 为极显著差异。

2. 试验结果

（1）丹曲胶囊对麻醉大鼠收缩压的影响：给药后，丹曲胶囊小、中、大剂量对于麻醉大鼠的收缩压都有降压作用，降压效果显著（$P < 0.05$ 或 $P < 0.01$），并且可以维持 90 分钟，小、中、大剂量用药后 50～120 分钟降压效果更明显；阳性西药卡托普利对于大鼠收缩压具有持续降压的作用，其降压效果显著（$P < 0.01$），且维持时间长达 120 分钟；生理盐水对照组对大鼠收缩压的作用不显著。详见表3-51。

表 3-51　丹曲胶囊对麻醉大鼠收缩压的影响（$\bar{x}\pm s$, mmHg, n = 10）

分组	水对照组 1 ml/100 g	丹曲胶囊小剂量 0.6 g/kg	丹曲胶囊中剂量 1.2 g/kg	丹曲胶囊大剂量 2.4 g/kg	卡托普利组 10 mg/kg
给药前	134.4 ± 7.9	146.74 ± 10.04	139.43 ± 8.60	140.76 ± 11.25	153.5 ± 8.4

药后(分)	100%	100%	100%	100%	100%
10	138.1 ± 13.1	142.42 ± 12.07*	137.11 ± 10.25**	136.55 ± 10.74*	136.7 ± 6.9*
	102.6 ± 4.4	97.00 ± 3.57	98.27 ± 1.65	97.09 ± 3.7	89.1 ± 3.2△△
20	136.7 ± 11.9	140.06 ± 10.91**	135.83 ± 10.13**	136.18 ± 12.03**	134.6 ± 8.5**
	101.6 ± 3.7	95.45 ± 3.58△△	97.36 ± 1.79△△	96.69 ± 1.82△△	87.6 ± 3.3△△
30	137.5 ± 12.7	132.54 ± 8.71**	134.39 ± 8.56**	133.45 ± 10.70**	131.3 ± 11.6**
	102.2 ± 5.1	94.9 ± 2.55△△	96.40 ± 2.23△△	94.89 ± 2.29△△	85.4 ± 4.6△△
40	137.9 ± 13.4	132.54 ± 13.02	133.85 ± 10.28**	132.12 ± 12.24**	130.1 ± 11.4**
	102.5 ± 6.1	90.33 ± 6.46△△	95.95 ± 3.26△△	93.79 ± 2.45△△	84.6 ± 4.0△△
50	137.2 ± 11.7	135.21 ± 11.33**	132.24 ± 10.41**	129.23 ± 14.29**	128.9 ± 11.6**
	102.0 ± 4.6	92.17 ± 5.09△△	94.79 ± 3.52△△	91.67 ± 4.98△△	83.9 ± 5.0△△
60	136.2 ± 8.0	133.42 ± 11.95**	132.17 ± 9.57**	125.92 ± 18.70**	127.2 ± 11.8**
	101.5 ± 4.9	90.98 ± 6.21△△	94.76 ± 2.80△△	89.05 ± 7.53△△	82.8 ± 6.0△△
90	142.7 ± 11.5	131.61 ± 13.11**	130.11 ± 8.11**	123.45 ± 21.41**	123.0 ± 9.5**
	106.6 ± 11.6	89.64 ± 5.69△△	93.38 ± 3.61△△	87.18 ± 9.81△△	80.1 ± 4.9△△
120	142.4 ± 10.3	132.24 ± 12.44**	124.65 ± 8.13**	119.34 ± 24.33**	126.7 ± 8.7**
	104.8 ± 3.1	90.11 ± 5.76△△	89.59 ± 6.17△△	84.08 ± 12.20△△	82.5 ± 3.5△△

注：第一行为实测值，自身给药前后比较 *$P < 0.05$，**$P < 0.01$；第二行为％值，与同时相的对照组比△$P < 0.05$，△△$P < 0.01$

（2）丹曲胶囊对麻醉大鼠舒张压的影响：给药后，丹曲胶囊小、中、大剂量对于麻醉大鼠的舒张压都有降压作用，降压效果显著（$P < 0.05$ 或 $P < 0.01$），并且可以维持 100 分钟，小、大剂量用药后 20 ～ 120 分钟降压效果明显；阳性西药卡托普利对于大鼠舒张压具有持续降压的作用，其降压效果显著（$P < 0.01$），且维持时间长达 120 分钟；生理盐水对照组对大鼠舒张压的作用不显著。详见表 3-52。

表 3-52　丹曲胶囊对麻醉大鼠舒张压的影响（$\bar{x} \pm s$, mmHg, $n = 10$）

分组	水对照组 1 ml/100 g	丹曲胶囊小剂量 0.6 g/kg	丹曲胶囊中剂量 1.2 g/kg	丹曲胶囊大剂量 2.4 g/kg	卡托普利组 10 mg/kg
给药前	105.0 ± 8.0	117.52 ± 10.94	116.15 ± 9.1	117.33 ± 7.16	116.2 ± 8.4
药后(分)	100%	100%	100%	100%	100%
10	106.7 ± 11.8	114.32 ± 12.55	114.88 ± 9.85	113.37 ± 11.37	90.7 ± 9.6**
	101.4 ± 6.2	97.25 ± 5.26	98.94 ± 2.22	96.53 ± 6.12	77.9 ± 5.6△△
20	107.9 ± 10.2	111.03 ± 13.62**	113.13 ± 9.96*	114.25 ± 11.49	86.4 ± 14.2**
	102.7 ± 5.8	94.33 ± 5.41△△	97.43 ± 2.95	97.19 ± 5.14	74.1 ± 8.9△△

30	110.2 ± 11.1	108.52 ± 12.70**	112.83 ± 7.99	110.36 ± 11.01**	82.1 ± 19.4**
	104.8 ± 6.8	92.21 ± 4.21△△	97.35 ± 4.43	94.73 ± 4.56△△	70.0 ± 12.2△△
40	109.5 ± 11.2	104.89 ± 15.24**	112.35 ± 7.31	108.52 ± 12.99**	80.2 ± 19.9**
	104.3 ± 8.6	89.06 ± 8.16△△	97.05 ± 5.96	92.22 ± 6.63△△	68.4 ± 12.6△△
50	109.9 ± 9.6	110.06 ± 10.39**	110.27 ± 9.80*	104.53 ± 15.97**	78.5 ± 20.3**
	104.6 ± 5.3	93.91 ± 7.14△△	95.16 ± 6.87	88.75 ± 9.94△△	67.0 ± 13.5△△
60	107.8 ± 6.7	109.06 ± 11.56**	111.33 ± 8.08	100.95 ± 18.27**	77.7 ± 19.9**
	102.8 ± 6.7	93.09 ± 8.79△△	96.14 ± 6.13	85.57 ± 11.81△△	66.3 ± 13.0△△
90	110.8 ± 6.4	108.55 ± 15.19	108.97 ± 8.47*	96.75 ± 23.81**	71.9 ± 19.9**
	106.0 ± 9.3	92.69 ± 12.79	94.21 ± 8.05	81.85 ± 17.55△△	61.4 ± 13.9△△
120	109.4 ± 13.4	108.20 ± 11.94	102.64 ± 10.63**	94.22 ± 24.67**	74.5 ± 16.9**
	103.7 ± 10.6	92.19 ± 7.27△△	88.72 ± 9.22	79.60 ± 17.89△△	63.7 ± 11.9△△

注：第一行为实测值，自身给药前后比较 *$P < 0.05$，**$P < 0.01$；第二行为 % 值，与同时相的对照组比△$P < 0.05$，△△$P < 0.01$

（3）丹曲胶囊对麻醉大鼠平均压的影响：给药后，丹曲胶囊小、中、大剂量对于麻醉大鼠的平均压都有降压作用，降压效果显著（$P < 0.05$ 或 $P < 0.01$），并且可以维持 100 分钟，小、中、大剂量用药后 20 ~ 120 分钟降压效果明显；阳性西药卡托普利对于大鼠平均压具有持续降压的作用，其降压效果显著（$P < 0.01$），且维持时间长达 120 分钟；生理盐水对照组对大鼠收缩压的作用不显著。详见表 3-53。

表 3-53　丹曲胶囊对麻醉大鼠平均压的影响（$\bar{x} \pm s$, mmHg, n = 10）

分组	水对照组 1 ml/100 g	丹曲胶囊小剂量 0.6 g/kg	丹曲胶囊中剂量 1.2 g/kg	丹曲胶囊大剂量 2.4 g/kg	卡托普利组 10 mg/kg
给药前	114.9 ± 7.4	126.95 ± 10.38	123.98 ± 8.74	125.84 ± 8.84	128.7 ± 8.3
药后（分）	100%	100%	100%	100%	100%
10	116.4 ± 12.5	123.76 ± 12.31	122.09 ± 9.09	121.27 ± 10.73*	105.9 ± 7.7**
	101.1 ± 5.2	97.43 ± 4.53	98.47 ± 1.52	96.35 ± 4.63	82.3 ± 93.3△△
20	117.7 ± 10.4	120.42 ± 12.25**	120.88 ± 9.50	121.97 ± 10.73**	102.5 ± 11.7**
	102.4 ± 4.7	94.78 ± 4.19△△	97.48 ± 2.48	93.75 ± 3.28△△	79.5 ± 6.3△△
30	118.9 ± 11.3	118.88 ± 10.51**	119.90 ± 7.51*	118.12 ± 11.31**	98.5 ± 16.4**
	103.5 ± 5.9	93.63 ± 2.86△△	96.81 ± 3.27△△	93.75 ± 2.80△△	76.2 ± 8.9△△
40	118.9 ± 11.6	114.31 ± 14.08**	118.25 ± 8.02**	116.58 ± 10.77**	96.8 ± 16.7**
	103.5 ± 7.1	89.95 ± 7.15△△	95.48 ± 4.13△△	92.44 ± 4.60△△	74.9 ± 9.1△△

50	119.9 ± 9.3	118.26 ± 11.18**	117.18 ± 8.70**	113.86 ± 12.67**	95.4 ± 17.0**
	104.3 ± 4.6	93.28 ± 6.51 △△	94.62 ± 5.13 △△	90.28 ± 5.06 △△	73.8 ± 9.9 △△
60	116.9 ± 6.7	117.29 ± 11.71**	117.53 ± 7.68**	107.88 ± 17.61**	94.3 ± 16.7**
	102.0 ± 5.6	92.51 ± 7.02 △△	94.92 ± 4.40 △△	85.25 ± 8.77 △△	72.9 ± 9.6 △△
90	119.7 ± 6.7	115.96 ± 13.87*	114.78 ± 7.93**	103.77 ± 22.51**	88.9 ± 15.9**
	104.5 ± 6.8	91.48 ± 9.51 △△	92.75 ± 5.64 △△	81.84 ± 13.87 △△	69.8 ± 9.9 △△
120	121.3 ± 12.5	115.98 ± 11.44**	110.62 ± 7.32**	101.74 ± 23.57**	91.8 ± 12.5**
	104.7 ± 6.9	91.35 ± 5.02 △△	89.45 ± 6.08 △△	80.14 ± 14.60 △△	71.2 ± 8.2 △△

注：第一行为实测值，自身给药前后比较 *P < 0.05，**P < 0.01；第二行为 % 值，与同时相的对照组比 △P < 0.05，△△P < 0.01

（4）丹曲胶囊对麻醉大鼠心率的影响：给药后，丹曲胶囊小、中、剂量对于麻醉大鼠的心率影响不大，丹曲胶囊小剂量、大剂量在 30 ~ 120 分钟对心率有减慢作用（P < 0.05 或 P < 0.01）；阳性西药卡托普利对于大鼠也有减慢心率的作用；生理盐水对照组对大鼠心率的作用不显著。详见表 3-54。

表 3-54　丹曲胶囊对麻醉大鼠心率的影响（$\bar{x}$ ±s，次 / 分，n = 10）

分组	水对照组 1 ml/100 g	丹曲胶囊小剂量 0.6 g/kg	丹曲胶囊中剂量 1.2 g/kg	丹曲胶囊大剂量 2.4 g/kg	卡托普利组 10 mg/kg
给药前	342 ± 46	388 ± 47	348 ± 79	361 ± 46	366 ± 34
药后（分）	100%	100%	100%	100%	100%
10	343 ± 38	380 ± 51	347 ± 74	347 ± 552	328 ± 66
	100 ± 2	98 ± 4	100 ± 4	96 ± 3	90 ± 17
20	353 ± 39	368 ± 54	346 ± 74	347 ± 48	332 ± 68
	103 ± 10	95 ± 7	100 ± 6	96 ± 6	91 ± 19
30	354 ± 41	372 ± 37*	347 ± 79	349 ± 46	330 ± 72
	103 ± 10	97 ± 5	100 ± 6	97 ± 5	90 ± 19
40	355 ± 40	376 ± 39	354 ± 58	343 ± 54*	318 ± 73
	104 ± 10	98 ± 8	106 ± 24	95 ± 7	87 ± 21
50	356 ± 42	366 ± 38	350 ± 62	343 ± 56*	314 ± 74
	104 ± 10	95 ± 12	104 ± 24	95 ± 7	86 ± 21
60	350 ± 34	360 ± 46	342 ± 60	341 ± 54	312 ± 71
	103 ± 11	94 ± 12	102 ± 25	94 ± 7	85 ± 20
90	352 ± 42	360 ± 47	339 ± 61	327 ± 52*	295 ± 62*
	103 ± 11	94 ± 13	101 ± 24	90 ± 5	81 ± 20 △
120	335 ± 44	344 ± 52	331 ± 69	327 ± 58*	305 ± 74
	98 ± 4	89 ± 13	98 ± 23	90 ± 10	84 ± 22

注：第一行为实测值，自身给药前后比较 *P＜0.05，**P＜0.01；第二行为％值，与同时相的对照组比△P＜0.05，△△P＜0.01

（5）丹曲胶囊对麻醉大鼠脉压的影响：给药后，丹曲胶囊小、中、大剂量对于麻醉大鼠的脉压没有明显影响；阳性西药卡托普利对于大鼠脉压有增大作用，其增大作用效果显著（P＜0.01），且维持时间长达120分钟；生理盐水对照组对大鼠脉压的作用不显著。详见表3-55。

表3-55　丹曲胶囊对麻醉大鼠脉压的影响（$\bar{x}$±s，mmHg，n＝10）

分组	水对照组 1 ml/100 g	丹曲胶囊小剂量 0.6 g/kg	丹曲胶囊中剂量 1.2 g/kg	丹曲胶囊大剂量 2.4 g/kg	卡托普利组 10 mg/kg
给药前	30.2 ± 5.6	29.39 ± 5.59	25.45 ± 6.33	22.93 ± 6.68	37.5 ± 6.1
药后（分）	100%	100%	100%	100%	100%
10	32.4 ± 5.9	28.84 ± 5.54	25.64 ± 4.87	23.76 ± 6.68	49.3 ± 8.1*
	108.1 ± 13.4	98.37 ± 7.21	102.24 ± 12.04	105.23 ± 16.60	128.1 ± 12△
20	30.3 ± 4.5	29.31 ± 7.97	23.77 ± 4.89	22.89 ± 4.80	51.0 ± 9.2*
	101.3 ± 8.8	99.12 ± 11.59	94.42 ± 7.77	102.96 ± 17.42	134.0 ± 15.4△△
30	29.6 ± 4.9	29.55 ± 7.28	23.61 ± 4.12	23.27 ± 5.64	52.6 ± 10.3*
	98.8 ± 8.4	101.03 ± 16.18	94.76 ± 11.94	104.58 ± 21.63	137.9 ± 18.0△△
40	29.9 ± 5.5	29.97 ± 7.12	25.37 ± 3.80	23.39 ± 4.83	52.6 ± 10.2*
	99.4 ± 9.3	102.45 ± 16.38	105.47 ± 35.98	105.42 ± 18.62	140.5 ± 21.5△△
50	27.7 ± 6.0	28.26 ± 4.73	24.74 ± 4.90	25.80 ± 6.60	53.3 ± 11.0**
	91.6 ± 10.2	97.76 ± 16.80	100.70 ± 26.40	116.08 ± 27.69	141.6 ± 21.3△△
60	30.3 ± 3.4	28.74 ± 5.57	23.05 ± 5.61	25.16 ± 6.94	52.4 ± 12.3*
	102.3 ± 14.4	99.01 ± 18.39	91.77 ± 17.07	111.43 ± 18.93	140.6 ± 26.8△△
90	28.1 ± 4.9	29.01 ± 5.76	23.09 ± 6.45	27.52 ± 7.67	54.5 ± 12.5**
	93.7 ± 11.3	100.26 ± 20.06	91.08 ± 18.44	124.71 ± 36.94	144.6 ± 23.3△△
120	31.3 ± 5.4	27.29 ± 7.30	24.50 ± 8.32	27.09 ± 8.18	56.9 ± 9.0*
	106.4 ± 23.0	93.60 ± 20.65	95.38 ± 21.81	120.81 ± 29.05	153.6 ± 18.2△△

注：第一行为实测值，自身给药前后比较 *P＜0.05，**P＜0.01；第二行为％值，与同时相的对照组比△P＜0.05，△△P＜0.01

（6）丹曲胶囊对麻醉大鼠心肌张力时间指数的影响：给药后，丹曲胶囊小剂量组对于麻醉大鼠的心肌张力时间指数有影响，但不是很明显，其中大剂量影响较大，在40～120分钟减低比较明显（P＜0.05或P＜0.01）；阳性西药卡托普利对于大鼠心肌张力时间指数具有持续减低的作用，其减低效果显著（P＜0.01），且维持时间长达120分钟，丹曲胶囊大剂量组近似于卡托普利组；生理盐水对照组对大鼠收缩压的作用不显著。详见表 3-56。

表 3-56　丹曲胶囊对麻醉大鼠心肌张力时间指数的影响（$\bar{x} \pm s$，n = 10）

分组	水对照组 1 ml/100 g	丹曲胶囊小剂量 0.6 g/kg	丹曲胶囊中剂量 1.2 g/kg	丹曲胶囊大剂量 2.4 g/kg	卡托普利组 10 mg/kg
给药前	198.1 ± 17.0	219.61 ± 19.59	208.99 ± 32.27	211.29 ± 14.43	216.8 ± 14.3
药后（分）	100%	100%	100%	100%	100%
10	199.6 ± 19.4	217.52 ± 22.17	204.30 ± 28.92	204.26 ± 19.48	185.5 ± 21.6**
	100.7 ± 2.2	98.99 ± 3.59	98.20 ± 5.76	96.80 ± 4.34	85.6 ± 8.7 △△
20	203.7 ± 18.5	211.15 ± 22.50*	203.62 ± 27.96	204.56 ± 16.89*	183.4 ± 22.3**
	102.9 ± 4.9	96.11 ± 4.92 △	97.89 ± 4.94	96.81 ± 2.95	84.6 ± 9.1 △△
30	204.9 ± 19.8	208.39 ± 19.13*	202.99 ± 27.46	203.44 ± 14.71**	178.8 ± 27.0**
	103.5 ± 6.3	95.07 ± 6.08 △	97.57 ± 4.28	96.29 ± 2.95 △△	82.4 ± 10.5 △△
40	204.7 ± 20.5	208.09 ± 19.24*	205.42 ± 18.92	199.80 ± 16.57**	174.9 ± 30.5**
	103.4 ± 6.8	94.94 ± 6.33 △	99.83 ± 12.39	94.51 ± 4.39 △△	80.6 ± 12.4 △△
50	206.6 ± 19.0	202.86 ± 17.33*	204.19 ± 19.71	197.45 ± 18.25**	172.7 ± 31.6**
	104.4 ± 5.6	92.83 ± 9.17	99.13 ± 11.56	93.37 ± 4.39 △△	79.6 ± 12.8 △△
60	202.3 ± 13.5	206.58 ± 18.45	202.05 ± 20.93	190.36 ± 22.97**	172.8 ± 30.9**
	102.4 ± 6.5	94.46 ± 8.85	98.13 ± 12.43	89.91 ± 6.48 △△	79.6 ± 12.5 △△
90	205.6 ± 17.6	206.42 ± 17.94	198.04 ± 21.38	183.41 ± 25.17**	160.6 ± 29.5**
	103.9 ± 5.8	94.45 ± 9.63	96.35 ± 13.81	86.63 ± 8.45 △△	74.2 ± 13.2 △△
120	201.7 ± 22.3	200.85 ± 18.24**	189.98 ± 25.22	180.73 ± 27.64**	166.7 ± 30.9**
	101.8 ± 5.0	91.71 ± 7.63 △△	92.30 ± 14.29	85.40 ± 10.47 △△	77.0 ± 13.7**

注：第一行为实测值，自身给药前后比较 *P < 0.05，**P < 0.01；第二行为 % 值，与同时相的对照组比 △P < 0.05，△△P < 0.01

二、讨论

国医大师雷忠义教授，50 年来一直潜心钻研冠心病心绞痛胸痹心痛理论并用于临床实践，他在国内较早提出了痰瘀互结理论，近年来，雷老发现临床中一大部分冠心病患者不是单纯的痰瘀互结证，痰瘀日久可以化热，形成痰瘀毒互结证，治疗给予清热解毒、化痰宣痹、活血化瘀，方药选用雷忠义教授自拟的丹曲方。2015 年丹曲方由陕西省中医医院做成自产制剂丹曲胶囊，丹曲胶囊主要是用来治疗胸痹心痛病痰瘀毒互结证的。从本次大鼠实验来看，丹曲胶囊具有明显的降压、减慢心律、减低心肌张力时间指数的作用。

丹曲胶囊组成主要是：丹参、红曲、赤芍、牡丹皮、炙黄芪、法半夏、瓜蒌皮、水蛭、葛根、银杏叶、三七、黄连、薤白等。选用丹参有活血祛瘀、通经止痛、清心除烦，红曲活血化瘀、健脾消食，两者共为君药。三七散瘀止血、消肿定痛，水蛭破血逐瘀、通经，治蓄血，银杏叶活血化瘀、止痛，赤芍清热凉血、活血祛瘀，瓜蒌皮宽胸理气，荡涤胸中郁热垢腻、薤白温通心阳，半夏燥湿化痰、降逆止呕、消痞散结，共凑宣痹化痰散结之效，黄连泻心火、燥湿开郁、凉血除烦，诸药合用共为臣药。葛根升阳、生津止渴，黄芪补心气扶正，牡丹皮泻血中伏火，和血凉血而生血，破积血，通经脉共为佐药，气至则血行，血行则痰瘀自消，热毒自散。黄连与牡丹皮共为使也。诸药合用，化痰宣痹、益气通络、凉血活血、清热解毒，以达到攻补兼施，防治结合。

本实验研究数据表明，丹曲胶囊小剂量、中剂量、大剂量都对大鼠收缩压、舒张压、平均压在不同程度都有明显的降低作用，其大剂量有减慢心率和降低心肌张力时间指数的作用。

现代药理学研究分析。有实验证明：丹参具有镇静和降压作用；丹参可以改善血压及血脂，并且联合其他降压药物可以增强降压效果；丹参酮 II A，能降低血压同时扩张血管。丹参中的咖啡酸类似物对腺嘌呤引起的肾性高血压有降压作用。红曲具有降血脂、抗动脉硬化、降血压作用；红曲对自发性高血压大鼠、肾源性高血压模型大鼠、精氨酸高血压模型大鼠和盐性高血压模型大鼠均有降血压作用；红曲降压的主要机制可通过刺激平滑肌细胞产生 NO 和抑制钙通道而引起血管舒张；也有报道红曲可能主要通过抑制肺组织中血管紧张素转化酶（ACE）起到降压作用。三七粉对原发性高血压病有较好的疗效，其降压机制可能与三七的抗动脉硬化作用有关；三七花可有效改善高血压患者血压水平与血浆因子水平；三七具有扩张血管，阻止钙离子进入血管，降低动脉压，减少自由基水平，减少脂质过氧化反应，改善体内血液循环等药理作用。银杏叶能有效改善血脂调节水平、减少动脉粥样硬化形成，从而具有降压作用。银杏叶提取物活性物质可解除小动脉痉挛、扩张小动脉、增加局部血供。其作用机制主要为：抗氧化作用，调整血管舒张和收缩功能，减少血细胞在血管内壁黏附，抑制血小板和血管细胞激活，影响离子通道，抑制 Raf-MEK-ERK 信号传导通路上游的酪氨酸激酶信号转导，从而防止血管细胞增生等。银杏叶还可有效地减低人体血液的黏稠度，抑制血小板的聚集，具有良好的清除自由基，调节血脂和改善微循环的作用，从而可达到治疗高血压作用。黄连素能阻断血管平滑肌受体,使血管扩张,起到降压作用;黄连素能改善 SHR 左心室重构，其机制可能是与抑制 m TOR，p38 和 ERK1/2 信号通路，提高心肌自噬水平有关；黄连素还可能通过下调转化生长因子 β_1 蛋白

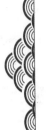

而改善心肌纤维化。黄连素治疗高血压具有明显的临床疗效，能有效提高血压控制水平，避免或减少冠心病及心肌梗死的发生。有研究证明牡丹皮酚对大鼠收缩压、舒张压、平均动脉压都有降压作用。早有试验表明牡丹皮水煎剂、牡丹皮酚及去除牡丹皮酚的水煎剂都有降压作用；也曾有研究表明：有研究证实复方丹皮片治疗原发性高血压有效。黄芪有效成分可明显降低原发性高血压大鼠的血压，使 ANP 含量明显增高；能够明显降低高血脂小鼠血清中总胆固醇和三酰甘油水平。黄芪具有降压作用，其作用机制与降低血浆 Ang Ⅱ，ET 水平有关。黄芪急性静脉给药可以引起短时间内明显的血压下降作用。黄芪对高血压大鼠有抗高血压效应，可阻止血压进一步升高，且与给药剂量有关，剂量愈大降压效应亦愈强。葛根素具有快速而平稳的降压作用。葛根素降低自发性高血压大鼠血压，其机制与增加 eNOS 活性密切相关。葛根素通过下调 Cav1，Agt1b 表达量，影响 eNOS 活性，此外 eNOS/eGMP 通路参与葛根素对血压的调节。葛根素具有降压作用，对肾脏有抗纤维化作用，机制可能与葛根素减少肾脏局部 ANG Ⅱ 含量及降压作用有关。葛根汤联合硝普钠可以治疗糖尿病合并高血压危象。水蛭有降低老龄 SHR 大鼠血压、血脂及改善血流变作用，其煎剂降压起效时间早于粉剂，水蛭的降血压作用可能与其降脂、改善血流动力学、从而降低外周阻力的作用有关。水蛭微粉对原发性高血压患者血管性假血友病因子（vWF）、血小板 α-颗粒膜蛋白 140（GMP-140）有下降作用。水蛭土元粉联用硝苯吡啶对高血压并 LVH 及部分有早期脑血管病症状的患者有积极的治疗作用。水蛭行血破血、化"瘀毒"，运化津液利水湿，疏通气血调血压，使参与拮抗异常兴奋平滑肌细胞的神经、α 受体、β 受体及其介质所产生的"瘀毒"、使血压下降，不仅会有比单靶点药物较好的降压效果，而且会有比较长久的降压效应。

复方薤白胶囊能有效地降低大鼠肺动脉高压，其作用原理可能与减少 IL-6 的分泌有关，降低肺组织的 IL-6 基因表达。枳实薤白桂枝汤治疗原发性高血压病合并女性更年期综合征具有良好效果。加味瓜蒌薤白半夏汤治疗冠心病合并高血压效果显著，能够在某种程度上降低收缩压与舒张压，使患者 TC，HDL-C，LDL-C 等血脂指标水平降低。瓜蒌注射液治疗老年高血压，有改善患者生活质量、辅助降低血压的效果。赤芍总苷能够抑制动脉氧化应激和血管重构基质金属蛋白酶 9 水平，改善高血压血管重构，可作为高血压治疗的辅助药物。

综上所述，丹曲胶囊组方中的单位中药，从不同途径都具有降压的药理作用。所以，丹曲胶囊不仅在治疗胸痹心痛痰瘀毒互结证有效，而且对冠心病合并高血压病患者有效果。提示我们丹曲胶囊对冠心病合并高血压病、快心律失常患者是安全有效的，对冠心病合并低血压病、慢心律失常的患者要慎用。

[1]陈修文,陈军,何立人.何立人分型辨治高血压病经验撷粹.江苏中医药,2018,50(4):16-18.

[2]吕圭源,苏洁,陈素红.中药抗高血压药理学研究现状与展望.中国药理学与毒理学杂志,2016,30(12):1301-1311.

[3]武雪萍.雷忠义主任医师治疗冠心病的学术思想和临床经验研究.中国中医科学院,2012.

[4]孙延康,李全芳,陈莉娟.原发性高血压从痰瘀辨治初探.基层医学论坛,2018,22(11):1528-1530.

[5]范虹,安静,刘超峰,等.丹曲方治疗冠心病心绞痛痰瘀毒互结证疗效观察.陕西中医,2014,35(8):973-975.

[6]雷忠义,于小勇,刘超峰,等.冠心病痰瘀互结证与痰瘀毒互结证探析.陕西中医,2013,34(12):1646-1648、1669.

[7]桑国卫,卢凤英,张寅恭,等.丹参及复方丹参药理作用的研究.浙江医学,1979,(1):25-29.

[8]黄世香,刘远林,黄杰,等.丹参对难治性高血压合并高脂血症患者的远期疗效观察.光明中医,2010,25(8):1415-1416.

[9]段淑珍.丹参或可用于降压.心血管病防治知识,2008,(2):28.

[10]孙备.丹参中的咖啡酸类似物对腺嘌呤所致肾性高血压大鼠的降压作用.国外医学(中医中药分册),1996,(3):44-45.

[11]周香珍,林书发,何书华.红曲药学评价研究进展.中国现代中药,2016,18(7):936-941.

[12]孙明,李悠慧,严卫星.红曲降血压作用的研究.卫生研究,2001,(4):206-208.

[13]郭俊霞,郑建全,雷萍,等.红曲降血压的血管机制:抑制平滑肌钙通道并激发其一氧化氮释放.营养学报,2006,(3):236-239、243.

[14]雷萍,郭俊霞,金宗濂.红曲降低肾血管型高血压大鼠血压的生化机制.辽宁中医药大学学报,2007,(3):217-218.

[15]杨阳,李平.三七粉对原发性高血压病患者的疗效观察.中医临床研究,2017,9(3):29-30.

[16]黄瑾.三七花对高血压患者血压及血浆因子的影响.中国民族民间医药,2017,26(9):112-113.

[17] 史耀勋.羊藿三七胶囊治疗阳虚血瘀型肾性高血压的临床研究.中西医结合心脑血管病杂志,2016,14（15）:1790-1792.

[18] 程光其.银杏叶制剂临床应用回顾与评价.实用中医内科杂志,2015,29（1）:162-164.

[19] 罗霄,梁小卫.银杏叶提取物治疗原发性高血压合并高脂血症安全性及有效性研究.河北北方学院学报(自然科学版),2015,31（5）:64-68.

[20] 孙琳.银杏叶片在老年高血压临床治疗中的应用价值.内蒙古中医药,2015,34（4）:11-12.

[21] 徐萍,顾治平.黄连的药理作用研究进展.临床医药文献电子杂志,2017,4（27）:5333、5336.

[22] 蔡茂焕.黄连素对自发性高血压大鼠心室重构和心肌自噬的影响及其可能机制的研究.福建医科大学,2016.

[23] 李金威.应用黄连素治疗高血压的临床分析.中药药理与临床,2015,31（1）:314-315.

[24] 王亚萍.丹皮酚降低自发性高血压大鼠血压的血管相关机制研究.河北医科大学,2017.

[25] 中国医学科学院药物研究所药理室降压药组.降压中药的研究(二)丹皮及丹皮酚.药学学报,1960,（6）:250-254.

[26] 过大白.自制"复方丹皮片"治疗原发性高血压30例.北京中医,1992,（2）:24-25.

[27] 刘晓睿,李健.黄芪有效成分的降压、降脂作用.中国老年学杂志,2015,35（17）:4800-4801.

[28] 郑彩云.黄芪降压作用的实验研究.光明中医,2010,25（4）:613-615.

[29] 陈治奎,胡申江,孙坚,等.黄芪对自发性高血压大鼠血压的急性效应.中国实验诊断学,2003,（5）:403-405.

[30] 帅眉江,尹思源.黄芪降血压运用之临证浅析.四川中医,2016,34（8）:34-36.

[31] 施伟丽.葛根素对自发性高血压大鼠血压的干预作用及机制研究.中国中医科学院,2017.

[32] 刘剑虹.葛根素快速降压作用的疗效观察.中华急诊医学杂志社,2004,2.

[33] 黄帧桧,张培,杨帆,等.葛根素对肾性高血压大鼠apelin-12,Ang Ⅱ及NO含量与血压的影响.中国病理生理杂志,2011,27（12）:2323-2327.

[34] 张年宝,程慧珍,崔卫东,等.葛根素对肾性高血压大鼠的降压作用及对肾组织ANG Ⅱ的影响.中药药理与临床,2010,26（2）:26-29.

[35] 艾超.葛根汤联合硝普钠治疗糖尿病合并高血压危象的临床分析.现代诊断与治疗,2016,27（2）:226-227.

[36] 刘应柯,程鹏,王文华,等.水蛭粉与煎剂对老龄自发性高血压大鼠血压血脂及血流

动力学的影响.解放军药学学报,2003,(6):441-443.

[37] 郑国玲,吴玉生.水蛭微粉对原发性高血压患者血液 vWF,GMP-140 水平的影响.山东大学学报(医学版),2006,(6):617.

[38] 魏爱英,李运乾,陈健夫,等.水蛭土元粉联用硝苯吡啶治疗高血压并左室肥厚的临床研究.中国中西医结合杂志,1996,(11):652-654.

[39] 黄学敏,马浩亮,马骁.水蛭猪苓降压丸治疗高血压病及对左心室功能的影响.陕西中医,2010,31(10):1306-1307.

[40] 姜静,奚肇庆,孙菊光,等.复方薤白胶囊对大鼠肺动脉高血压的影响.临床肺科杂志,2008,(3):373-375.

[41] 谢冰昕,李树斌,张博,等.枳实薤白桂枝汤治疗原发性高血压病合并女性更年期综合征临床疗效观察.四川中医,2018,36(5):137-140.

[42] 张甲臣.加味瓜蒌薤白半夏汤治疗冠心病合并高血压的疗效观察.光明中医,2017,32(6):816-818.

[43] 汪玲,杜卫甫,程晓煜.瓜蒌皮注射液改善老年高血压患者生活质量和血压的观察.中国中西医结合急救杂志,2006(5):301-302.

[44] 林忠伟,王卓,喻婵,等.赤芍总苷对高血压大鼠血管重构基质金属蛋白酶9、金属蛋白酶组织抑制因子1和血管壁氧化应激的干预作用.中国动脉硬化杂志,2018,26(8):774-778.

(《实用心脑肺血管病杂志》2019 年)

中草药羊红膻的研究进展

陈金锋

(陕西省中医医院国医大师研究所)

羊红膻是民间中草药,又名苦爹菜、六月寒、蛇咬草、鹅脚板。以其有羊膻气味、茎呈红色而得名。延安地区用以补肾、壮阳治阳痿,防止家畜发育迟缓及衰老征象,有"家有羊红膻,老牛老马拴满圈"的民谣,20 世纪 70—80 年代,陕西省中医药研究院中药研究所对其做了大量的研究工作,发现羊红膻全草有降压、降低心肌氧耗量、扩冠、降血脂等作用,可用于治疗克山病、高血压病、冠心病、哮喘、慢性支气管炎等。近几年对其研究少了,但其药用价值非常值得我

国医大师雷忠义痰瘀流派论文集

们挖掘和总结。现在就羊红膻相关研究做一下归纳和总结。

一、羊红膻的产地和生药学研究

权宜淑关于草药羊红膻的生药学研究认为，羊红膻为伞形科茴芹属植物缺刻叶简芹（Pimpinella tgellunqianaWolff.），以根或带根全草入药。因具浓厚的羊膻气味而得名。该种植物生长在浅山区山坡或路边草丛中。分布于我国西北、华北、内蒙古等地以及山西、广东和台湾各省，苏联亦有。陕西主要产在黄龙、宜君、黄陵、延安、蒲城、淳化及合阳等县。羊红膻与同属植物欧茴芹（P.anisuml.）、异叶茴芹（P.diverifliaDC。）、大茴芹（P.maqnaL.）及普通茴芹（P.saxif-rapaL.）等植物的果实及全草是提取芳香油的重要原料。欧茴芹的果实含芳香油达 6%，其主要成分为茴芹香脑（Aenhtole）、茴芹酮及甾醇类；大茴芹及普通茴芹含茴芹素（iPm-pinellin）、异茴芹素（Isopimpinellin）等成分。

二、羊红膻的化学成分

羊红膻全草含 17 种氨基酸，18 种挥发油，以及黄酮类、苯丙素类、内酯类等；果实含挥发油。王长岱认为羊红膻的挥发油中以含酸和酚类较多。化学、药理研究，地上部分和根所含成分不同，各有多方面的生理活性。几十年来，对其化学成分进行了研究，先后已报道了 14 个化合物。

1. 薛孔方、马蓓等的研究从羊红膻全草的正丁醇部分分得一个环己烯类化合物（Ⅰ）和一个环己醇类化合物（Ⅰ），经化学及光谱分析鉴定Ⅰ为 3，4，5-trihydroxy-1-eyelohexene-l-earboxylieaeid，即莽草酸（shikimieaeid），1 为 1-butyl-3，4，5-trihydroxy-eyelohexanol。Ⅰ为从该植物中首次得到，Ⅰ为一新化合物，定名为羊红膻醇（thellugnianol）。

2. 薛孔方、温月笙 1992 年的研究认为，羊红膻全草的正丁醇部分分得 2 个黄酮甙类化合物。经化学及光谱分析鉴定Ⅰ为洋芹素 -7-0-β-D- 葡萄糖甙，Ⅰ为羊红膻酯（thellu-niganate）即洋芹素 -7-0-β-D- 葡萄糖酸丁酯。

3. 王长岱的研究，羊红膻根为伞形科植物缺刻叶茴芹的根，从中分得 3 个化合物，经鉴定为（Ⅰ）β- 谷甾醇，（Ⅱ）γ- 谷甾醇，（Ⅲ）一个新天然化合物，其结构为 3- 甲氧基 -5-（1′ - 乙氧基 -2′ - 羟基丙基）- 苯酚，命名为羊红膻根素。

4. 乔博灵的研究从羊红膻根的乙醚提取物中分得 5 个成分，经理化性质和光谱分析，确定它们的结构分别为佛手柑内酯（bergapten，Ⅰ），异紫花前胡内酯

（marmesin，Ⅱ），七叶内酯二甲醚（seoparone，Ⅲ），东莨菪内酯（seopoletin，Ⅵ）和异嗪皮啶（isofraxidin，Ⅴ）。5个化合物经理化性质和 UV，IR，HNMR，3eNMR 等光谱测定，并与标准品混合测定，确定晶Ⅰ为佛手柑内酯，晶Ⅱ为异紫花前胡内酯，晶Ⅲ为七叶内酯二甲醚，晶Ⅵ为东莨菪内酯，晶Ⅴ为异嗪皮啶。

5. 石慧丽的报道从根中分得新化合物 2-（1'，2' -二羟基）丙基 -4- 甲氧基苯酚。

6. 乔博灵、王长岱 1998 年的研究，从草药羊红膻根中又分得 2 个化合物，经光谱解析（UV，IR，MS，1HNMR，1H 1HCOSY，13CNMR，13C 1HCOSY 和 DEPT），确定这 2 个化合物的结构为：4- 羟基 - 丙烯苯 -（2- 甲基丁酸）酯（Ⅰ），2- 羟基 -5- 甲氧基 - 丙烯苯 -（2- 甲基丁酸）酯（Ⅰ）。Ⅰ为新化合物，定名为羊红膻素 F。F 为首次从本植物中分得。化合物Ⅰ的结构应为 4- 羟基 - 丙烯苯 -（2- 甲基丁酸）酯。分别命名为羊红膻素 C 及羊红膻素 D，为 2 个新的天然产物。

7. 乔博灵、王长岱 1999 年研究从羊红膻根中分得 3 个化合物，2-（1'，2' - 环氧基）丙基 -4- 甲氧基苯酚 -（2″ - 甲基）丁酸酯（Ⅰ），4-（1- 丙烯基）苯酚（Ⅱ），2- 甲基丁酸（Ⅲ）。Ⅰ为一新化合物，定名为羊红膻素 G，Ⅱ、Ⅲ为首次从该植物中分离得到。

8. 乔博灵、王长岱等 2000 年研究，草药羊红膻根降压有效部位中首次分得 5 个化合物，经光谱（UV，IR，MS，1 HNMR，13 CNMR，1 H-1 HCOSY，1 H-13 CCOSY，DEPT）解析，鉴定为 5- 甲氧基 -2- 甲基苯骈呋喃（Ⅰ），甘油二乙酸酯（Ⅱ），异香草醛（Ⅲ），棕榈酸（Ⅳ），油酸（Ⅴ），其中化合物Ⅰ为具有降压活性的新化合物，命名为羊红膻素 H；化合物Ⅱ～Ⅴ为首次从本植物中分得。

9. 近年来，刘瑞、王志英采用 UPLC 方法同时测定羊红膻药材中木犀草素 -7-O- β -D- 葡萄糖醛酸苷和芹菜素 -7-O- β -D- 葡萄糖醛酸苷的含量，方法简便，灵敏度高，这两种黄酮类成分含量较高。木犀草素 -7-O- β -D- 葡萄糖醛酸苷和芹菜素 -7-O- β -D- 葡萄糖醛酸苷具有明显扩张冠脉，降低冠脉血管阻力的作用。可见，以前对羊红膻的化学成分已经研究很多了。

三、羊红膻的中药药理学研究

药理学研究证实羊红膻黄酮类成分有增强冠脉血流量、扩张血管、降血压、改善心肌的能量代谢、降低血脂、调节和改善细胞免疫功能的作用。具有降脂、降黏、抗过氧化及正性肌力作用，认为对于心脑血管系统等疾病有显著疗效。

1. 王长岱、丁凯等的研究，羊红膻全草含挥发油、酚性成分、甾醇及糖类等，由氯仿部位分得挥发油、甾醇等，由乙酸乙酯部位分得黄酮甙。药理实验证明总黄酮甙有降低心肌氧耗量和降低血管阻力等作用。总黄酮经进一步分离，得四个黄酮甙单体，依纸层析 Rf 值大小分别定为结晶 A，B，C，D。结晶 A 和 C 经化学试验，光谱、质谱分析，衍生物制备及元素分析等，确定 A 为 5，7，4- 三羟基黄酮 -7- 葡萄糖醛酸甲酯甙，即芹黄素 -7- 葡萄糖醛酸甲酯甙。C 为 5，7，3，4- 四羟基黄酮 -7- 葡萄糖醛酸甲酯甙，即木犀草素 -7- 葡萄糖醛酸甲酯甙，羊红膻总黄酮经尼龙柱层析，乙酸乙酯洗脱得淡黄色针晶。此结晶再经微晶纤维素柱，氯仿 - 甲醇（75，15）洗脱，分得单晶 A 和 B。秃毛冬青叶有效部位和单体的扩张冠脉及松弛血管平滑肌等作用，比精膏有一定程度的增强，其中以 3，4- 二羟基苯乙酮的作用最佳。结果证明该药既可增加冠脉血流量，降低冠脉阻力，又可增加脑血流量，降低脑血管阻力，说明对冠脉血管及脑血管均有一定扩张作用，但对前者的作用比后者强。3，4- 二羟基苯乙酮能抑制 ADP 引起的家兔血小板集聚，降低狗心肌耗氧量，增加麻醉狗的冠脉血流量，增强小白鼠心肌对钾的摄取能力，增加心肌营养性血流量。这些作用对于调整冠心病患者心肌血氧的供求平衡，改善心肌代谢是有益的。

2. 乔博灵、王长岱的研究，羊红膻根素 A 及 B 0.3 g/kg 明显降低血压，最大降压作用在给药后 20 ~ 40 分钟；1.0 g/kg 非常明显降低血压，明显降压作用在给药后 2 小时内。

3. 沈雅琴、谢人明的研究，羊红膻有扩张冠状动脉，降低冠脉血管阻力，增加冠脉血流量，加强心肌收缩力而又减少心肌耗氧量，减慢心率，又具有降压作用，降压时又能增加脑、肾血流量降低血管阻力，因而对冠心病及高血压患者均为有益的治疗作用。

4. 陈光娟、谢人明的研究，羊红膻的降压作用与 M 胆碱反应系统无关。羊红膻的降压作用与 α 受体、β 受体无关。降压机制初步分析认为其降压作用与释放组胺及扩张血管有关，与交感神经节、M 胆碱系统、肾上腺素能系统及血管内感受器关系不大。

5. 苗爱蓉、陈光娟的研究，羊红膻有降低血压作用，增加离体豚鼠心脏及狗在体心脏的冠脉流量，稍降低脑、肾、冠脉阻力，增加脑、肾血流量。对狗心肌氧利用率无明显影响，但显著降低心肌耗氧量。

6. 汤臣康等的研究，羊红膻粗提物有明显降压作用，对心率无明显作用。

四、羊红膻的临床应用研究

1. 羊红膻为心肾同治、"心本于肾"提供临床依据 20 世纪 70 年代初，雷忠义率领的心血管科研组，将羊红膻复方制剂和单味片用于治疗冠心病、心绞痛、高血压病、高脂血症，证实了《内经》有关"心本于肾"的理论，打开了"从肾治心"的思路，即从补肾药物中筛选防治心血管病新药的途径。

2. 羊红膻可用于克山病的治疗和预防　羊红膻的主要作用可能在于温中散寒，补养气血，调理阴阳，兴奋强壮。陕西省中医药研究院心血管学组对克山病的研究观察，其可以改善克山病患者的症状和心电图，从心电图上的改变可以推测羊红膻有改善心肌营养代谢的功能。但是，单味羊红膻治疗慢性克山病效果不够理想。

3. 羊红膻复方制剂和单味片用于治疗冠心病、心绞痛等。雷忠义率领的心血管科研组的研究，草药羊红膻片，对冠心病患者临床疗效观察，该药对缓解心绞痛、改善临床症状、降低血压及改善心电图有较好效果，对降低血脂有一定效果，对眼底动脉硬化恢复不显著。

4. 羊红膻可以用于治疗高血压病。羊红膻的降压机制初步分析认为其降压作用与释放组胺及扩张血管有关。

5. 羊红膻可用于高脂血症。

6. 对慢性气管炎有较好的疗效。

7. 羊红膻能抗血小板聚集。不同剂量羊红膻对 ADP 诱发的血小板聚集有明显抑制作用，同时可见羊红膻对血小板聚集抑制、解聚、聚集斜度和到达最大聚集时间有着明显的剂量反应关系。

8. 羊红膻能增强免疫功能。王璟清、赵续民等研究证明，羊红膻与普萘洛尔（心得安）均能调节与改善冠心患者的免疫功能，而羊红膻调节与增强细胞免疫功能的作用更为明显。

9. 羊红膻有显著增强体力功效。魏德泉、苗爱蓉等的研究表明，羊红膻对肾阳虚小鼠肝中 DNA 合成率无明显影响，肌肉中 DNA 合成率明显高于造型组。这可能有利于蛋白更新，使代谢旺盛、肌肉发达丰满。

综上所述，羊红膻作为地方中草药，有显著增强冠脉血流量、扩张血管、降血压、改善心肌的能量代谢、降低血脂、调节和改善细胞免疫功能的作用。对其深入研究主要在 20 世纪 80 年代，近几十年研究很少，有待于进一步深入研究，把它应用于临床。

参考文献

[1] 洪文旭. 雷忠义治心病经验. 中国中医药报，2018-04-19（004）.

[2] 权宜淑. 草药羊红膻的生药学研究. 陕西新医药，1981，（2）：58-60.

[3] 王长岱，米彩峰，乔博灵，等．羊红膻根的化学成分研究Ⅳ——羊红膻根中挥发油的化学成分．西北药学杂志，1988，（1）：24-26.

[4] 薛孔方，马蓓，王敬尊，等．羊红膻中新化合物——羊红膻醇的分离和鉴定．中草药，1998，（1）：1-3.

[5] 薛孔方，温月笙，王敬尊．羊红膻中新黄酮甙的分离鉴定．中草药，1992，23（9）：451-452，455，501.

[6] 王长岱，丁凯，吴玉华，等．羊红膻根的化学成分研究．药学学报，1983，（7）：522-524.

[7] 乔博灵，王长岱，石惠丽，等．羊红膻根化学成分的研究（Ⅰ）．中草药，1996，（3）：136-138.

[8] 石慧丽，李富贤，米彩峰，等．羊红膻根的化学成分研究．中国中药杂志，1998，（7）：37-38，64.

[9] 乔博灵，王长岱，李富贤，等．羊红膻根化学成分的研究．羊红膻素F的分离和鉴定．中草药，1998，（1）：3-5.

[10] 乔博灵，王长岱，李富贤，等．羊红膻根中羊红膻素C及羊红膻素D的分离和鉴定．中草药，1998，（9）：580-582.

[11] 乔博灵，王长岱，李富贤，等．羊红膻根中羊红膻素G等的分离和鉴定．中国中药杂志，1999，（9）：39-40，63.

[12] 乔博灵，王长岱，李富贤，等．羊红膻根中羊红膻素H等的分离与鉴定．中草药，2000，（3）：3-4.

[13] 刘瑞，王志英，张丹丹，等．UPLC法测定羊红膻药材中2种黄酮苷类成分的含量．药物分析杂志，2017，37（8）：1509-1512.

[14] 王长岱，丁凯，郭五保，等．羊红膻化学成分的研究．中草药，1980，11（8）：344，361.

[15] 乔博灵，王长岱，米彩峰，等．羊红膻根中羊红膻素A及羊红膻素B的分离和鉴定．药学学报，1997，（1）：56-58.

[16] 沈雅琴，谢人明，苗爱蓉，等．羊红膻的药理学研究Ⅲ、毒性及一般药理学研究．陕西新医药，1982，（11）：60-61.

[17] 陈光娟，谢人明，沈雅琴，等．羊红膻的药理学研究Ⅰ、降压作用与机制的初步分析．陕西新医药，1982，（8）：48-49.

[18] 苗爱蓉，陈光娟，沈雅琴，等．羊红膻的药理学研究Ⅱ．对心血管系统的作用．陕西新医药，1982，（10）：48-49.

[19] 汤臣康．羊红膻粗提物（GY）的药理作用研究．第四次中西医结合实验医学学术会议

论文集，2000：1.

[20] 袁福汉．草药羊红膻汤治疗克山病九十二例综合分析．陕西新医药，1972，（1）：34-35.

[21] 苗成波，白生昌，孙金魁，等．单味羊红膻治疗慢型克山病的临床观察．陕西医学杂志，1988，（12）：12-14.

[22] 陕西省中医研究所内科研究室心血管病组．羊红膻片治疗 22 例冠心病临床观察．陕西新医药，1978，（4）：10-12.

[23] 石慧丽，李富贤，米彩峰，等．羊红膻根的化学成分研究．中国中药杂志，1998，（7）：37-38，64.

[24] 汤臣康，谢人明，陈春梅，等．羊红膻对血小板聚集功能的影响．中医药研究杂志，1986，（5）：21-22.

[25] 王璟清，赵续民，段兴州．羊红膻对冠心病患者免疫功能的影响．陕西新医药，1986，（4）：58-60.

[26] 魏德泉，苗爱蓉，龙政军．羊红膻对动物蛋白质代谢的影响．中药通报，1986，（9）：53-54.

王勇论文

国医大师雷忠义中医药辨治冠心病的临床经验

王 勇

（西安市蓝田县鹿塬中心卫生院）

第三届国医大师雷忠义主任医师，从事中西医结合心血管疾病研究60年，理论精深，临床经验丰富，是具有独特中医学术思想的当代名家。先生一生致力于心血管疾病的中西医结合科研和临床研究，尤其是在冠心病心绞痛（胸痹心痛）中医药治疗方面，具有独到的见解和经验。在临床实践中坚持中医学理论基础，强调中医辨证论治，先后创制了经验方养心活血汤、丹曲饮、心衰病方、加味瓜蒌薤白汤等多首临床疗效显著的方剂，尤其是中成药丹蒌片。

冠心病根据临床症状中医辨证属于胸痹心痛、心悸等范畴。本文试图对先生在冠心病中医诊治方面的学术思想做一介绍，供同人参考。

一、冠心病辨证立方

1.病证结合、衷中参西，提出气阴两虚、痰瘀交阻证 雷老在中医理论的基础上，结合长期临床实践观察发现，胸痹心痛以老年患者多发。雷老认为：这与老年人气血阴阳俱亏、脏腑功能失调有密切关系。年老体衰，脏腑衰退，气血运行不畅，而导致气虚血瘀，产生瘀血内停，阳气不足，失于温煦，阴寒凝滞；肝失条达，气行不畅，而导致气滞血瘀；脾失健运，肝失疏泄，肺失通调，水湿运行失常，内生痰浊，血瘀与痰浊相互交结，阻塞心脉，心脉不通，不通而痛，导致胸痹心痛发生。

雷老认为，气为功能，阴属形质，功能必以形质为基础，形质需藉功能而维系。以心脏为例，心病在初期心阴不足，而心气虚弱之象尚且不著，以其可代偿之故也；久之，则必然出现功能不足心气虚的表现，如气短、不耐劳作等；进一步发展最终出现阴阳两虚，甚至阳气将脱的危重症。从致病因素来看，心主血脉，心病常会出现血脉瘀阻证；同时，由于现代人生活方式的变化，好逸恶劳，恣食肥甘厚味，皆可伤及脾胃，脾虚运化不健，痰浊内生，痰之为病，随气机而周流全身，痰浊阻滞，气机不畅，常夹血瘀，故形成痰瘀互结证。

雷忠义主任医师以历代中医前贤理论为基础，经过长期临床观察，提出了冠心病以"气阴两虚、痰瘀互结"为基本病机的学术观点。本病正虚（气阴两虚）为本，邪实（痰浊瘀血）为标，痰瘀日久，郁而化热成毒，痰湿郁久同样可以化热，痰瘀交结难解，化热成毒，痰、瘀、毒又会耗伤人体正气，进一步加重病邪产生，这是胸痹心痛日久不愈、病情反复，不断加重和恶化的重要因素。

2.谨守病机，调和脏腑，创立经验方养心活血汤　雷老认为冠心病的基本病机为本虚标实，以气阴两虚为本，气虚是心脏受邪的根本原因，有脏腑阴阳、气血亏虚之不同；而血瘀又是引起疼痛的关键因素。心者，君主之官，又为五脏六腑之大主，五脏皆可令心痛，非独心也，在《黄帝内经》《诸病源候论》《备急千金要方》等古典医学文献中，早有相关记载，因此，在治疗本病时需要谨守病机，调和五脏。

雷老以"气阴两虚、痰瘀互结"病机说为理论依据，带领团队，经过长期临床观察，创制了有效经验方养心活血汤，组成：党参15 g，麦冬15 g，五味子10 g，丹参30 g，陈皮10 g，三七粉3 g（冲服）。具有益气养阴、活血化瘀、祛痰通络的功效，主治：广泛应用于冠心病、心绞痛、心肌梗死、心力衰竭、心肌病、心律失常、高血压等多种心血管疾病证属气阴两虚、痰瘀互结者。方中党参可根据病证之不同而代以人参，以彰显大补元气之功；或以西洋参突出补气养阴生津之效；也可以用太子参气阴双补而扶脾益胃。

二、病案举例

王某，女，67岁，2015年4月22日初诊。主诉：胸闷、气短反复发作10年，加重1个月。患者近十年来反复出现胸闷、气短，每于劳累后加重，休息可缓解，平时自服丹参滴丸等药物，病情尚属稳定，1年前胸闷气短渐加重，经解放军第323医院冠脉CT诊断为冠心病，心电图提示：T波低平。近1个月来胸闷、气短明显，有时心前区疼痛，伴头晕，眼睑浮肿，下肢水肿，有时夜间心前区疼痛，心烦寐差。患者有高血压病史10余年。舌质暗红，舌苔白腻，脉弦滑。中医诊断：胸痹（气阴两虚，痰瘀互结）。治法：益气养阴，化痰活血。处方：养心活血汤化裁。方药如下：党参15 g，麦冬15 g，五味子10 g，丹参30 g，陈皮15 g，三七粉3 g（冲），泽泻18 g，桂枝8 g，瓜蒌皮24 g，薤白15 g，天麻15 g，钩藤20 g，黄连10 g，炒酸枣仁30 g，茯神15 g。6剂，水煎服，每日1剂。

2015年4月29日复诊：症状缓解，于活动后气短加重，心前区痛未作，有时于黎明前发生左肩胛区隐痛，晨起双手拘急，双下肢轻度水肿，纳可，口淡而无味，大便每日1次，初干后软。脉沉细涩，舌质淡暗，苔厚腻。拟上方加炙黄芪30 g，瓜蒌皮增至30 g，7剂水煎服，每日1剂。

2015年5月6日三诊：服药后症缓，有时胸闷气短，乏力，晨起双手拘紧，双下肢轻度浮肿，睡眠改善。舌质黯，苔白腻，脉沉细。效不更方，6剂、水煎服，每日1剂。

2015年5月13日四诊：胸闷、气短、心慌诸症皆减，水肿消除，唯活动后稍感气短，睡眠可，双手拘急感减轻。舌质暗红，有齿痕，苔白腻。脉沉细。暂停服汤药，给予中成药配合芪参益气滴丸、丹蒌片巩固治疗。

三、讨论

本案患者有十余年高血压病史，西医诊断为冠心病，且已出现心功能衰竭之表现，胸闷、气短，头晕，水肿，心烦少寐，症状错综复杂，雷老辨证为气阴两虚为本，痰瘀互结化热为标，病程迁延日久，有阴损及阳之趋势，故有阳虚水泛之征兆，发为水肿。痰瘀互结化热，则心烦少寐，且阴虚而风阳上扰，而作眩晕。综合来看，病机复杂，虚实寒热兼具，痰、瘀、热并见，似乎无从入手。但依据雷忠义主任医师之经验，立足气阴两虚，痰瘀互结之基础，在养心活血汤基础之上辅以瓜蒌薤白桂枝汤，其中党参补中益气；麦冬润肺清心、养胃生津；五味子敛肺滋肾、生津敛汗，以上三药合用具有益气养阴功效，主要针对气阴两虚的病机；丹参活血通经、清心除烦，三七化瘀止血、活血定痛，两者合用增强其活血化瘀、通络的功效；陈皮理气健脾、燥湿化痰，泽泻利水渗湿，瓜蒌皮清肺化痰、利气宽胸散结，三者主要治痰；桂枝温通心阳，薤白通阳散结、行气导滞，主要用于治疗胸痹、胸闷；天麻、钩藤平肝息风定眩；黄连清心除烦；炒酸枣仁、茯神养心安神。全方具有益气养阴、活血化痰之功，可谓执简驭繁，又立法全面，因而收效满意。

参考文献

[1] 雷忠义，于小勇，刘超峰，等.冠心病痰瘀互结证与痰瘀毒互结证探析.陕西中医，2013，33（12）：1646-1648、1669.

[2] 陈金锋，郭利平，雷忠义，等.丹蒌片的临床应用研究进展.现代中西医结合杂志，2016，25（8）：910-912.

[3] 谢伟，康立源，王硕.张伯礼治疗冠心病经验.中医杂志，2011，52（18）：1539–1541.

[4] 徐添.中西医结合治疗冠心病心绞痛60例.陕西中医学院学报，2013，36（3）：47–48.

[5] 武雪萍，范虹，刘超峰.加味瓜蒌薤白半夏汤治疗冠心病痰瘀毒互结证的临床观察.世界中西医结合杂志，2012，7（9）：800–801.

[6] 刘超峰，范虹，雷鹏.名老中医雷忠义治疗冠心病心绞痛痰瘀互结证的经验.陕西中医，2003，23（8）：722–723.

[7] 张治祥，杨磊.杨培君治疗冠心病心绞痛经验.中国医药学报，2004，19（10）：615.

[8] 倪量，杨培君.冠心病"治痰为先"的临床思路探讨.中国中医急症，2004，13（1）：25–26.

[9] 武雪萍.雷忠义主任医师治疗冠心病的学术思想和临床经验研究.中国中医科学院，2012，5（123）：85–90.

[10] 张婉.养心通脉汤治疗冠心病稳定型心绞痛60例.现代中医药，2015，35（5）：17–19.

[11] 武雪萍，于小勇，刘超峰.雷忠义主任医师辨治冠心病心绞痛经验.中医临床研究，2011，3（19）：79–80.

[12] 于小勇，武雪萍，范虹，等.名老中医雷忠义养心活血汤治疗急性冠脉综合征经验.陕西中医，2011，32（4）：463–464.

（《陕西中医药大学学报》2018年第41卷第3期）

周岩芬论文

中西医结合治疗冠心病心肌梗死的效果观察

周岩芬

（陕西省中医医院血管病心病科）

近年来，我国心血管疾病发病率逐年上升。冠心病作为一种常见心血管疾病，多发于老年人群，患者冠状动脉因常年病变，易造成冠状动脉供血减少，导致心肌梗死，同时伴有心肌供血不足等症状。冠心病心肌梗死主要表现为心肌损伤、缺血、坏死，临床上多采用西医治疗。有报道显示，中西医结合治疗冠心病心肌梗死效果更佳，且患者不良反应少，安全可靠。本研究将我院2013年2月至2015年10月收治的80例冠心病心肌梗死患者作为研究对象，比较中西医结合治疗与纯西医治疗的效果，现将结果报道如下。

一、资料与方法

1. 一般资料　选择我院2013年2月至2015年10月收治的80例冠心病心肌梗死患者为研究对象，所有患者均符合《美国心脏病学会、美国心脏病学会2002年关于非ST段抬高心肌梗死与不稳定型心绞痛治疗指南》诊断标准，确诊为冠心病心肌梗死。纳入标准：年龄40～75岁；无药物过敏史；无严重脏器功能异常及精神病史；患者知情同意。将80例患者随机分为观察组和对照组，各40例。观察组中，男26例，女14例；年龄43～73岁，平均年龄58.7岁；梗死部位：前壁21例，中壁12例，下壁7例；并发糖尿病7例，并发高血压15例。对照组中，男24例，女16例；年龄45～74岁，平均年龄59.3岁；梗死部位：前壁20例，中壁12例，下壁8例；并发糖尿病8例，并发高血压17例。两组患者的性别、年龄、梗死发生部位等一般资料比较，差异无统计学意义（P＞0.05）。

2. 治疗方法　对照组单纯采用西医治疗，即保证患者休息，持续吸氧，监测血压、心电图、呼吸，同时给予低分子肝素钙注射液（厂家：河北常山生化药业股份有限公司；批准文号：国药准字H20063910；规格：0.4 ml：4100 IU）皮下注射，1次/日。对于合并高血压、糖尿病患者，采用对症治疗，控制病情后转入ICU做进一步观察治疗。

观察组患者在西医治疗基础上加用清热益气活血方治疗，组方：丹参20 g，川芎15 g，赤芍15 g，党参15 g，降香15 g，黄芩10 g，甘草6 g。用法：煎服，1剂/日，分早晚服用。两组患者均治疗14天。

3. 观察指标及疗效评定标准　观察并比较两组患者治疗总有效率及治疗前后血压和左室射血分数（LVEF）变化情况。

临床疗效分为显效、有效和无效。显效：治疗后，患者心电图稳定，临床症状基本消失，血清酶恢复到正常水平；有效：治疗后，患者心电图基本稳定，临床症状明显好转，血清酶水平恢复正常；无效：治疗后，患者心电图、临床症状以及血清酶水平均无变化。总有效率＝［（显效例数＋有效例数）/总例数］×100%。

4. 统计学方法　采用SPSS 19.0统计学软件进行数据分析。计数资料采用n/%表示，用x^2检验，计量资料采用（$\bar{x} \pm s$）表示，用t检验，以P＜0.05为差异具有统计学意义。

二、结果

1. 两组患者临床疗效比较　治疗后，观察组显效26例，有效11例，总有效率为92.50%，对照组显效18例，有效14例，总有效率为80.00%，观察组患者总有效率明显高于对照组，差异具有统计学意义（P＜0.05，表3-57）。

表3-57　两组患者临床疗效比较（n＝40，n/%）

组别	显效	有效	无效	总有效率
观察组	26/65.00	11/27.50	3/7.50	92.50*
对照组	18/45.00	14/35.00	8/20.00	80.00

注：与对照组比较，*P＜0.05

2. 治疗前后两组患者血压和左室射血分数（LVEF）变化情况比较　治疗前，两组患者血压、左室射血分数（LVEF）无明显差异（P＞0.05）；治疗后，两组患者的左室射血分数（LVEF）均有所增加，且观察组增加幅度大于对照组，差异具有统计学意义（P＜0.05，表3-58）。

表3-58　治疗前后两组患者血压和左室射血分数（LVEF）变化情况比较（n＝40，$\bar{x} \pm s$）

组别	时间	收缩压（mmHg）	舒张压（mmHg）	LVEF（%）
观察组	治疗前	128.56 ± 8.51	78.34 ± 4.67	0.43 ± 0.07
	治疗后	126.43 ± 7.18	77.05 ± 4.73	0.68 ± 0.06*#
对照组	治疗前	129.16 ± 5.24	79.24 ± 5.16	0.46 ± 0.11
	治疗后	127.64 ± 4.16	78.56 ± 3.49	0.56 ± 0.08*

注：与治疗前比较，*P＜0.05；与对照组比较，#P＜0.05

三、讨论

临床上，一般采用抗凝、抗血小板聚集、溶栓、介入治疗、改善心室重塑等方法治疗冠心病，大大降低了冠心病急性心肌梗死的死亡率。本次研究中，对照组患者采用低分子肝素等药物给予治疗，能够改善心肌营养和血液供给，为心肌细胞提供能量，增加心肌功能。

中医认为，冠心病急性心肌梗死属于"胸痹""真心痛"范畴，患者表现出胸痛、手足冰凉、盗汗等症状，部分患者表现为舌苔暗红、黄腻、口苦、便秘等，中医治疗以止痛、温里散寒、活血益气为主。本研究中，观察组在西医治疗基础上加用清热益气活血方治疗，方中丹参具有活血祛瘀、止痛凉血之效，川芎止痛、活血益气，赤芍活血祛瘀，党参补气行血，降香理气止痛，黄芩清热解毒，这几种药物联合使用具有益气活血、止痛、清热解毒的功效。

本研究结果显示，观察组总有效率为 92.50%，对照组总有效率为 80.00%，两组比较，差异具有统计学意义（P ＜ 0.0）。治疗后，观察组左室射血分数（LVEF）增加幅度大于对照组（P ＜ 0.05）。

说明西医治疗基础上联合清热益气活血方可提高治疗效果，减轻患者症状，增加左室射血分数（LVEF），稳定病情。

综上所述，中西医结合治疗冠心病急性心肌梗死能够明显提高临床疗效，减轻患者痛苦，有助于心脏功能的恢复，维持心肌功能稳定，值得推广。

参考文献

[1] 张威，邓宏艳，刘东洋.自拟中药汤剂联合西药治疗冠心病急性心肌梗死临床疗效及安全性评价.四川中医，2015，33（2）：78-80.

[2] 彭锐.清热活血方治疗冠心病急性心肌梗死的短期临床研究.广州：广州中医药大学，2009.

[3] 吴钟极，黄萧萧，陈俊，等.自拟中药方参与治疗冠心病心肌梗死的临床观察.中国中医急症，2015，24（6）：1047-1049.

[4] 王志强.中西医结合治疗冠心病心肌梗死 32 例的临床观察.中国现代医生，2008，46（4）：98-99.

（《临床医学研究与实践》2016 年第 1 卷第 23 期）

侯杰军论文

网络药理学方法挖掘复方丹蒌片
治疗冠心病的作用机制

侯杰军[1]　雷　鹏[2]　陈金锋[3]　周岩芬[3]　刘超峰[3]　范　虹[3]

指导老师：雷忠义[3]

（1.陕西中医药大学附属医院；2.陕西省人民医院；3.陕西省中医医院）

冠心病（atherosclerosis，As）是致人类死亡的首要疾病，其主要是由于动脉发生粥样硬化后引起的冠状动脉血管发生管腔狭窄或阻塞，进而引发心肌缺血、缺氧甚至坏死的一种疾病，严重危害人类健康。冠心病心绞痛属中医"胸痹心痛"范畴，目前治疗药物主要采用活血化瘀类药物。国医大师雷忠义教授以几十年的临床经验及研究据历代医家论述发现：冠心病发病多为中老年人，而中老年人多存在脏气亏虚、脾胃虚弱、易生痰浊等症状；因而认为气虚血运不畅，瘀阻脉络，痰瘀互结为其发病原因。因此，雷忠义教授运用活血化瘀法及痰瘀理论为依据组方得到丹蒌片，该方治疗冠心病心绞痛效果显著。雷教授开创性的将胸痹心痛经典理论的痰浊说与瘀血说相结合，提出了痰瘀互结理论，为治疗胸痹开创了痰瘀理论。

中成药丹蒌片是由雷忠义教授于20世纪70年代开始研发，后由吉林康乃尔药业有限公司生产，其方剂组成主要由瓜蒌皮、薤白、丹参、赤芍、葛根、泽泻、黄芪、骨碎补、郁金、川芎等10味中药组成，功效为宽胸通阳、化痰散结、活血化瘀等。临床常用于痰瘀互结证之胸痹心痛病。方中瓜蒌及薤白为君药，瓜蒌发挥化痰理气功效，薤白发挥豁痰通阳功效，两者相互配伍起到化痰散结、宣痹通阳之功；丹参、赤芍、葛根和川芎发挥活血化瘀及通络止痛功效，黄芪发挥益气温阳，使气旺血行之功效，而泽泻健脾渗湿，补而不滞；郁金、骨碎补取从肾治心之意，全方以痰瘀同治而发挥燥湿化痰、活血化瘀功效。大量的临床及研究表明本方疗效确切，治疗冠心病效果较好。然而，丹蒌片的药效物质基础及机理机制的研究较少，尤其是缺乏对其作用机制的研究，因此本文以网络药理学为出发点，对其治疗冠心病的潜在靶点及其通路进行挖掘具有一定的现实意义。

中药是多成分、多作用通路协同发挥作用的系统过程。但由于研究过程中存在药效物质基础不明确、过程复杂等问题，使得研究难度较大。作为目前研究最火热的系统网络药理学具有较好的研究发展方向。其将系统生物学、药理学、计算机辅助药物设计、生物信息学等学科相结合，对复杂中药系统的作用过程及机制进行研究，具有较好的发展前景。其采用"药物－靶点－疾病"相互作用网络，是对中医学整体观念、辨证论治、系统论的具体阐释。因此，针对丹蒌片治疗冠心病的作用机理及机制，本研究采用网络药理学研究方法，对丹蒌片的作用物质基础及机理机制进行挖掘，为丹蒌片治疗冠心病作用机制的科学内涵提供参考。

一、材料与方法

1. 通过中药系统药理学分析平台（TCMSP）（http：//ibts.hkbu.edu.hk/LSP/tcm-sp.php）对丹蒌片全方瓜蒌、薤白、葛根、川芎、丹参、赤芍、泽泻、黄芪、骨碎补、郁金的 10 个组方的所有化学成分进行查找，共搜集了 1094 个化合物，其中瓜蒌 80 个、薤白 87 个、葛根 18 个、川芎 189 个、丹参 202 个、赤芍 119 个、泽泻 46 个、黄芪 60 个、骨碎补 71 个，郁金 222 个。

2. 采用口服生物利用度（OB）、脂水分配系数（AlogP）、类药性（DL）预测本研究中，瓜蒌、薤白、葛根、川芎、丹参、赤芍、泽泻、黄芪、骨碎补、郁金中的化合物 AlogP，OB 和 DL 筛选阈值分别为 AlogP $\leq$ 5，OB $\geq$ 30%，DL $\geq$ 0.18。通过筛选，挖掘发现 10 个组方中的 1094 个化合物分子中只有 109 个相应条件，将其作为候选化合物。

3. 成分－靶点网络的构建　本研究通过 TCMSP 平台对筛选出的 109 个化合物的靶点进行整理，并将其总结为表格。采用 Cytoscape3.2.1 软件（http：//www.cytoscape.org/）对成分－靶点的网络图进行构建，以探究丹蒌片治疗冠心病作用机制。

4. 疾病靶点的确定通过 OMIM 数据库（http：//omim.org/）、DisGeNET 数据库（http：//www.disgenet.org/web/DisGeNET/menu/home）、KEGG 数据库（https：//www.kegg.jp/）等数据库进行系统挖掘，以"Coronary heart disease"为关键词检索冠心疾病相关的基因对数据库进行相关的检索，分别从 DisGeNET，OMIM，kegg 中获取信息，合并数据运用 Excel 剔除（相同 Entry ID）重合基因条目信息（信息中包括基因对应的蛋白名和 Entry ID），获取到与冠心病相关的基因和靶蛋白信息。

5. 丹蒌片成分靶点交集冠心病疾病靶点网络构建　将筛选出的丹蒌片活性成分对应的靶蛋白建立成独立的 Excel 文件，文件中包括分子名（molecule name）、成分编号（见表 3-68）、蛋白名（protein names）、基因名（gene

names）和 Uniprot ID（Entry ID，单一基因的标准化 –Uniprot 数据库中的唯一编号）。将从 OMIM，KEEG，DisGeNET 数据库中筛选并合并出的冠心病疾病相关的靶蛋白建立成独立文件 Excel 文件，文件中包括蛋白名（protein names）、基因名（gene names）和 Uniprot ID（Entry ID）。对冠心病疾病靶点与丹蒌片活性成分靶点运用 Excel 筛选功能，以 Entry ID 为查询条件，映射出丹蒌片中每一活性成分与冠心病相关靶蛋白重合（交集）Entry ID 部分，获得丹蒌片活性成分作用靶蛋白和冠心病疾病作用靶蛋白交集的关键靶点，并获取蛋白名（protein names）、基因名（gene names）和 Uniprot ID。整合筛选出交集关键靶点，构建成分 – 靶点 – 疾病网络，以大于平均自由度为筛选条件筛选出核心靶点网络。

6. 丹蒌片冠心病核心靶点通路富集分析　运用 Cytoscape3.7.1 中 CluoGO 插件 GO Biological Process 及 R 语言中的 clusterProfiler 包来分析丹蒌片活性成分抗冠心病核心靶点生物过程，对获取的丹蒌片成分 – 靶点 – 冠心病进行生物过程和调控通路富集分析。具体步骤在 Cytoscape 3.2.1 软件 APPS 中选装 ClueGOv2.5.4 插件，在 ClueGO 界面选择"ClueGO：Function"分析模式，在"Load Marker Listis"下选择"Homo Sapiens［9606］"项，在文本框中粘贴筛选出丹蒌片活性成分与冠心病疾病合集的核心靶点的 Uniprot ID（Entry ID），呈现模式选"Groups"，ClueGO 设置中勾选"GO Biological Process，KEGG–KEEG–305 terms"，勾选"Use GO Term Fusion"，对 P < 0.01 的通路和生物过程中标识极显著性，依上述条件对丹蒌片成分 – 靶点 – 冠心病疾病网络进行生物过程和调控通路分析。

二、结果

1. 本研究选 AlogP ≤ 5，OB ≥ 30%，DL ≥ 0.18 作为化合物的筛选依据，共筛选出丹蒌片中的 138 个活性化合物。表 3–59 为丹蒌片中含有的 138 个活性化合物基本信息。

表 3–59　丹蒌片候选成分的筛选

Mol ID	编号	Molecule Name	AlogP	OB（%）	DL	药材
MOL002881	GL–01	Diosmetin	2.32	31.14	0.27	瓜蒌
MOL005530	GL–02	Hydroxygenkwanin	2.32	36.47	0.27	瓜蒌
MOL007180	GL–03	vitamin–e	3.78	32.29	0.7	瓜蒌
MOL000631	XB–01	coumaroyltyramine	2.88	112.9	0.2	薤白
MOL000332	XB–02	n–coumaroyltyramine	2.88	85.63	0.2	薤白
MOL004328	XB–03	naringenin	2.3	59.29	0.21	薤白
MOL007651	XB–04	Prostaglandin B1	4.67	40.21	0.25	薤白

MOL007650	XB-05	PGA（sup 1）	4.49	43.98	0.25	薤白
MOL000483	XB-06	（Z）-3-（4-hydroxy-3-methoxy-phenyl）-N-[2-（4-hydroxyphenyl）ethyl] acrylamide	2.86	118.35	0.26	薤白
MOL002341	XB-07	Hesperetin	2.28	70.31	0.27	薤白
MOL000098	XB-08	quercetin	1.5	46.43	0.28	薤白
MOL007640	XB-09	macrostemonoside e_qt	4.77	35.26	0.87	薤白
MOL000392	GG-01	formononetin	2.58	69.67	0.21	葛根
MOL002959	GG-02	3'-Methoxydaidzein	2.32	48.57	0.24	葛根
MOL003629	GG-03	Daidzein-4, 7-diglucoside	-1.48	47.27	0.67	葛根
MOL002135	CX-01	Myricanone	4.1	40.6	0.51	川芎
MOL002140	CX-02	Perlolyrine	3.2	65.95	0.27	川芎
MOL002157	CX-03	wallichilide	4.82	42.31	0.71	川芎
MOL000433	CX-04	FA	0.01	68.96	0.71	川芎
MOL000006	DS-01	luteolin	2.07	36.16	0.25	丹参
MOL000569	DS-02	digallate	1.53	61.85	0.26	丹参
MOL001601	DS-03	1, 2, 5, 6-tetrahydrotanshinone	2.98	38.75	0.36	丹参
MOL001942	DS-04	isoimperatorin	3.65	45.46	0.23	丹参
MOL002222	DS-05	sugiol	4.99	36.11	0.28	丹参
MOL002651	DS-06	Dehydrotanshinone Ⅱ A	4.22	43.76	0.4	丹参
MOL002776	DS-07	Baicalin	0.64	40.12	0.75	丹参
MOL007036	DS-08	5, 6-dihydroxy-7-isopropyl-1, 1-dimethyl-2, 3-dihydrophenanthren-4-one	4.38	33.77	0.29	丹参
MOL007041	DS-09	2-isopropyl-8-methylphenanthrene-3, 4-dione	4.16	40.86	0.23	丹参
MOL007045	DS-10	3α-hydroxytanshinone Ⅱ a	3.56	44.93	0.44	丹参
MOL007048	DS-11	（E）-3-［2-（3, 4-dihydroxyphenyl）-7-hydroxy-benzofuran-4-yl］acrylic acid	3.21	48.24	0.31	丹参
MOL007049	DS-12	4-methylenemiltirone	4.33	34.35	0.23	丹参
MOL007050	DS-13	2-（4-hydroxy-3-methoxyphenyl）-5-（3-hydroxypropyl）-7-methoxy-3-benzofurancarboxaldehyde	3.58	62.78	0.4	丹参
MOL007051	DS-14	6-o-syringyl-8-o-acetyl shanzhiside methyl ester	-1.13	46.69	0.71	丹参
MOL007058	DS-15	formyltanshinone	3.36	73.44	0.42	丹参

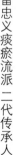

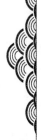

MOL007059	DS-16	3-beta-Hydroxymethyllenetanshiquinone	3.16	32.16	0.41	丹参
MOL007061	DS-17	Methylenetanshinquinone	4.26	37.07	0.36	丹参
MOL007063	DS-18	przewalskin a	2.25	37.11	0.65	丹参
MOL007064	DS-19	przewalskin b	3.18	110.32	0.44	丹参
MOL007068	DS-20	Przewaquinone B	2.99	62.24	0.41	丹参
MOL007069	DS-21	przewaquinone c	3.31	55.74	0.4	丹参
MOL007070	DS-22	(6S,7R)-6,7-dihydroxy-1,6-dimethyl-8,9-dihydro-7H-naphtho[8,7-g]benzofuran-10,11-dione	2.34	41.31	0.45	丹参
MOL007071	DS-23	przewaquinone f	2.07	40.31	0.46	丹参
MOL007077	DS-24	sclareol	4.27	43.67	0.21	丹参
MOL007079	DS-25	tanshinaldehyde	3.83	52.47	0.45	丹参
MOL007081	DS-26	Danshenol B	2.59	57.95	0.56	丹参
MOL007082	DS-27	Danshenol A	2.01	56.97	0.52	丹参
MOL007085	DS-28	Salvilenone	4.26	30.38	0.38	丹参
MOL007088	DS-29	cryptotanshinone	3.44	52.34	0.4	丹参
MOL007093	DS-30	dan-shexinkum d	2.83	38.88	0.55	丹参
MOL007094	DS-31	danshenspiroketallactone	3.24	50.43	0.31	丹参
MOL007098	DS-32	deoxyneocryptotanshinone	4.32	49.4	0.29	丹参
MOL007100	DS-33	dihydrotanshinlactone	2.77	38.68	0.32	丹参
MOL007101	DS-34	dihydrotanshinone I	2.86	45.04	0.36	丹参
MOL007105	DS-35	epidanshenspiroketallactone	2.37	68.27	0.31	丹参
MOL007108	DS-36	isocryptotanshi-none	3.59	54.98	0.39	丹参
MOL007111	DS-37	Isotanshinone II	4.66	49.92	0.4	丹参
MOL007118	DS-38	microstegiol	4.75	39.61	0.28	丹参
MOL007119	DS-39	miltionone I	3.33	49.68	0.32	丹参
MOL007120	DS-40	miltionone II	2.14	71.03	0.44	丹参
MOL007121	DS-41	miltipolone	2.74	36.56	0.37	丹参
MOL007122	DS-42	Miltirone	4.73	38.76	0.25	丹参
MOL007123	DS-43	miltirone II	0.77	44.95	0.24	丹参
MOL007124	DS-44	neocryptotanshinone ii	3.61	39.46	0.23	丹参
MOL007125	DS-45	neocryptotanshinone	3.01	52.49	0.32	丹参
MOL007127	DS-46	1-methyl-8,9-dihydro-7H-naphtho[5,6-g]benzofuran-6,10,11-trione	3.21	34.72	0.37	丹参
MOL007130	DS-47	prolithospermic acid	2.77	64.37	0.31	丹参

MOL007132	DS-48	（2R）-3-（3，4-dihydroxyphenyl）-2-［（Z）-3-（3，4-dihydroxyphenyl）acryloyl］oxy-propionic acid	2.69	109.38	0.35	丹参
MOL007140	DS-49	（Z）-3-{2-[（E）-2-（3,4-dihydroxyphenyl）vinyl］-3，4-dihydroxy-phenyl｝acrylic acid	2.82	88.54	0.26	丹参
MOL007141	DS-50	salvianolic acid g	2.2	45.56	0.61	丹参
MOL007142	DS-51	salvianolic acid j	3.78	43.38	0.72	丹参
MOL007143	DS-52	salvilenone Ⅰ	2.88	32.43	0.23	丹参
MOL007145	DS-53	salviolone	4.05	31.72	0.24	丹参
MOL007149	DS-54	NSC 122421	4.99	34.49	0.28	丹参
MOL007150	DS-55	（6S）-6-hydroxy-1-methyl-6-methylol-8，9-dihydro-7H-naphtho［8，7-g］benzofuran-10，11-quinone	2.42	75.39	0.46	丹参
MOL007151	DS-56	Tanshindiol B	2.34	42.67	0.45	丹参
MOL007152	DS-57	Przewaquinone E	2.34	42.85	0.45	丹参
MOL007154	DS-58	tanshinone iia	4.66	49.89	0.4	丹参
MOL007155	DS-59	（6S）-6-（hydroxymethyl）-1,6-dimethyl-8，9-dihydro-7H-naphtho［8，7-g］benzofuran-10，11-dione	3.57	65.26	0.45	丹参
MOL007156	DS-60	tanshinone Ⅵ	2.44	45.64	0.3	丹参
MOL001002	CS-01	ellagic acid	1.48	43.06	0.43	赤芍
MOL001918	CS-02	paeoniflorgenone	0.79	87.59	0.37	赤芍
MOL001921	CS-08	Lactiflorin	-0.57	49.12	0.8	赤芍
MOL001924	CS-03	paeoniflorin	-1.28	53.87	0.79	赤芍
MOL001925	CS-09	paeoniflorin_qt	0.46	68.18	0.4	赤芍
MOL002714	CS-04	baicalein	2.33	33.52	0.21	赤芍
MOL002776	CS-05	Baicalin	0.64	40.12	0.75	赤芍
MOL000492	CS-06	（+）-catechin	1.92	54.83	0.24	赤芍
MOL006990	CS-10	（1S，2S，4R）-trans-2-hydroxy-1，8-cineole-B-D-glucopyranoside	-0.57	30.25	0.27	赤芍
MOL006992	CS-07	（2R，3R）-4-methoxyl-distylin	1.89	59.98	0.3	赤芍
MOL006994	CS-11	1-o-beta-d-glucopyranosyl-8-o-benzoylpaeonisuffrone_qt	0.44	36.01	0.3	赤芍
MOL006996	CS-12	1-o-beta-d-glucopyranosylpaeonisuffrone_qt	0.51	65.08	0.35	赤芍

MOL007003	CS-13	benzoyl paeoniflorin	0.76	31.14	0.54	赤芍
MOL007004	CS-14	Albiflorin	−1.33	30.25	0.77	赤芍
MOL007005	CS-15	Albiflorin_qt	0.42	48.7	0.33	赤芍
MOL007008	CS-16	4-ethyl-paeoniflorin_qt	1.02	56.87	0.44	赤芍
MOL007012	CS-17	4-o-methyl-paeoniflorin_qt	0.87	56.7	0.43	赤芍
MOL007014	CS-18	8-debenzoylpaeonidanin	−3.28	31.74	0.45	赤芍
MOL007016	CS-19	Paeoniflorigenone	0.79	65.33	0.37	赤芍
MOL007018	CS-20	9-ethyl-neo-paeoniaflorin A_qt	1.48	64.42	0.3	赤芍
MOL007022	CS-21	evofolinB	2.07	64.74	0.22	赤芍
MOL007025	CS-22	isobenzoylpaeoniflorin	0.76	31.14	0.54	赤芍
MOL000830	ZX-05	Alisol B	4.64	34.47	0.82	泽泻
MOL000832	ZX-06	alisol, b, 23-acetate	3.82	32.52	0.82	泽泻
MOL000849	ZX-01	16β-methoxyalisol B monoacetate	4.33	32.43	0.77	泽泻
MOL000853	ZX-02	alisol B	3.76	36.76	0.82	泽泻
MOL000854	ZX-03	alisol C	3.5	32.7	0.82	泽泻
MOL000856	ZX-04	alisol C monoacetate	3.67	33.06	0.83	泽泻
MOL000239	HQ-01	Jaranol	2.09	50.83	0.29	黄芪
MOL000354	HQ-02	isorhamnetin	1.76	49.6	0.31	黄芪
MOL000371	HQ-03	3, 9-di-O-methylnissolin	2.89	53.74	0.48	黄芪
MOL000374	HQ-15	5'-hydroxyiso-muronulatol-2', 5'-di-O-glucoside	−0.95	41.72	0.69	黄芪
MOL000378	HQ-04	7-O-methylisomucronulatol	3.38	74.69	0.3	黄芪
MOL000379	HQ-05	9, 10-dimethoxypterocarpan-3-O-β-D-glucoside	0.74	36.74	0.92	黄芪
MOL000380	HQ-06	（6aR, 11aR）-9, 10-dimethoxy-6a, 11a-dihydro-6H-benzofurano［3, 2-c］chromen-3-ol	2.64	64.26	0.42	黄芪
MOL000387	HQ-07	Bifendate	2.56	31.1	0.67	黄芪
MOL000392	HQ-08	formononetin	2.58	69.67	0.21	黄芪
MOL000398	HQ-16	isoflavanone	2.42	109.99	0.3	黄芪
MOL000417	HQ-9	Calycosin	2.32	47.75	0.24	黄芪
MOL000422	HQ-10	kaempferol	1.77	41.88	0.24	黄芪
MOL000433	HQ-11	FA	0.01	68.96	0.71	黄芪
MOL000438	HQ-17	（3R）-3-（2-hydroxy-3, 4-dimethoxyphenyl）chroman-7-ol	3.13	67.67	0.26	黄芪

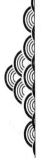

MOL000439	HQ-12	isomucronulatol-7，2'-di-O-glucosiole	-0.68	49.28	0.62	黄芪
MOL000442	HQ-13	1，7-Dihydroxy-3，9-dimethoxy pterocarpene	3.11	39.05	0.48	黄芪
MOL000098	HQ-14	quercetin	1.5	46.43	0.28	黄芪
MOL001040	GBS-01	（2R）-5，7-dihydroxy-2-（4-hydroxyphenyl）chroman-4-one	2.3	42.36	0.21	骨碎补
MOL001978	GBS-02	Aureusidin	2.07	53.42	0.24	骨碎补
MOL002914	GBS-03	Eriodyctiol（flavanone）	2.03	41.35	0.24	骨碎补
MOL000422	GBS-04	kaempferol	1.77	41.88	0.24	骨碎补
MOL004328	GBS-05	naringenin	2.3	59.29	0.21	骨碎补
MOL000492	GBS-06	（+）-catechin	1.92	54.83	0.24	骨碎补
MOL005190	GBS-07	eriodictyol	2.03	71.79	0.24	骨碎补
MOL000569	GBS-08	digallate	1.53	61.85	0.26	骨碎补
MOL000006	GBS-09	luteolin	2.07	36.16	0.25	骨碎补
MOL009078	GBS-10	davallioside A_qt	1.33	62.65	0.51	骨碎补
MOL009087	GBS-12	marioside_qt	1.91	70.79	0.19	骨碎补
MOL009091	GBS-11	xanthogalenol	4.74	41.08	0.32	骨碎补
MOL004241	YJ-02	curcolactone	1.45	51.51	0.2	郁金
MOL004244	YJ-03	（4aR，5R，8R，8aR）-5，8-dihydroxy-3，5，8a-trimethyl-6，7，8，9-tetrahydro-4aH-benzo［f］benzofuran-4-one	1.27	59.52	0.2	郁金
MOL004253	YJ-04	Curcumenolactone C	1.35	39.7	0.19	郁金
MOL004260	YJ-05	（E）-1，7-Diphenyl-3-hydroxy-1-hepten-5-one	3.57	64.66	0.18	郁金
MOL004263	YJ-06	（E）-5-Hydroxy-7-（4-hydroxyphenyl）-1-phenyl-1-heptene	4.59	46.9	0.19	郁金
MOL004291	YJ-07	Oxycurcumenol	1.8	67.06	0.18	郁金
MOL004305	YJ-08	Zedoalactone A	1.26	111.43	0.19	郁金
MOL004306	YJ-09	Zedoalactone B	0.26	103.59	0.22	郁金
MOL004309	YJ-10	zedoalactone E	1.21	85.16	0.19	郁金
MOL004311	YJ-11	Zedoarolide A	0.05	87.97	0.3	郁金
MOL004313	YJ-12	Zedoarolide B	1.06	135.56	0.21	郁金
MOL004328	YJ-01	naringenin	2.3	59.29	0.21	郁金

2.胆汁淤积疾病相关靶点 从数据库 DisGeNET 中获取 845 条关于冠心病靶

点信息、OMIM 中获取 181 条关于冠心病靶点信息，见表 3-60。

表 3-60　冠心病疾病靶点信息

数据库	靶点
OMIM	Masp2、Cort、Pik3cd、Agrn、Arid1a、Hnrnpr、NDUFS5、Kdm1a、Sync、Pex10、Icmt、Gpr3、Sdc3、Nphp4、Mycbp、FCN3、Gjb3、Zmpste24、Dhrs3、Plekhg5、Clstn1、Mfn2、Map3k6、Uts2、H6pd、Nadk、Zmym6、Syf2、Nppa、C1qa、C1qc、Fuca1、Isg15、Alpl、Fabp3、Eno1、MS4、PLA2G2A、NPPB、Stmn1、Ctps、Slc9a1、Tnfrsf1b、Edn2、Sdhb、Matn1、Col8a2、Ptafr、Tnfrsf8、Epha2、Ephb2、Aldh4a1、CD52、BMP8B、Cnr2、Gja4、Hmgcl、Ddost、Pla2g5、Mtor、Ece1、Mthfr、Tnfrsf4、Ppt1、SCNN1D、Clcn6、Clcnka、Clcnkb、Yars、Dvl1、Ak2、Kcnq4、Wnt4、GJA9、CDC42、Gnb1、Rpl11、Ybx1、Hspg2、Cap1、Rhd、Id3、Plod1、Tnfrsf9、C1qb、Khdrbs1、Tardbp、Eif3i、Fhl3、Runx3、Col9a2、Gale、Pum1、Nr0b2、Guca2b、Ski、Rspo1、Zc3h12a、PERM1、Ldlrap1、Hes5、Micos10、Emc1、Myom3、Zmym4、Fbxo42、Padi6、Rnf207、Dhdds、Casz1、Pdpn、Ifnlr1、Arhgef19、Plekhm2、Pdik1l、Maco1、Cldn19、Fndc5、Kdf1、Snip1、Smim1、CALML6、Grhl3、Oscp1、Smpdl3b、Ptpru、Tnfrsf14、Tnfrsf25、Trim63、Hdac1、Mul1、Azin2、Mib2、Efhd2、Kif1b、Scmh1、Gpatch3、B3galt6、Ubxn10、Cited4、Ccnl2、Serinc2、Park7、Ctrc、SLC25A33、Ccdc28b、Mecr、Trim62、Nt5c1a、Pink1、Pla2g2f、Tinagl1、Trit1、Fbxo44、Ppcs、Nmnat1、Prdm16、Arhgef10l、Pnrc2、Atp13a2、Ctnnbip1、Gjb4、Pigv、Aurkaip1、Pla2g2e、Selenon、Rere、Wrap73、Hspb7、Rcan3、Padi1、Padi3、Padi4、Hpca、MACF1、Nudc、Slc45a1、Utp11、Ythdf2、Ubiad1、Clic4
DisGeNET	LDLR、PLA2G7、APOB、LPA、APOE、TCF7L2、HNF1A、ABCG5、PON1、ACE、DNAH11、ZC3HC1、MRAS、CX3CR1、MMP3、IRS1、CD36、VKORC1、KALRN、ESR2、PLAU、MMP9、MIR17HG、CCDC92、CCL2、EDN1、CCR5、CD40LG、LPL、LOX、LIPC、ABCC9、KCNJ8、PCSK9、CETP、ABCA1、PHACTR1、ADAMTS7、HMGCR、SCARB1、ALDH2、FADS1、ALOX5、MTHFD1L、PLPP3、AR、FADS2、MIA3、NR1H3、LIPA、SMAD3、GALNT2、ADTRP、ZPR1、PROCR、SVEP1、KCNJ11、UBE2Z、FTO、SH2B3、JCAD、ABCG8、BRAP、SMARCA4、ZBTB7C、PPARG、GCKR、SMG6、SIK3、ANKS1A、GATA4、DOCK9、CUX2、FLT1、GRHL1、POLK、MECOM、CARMIL1、POLR3B、ESR1、WDR12、BCAP29、SLC12A9、EEF1A2、CMSS1、

ZCCHC8, MAML3, F7, FHIT, GALNT7, SEMA5B, CNNM2, CDKAL1, ULK4, CHDH, RNF130, STK32B, GABRB1, PLCG1, TP53BP1, TRIO, VEGFA, ZNF165, SLC30A3, MEF2A, BAZ1B, ADIPOQ, KCNQ1, ITPR3, TNF, MYL2, PPP1R12B, REN, PLA2G1B, ATXN2, SCN2A, SERPINE1, SKIV2L, SLC22A1, NOTCH2, NOS3, ITPK1, KIAA0319, TRAFD1, HP, HNF4A, HMOX1, FILIP1L, HFE, CEP162, GSTT1, RPH3A, SORCS3, SLC17A3, IGF2BP2, TOMM40, IL18, SLC17A4, COL4A3BP, IL6, RAD50, NUTF2, IL1B, BTN3A3, BTN2A2, ASTN2, ACAD10, DNAJC5B, CD14, PLEKHA7, APOC3, TMEM231, CR1L, CHRDL1, KLHL29, CRP, CSK, FRMD5, SRRM4, APOA1, DIAPH3, CHRNA3, KCTD10, NLRC5, TOMM5, HHIPL1, FNDC1, AGTR1, COL4A2, AGT, COL11A2, LHFPL3, NAA25, HECTD4, FAM114A1, PLCD3, DPEP3, DPEP2, GPSM3, AGAP1, CYP17A1, ZNF831, ZFHX3, ATP2B1, THADA, ABL1, SLC30A8, GLT1D1, SUGP1, TTC39B, DNM2, APOA5, KIF12, CYBA, TTC41P, JAZF1, CACNB2, GLCCI1, CABCOCO1, ZBED9, CYP2C19, BTD, ZSCAN31, APOA4, ITGB3, TLR4, MTRR, FGB, VWF, PLA2G6, NKX2-5, VDR, GSTM1, SORT1, NFKB1, AGER, CXCL12, P2RY12, LTA, OLR1, IL1RN, IL1A, CAD, USF1, CFH, PON2, MPO, ALB, ALOX5AP, HPGDS, IL10, SELP, CDKN2B, CDKN2A, F2, ADD1, RETN, PTGS2, KIF6, DECR1, KL, OR10A4, PPARA, CCR2, NR3C1, MTR, GSTK1, IL6R, THBD, AMPD1, SLCO6A1, GNB3, LIPG, CXCL16, NPC1L1, TBX5, ABCC6, TNFRSF11B, CYP1A1, ATM, UCP2, SELE, CCL5, PON3, KNG1, PECAM1, PRH2, PLG, ABCB1, PLA2G10, LMNA, GPR162, GATA6, GATA2, HIF1A, ANGPTL3, F3, ANGPTL4, TCF21, CYP2J2, CPB2, HAND1, F5, FABP2, WDTC1, CITED2, SIRT1, APOA2, CYP2B6, GP1BA, KIF28P, ALOX15, MMP2, MTTP, UGT1A1, NPY, SLC6A4, FLNA, NOS2, SELPLG, ICAM1, SELL, TFPI, TGFB1, TP53, MUSK, FLAD1, GP6, YWHAZ, ZIC3, CBS, EPHX2, ABO, HSPD1, RAPSN, LGALS2, PTGS1, LEP, NLRP3, NAMPT, TBX20, APOC1, CST3, MMRN1, CXCR4, ITGA2B, MBL2, CD59, CYP2C8, KIF2C, PLB1, SHBG, PPIA, GHRL, ARL15, SEMA6A, FSD1, ACE2, TRIB3, GMCL2, GMCL1, SCN5A, QRSL1, RBP4, COX8A, CBSL, PROC, APOM, ROS1, DAB2IP, JPH3, SLCO1B1, NEXN, HPSE, IL33, PSRC1, CUBN, CFDP1, KLF2, NTN1, BCAR1, ABCG1, NOS1AP, NR1H4, TMEM170A, F2RL3, TRIB1, ATXN2L, CD93, XRCC1, EHMT1, ADIPOR1, TBC1D9, SOD1, INSIG2, HSPA14, SETD2, THBS1, FSD1L, HEY2, LPAL2, GCA,

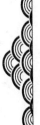

POU2F3, SLC22A3, PPBP, BDNF, HSD11B1, FBN1, FABP4, MMP12, HSPA4, CASR, FAS, CASQ2, CD28, FCGR2A, APLNR, MGP, HLA-DQB1, FCGR3B, PCSK1, MIF, FCGR3A, INSIG1, INS, F2R, IGF1, IGF2, BMPR2, MYH6, BCL2, CELSR2, EDNRA, NODAL, CXCL8, BHMT, ETS1, EPRS, COX1, TNC, COX2, IL15, C3, FOXO3, PPARD, ADRB2, ADRB1, ADRA2B, CYP3A4, ACAT2, GCLC, ADH1C, GJA5, CNR1, PLTP, ACTC1, LCAT, ACTA2, GC, LEPR, CLU, CES1, PIK3CG, PGF, FN1, CYP11B2, CRELD1, HPSE2, CSF2, DEFA1, KIF9, MKL1, HEATR6, CRH, CYP1A2, CPS1, NOX5, SLC52A2, KIDINS220, CYP3A5, CSF3, DNAH8, NQO1, ROBO3, CYP4A11, DEFA3, DSCAM, CYP2D6, CYP2C9, SENP2, RNF213, CYP7A1, NDST4, CYBB, HOMEZ, DTNA, GREM1, ZBTB21, IRX4, FOXP3, ASCC1, MLXIPL, FXN, FOS, FOLH1, WNT16, ISYNA1, FOXO1, EHD3, FUT3, SENP1, FOXP1, B3GAT1, PALD1, C5AR2, PDCD4, GAPDH, GALNT3, GAD1, NXT1, MYLIP, GABPA, CES1P1, FEN1, EPHX1, SELENOS, MESP1, MARK2, ELANE, CFC1, SLC2A9, EGR1, PRDM10, EGFR, AS3MT, ETS2, EXTL3, PARL, HDL3, RIPK4, CCHCR1, FCGR2B, FCAR, BCOR, FBN2, F13A1, RNLS, F12, F8, NLN, ARSA, SUMO4, ARMS2, ANXA1, ANGPT2, AKT1, AHSG, ANXA2, APC, SEMA3D, ARNTL, AQP5, TAS2R50, APOD, SERPINA9, HCAR2, NANOS3, APOC4, IRF2BP2, APOC2, PEAR1, ZGLP1, ADH1A, ACVR1, ACP1, ACHE, ADH1B, AGTR2, ADRB3, ADRA2A, OR13G1, ADORA3, ARSD, CPE, CHIT1, ARID5B, CHI3L1, CCL21, CDH13, CDK1, CD44, CNDP1, BUD13, CD40, CD34, CD86, ESYT3, ST6GALNAC5, ADIPOR2, CP, STN1, COMT, COL6A1, COL4A1, SP6, ADAM33, COL3A1, ACKR2, CCR7, MCFD2, TBL1Y, CAV1, IL23R, BCHE, AVP, SLC7A13, ATP5PF, ATP4B, ZNF627, DAND5, SERPINC1, ASGR1, DLEU7, SERPINA12, BCL2A1, OPN4, CASP1, SLC25A20, CACNA1C, CA2, KLF5, CMTM5, BMP4, EARS2, BGLAP, OSR1, KLF14, FGF21, NPPC, NNMT, NHS, TCN2, NFKBIA, TFAP2B, NR2F2, NFE2L2, NEUROD1, LEFTY2, TGFBR2, NDUFS2, NCAM1, TBX3, NOS1, TBX1, NOTCH1, SOD2, SOD3, SOX9, SPINK1, SPP1, SREBF1, SREBF2, ST14, STK11, TAC1, THBS4, THRA, TIMP1, WRN, MMP1, NR3C2, MEFV, LRP8, MEF2C, ST8SIA4, ADAM11, MAF, FGF23, KMT2D, WRB, MMP7, MMP8, MYBPC3, TNFAIP3, MYB, TNNT1, TRAF5, TRPC3, TNFSF4, SUMO1, MT1B, MMP14, MMP13, MIA, POU5F1, RAC1, MOK, PLGLB2, RBL2, PLAT, RENBP, RFC1, PITX2, RPA1, RPN1, RXRA,

PTX3, PTPRC, PTPN1, POLD1, PRKAA1, PRKCE, MAPK3, MAPK8, PRKY, PNN, PROS1, PSMD9, TAS2R38, PTH, RYR2, RYR3, S100A9, SERPINB2, SFRP4, SRSF1, SRSF2, SH3BGR, PCSK6, P2RY1, SLC2A3, OPRM1, SLC19A1, NTRK3, NTRK2, PCDH8, PCNA, PCYT1A, S100A12, SCD, PF4V1, SERPINF1, SLC26A4, ENPP1, CCL18, CCL19, PDGFA, CCL22, CXCL5, CX3CL1, SMARCA2, DLC1, NPFFR2, HMGA1, SUB1, HLA-DRB5, TMED1, ADAMTS13, HNRNPUL1, PTPRT, CAPN10, HLA-DRB1, SLC2A6, HAS2, HSPA1A, CYSLTR1, NES, YAP1, IRF8, EIF3M, ANP32B, MRPL28, LEFTY1, HSPA8, CXCR6, EBP, HAL, GUK1, GSTM2, ZFPM2, ANGPTL2, GDF1, DDAH2, DDAH1, SMUG1, BHMT2, GCK, GCH1, POC1A, GCG, TES, GCLM, GLP1R, GLUL, GRIK4, GPX1, SCAP, GPT, PALLD, GRK4, TAB2, GPER1, GPD1L, ABRAXAS2, GOT2, GNGT2, PLA2G2D, MKKS, KAT2B, NR1I2, ARHGEF7, LMAN1, SELENBP1, HAP1, LCN2, LDB2, TBX18, FCGR2C, IL1RL1, SLC33A1, PROM1, CREG1, TNFRSF11A, USP9Y, SMAD7, SMAD1, LTC4S, SRPX, SOAT2, MADD, LTBP1, IRS2, VAMP8, LRP6, TNFSF13, NREP, KLK1, KDR, IL15RA, IL18BP, IL7, IL5, IL4, IL2, MPZL2, IL1RAP, IGFBP3, AKR1A1, IGFBP1, IL16, IL17A, ELMO1, KCNA3, ITGAM, ITGA2, ISL1, QKI, ADAMTS1, LITAF, IRF6, CLOCK, INSR, HDAC9, PCLAF, IFNG

3. 丹蒌片化合物－靶点相互作用网络　　通过对丹蒌片的作用挖掘，应用 Cytoscape 软件将 10 个药物、148 个化合物与成分的作用靶点为基础构建出"药材－成分－靶点"相互网络。在化合物－靶点相互作用网络中，共包括 396 个节点（10 个药物、108 个化合物节点和 278 个靶点节点）和 2020 条边。在数据处理过程中 MOL004244 等 40 多个成分，在该数据库中还未有相关的靶点，故而在构建化合物－靶点网络中，只显示相关的 108 个化合物。从图 3-1 可知，化合物 HQ-14，XB-08 的靶点（152 个）最多，其作用最为丰富。其次是 GBS-04（62 个）。这些数据表明，这几个成分对丹蒌片药理功能的发挥作用较为重要。另外，在网络中靶点 PTGS2 与最多的成分存在相互作用（91 个），其次为 PTGS1。在 433 个挖掘出的靶点中，有 386 个靶点存在多个配体，而有 47 个靶点只有单一配体。这表明"丹蒌片"中的主要成分通过复杂的多靶点的作用通路来发挥相应的药效，也从侧面证明了中草药发挥效用的整体性与复杂性。

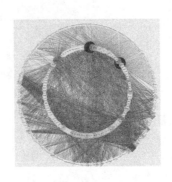

图 3-1 丹蒌片成分－靶点网络图

4.丹蒌片活性成分－靶点－冠心病网络构建与分析 对丹蒌片的化合物潜在靶点与冠心病疾病靶点取交集，应用 Cytoscape3.7.1 软件建立"药物－成分－靶点"网络，网络由 216 个节点组成 1742 边，由 10 个中药、103 个成分节点和 103 个蛋白靶点节点，圆形红色的表示药物，菱形黄色的表示成分节点，三角形蓝色的表示蛋白靶点节点。这里的 103 个蛋白靶点节点既是丹蒌片成分作用靶点，亦是冠心病疾病发生的相关作用靶点，药物－成分－靶点网络见图 3-2。该网络中最大自由度值 366，平均自由度 8.713，取大于平均自由度到最大自由度作为"成分－靶点冠心病"核心网络，见图 3-3，91 个节点组成，其中由 9 个药物、64 个成分节点和 18 个蛋白靶点节点，筛选的核心成分、核心靶点及其自由度见表 3-61。

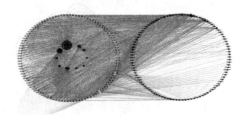

图 3-2 丹蒌片"药物－成分－冠心病靶点"网络图

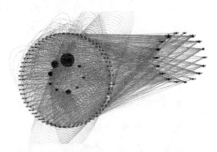

图 3-3 丹蒌片"药物－成分－冠心病靶点"核心网络图

表 3-61 丹蒌片"药物 – 成分 – 冠心病靶点"核心网络信息

药物	自由度	成分	自由度	成分	自由度	靶点	自由度
丹参	366	XB-08	122	DS-32	20	PTGS2	91
黄芪	177	HQ-14	122	HQ-9	18	PTGS1	58
骨碎补	102	HQ-10	54	GBS-02	18	ESR2	53
薤白	96	GBS-04	54	DS-35	18	F2R	39
赤芍	38	GBS-09	40	DS-21	18	ADRB2	38
瓜蒌	28	DS-01	38	DS-17	18	RXRA	37
葛根	23	CS-01	38	DS-06	18	SCN5A	37
川芎	20	YJ-1	36	GG-02	16	AR	35
郁金	18	XB-03	36	DS-29	16	ACHE	32
		GBS-05	36	DS-08	16	OPRM1	27
		DS-58	36	DS-03	16	CA2	25
		HQ-08	30	DS-46	14	NOS2	24
		GG-01	30	DS-45	14	PIK3CG	23
		DS-33	30	DS-16	14	PPARG	22
		HQ-06	28	HQ-01	12	NOS3	17
		HQ-04	28	GBS-11	12	SLC6A4	12
		GL-02	28	GBS-07	12	NR3C1	11
		CS-04	28	DS-60	12	AKT1	10
		GL-01	26	DS-59	12		
		DS-30	26	DS-47	12		
		DS-12	26	DS-34	12		
		CX-01	26	DS-13	12		
		HQ-03	24	DS-10	12		
		HQ-02	24	DS-05	12		
		DS-09	24	GBS-06	10		
		DS-44	22	GBS-01	10		
		DS-37	22	DS-48	10		
		DS-36	22	DS-40	10		
		DS-31	22	DS-28	10		
		DS-53	20	DS-27	10		
		DS-42	20	DS-25	10		
		DS-39	20	DS-15	10		

5. 丹蒌片药物－靶点－疾病通路富集分析　利用通过 Clue GO 对筛选出的 18 个核心靶点蛋白进行通路富集分析，主要生物过程见图 3-4、图 3-5。由图 3-4 可知，其主要涉前 10 的生物过程分别为调节血压、管径的调节、调节血管直径、调节血管大小、管尺寸的调节、循环系统中的血管过程、神经递质生物合成过程、神经递质代谢过程、金属离子传输的调节、对流体剪切应力的响应等有关的通路。筛选出的通路可以提示，丹蒌片在治疗冠心病的作用可能是通过参与以上几条生物学过程和通路发挥的，从而达到治疗冠心病的目的。

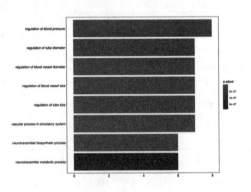

图 3-4　丹蒌片"药物－关键靶点－疾病"ClueGo 富集生物过程

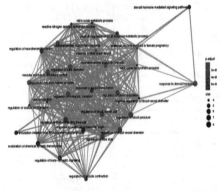

图 3-5　丹蒌片"药物－关键靶点－疾病"ClueGo 富集通路及生物过程

表 3-62　丹蒌片"药物－关键靶点－疾病"ClueGo 富集通路及生物过程聚类分析

通路/生物过程	P 值	相关基因	频率
调节血压	3.5×10^{-12}	PTGS1, NOS2, PTGS2, ADRB2, F2R, PPARG, NOS3, AR	8
管径的调节	3.13×10^{-11}	AKT1, NOS2, PTGS2, ADRB2, F2R, SLC6A4, NOS3	7
调节血管直径	3.13×10^{-11}	AKT1, NOS2, PTGS2, ADRB2, F2R, SLC6A4, NOS3	7
调节血管大小	4.77×10^{-11}	AKT1, NOS2, PTGS2, ADRB2, F2R, SLC6A4, NOS3	7
管尺寸的调节	5.02×10^{-11}	AKT1, NOS2, PTGS2, ADRB2, F2R, SLC6A4, NOS3	7

循环系统中的血管过程	1.53×10^{-10}	AKT1，NOS2，PTGS2，ADRB2，F2R，SLC6A4，NOS3	7
神经递质生物合成过程	4.41×10^{-10}	AKT1，NOS2，PTGS2，SLC6A4，ACHE，NOS3	6
神经递质代谢过程	3.83×10^{-9}	AKT1，NOS2，PTGS2，SLC6A4，ACHE，NOS3	6
金属离子传输的调节	3.84×10^{-8}	AKT1，PTGS2，PIK3CG，ADRB2，F2R，SCN5A，NOS3	7
对流体剪切应力的响应	4.89×10^{-8}	AKT1，PTGS2，CA2，NOS3	4

6.KEGG 通路分析　利用通过 KEGG 挖掘分析得到 123 条通路，主要生物过程见图 3-6。由图 3-5 可知，其主要涉前 10 的通路分别为调节脂肪细胞中的脂肪分解、血小板活化、小细胞肺癌、Apelin 信号通路、雌激素信号通路、心肌细胞中的肾上腺素能信号传导、VEGF 信号通路、cGMP-PKG 信号通路、钙信号通路、精氨酸生物合成、PI3K-Akt 信号通路等有关的通路。筛选出的通路可以提示，丹蒌片在治疗冠心病的作用可能是通过参与以上几条生物学过程和通路发挥的，从而达到治疗冠心病的目的。

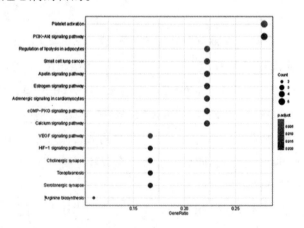

图 3-6　丹蒌片"药物-关键靶点-疾病"KEGG 富集通路及生物过程

三、讨论

丹蒌方组成主要由瓜蒌皮、薤白、丹参、赤芍、葛根、泽泻、黄芪、骨碎补、郁金、川芎等 10 味中药组成，方中瓜蒌及薤白为君药，瓜蒌发挥化痰理气功效，薤白发挥豁痰通阳功效，两者相互配伍起到化痰散结、宣痹通阳之功；丹参、赤芍、葛根和川芎发挥活血化瘀及通络止痛功效，黄芪发挥益气温阳，使气旺血行之功效，而泽泻健脾渗湿，补而不滞；郁金、骨碎补取从肾治心之意，全方以痰瘀同治而发挥燥湿化痰、活血化瘀功效。大量的临床及研究表明本方疗效确切，治疗冠心病效果较好。

中医治疗以整体观、辨证论治为指导原则，中药是多成分、多作用通路协同发挥作用的系统过程。作为目前研究最火热的系统网络药理学具有较好的研究发展方向。其将系统生物学、药理学、计算机辅助药物设计、生物信息学等学科相结合，对复杂中药系统的作用过程及机制进行研究，具有较好的发展前景。其采用"药物 – 靶点 – 疾病"相互作用网络，是对中医学整体观念、辨证论治、系统论的具体阐释为我们提供了研究中药复方的一种新策略。本研究借助网络药理学手段，初步挖掘、分析丹蒌片治疗冠心病性疾病的可能作用机制，为丹蒌片治疗冠心病作用机制的科学内涵提供参考。

从计算机网络挖掘技术，把维持整个生命体内平衡的网络作为整体，通过对丹蒌片中主要活性成分的作用靶点进行筛选并与冠心病病症的相关靶标进行交集，筛选出栀子活性成分 – 靶点 – 疾病网络，对网络中关键的靶点所在的通络进行分析，从结果中提示丹蒌片中参与冠心病作用主要活性物质是槲皮素、山奈酚、木犀草素、鞣花酸、柚皮素、丹参酮 II a、芒柄花素、二氢丹参内酯、7-O- 甲基异丙醇胺、羟基芫花素、黄芩素、香叶木素、丹参新醌 D、4- 亚甲丹参新酮、杨梅酮、3,9- 二 –O- 甲基尼森香豌豆紫檀酚、异鼠李素、2- 异丙基 –8- 甲基菲 –3，4- 二酮、脱氧基新隐丹参酮等成分，而以上成分交互作用的 PTGS2，PTGS1，ESR2，F2R，ADRB2，RXRA，SCN5A，AR，ACHE，OPRM1，CA2，NOS2，PIK3CG，PPARG，NOS3，SLC6A4，NR3C1，AKT1 等靶点是调节血压、管径的调节、调节血管直径、调节血管大小、管尺寸的调节、循环系统中的血管过程、神经递质生物合成过程、神经递质代谢过程、金属离子传输的调节、对流体剪切应力等冠心病发病治疗的关键靶点。

王富江等人发现丹蒌片通过调控的高血脂有治疗作用，可能是通过调 PTGS2的转录水平来发挥作用；丹蒌片中活性成分黄芩素可以通过降低右心室收缩压水平，心脏血流动力学参数，改善心肺重构，抑制 PASMCs 的异常增生，延缓血管重构的作用，从而起到改善肺动脉血管的异常增厚，从而改善心肺功能。孙军等研究表明槲皮素可以通过调控 PI3K/Akt 通路，促进血管内皮祖细胞的分化，从而使冠心病缺血部位得到新生和修复，这与本研究挖掘所得的 Akt 靶点通路相一致。刘玉梅等研究结果显示，丹蒌片组能降低高血脂大鼠血清中一氧化氮合酶

（NOS）含量，保护血管内皮，改善血流功能，且具有较好的预防动脉粥样硬化的作用。

参考文献

[1] 王志丹，贾连群，宋囡，等.冠心病心绞痛痰瘀互结证患者血清HDL组成成分变化及其抗炎、抗氧化功能研究.中华中医药学刊，2019，1-12.

[2] 李洪峥，王阶，何浩强，等.基于中医思维的冠心病心绞痛病证结合诊疗知识模型构建.中医杂志，2019，（15）：1288-1293.

[3] 何艳，甄玉花.阿托伐他汀与脂必泰联用对血脂异常的冠心病中高危患者的疗效及其对炎症因子水平的影响.抗感染药学，2019，（5）：888-891.

[4] 陈金锋，雷鹏，范虹，等.一种理论 五十春秋——国医大师雷忠义胸痹痰瘀互结理论源流回溯.陕西中医药大学学报，2019，42（4）：8-11.

[5] 谭亚芳，梁玮婷，潘文君，等.丹蒌片调控心肌细胞钙超载的变化及其信号分子机制.中国中医急症，2019，28（6）：945-949.

[6] 郑锐贵，郭治平，吴陈棠.丹蒌片治疗经皮冠状动脉介入治疗后急性心肌梗死冠状动脉微循环障碍的临床疗效.临床合理用药杂志，2019，12（15）：3-4，7.

[7] 李佳勇.丹蒌片对痰瘀互结型冠心病PCI后合并血脂异常的临床疗效观察.北京中医药大学，2019.

[8] 耿胜男，杨莉，李阳杰，等.基于网络药理学的干姜抗癌作用机制分析.药物评价研究：1-12.

[9] 陈浩，高璇，赵威，等.基于网络药理学的栀子抗胆汁淤积的作用机制研究.中国中药杂志，2019，44（13）：2709-2718.

[10] 王富江，张鹏，于春泉，等.丹蒌片对心血管疾病的作用及相关成分的生物网络关系的探讨.中草药，2015，46（5）：774-777.

[11] He Y，Cao X，Liu X，et al.Quercetin reverses experimental pul-monary arterial hypertension by modulating the TrkA pathway.Exp Cell Res，2015，339（1）：122-34.

[12] 孙军，温昌明，张保朝，等.槲皮素通过调控PI3K/Akt信号通路对血管内皮祖细胞发挥保护作用.中国药理学通报，2019，35（1）：85-90.

[13] 刘玉梅，杨振，洪铁，等.丹瘘片对动脉内皮损伤大鼠ET，Ang Ⅱ，NOS的影响.世界中西医结合杂志，2010，5（5）：403-405.

（《中西医结合心脑血管病杂志》2019年第17卷第24期）

田心论文

丹曲胶囊抗心肌缺血再灌注损伤的线粒体保护机制

田 心[1] 徐 攀[2] 刘超峰[1]

（1.陕西省中医医院心病科；2.湖北医药学院临床医学系）

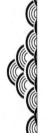

心血管疾病已经成为世界公认的健康杀手，而冠脉病变的治疗予以行冠状支架植入术后，存在着心肌缺血／再灌注（MI/R）损伤，由此造成许多心血管症状，引发一系列心血管事件。中医药治疗 MI/R 损伤有着很大的优势，天然植物药材的选择以及相对较小的毒副反应是主要原因。丹曲胶囊是陕西省中医医院（以下简称"我院"）心病科研发的院内制剂，已应用于临床。本研究用 MI/R 损伤动物模型，从线粒体形态和功能角度探讨丹曲胶囊改善 MI/R 损伤的药效学机制，为丹曲胶囊的临床应用提供实验证据。

一、材料与方法

1. 材料

（1）动物：成年健康雄性 SD 大鼠 30 只，1.5 ~ 2 个月龄，体重 250 ~ 300 g，SPF 级饲养条件，饲养条件为恒温（25±2）℃，相对湿度（60±10）%，每日光照 12 小时，饲养期间大鼠自由摄食、饮水。大鼠均购自第四军医大学实验动物中心，动物合格证号：SCXK（军）字第 2007–007 号。

（2）药物及试剂：丹曲胶囊购自我院（规格：0.3 g×45 粒，批号：20170601）；单硝酸异山梨酯缓释片（山东齐都药业有限公司生产，规格: 60 mg×14 片，批号: 1D1712011）；兔抗 p-Drpl（#4494），购自美国 CST 公司；兔抗 Drpl（abl84247）、Mfn2（ab101055），GAPDH（ab181603），抗体，购自英国 Abcam 公司；心肌肌钙蛋白 T（cTnT）、肌酸激酶同工酶（CK–MB）试剂，购自南京建成科技有限公司（批号分别为 E30062，E30024）。

（3）仪器设备：酶标仪（美国 Molecular Devises 公司）；多道生理记录仪

及分析处理软件（RM-6280）（成都仪器厂）；透射电镜（日本 JEOL 公司）；电泳系统及凝胶成像系统（美国 Bio Rad 公司）。

2. 方法

（1）动物造模：各组大鼠术前禁食 12 小时，不限制饮水，测体重后予以 3% 戊巴比妥钠腹腔注射麻醉（1.5 ml/kg），仰卧位固定，予以气管插管，微型动物呼吸机通气，记录 II 导联心电活动，于胸骨左侧 4 ~ 5 肋开胸，暴露心脏后于左心耳下缘处穿线（6/0 丝线），结扎冠状动脉左前降支，以直径约 0.2 cm 塑料管穿过结扎线，以心电 ST 段明显抬高并与 T 波融合作为心肌缺血标志。缺血/再灌注时间：缺血 30 分钟，再灌 3 小时。

（2）分组及给药：将 30 只大鼠应用随机数字表法分为假手术组（Sham 组）、模型组（MI/R 组）、丹曲胶囊 300 mg/kg 组（DQ300 组）、丹曲胶囊 600 mg/kg 组（DQ600 组）、单硝酸异山梨酯组（ISMN 组，10 mg/kg），共五组（n = 6）。所有药物剂量依据人与大鼠体表面积换算，ISMN 依据成人用量 60 mg/d 进行换算。Sham 组与 MI/R 组给予同等剂量的生理盐水。手术处理前灌胃 2 周，术前 6 小时进行末次给药。

3. 观察指标

（1）心肌损伤标志物 cTnT，CK-MB 的检测：于再灌注 3 小时后，取主动脉血 5 ml，室温静置 1 小时，3000 r/min 离心 15 分钟（离心半径为 16 cm），留取血清，–20℃冻存。按照使用说明书应用酶联免疫吸附测定（ELISA）法检测血清 cTnT，CK-MB 活性。

（2）心电图检测：分别在不同时间节点（结扎冠脉前，结扎后 0.5 小时，再灌注 1 小时、2 小时、3 小时）记录心电图，观察导联 ST 段变化，以游标卡尺记录 ST 段高度并进行统计分析。

（3）透射电镜观察心肌细胞线粒体形态：术后取出心脏，挤压出残留血液并进行漂洗。剪裁结扎部位旁约 2 mm × 2 mm 长条心肌 3 块（缺血区域），于 2.5% 戊二醛固定 2 小时，PBS 漂洗后，放置于 1% 锇酸固定 2 小时，接着用 PBS 漂洗，梯度乙醇脱水处理、浸透，环氧树脂包埋处理。超薄切片机切割后经铀铅等染色处理，置于透射电镜下进行观察心肌线粒体排列分布、大小改变以及结构变化。

（4）蛋白免疫印迹（Western blot）检测 p-Drp1，Drp1，Mfn2 水平：留取结扎部位旁心肌组织，以组织裂解液加蛋白磷酸酶抑制剂提取蛋白，然后蛋白定量，SDS-PAGE 电泳后转膜到聚偏二氟乙烯膜（PVDF）上，快速封闭液封闭 5 分钟后，于 1：1000 稀释后的抗 p-Drp1，Drp1，Mfn2 抗体中孵育 4℃过夜，常规漂洗后，以二抗室温孵育 1 小时后洗膜（5 分钟，5 次），曝光显影用 Quantity One 软件对灰度值进行分析。

4.统计学方法　采用 SPSS 19.0 统计学软件进行分析，计量资料以均数 ± 标准差（$\bar{x} \pm s$）表示，多组间比较采用方差分析，方差齐采用 LSD 法，方差不齐用 Dunnett'-T3 法，以 P ＜ 0.05 为差异有统计学意义。

二、结果

1.丹曲胶囊对 MI/R 大鼠血清 cTnT，CK–MB 水平的影响　与 Sham 组比较，MI/R 组大鼠血清 cTnT，CK–MB 水平明显升高（P ＜ 0.01）；与 MI/R 组比较，DQ300 组、DQ600 组、ISMN 组均能够降低血清中 cTnT，CK–MB 的表达（P ＜ 0.01）；与 DQ300 组比较，DQ600 组的 cTnT 水平降低（P ＜ 0.01），ISMN 组的 cTnT，CK–MB 水平明显下降（P ＜ 0.01）。见表 3–63。

表 3–63　丹曲胶囊对 MI/R 大鼠血清 cTnT，CK–MB 水平的影响（$\bar{x} \pm s$，n ＝ 6）

组别	cTnT（ng/L）	CK–MB（U/L）
Sham 组	12.37 ± 1.51	29.92 ± 2.03
MI/R 组	37.34 ± 3.24**	47.65 ± 1.32**
DQ300 组	24.89 ± 0.98##	37.26 ± 1.17##
DQ600 组	20.32 ± 1.34##AA	35.35 ± 1.20##
ISMN 组	17.81 ± 1.13##AA	34.14 ± 1.00##AA

注：与 Sham 组比较，**P ＜ 0.01；与 MI/R 组比较，##P ＜ 0.01；与 DQ300 组比较，AAP ＜ 0.01。MI/R：心肌缺血 / 再灌注；DQ300：丹曲胶囊 300 mg/kg；DQ600：丹曲胶囊 600 mg/kg；ISMN：单硝酸异山梨酯；cTnT：心肌肌钙蛋白 T；CK–MB：肌酸激酶同工酶

2.丹曲胶囊对 MI/R 损伤大鼠心电图 ST 段的影响　与 Sham 组比较，MI/R 组于缺血 0.5 小时和再灌注 1 小时、2 小时、3 小时的心电图 ST 段上抬明显（P ＜ 0.01）；与 MI/R 组比较，DQ300 组、DQ600 组、ISMN 组均能够降低心电图 ST 段上抬，差异有高度统计学意义（P ＜ 0.01）；与 DQ300 组比较，ISMN 组能够明显降低心电图 ST 段上抬，差异有高度统计学意义（P ＜ 0.01）。见表 3–64。

表 3–64　丹曲胶囊对 MI/R 大鼠心电图 ST 段的影响（mm，$\bar{x} \pm s$，n ＝ 6）

组别	正常	缺血 0.5 小时	再灌注 1 小时	再灌注 2 小时	再灌注 3 小时
Sham 组	0.09 ± 0.01	0.11 ± 0.01	0.11 ± 0.01	0.11 ± 0.01	0.11 ± 0.01
MI/R 组	0.09 ± 0.01	0.39 ± 0.04**	0.37 ± 0.04**	0.35 ± 0.04**	0.33 ± 0.04**
DQ300 组	0.09 ± 0.01	0.27 ± 0.02##	0.26 ± 0.03##	0.24 ± 0.03##	0.21 ± 0.02##
DQ600 组	0.09 ± 0.01	0.25 ± 0.02## △	0.23 ± 0.02##	0.21 ± 0.02##	0.19 ± 0.02##
ISMN 组	0.08 ± 0.02	0.20 ± 0.02## △△	0.18 ± 0.01##AA	0.16 ± 0.01##AA	0.15 ± 0.01## △△

注：与 Sham 组比较，**P ＜ 0.01；与 MI/R 组比较，##P ＜ 0.01；与 DQ300 组比较，AP ＜ 0.05，

^{AA}P < 0.05；MI/R：心肌缺血 / 再灌注；DQ300：丹曲胶囊 300 mg/kg；DQ600：丹曲胶囊 600 mg/kg；ISMN：单硝酸异山梨酯

3. 丹曲胶囊对 MI/R 损伤大鼠心肌线粒体形态的影响　Sham 组心肌细胞线粒体排列整齐，未见明显异常；MI/R 组大鼠心肌细胞线粒体变性明显，呈碎片状分布；DQ600 组以及 DQ300 组线粒体变性减少，碎片化程度下降，此形态改变与 ISMN 组相似。

4. 丹曲胶囊对 MI/R 损伤 Drp1 磷酸化水平、Mfn2 表达水平的影响　与 Sham 组比较，MI/R 组大鼠心肌的 Drp1 磷酸化水平升高（P < 0.01）；与 MI/R 组比较，DQ600 组、ISMN 组均能够降低 Drp1 的磷酸化水平（P < 0.01），DQ300 组与 MI/R 组差异无统计学意义（P > 0.05）；与 DQ300 组比较，ISMN 组能够明显降低 Drp1 的磷酸化水平（P < 0.05）；各组 Mfn2 表达差异无统计学意义（P > 0.05）。见表 3-65。

表 3-65　丹曲胶囊对 MI/R 心肌细胞 Drp1 磷酸化水平、Mfn2 表达水平的影响（$\bar{x} \pm s$，n = 6）

组别	灰度比值（p-Drp1/Drp1）	灰度比值（Mfn2/GAPDH）
Sham 组	0.86 ± 0.19	0.93 ± 0.08
MI/R 组	1.89 ± 0.29^{**}	0.99 ± 0.10
DQ600 组	1.35 ± 0.19^{##}	0.99 ± 0.14
DQ300 组	1.54 ± 0.18	0.93 ± 0.07
ISMN 组	1.08 ± 0.27^{## △}	1.01 ± 0.08

注：与 Sham 组比较，^{**}P < 0.01；与 MI/R 组比较，^{##}P < 0.01；与 DQ300 组比较，[△]P < 0.05。MI/R：心肌缺血 / 再灌注；DQ300：丹曲胶囊 300 mg/kg；DQ600：丹曲胶囊 600 mg/kg；ISMN：单硝酸异山梨酯

三、讨论

对于急性心肌梗死，及时地进行冠状动脉介入术或者进行溶栓治疗是有效开通罪犯血管的治疗手段。然而，心肌在缺血后血管再通形成新的平衡会导致再灌注损伤，此种类别的损伤较开通血管前更为严重。在 MI/R 期间，心肌细胞线粒体的功能十分重要，从有氧代谢进入无氧代谢，然后又转复为有氧代谢，这一过程中必然伴随着糖酵解、酸性产物堆积、ATP 产能的减少，以及相应的线粒体膜通透孔开放增加，从而损伤超微结构。近年来，许多学者对线粒体的动态变化进行了详细的研究，发现线粒体的动力学方式主要是融合和分裂，线粒体功能及其融合分裂动态平衡在心血管保护中十分关键。在线粒体动力学的融合分裂中，起主导作用的是线粒体分裂蛋白 Drp1 以及融合蛋白 Mfn2。

我们前期临床观察发现，丹曲胶囊对冠心病心绞痛具有显著的改善作用，临

床应用于冠心病心绞痛的患者大多效果良好，能够改善患者的症状，降低炎性指标超敏 C 反应蛋白以及同型半胱氨酸的表达。丹曲胶囊主要有丹参、红曲、银杏叶、三七等中药。现代药理研究表明，丹参素对 MI/R 具有明显的保护作用，其作用机制可能是通过激活 PI3K/Akt 和 ERK1/2 信号通路抑制心肌细胞凋亡，丹参酮Ⅱ A 亦可以抑制 MI/R 损伤诱导的氧化应激反应；红曲含有天然他汀类成分，能够有效地降低血脂，预防动脉粥样硬化斑块形成；银杏苦内酯可选择性地抵抗血小板活化因子；三七总皂苷具有明显改善 MI/R 损伤的作用，主要通过抗氧化应激、调节能量代谢、抑制细胞凋亡等途径保护心肌。

基于该复方中药多成分、多靶点的作用特点，本研究应用基础的 ELISA 以及心电图测定指标，并以透射电镜以及免疫印迹法阐述丹曲胶囊的抗 MI/R 损伤的线粒体保护机制。目前普遍的共识认为，心肌特异性损伤标志物加上心电图动态改变情况可以较为准确地诊断心肌梗死。本研究结果显示丹曲胶囊能减轻模型大鼠 MI/R 的心肌损伤标志物水平（cTnT，CK-MB），在 MI/R 过程中有效减轻心电图 ST 段上抬，使心肌缺血程度减轻，提示丹曲胶囊能够减轻 MI/R 损伤。

本研究结果显示，丹曲胶囊能减少 MI/R 损伤细胞线粒体的分裂，使线粒体分裂蛋白 Drpl 的磷酸化水平下降，抑制了 Drpl 的活性，而其对线粒体融合蛋白 Mfn2 的表达无显著影响，提示在丹曲胶囊抗 MI/R 损伤的过程中，减少线粒体分裂与调节分裂蛋白 Drpl 的作用相关联，与调节融合蛋白 Mfn2 的作用无关。然而，是否存在其他的融合机制参与其中尚待进一步探讨。

🔲 **参考文献** 🔲

[1] 胡满燕，吴珍妮，龙子江，等 . 欣怡胶囊对大鼠心肌缺血再灌注损伤后炎症及氧化应激的影响 . 中成药，2016，38（2）：406-409.

[2] 田心，王渊博 . 丹红注射液激活 AMPK 保护心肌缺血再灌注损伤模型大鼠的实验研究 . 中国中医急症，2017，26（12）：2083-2138.

[3] 田心，王渊博，冯嘉豪，等 . 红景天苷对乳鼠缺氧复氧心肌细胞及线粒体损伤的保护作用 . 中国中医急症，2017，26（10）：1714-1717.

[4] 谢倩倩，张俊峰 . 再灌注治疗中缺血心肌的保护策略 . 医学综述，2014，20（4）：584-587.

[5] 国科，刘达兴，容松 . 心肌缺血再灌注损伤的发生机制及其防治策略 . 中国医药导报，2016，13（29）：37-40.

[6] 丁士鳌，梅举 . 线粒体与心肌缺血 / 再灌注损伤的研究进展 . 医学综述，2016，22（1）：37-41.

[7] 向仕钊，张萌，江波.线粒体膜通透性转换孔对缺血 / 再灌注损伤心肌细胞的影响.中国分子心脏病学杂志，2016，16（6）：1940-1944.

[8]Ishihara N，Nomura M，Jofuku A，et al.Mitochondrial fis-sion factor Drp1 is essential for embryonic development and synapse formation in mice.Nat Cell Biol，2009，11（8）：958-966.

[9]Chen Z，Jin Z，Xia Y，et al.The protective effect of lipid emulsion in preventing bupivacaine-induced mitochondri-al injury and apoptosis of H9C2 cardiomyocytes.Drug Delivery，2017，24（1）：430-436.

[10]Leboucher GP，Tsai YC，Yang M，et al.Stress-induced phosphorylation and proteasomal degradation of mitofusin 2 facilitates mitochondrial fragmentation and apoptosis.Mol Cell,2012,47(4)：547-557.

[11]陈慧娟，刘金东.线粒体动力相关蛋白Drp1与心肌缺血再灌注损伤机制的研究进展.生理科学进展，2016，47（5）：369-374.

[12]陶婷，张荣.线粒体融合蛋白2在心血管疾病方面的研究现状.中国临床药理学杂志，2017，33（7）：668-672.

[13]Ong SB，Subrayan S，Lim SY，et al.Inhibiting mitochon-drial fission protects the heart against ischemia/reperfu-sion injury.Circulation，2010，121（18）：2012-2022.

[14]范虹，安静，刘超峰，等.丹曲方治疗冠心病心绞痛痰瘀毒互结证疗效观察.陕西中医，2014，35（8）：973-975.

[15]Yin Y，Guan Y，Duan J，et al.Cardioprotective effect of Danshensu against myocardial ischemia/reperfusion in-jury and inhibits apoptosis of H9c2 cardiomyocytes via Akt and ERK1/2 phosphorylation.Eur J Pharmaco!，2013，699（1/2/3）：219-226.

[16]汤世民，吴咏梅，周雨亭，等.丹参酮ⅡA对心肌缺血再灌注损伤大鼠氧化应激的保护作用.中国医药导报，2017，14（4）：8-11.

[17]殷梦梅，叶晖，张学智.红曲单药及复方制剂治疗高脂血症的研究进展.医学综述，2017，23（2）：344-347.

[18]庞会心.活血化瘀中药配合红曲对心脑血管疾病的作用.中西医结合心血管病杂志，2016，4（15）：137-138.

[19]张毅，戴胜云，徐冰，等.三七总皂苷抗心肌缺血再灌注损伤的药理研究进展.江苏中医药，2017，49（1）：82-85.

[20]陈可冀，张敏州，霍勇，等.急性心肌梗死中西医结合诊疗专家共识.中国中西医结合杂志，2014，34（4）：389-395.

（《中国医药导报》2018 年第 15 卷第 36 期）

第三部分　国医大师雷忠义痰瘀流派 二代传承人论文

谢华宁论文

慢性心力衰竭中西医结合临床路径实施效果评价

谢华宁　任得志

（陕西省中医医院）

临床路径是一种标准化的诊疗方法，它是按病种设计最佳的医疗和护理方案，根据病情合理安排住院时间和费用。经过 30 多年的优化及完善，达到了医疗成本控制和医疗服务质量的完美结合。研究显示心力衰竭患病率高、预后差、经济负担重，已成为严重的公共卫生和社会问题。制定合理的慢性心力衰竭临床路径对医疗卫生事业的发展有重要意义。本研究对我院慢性心力衰竭临床路径实施效果进行评价，现报道如下。

一、资料与方法

1.一般资料　共纳入 89 例患者，其中路径组 48 例，为 2015 年 1 月至 2016 年 6 月接受临床路径管理的慢性心力衰竭患者，其中男 21 例，女 27 例，年龄 47 ~ 79 岁，平均 70.2 岁。常规组 41 例，为 2014 年 1 月至 2014 年 12 月接受常规治疗的慢性心力衰竭患者，其中男 21 例，女 20 例，年龄 41 ~ 79 岁，平均 69.4 岁。两组年龄、性别、心功能分级、左心室射血分数（LVEF）等基线资料比较，差异无统计学意义（P > 0.05），具有可比性。

2.病例纳入标准　第一诊断必须符合西医心力衰竭诊断标准的住院患者；慢性心力衰竭稳定期的患者；纽约心脏病协会（NYHA）心功能分级Ⅱ级、Ⅲ级；患者同时具有其他疾病诊断，但在治疗期间无须特殊处理，也不影响第一诊断的临床路径流程实施；征得患者及家属知情同意实施临床路径。

3.排除标准　合并严重心律失常、肝肾等重要脏器功能衰竭、恶性肿瘤等其他系统严重疾病患者。

4.临床路径退出标准　治疗过程中发生病情变化，出现严重并发症，需要转入其他科室诊疗的患者；治疗过程中因各种原因导致出院、转院或改变治疗方式而不得不中止临床路径的患者；入组前相关检查结果报告不准确或其他原因导致非慢性心力衰竭患者进入临床路径诊疗流程的患者；因患者及其家属意愿而影响本路径执行的患者。

5. 方法

（1）临床路径的修订与实施：大量查阅国内外与慢性心力衰竭相关文献，根据《中国心力衰竭诊断和治疗指南》《中药新药临床研究指导原则》《中医内科学》等制定慢性心力衰竭中西医结合临床路径文件；关于临床路径诊疗的关键环节征求中西医心血管病学专家意见，并结合我科多年的临床经验，形成临床路径初稿；对临床路径进行小范围试用，在实践中逐步完善修订，并对我科全体医护人员进行临床路径培训。

（2）临床路径内容：按入院第1天、第2天至第3天、第4天至第6天、第7天至第9天、第10天至第13天预定顺序进行常规诊疗，主要内容包括病史及中医四诊采集、辅助检查、危险性评估、检查结果分析、病案完善、上级医师查房、护理方案、一般处理、中医治疗、特色治疗、西医治疗、健康宣教及医护人员签名等。依据我科多年临床实践中医辨证为心肺气虚、血瘀水停证；气阴两虚、心血瘀阻证；痰瘀互结、气虚水停证；阳气亏虚、血瘀水停证；肾精亏损、阴阳两虚证。辨证论治选择中药针剂，活血类选用丹参类制剂等，益气类选用生脉注射液、益气复脉注射液、参麦注射液、黄芪注射液及参附注射液；中成药选用芪苈强心胶囊、心肝宝、芪参益气滴丸。中药汤剂对症选用保元汤和苓桂术甘汤加减化裁、养心利水汤（协定处方）、雷氏丹蒌心水方、真武汤加减、参附汤加减。特色疗法包括耳穴埋豆疗法、穴位贴敷、中药浴足法。

（3）效果评价安全性指标：症状、体征，血、尿、便常规及肝、肾功能；经济学指标：住院总费用、住院天数；疗效性指标：中医证候疗效判定标准参照《中药新药临床指导原则》按照NYHA分级标准判定心功能，显效：心功能提高2级以上或心力衰竭基本控制；有效：心功能提高1级未及2级；无效：心功能提高不及1级；劳动耐力判定采用6分钟步行试验；心脏彩超检测LVEF。

6. 统计学处理　应用SPSS 21.0统计学软件进行分析。计量资料用均数±标准差（$\bar{x} \pm s$）表示，采用t或t'检验。计数资料采用卡方检验。以P < 0.05为差异有统计学意义。

二、结果

1. 两组住院费用及住院天数比较　路径组住院费用较常规组明显下降（P < 0.05），

住院天数较常规组明显缩短（P < 0.05）。详见表3-66。

表3-66　两组住院费用及住院天数比较（$\bar{x} \pm s$）

组别	n	住院费用（元）	住院天数（d）
路径组	48	5893.1 ± 998.2	12.4 ± 5.2
常规组	41	6135.0 ± 965.1	15.1 ± 4.9
t 值		−5.46	−3.02
P		0.0000	0.0034

2. 两组中医证候疗效比较　路径组中医证候疗效总有效率为89.6%，常规组中医证候疗效总有效率为73.2%，路径组中医证候疗效优于常规组（P < 0.05）。详见表3-67。

表3-67　两组中医证候疗效比较　例（%）

组别	n	显效	有效	无效	总有效
路径组	48	24（50.0）	19（39.6）	5（10.4）	43（89.6）
常规组	41	13（31.7）	17（41.5）	11（26.8）	30（73.2）

注：两组比较，Z = −2.153，P = 0.031

3. 两组中医单项症状疗效比较　胸闷、气短、下肢浮肿、汗出症状疗效，路径组与常规组比较差异有统计学意义（P < 0.05）。而心悸、颈部青筋暴露、腹胀、神疲乏力、唇甲发绀、咳嗽咳痰症状疗效，路径组与常规组比较差异无统计学意义（P > 0.05）。详见表3-68。

表3-68　两组患者中医单项症状疗效比较

项目	路径组				常规组			
	n	消失	好转	不变	n	消失	好转	不变
胸闷	43	23	14	6	37	10	13	14
气短	39	20	15	4	36	6	19	11
心悸	33	14	14	5	29	11	10	8
颈部青筋暴露	17	3	8	6	15	4	5	6
下肢浮肿	22	11	7	3	19	6	6	7
小便短少	18	8	7	3	19	6	6	7
腹胀	24	9	11	4	23	9	8	6
神疲乏力	26	9	11	6	26	4	12	5
唇甲发绀	19	4	11	4	21	4	12	3
咳嗽咳痰	24	7	12	5	22	6	13	3
汗出	18	10	5	3	16	3	5	8

4. 两组心功能疗效比较　经治疗后，路径组心功能疗效总有效率为91.7%，常规组中医证候疗效总有效率为70.7%，路径组心功能疗效优于常规组（P＜0.05）。详见表3-69。

表3-69　两组心功能疗效比较　例（%）

组别	n	显效	有效	无效	总有效
路径组	48	21（43.8）	23（47.9）	4（8.3）	44（91.7）
常规组	41	11（26.8）	18（43.9）	12（29.3）	29（70.7）

5. 两组治疗前后LVEF、6分钟步行距离比较　两组治疗前LVEF、6分钟步行距离比较均无统计学意义（P＞0.05）；治疗后两组较治疗前LVEF明显升高，6分钟步行距离明显延长，差异有统计学意义（P＜0.05）。治疗后路径组较常规组LVEF有所升高，差异无统计学意义（P＞0.05），治疗后路径组6分钟步行距离较常规组明显延长，差异有统计学意义（P＜0.05）。详见表3-70。

表3-70　两组治疗前后LVEF、6分钟步行距离比较（$\bar{x} \pm s$）

组别	n	LVEF（%）		6分钟步行距离（m）	
		治疗前	治疗后	治疗前	治疗后
路径组	48	36.4±4.6	50.4±8.9[1]	296.4±91.2	426.4±103.8[1][2]
常规组	41	34.5±6.4	46.6±10.3[1]	308.8±101.9	381.2±94.8[1]

注：与同组治疗前比较，[1]P＜0.05；与常规组治疗后比较，[2]P＜0.05

6. 安全性　在治疗过程中所有患者均无不良反应，血、尿、便常规及肝肾功能未见明显异常。

三、讨论

慢性心力衰竭该疾病诊断明确、主要处置明确、治疗效果明确，是我科常见病，具有一定的病例数量，适合制定临床路径。通过查阅国内外文献，参考国内外指南及共识，结合该疾病的特点及我科的实际情况及患者要求，同时在我科国家级名老中医雷忠义的指导下，发挥中医结合的优势，制定了一套适合我科的中西医结合临床路径，并成立专门小组进行路径实施与监督，规范了中医辨证施治与西医诊疗途径。本研究发现慢性心力衰竭患者通过实施我科制定的中西医结合临床路径，不仅降低了医疗成本，同时还提高了疗效，达到了制定临床路径的目的。

本研究结果显示，实施临床路径后缩短了住院天数，降低了住院费用。同时中医证候疗效、部分中医单项症状、心功能疗效、6分钟步行距离均明显提高，提示通过实施我科制定的慢性心力衰竭中西医结合临床路径可以提高疗效。上述研究结果与前期研究结果一致。本研究结果显示我科制定的慢性心力衰竭中西医结合临床路径优于常规组。

目前我科该临床路径的应用已取得了一定的效益，但临床路径的制定是一个持续改进的过程，发现问题，解决问题，逐步完善，优化该临床路径，不断提高医疗服务质量和水平，提高患者满意度，使医疗资源得到更好的利用。

参考文献

[1] 宋斐斐，赵坤元，申俊龙．临床路径在单病种付费中的应用研究进展．中国医药导报，2016，13（3）：163-165.

[2]Braunwald E.The war against heart failure：the Lancet lecture.Lancet，2015，385（9970）812-824.

[3] 中华医学会心血管病学分会，中华心血管病杂志编辑委员会．中国心力衰竭诊断和治疗指南．中华心血管病杂志，2014，42（2）：98-122.

[4] 中华人民共和国卫生部．中药新药临床研究指导原则．北京：中国医药科技出版社，2002：6.

[5] 吴勉华，王新月．中医内科学．北京：中国中医药出版社，2012：205.

[6]邹旭，周袁申，潘光明，等．慢性心力衰竭中医临床路径的回顾性分析．中华中医药杂志，2011，26（6）：1415-1418.

[7]邹旭，潘光明，盛小刚，等．慢性心力衰竭中西医结合临床路径多中心实施效果研究．中国中西医结合杂志，2013，33（6）：741-746.

（《中西医结合心脑血管病杂志》2018年第16卷第4期）

第四部分

国医大师雷忠义痰瘀流派
传承工作站传承人论文

陈书存论文

养心活血汤治疗充血性心力衰竭验案

陈书存

（商洛市中医医院）

我从师一年多来，跟随雷忠义国医大师治疗充血性心力衰竭病案较多，取得了一定的经验，并用于临床，效如桴鼓。现报道一例如下：

患者：张某，女，52 岁，汉族。入院日期：2019 年 7 月 3 日 9 时 39 分。发病节气：小暑前 4 天。

主诉：心慌、胸闷、气短 5 天。

现病史：患者于 5 年前发现血糖值高，未予以重视，于 2018 年 8 月初，患者出现左下肢溃疡面形成，大小约 3 cm×4 cm，周围皮肤发黑，可见骨头，无渗出，前往商州区第三人民医院就诊，住院治疗 3 天，患者自觉病情加重，遂转往西安市唐都医院就诊，诊断为：2 型糖尿病；糖尿病足。急给予降糖后，血糖恢复正常后，行左下肢截肢术，术后恢复可，5 天前患者出现平卧后心慌、胸闷、气短，经门诊给予口服"芪苈强心胶囊，3 粒，3 次 / 日"治疗后，患者自觉心慌、胸闷、气短缓解不明显，遂来我院就诊，门诊以"冠心病、2 型糖尿病"收住入院。入院时病情：神志清，精神差，心慌、胸闷、气短，腹胀，食纳差，夜休差，大小便正常。

既往史：既往患 2 型糖尿病病史 5 年，现经皮下注射［门冬胰岛素 30 注射液（笔芯）300 U：3 ml 早餐前 8 U；午餐前 8 U；晚餐前 8 U；地特胰岛素注射液 300 U 3 ml/ 笔芯，晚 10 时 20 U］。

舌象：舌淡、苔薄白。

脉象：脉细涩。

查体：T 36.6℃、P 103 次 / 分、R 20 次 / 分、BP 162/113 mmHg。神志清，精神差，形体适中，主动体位，轮椅推入病室，查体合作，面色苍白；颈静脉怒张，肝颈静脉回流征阳性；气管居中，甲状腺不肿大，无结节、触痛，未闻及血管杂音；胸廓无畸形，两侧对称，呼吸运动度受限，语颤减弱；听诊双肺呼吸音减弱，可闻及干湿性啰音，未闻及胸膜摩擦音；心界向左下扩大，心率103次/分，律齐，各瓣膜听诊区未闻及明显病理性杂音；腹部平坦，腹软，腹壁静脉无显露，未见肠型、蠕动波及异常搏动；全腹无压痛及无反跳痛及腹肌紧张，未触及包块及异常搏动；肝大，叩诊剑突下有浊音区，压痛感阳性。脾肋下未触及，墨菲征（-），双肾压痛、叩击痛（-）；无移动性浊音；肠鸣音减弱，未闻及过水声及血管杂音，麦氏点压痛（-）；外阴及肛门未见异常；颈椎、腰椎棘突压痛（-）；双下肢无凹陷性水肿，双下肢无静脉曲张，无杵状指、趾；关节无红肿；桡动脉、足背动脉搏动存在；神经系统检查：反应正常，记忆力、思维力、计算力正常，双侧嗅觉正常，额纹对称，无眼震，视野指测法未见缺损，鼻唇沟对称，伸舌居中，未见不自主运动，无肌肉萎缩及舌颤，咽反射存在，悬雍垂居中，双下肢肌力Ⅴ级，四肢腱反射对称活跃，四肢深浅感觉灵敏，四肢共济运动欠稳准，双巴氏征（-）。

辅助检查：心电图结果提示：心率103次/分，窦性心律，窦性心动过速，ST Ⅱ、Ⅲ、aVF、V_4、V_5、V_6、V_7、V_8、V_9略压低（2019年7月3日本院）。NT-probnp 35000 pg/ml。胸部CT平扫示：①心脏外形增大，心包少许积液；②双侧中量胸腔积液，右侧为著。

入院诊断：中医诊断：心悸，气阴两虚，心血瘀阻证。西医诊断：①冠心病心功能3级，客观评定C；②2型糖尿病；③高血压病2级（高危组）；④左下肢截肢术后。

治法：益气温阳养阴，活血利水。

方选：养心活血汤加味：红参10 g，太子参10 g，五味子15 g，丹参30 g，陈皮10 g，桃仁15 g，山茱萸10 g，猪苓10 g，黄芪40 g，炒白术10 g，车前子10 g，茯苓10 g，炒枳壳10 g，巴戟天10 g。10剂。

10天后，患者述心慌、气短、胸闷减轻。食欲差，大便稍干。舌质淡红，舌苔白，寸口脉沉细。上方去太子参、桃仁。黄芪加量至60 g，加党参20 g，麦芽15 g，当归10 g，建曲10 g。3剂。

3天后，复查胸部CT示：①心脏外形增大，心包少许积液；②双侧胸腔积液完全吸收好转；③两下肺纤维条索；右肺下叶钙化灶。NT-probnp 10071.6 pg/ml。患者自觉心慌、胸闷、气短大为减轻。大便稍干，口干，睡眠差。欲出院。舌质淡红，舌苔光滑，寸口脉沉细。上方去猪苓、车前子、茯苓、巴戟天、党参、枳壳。黄芪加至60 g，生白术加至60 g，加太子参20 g，炒枳实20 g，炒酸枣仁20 g，盐知母10 g，柏子仁15 g，黄连6 g，肉桂2 g，麦冬18 g。7剂带药出院。

按：雷老认为心力衰竭的基本病理改变是心肺脾肾阳气不足，血脉运行无力，早期多为心肺气虚，逐渐影响至脾肾。后期以心肾阳虚为主，并伴有不同程度的血水的瘀滞。阳虚日久，阳损及阴，致阴阳两虚。本病初入院属阴阳两虚，血瘀水停，故运用养心活血汤加减治疗。后期阴虚症状加重，故出现大便干、睡眠差、口干等症状。故加酸枣仁汤、交泰丸加减。

养心活血汤所治病症为气阴两虚，痰瘀内阻。其中人参大补元气，麦冬养阴清心，五味子收养心气。丹参活血化瘀，安神宁心，补心定志。陈皮燥湿化痰。三七化瘀定痛。本方原为治疗冠心病、急性心肌梗死而设立。多年来，雷老在实践中，又将养心活血汤的适应证扩大用于各种心脏病引起的心律失常和心力衰竭、高血压等病证属气阴两虚、痰瘀内阻者的治疗。在我跟师过程中，逐渐掌握了雷老运用养心活血汤治疗心力衰竭的经验，并运用到日常的实践中，取得了较好的效果。

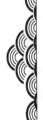

胡龙涛论文

国医大师雷忠义从痰瘀论治心系疾病经验

胡龙涛

（安康市中医医院）

雷忠义主任医师为我国第三届国医大师、全国名老中医、中国中医科学院中医师承博士生导师，我国著名的中医药专家，从医 60 余年，尤其擅长心系疾病的诊治。雷老结合多年临床经验，对心系疾病的基本病机进行总结，提出了痰瘀互结理论，并在此基础上创立了针对性的方药如养心活血汤、丹蒌片等，应用于临床，取得了良好的疗效。

一、疾病与痰瘀互结理论

1. 心系疾病与瘀血的相关性　中医基础理论认为，心主血脉，与全身的气血运行密切相关。心主血脉分为两个方面，即心主血脉与心主脉。主血者即心脏主管全身的血液，因此，无论是血寒、血热、血虚，均可以引起血脉瘀阻，也就是中医病机中的寒凝血瘀、血热血瘀、血虚血瘀证。心主脉是指心脏主管全身的脉道运行，心脏的功能正常，则全身脉道通畅，运行流利。而当外感六淫或七情内伤、内生痰浊、脏腑亏虚等原因导致心脏生理功能受损时，心主脉的能力下降，就会出现血脉运行不畅，引起瘀血之证。

2. 心系疾病与痰浊的相关性　心属火，脾属土，脾为心之子脏，子病可以及母，并且由于心主血脉、脾主统血，因此两脏在生理功能及病理反应上均具有密切的联系。现代人由于生活条件的改善，饮食结构与古人发生了较大的变化。现代人多饮食不加节制，嗜食膏粱厚味，日久损及脾胃，脾胃虚弱，痰浊内生，痰浊黏滞与经脉之中，导致血脉不利，运行缓慢，化生瘀血，形成痰瘀互结之证。脾虚统血之力下降，推动无力，血脉运行迟缓而生瘀血，兼之脾虚运化无力，气血生化乏源，易于因虚而致瘀，且子病及母，久则心脾两虚，痰浊瘀血交结为患，形成痰瘀互结之证。

二、雷老辨治心病特点

雷老根据多年的临床经验，对心系疾病的病因病机进行分析归纳总结，认为心系疾病的病因较为复杂，先天禀赋不足、外感六淫、饮食失宜、七情内伤、年老脏腑亏虚等原因都会导致心系疾病，但各种病因作用于机体后均会导致痰浊、瘀血等病理产物的形成，日久则痰瘀交结为患，痹阻心脉，引发心疾。据此，雷老提出了"痰瘀互结"为心系疾病的基本病机。在此基础上可兼见气虚、血虚、血热、阳虚、寒凝、脏腑亏虚等证。雷老在诊病中尤为注重对于患者细微体征的观察。雷老在舌诊时重视对于患者舌质、舌色及舌下脉络的察看，见紫暗舌、胖大齿痕舌、厚腻苔及舌下瘀点瘀斑，均可作为痰瘀互结证的重要辨证参考。同时雷老在查舌验脉的基础上会细致观察患者的甲床变化，他指出：患者甲床上若见纵行暗黑色或紫黑色条纹，这就是微循环障碍的外在表现，说明患者体内存在痰浊瘀血，致使血脉不利，气血不能达于四末，这也是痰瘀互结的重要外象。雷老依据"痰瘀互结理论"创立了化痰祛瘀法的治法。用药中化痰祛瘀兼顾，化痰时瓜蒌、薤白共用，如患者大便干结可选用瓜蒌仁，若大便稀溏则选用瓜蒌皮，因痰为阴邪，得温则化，故雷老薤白用量较大，多用至 20 ~ 30 g。祛瘀时多选丹参、三七，因"丹参，功同四物，能祛瘀以生新"，而三七既能活血化瘀，又能止血，祛邪而不伤正，两药相须为用，取旧血去而新血生，邪去而不伤正。雷老研制了丹蒌片、养心活血汤等方药，在临床心系疾病的治疗中收到了良好的疗效，并且丹蒌片作为专用于胸痹心痛病痰瘀互结证的治疗用药，已应用于临床多年。

三、典型病例

患者胡某，男，67 岁，退休。患者以"活动后胸闷、气短 1 年，加重 7 个月"之主诉就诊于雷老门诊。患者诉近 1 年来反复出现活动后胸闷、气短，每次持续 1 ~ 2 分钟后可减轻，未重视。7 个月前因胸闷气短发作次数频繁，于当地医院就诊，行冠脉 CTA 检查提示：右冠状动脉 70% 狭窄，左前降支 40% 狭窄。给予阿司匹林、阿托伐他汀等药物口服，症状无明显好转。患者既往患有高血压病 30 年，最高血压"220/120 mmHg"，长期口服厄贝沙坦、硝苯地平等药物治疗，血压控制尚可。症见：反复胸闷、气短，多于活动后出现，持续时间约 3 分钟，休息后可减轻，伴有头晕、怕冷、腹胀、乏力、食纳尚可、睡眠较差、大小便正常。舌质紫暗，苔黄厚，脉细涩。查体：血压 150/80 mmHg，双肺（−），心界向左下扩大，心率 82 次 / 分，律齐，心尖部第一心音减低，未闻及病理性杂音。西医诊断：

①冠心病不稳定型心绞痛心功能Ⅱ～Ⅲ级；②高血压病3级。中医诊断：胸痹痰瘀互结证。中医治法：化痰祛瘀、益气养心。方选养心活血汤加减，具体用药如下：人参10 g，瓜蒌皮18 g，薤白30 g，丹参30 g，陈皮15 g，三七粉3 g，补骨脂15 g，骨碎补15 g，佛手15 g，茯神18 g，黄连10 g，吴茱萸6 g，熊胆粉0.5 g，珍珠粉0.6 g，泽兰10 g，莪术10 g。6剂，每日1剂，水煎服，有效且无不良反应可连服2～4周，后改为丹蒌片合通心络口服调理。

按：患者老年男性，脏腑渐亏，加之饮食不节，痰浊瘀血互结于内，心脉不利，心脏失于荣养，故见胸闷气短，动则加重。舌质紫暗为瘀血内停之象，苔黄厚为痰浊内蕴之征，脉细涩为肾气亏虚兼血瘀之候。雷老以养心活血汤为基础方，取人参益气扶正之效，陈皮、瓜蒌、薤白燥湿化痰，丹参、三七粉活血化瘀通络，加用补骨脂、骨碎补补肾固本，佛手、茯神、泽兰燥湿健脾理气，左金丸调和脾胃，熊胆粉、珍珠粉清心热而安心神，诸药合用，标本兼顾，扶正祛邪同用，使邪祛而正安，后以中成药善后，可获良效。

苏建论文

加味雷氏养心活血汤
治疗心律失常痰瘀互结证的临床效果评价

苏 建

（安康市中医院）

心律失常在临床心内科中比较多见，有着发病迅速、反复的特点，严重者可降低冠脉血流灌注，导致机体血流动力学改变，威胁患者生命安全及增加死亡率。临床上多数抗心律失常药物虽能够有效治疗心律失常，见效快，但是存在诸多不良反应，故而临床应用受限。笔者有幸跟师国医大师雷忠义教授，通过跟师学习及阅读雷老相关著作，总结了其在治疗心律失常痰瘀互结的用药及临床经验，并通过收集本院住院及门诊患者，运用雷老养心活血汤进行加味治疗痰瘀互结型心律失常，取得了较好的临床疗效。

一、一般资料与方法

1. 一般资料　本研究对象为 66 例心律失常痰瘀互结患者，收集 2018 年 11 月至 2019 年 5 月的门诊及住院患者，依据心电图提示早搏患者，通过随机分组，对照组、治疗组各 33 例。治疗组包括 18 例男性和 15 例女性，年龄 41 ~ 66 岁，平均（53.3±9.8）岁；对照组包括 19 例男性和 14 例女性，年龄 40 ~ 69 岁，平均（53.5±9.9）岁。两组临床资料 P > 0.05，具有可比性。

2. 方法　两组均给予常规西医治疗，同时予以其他疾病等对症处理。对照组 33 例给予稳心颗粒，5 g/ 次，3 次 / 日，坚持治疗 4 周。

治疗组 33 例则予以加味雷氏养心活血汤，即：西洋参 10 g，丹参、珍珠母 30 g，龙齿 20 g，麦冬、甘松、瓜蒌各 15 g，陈皮、五味子、薤白、郁金、赤芍、半夏各 10 g，黄连 8 g、三七粉 3 g（冲服）。1 剂 / 日，水煎 400 ml，早晚各 200 ml 温服。

坚持服用 4 周。

3. 观察指标　治疗前后分别观察并记录两组病例心悸、心慌、胸闷、胸痛、气短、乏力、舌苔及脉象等中医证候指标；所有实验对象治疗前后均常规查心电图及动态心电图、血尿粪常规及肝肾功、血脂等检查。

4. 临床疗效评定　临床体征及症状表现彻底消退，心动减缓，早搏次数减少50% 以上，为显效；临床体征及症状表现有所减轻，心律基本恢复正常，早搏次数减少 < 50%，为有效；未达上述标准，视为无效。总有效率为显效 + 有效的病例数占总例数的百分比。

5. 统计学分析　汇总分析研究数据，并利用统计学软件 SPSS 22.0 进行处理并进行对比检验结果，以［例（%）］描述计数资料，检验差异以 χ^2 表达。$P < 0.05$提示统计学意义成立。

二、结果

研究组临床治疗总有效率为 93.94%，常规组临床治疗总有效率为 81.82%，组间差异显著（$P < 0.05$）。详情见表 4-1。

表 4-1　两组临床治疗总有效率对比

组别	病例	显效	有效	无效	总体疗效
治疗组	33	22（66.67%）	9（27.27%）	2（6.06%）	31（93.94%）
对照组	33	17（51.52%）	10（30.30%）	6（18.18%）	27（81.82%）
P	–	< 0.05			

三、讨论

祖国医学认为心律失常属于"心悸病"范畴，临床症状主要表现为善惊易恐、自觉心悸、坐卧难安、时作时息，更甚至无法自主，大部分患者伴有气促、胸闷、胸痛、喘促、眩晕、乏力等表现，该病发病机制复杂，病情反复无常。国医大师雷老认为不同种类的心血管疾病均有发生心律失常的可能性，并且都具有发作突然、变化不定的特点。雷老认为心律失常是由于心脏传导系统出现异常，并伴随其他一系列症状，如不加以干预则会出现难以治疗及预防的恶性心律失常，最终危及患者生命。雷老通过大量的临证及相关研究认为该病的发生与患者体质虚弱、情志劳倦、汗出、外感淫邪等密切相关。由于机体正气亏虚，邪气入侵，生成痰浊、血瘀等致病因素，心脉不通或心失所养，或者是因为久病不愈导致心血不足，或者是过度忧思伤神，导致心神难以安宁，进而发展为心悸；或是脾肾阳虚，使得水液无法蒸化，停聚为饮，聚饮为痰，痹阻心阳，诱发心悸；或者是肾阳不足，无力鼓动心阳，心阳失衰，血脉失于肾阳温振，滞留不行发为瘀阻。心为主要病位，影响五脏六腑，本虚标实，故而中医治疗心律失常则主张平衡气血阴阳，促使其心神恢复正常。现阶段，临床治疗心律失常所采用的药物，虽然具有一定的疗效，但长时间服用容易引起诸多不良反应，影响整体疗效及生活质量。

加味雷氏养心活血汤方剂之中的西洋参能够补气益阴，滋补心肾；麦冬安神宁心；五味子养心安神、补益肺肾；三药共奏养阴、益气、安神之功效。丹参可以生心血、破宿血、定志安神、补心、畅通血脉，具有改善心肌缺血及微循环之功；珍珠母以及龙齿可以安魂定悸、镇惊；瓜蒌、半夏、陈皮可以宽胸、消痰、导滞、燥湿、理气；薤白通阳散结行气，振奋心阳；三七粉活血生血、止痛、祛瘀生新；甘松、郁金用于调理诸气，疏肝解郁；黄连清心；赤芍活血、散瘀止痛。诸药共奏活血化瘀、祛痰通络、养阴益气安神之功效。综上，在运用加味雷氏养心活血汤治疗心律失常方面，患者临床症状明显得到改善，有效地改善了心律失常频繁的发作。同时，雷老认为心血管病在临床上虽以痰瘀互结之证型较为常见，但临床实际运用中，不可全部拘泥于此，要根据患者实际病情出发，坚持中医辨证论治及整体观念原则，从而达到满意的疗效。

参考文献

[1] 万雪花.益气养阴活血汤配合西药用于治疗心律失常患者的效果分析.中西医结合心血管病电子杂志，2017，5（28）：183-186.

[2] 朱立东.补肾养心活血法治疗冠心病心律失常患者的临床疗效分析.中国医药指南，2017，15（24）：194-195.

[3] 范虹，雷鹏.雷忠义主任医师运用养心活血汤治疗多种心血管经验.陕西中医，2005，26（10）：1075-1076.

[4] 武雪萍，王勇，陈金锋，等.雷忠义临证精华.西安：陕西科学技术出版社，2015：29-47.

谢妍论文

叶天士治疗胸痹的临证思维探析

谢 妍 成吉升

（海南博鳌超级中医院）

胸痹是指前胸窒塞疼痛的一种病证。胸痹出自《灵枢·本藏》篇："肺大则多饮，善病胸痹、喉痹、逆气。"《金匮要略》有《胸痹心痛短气病脉证治》专篇系统论述之。胸痹是由于胸阳不振，阴寒之气乘虚侵袭，寒凝气滞所致，或由痰浊、瘀血等阴邪凝聚，胸阳失展，气机阻闭，脉络不通所致。主要症状为胸背痛，胸中气塞，呼吸喘促，咳嗽痰多等，临床特点是除胸痛外，尚有胸部闷塞的感觉。轻者仅感胸闷如窒，呼吸欠畅；重者则胸痛彻背，背痛彻心。笔者研读叶氏治疗胸痹一症，常以疏理气机、通阳散寒、化痰散结、活血化瘀为大法，私揣用旨，惶惶然以此飨与同人。

一、疏理气机

痰瘀是津血停聚所成，津血赖气化以宣通，故痰瘀病变与气滞密切有关，此即"气滞则血瘀痰结"。因"气行则痰行""气行则血行"，所以治疗痰瘀同病一般应配理气药，行滞开郁，条达气机，以助化痰祛瘀药发挥效应。正如"善治痰者，不治痰而治气，气顺则一身津液亦随之而顺矣"（《丹溪心法》）；"凡治血者必调气"（《血证论》）；另一方面，痰瘀既停又复阻碍气化功能，导致气滞加重，因此，化痰祛瘀尤为针对性措施，痰瘀去则气自顺。诚如《医碥》所言："气本清，滞而痰凝血瘀则浊矣，不治其痰血则气不行。"

某（二十）脉弦，色鲜明，吞酸胸痹，大便不爽，此痰饮凝沍，清阳失旷，气机不利，法当温通阳气为主。薤白、杏仁、茯苓、半夏、厚朴、姜汁（《临证指南医案·卷四·胸痹》）。按：本案诊为胸痹，兼见面色鲜泽，吞酸，大便不爽，为痰饮湿浊壅塞，清阳失旷，气机不利。故以温阳化痰开痹法，仿瓜蒌薤白半夏汤，通阳散结，祛痰宽胸，以薤白通阳散结，行气导滞。薤白，《长沙药解》载："肺病则逆，浊气不降，故胸膈痹塞；肠病则陷，清气不升，故肛门重坠。薤白，辛温通畅，善散壅滞，故痹者下达而变冲和，重者上达而化轻清。"半夏逐痰饮，和胃而通阴阳；不用瓜蒌，因其性滑，恐致便泄，代之以杏仁，其性温，乃利下之剂，除胸中气逆喘促，止咳嗽，坠痰，润大肠，气闭便难，逐痹散结。又用厚朴理气宽胸，茯苓化湿通阳，姜汁温散通阳。药用厚朴、薤白、杏仁、生姜汁、半夏、茯苓，辛香开气之属，可以醒阳，可以宣浊，上下分布，病机自减。

某（六五）脉弦，胸脘痹痛欲呕，便结。此清阳失旷，气机不降，久延怕成噎膈。薤白三钱，杏仁三钱，半夏三钱，姜汁七分，厚朴一钱，枳实五分（《临证指南医案·卷四·胸痹》）。按：本案胸脘痹痛欲呕，大便坚涩不通，脉弦，为痰饮聚结，胸阳不振，气机不降。欲呕为痰饮停于中脘，便结为肺气闭阻。治宜仿仲景用辛滑之品，微痛阳气，用枳实薤白白酒汤加味，以薤白、厚朴、枳实开胸腔痞结；厚朴下气开肠中痹结，合薤白止痛，合杏仁降肺胃之气；因欲呕，故以姜汁合半夏，为小半夏汤，以和胃降逆止呕。简言之，因症见欲呕便结，气机不降，故加杏仁、厚朴、枳实。

二、通阳散寒

1. 辛滑通阳　叶氏在《临证指南医案》中说："论药必首推气味""圣帝论病，本乎四气，其论药方，推气味。"四气，指寒、热、温、凉；五味，指酸、苦、甘（淡）、辛、咸。《素问·至真要大论》记载："辛甘发散为阳，酸苦涌泄为阴，咸味涌泄为阴，淡味渗泄为阳。"叶氏治疗胸痹，十分注重"辛"味药的运用，如以"辛滑微通其阳""辛滑""苦辛开郁""辛以胜甘"等立法施治。

华（四六）因劳胸痹阳伤，清气不运。仲景每以辛滑微通其阳。薤白、瓜蒌皮、茯苓、桂枝、生姜。

王胸前附骨板痛，甚至呼吸不通，必捶背稍缓，病来迅速，莫晓其因。议从仲景胸痹症乃清阳失展，主以辛滑。薤白、川桂枝尖、半夏、生姜。加白酒一杯同煎。

某（二六）肺卫窒痹，胸膈痹痛，咳呛痰黏。苦辛开郁为主。当戒腥膻。瓜蒌皮、炒桃仁、冬瓜子、苦桔梗、紫菀、川贝母。

王（三三）始于胸痹，六七年来发必呕吐甜水黄浊，七八日后渐安。自述病发秋月，意谓新凉天降，郁折生阳，甘味色黄，都因中焦脾胃主病。仿《内经》辛以胜甘论。脾胃阳虚。半夏、淡干姜、杏仁、茯苓、厚朴、草蔻。姜汁法丸。

叶氏对"辛味"的作用，阐发最多，有散、开、逐、通、补等多种效用。以

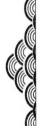

上几案"辛味"的运用主要是因其有宣气散邪、助阳之功效，"辛以宣气""辛通能开气宣浊""寒痰浊气凝遏，辛温定法""以辛香开气之属，可以醒阳，可以宣浊，上下分布，病机自减"，药如：桔梗、厚朴、薤白、瓜蒌、杏仁、生姜汁、半夏、茯苓等；"辛以助阳之用"，药如桂枝、姜等。

2. 温通阳气　浦，中阳困顿，浊阴凝沍，胃痛彻背，午后为甚。即不嗜饮食，亦是阳伤。温通阳气，在所必施。薤白三钱、半夏三钱、茯苓五钱、干姜一钱、桂枝五分（《临证指南医案·卷四·胸痹》）。按：本案从疼痛彻背看，诊为胸痹较为合适。午后为甚，纳差，此为中阳困顿，痰饮聚结胸脘。方用瓜蒌薤白半夏汤，君药薤白，味辛则散，散则能使在上寒滞立消；味苦则降，降则能使在下寒滞立下；气温则散，散则能使在中寒滞立除；体滑则通，通则能使久痼寒滞立解。薤白与半夏辛滑行气散结、化痰开痹，方中去苦寒之瓜蒌，另用苓桂术姜汤法，去甘壅之白术，以干姜易生姜温通胸腔清阳，开阴破结。方中薤白、半夏、茯苓，辛香开气，可以醒阳；干姜、桂枝，辛以助阳；纵观此方，温中阳困顿，通浊阴凝沍。

童（五六）背寒，短气，背痛映心，贯胁入腰，食粥嗳气脘痞，泻出黄沫。饮邪伏湿，乃阳伤窍发，此温经通络为要，缓用人参。川桂枝、生白术、炒黑蜀漆、炮黑川乌、厚朴、茯苓（《临证指南医案·卷五·痰饮》）。按：此案为饮伏胃脘，络脉阻滞，阳气受损，故见背寒疼痛，短气脘痞嗳气，泻便伴黄沫。背寒是痰饮之征，短气、背痛映心为胸痹的表现。方用苓桂术甘汤去甘草，以通阳化饮；另仿《金匮要略》治疗支饮的厚朴大黄汤法，加厚朴以行气开痹祛湿；仿乌头赤石脂丸法，加乌头温经通络，散寒止痛；再加蜀漆化痰逐水。纵观全方寒痰浊气凝遏，故以辛温定法。

三、化痰散结

痰乃津液变生的病理产物，是津液不归正化的结果。由于痰之生成，无不因于气机郁滞，故其为病随气升降，无处不至，所涉病症广泛，症状复杂，部位无定，病情较重，变幻多端，系疑难怪症之源，故先贤有"百病中多有兼痰者"（《丹溪心法》）；"痰在人身……凡有怪症，莫不由兹"（《锦囊秘录》）等说。痰浊壅塞胸痹，症见胸中闷塞而痛，咳嗽痰白，短气喘促，甚则喘不得卧，苔滑腻，脉濡缓。是由于痰浊壅塞于胸中，胸阳受遏，气机运行不畅所致。治宜通阳化痰，降逆泄浊。方用瓜蒌薤白半夏汤加减。以瓜蒌、薤白通阳泄浊，半夏化痰。如胸中气塞痞满疼痛，胁下逆抢心，是痰浊痹阻胸阳，气逆不下之象。治宜通阳散结，化痰下气，方用瓜蒌薤白桂枝汤。以薤白、桂枝通阳散结，瓜蒌、枳实、厚朴下气化痰。

某，脉沉，短气咳甚，呕吐饮食，便溏泻，乃寒湿郁痹，胸痹如闷，无非清阳少旋。小半夏汤加姜汁（《临证指南医案·卷四·胸痹》）。按：本案症见短气咳甚，呕吐，便溏，胸痹如闷，脉沉，为寒湿困阻中焦脾胃，上下气机升降失司，致使上焦阳气不宣，肺失肃降，胃不通降，故见胸中胀闷，咳逆，呕泻。叶氏用辛苦温化饮降浊法，方用小半夏汤，另加姜汁辛润滑利通阳。

某（二六）肺卫窒痹，胸膈痹痛，咳呛痰黏。苦辛开郁为主。当戒腥膻。瓜蒌皮、炒桃仁、冬瓜子、苦桔梗、紫菀、川贝母。（《临证指南医案·卷四·胸痹》）按：此案症见肺卫窒痹，胸膈痹痛，咳呛痰黏，治以瓜蒌皮、桔梗、紫菀宣通肺气，以冬瓜仁、川贝化痰浊，桃仁通瘀滞，全方共奏宣肺化痰通浊之效。临床见痰多者，宜加半夏、姜汁；气阻甚者，加橘红、枇杷叶调降气机。

四、活血化瘀

瘀血是血液凝滞或血脉运行不畅所致的病理产物，又可进而引发各种病症，不仅可以导致常见病、多发病，还能形成疑难重证，如《证治准绳》："百病由污血者多"；唐容川说："一切不治之症，总由不善去瘀之故。"这些均指出疑难病应注意从瘀论治。

某痛久入血络，胸痹引痛。炒桃仁、延胡索、川楝子、木防己、川桂枝、青葱管（《临证指南医案·卷四·胸痹》）。按：瘀血停着的胸痹，症见胸部窒塞而痛，痛如锥刺，痛常有定处，舌紫黯或有瘀斑，脉涩。因瘀血留滞或久痛入络所致，治宜活血化瘀为主。按：此案痛久入血络，瘀阻络道，胸痹引痛，故用桃仁、延胡索活血止痛，川楝子理气止痛，木防己祛风止痛，桂枝、青葱管温通络脉。《本草纲目》载："桃仁行血，宜连皮、尖生用。润燥活血，宜汤浸去皮、尖炒黄用。或麦麸同炒，或烧存性。"方中炒桃仁即将桃仁炒至微黄色，略带焦斑，有香气，用时宜捣碎。又因久郁化热，治以行气而通络清热，方以金铃子散（川楝子、延胡索）理气清热止痛，加木防己苦寒清热利水，辅以桔梗通经入络，继之以青葱管为使，芳香滑利，引药入络。

痰、瘀虽然各具特有的征象，但因均为津血不归正化的产物，同源异物，故在病理状态下，又有内在的联系，往往互为因果，交结难解。明代罗赤诚《医宗粹言》指出痰瘀两者在病理表现和治疗上有先后主次之异："先因伤血，血逆则气滞，气滞则生痰，痰与血相聚，名曰瘀血夹痰……治宜导痰消血；若素有郁痰所积，后因伤血，故血随蓄滞，与痰相聚，名曰痰挟瘀血……治宜破血消痰。"痰与瘀之间还会互相转化，唐容川在《血证论》即言："痰亦可化为瘀""血积既久，亦能化为痰水"，故可认为，痰阻则血难行，血凝则痰易生；痰停体内，久必化瘀，瘀血内阻，久必生痰。故胸痹的治疗总不离化痰散结、活血化瘀，叶氏对后世痰瘀学说的发展奠定了重要基础。久病络瘀者，单用化痰祛瘀之品恐力量不足，难奏其效，宜酌情加用虫蚁灵动之品，以其动跃攻冲之性，搜剔络中痰瘀，荡涤痼结之凝痰败血，使浊去凝开，经行络畅，邪祛正复。

参考文献

[1] 叶天士．苏礼，等整理．临证指南医案．北京：人民卫生出版社，2006：191-192.

[2] 陈克正．叶天士诊治大全——叶天士医案研究．北京：中国中医药出版社，2013：523-529.

[3] 吕文亮，周燕萍．叶天士经典医案赏析．北京：中国医药科技出版社，2015：31-36.

贺兰萍论文

痰瘀型耳聋针灸治验 1 例

贺兰萍

（海南博鳌超级中医院）

案例：患者俄罗斯人，男，44 岁。右耳突发性耳鸣耳聋 8 小时为主诉于 2019 年 5 月 23 日上午就诊。症见：突发耳聋半天，伴耳痛，耳鸣，口苦，舌红，苔黄厚腻，脉弦滑。

诊断：耳鸣耳聋（痰瘀型）。

治则：清肝泻火，豁痰通窍。

处方：足临泣，丘墟，太冲，阳陵泉，梁丘，丰隆，曲池，合谷，听会。

按：耳聋，是指耳的听觉失聪，不能听到外界声响而言。耳鸣，是指耳内如有鸣声，耳鸣、耳聋二症，关系甚为密切，因耳鸣为耳聋之渐，耳聋为耳鸣之甚，两者不可绝对划分，此患者突发性耳鸣耳聋肝火痰瘀肝胆之气随经上逆，蒙蔽清窍，则突发耳内鸣响，听觉失灵。胆气上逆，胆汁随之上溢，则口苦咽干。舌红苔黄厚腻，脉弦滑，均为肝胆火盛，痰瘀上扰，气机受阻之象。故治疗上以足厥阴肝经，足少阳胆经，手足阳明经为主，手法用泻法，下肢穴取健侧穴，留针 15 分钟。其方义：肝胆火盛，上蒙清窍，取肝经原穴太冲，胆经原穴丘墟，合穴阳陵泉用于清肝泻火，配合手阳明原穴合谷，合穴曲池加强泻火作用，脾为生痰之源，脾与胃相表里，故用胃经的郄穴梁丘，丰隆以清热化痰，足少阳经脉循行于耳之前后，故取足少阳之听会。本方既有局部穴位，又有远端穴位，上下配穴以通上达下，达到清肝泻火、豁痰通窍之功。

取针后，患者听力恢复，耳痛症状消失。

国医大师雷忠义痰瘀流派

国家优秀临床人才论文

张军茹论文

慢性充血性心力衰竭
不同中医证型心率变异性与心功能的关系

张军茹[1] 李 健[2] 刘超峰[1]

（1.陕西省中医医院心内科；2.宝鸡市人民医院）

慢性充血性心力衰竭（chronic heart failure，CHF）是常见的临床综合征，多为各种病因引起心血管疾病的严重或终末阶段。心率变异性（heart rate variability，HRV）能较好地反映心血管系统自主神经活动平衡状态，而 CHF 患者存在明显的自主神经损害，其损害程度与心室重塑和心功能密切相关。笔者借助对 CHF 患者 HRV 的测定结果，分析不同中医辨证分型 HRV 及心功能的关系，旨在为中医辨证分型提供客观量化指标。

一、资料与方法

1. 一般资料 选择 2003 年 5 月至 2005 年 10 月本院 CHF 患者，共 78 例，男 46 例，女 32 例；平均年龄（55±10）岁；心功能（NYHA）： Ⅰ级 10 例，Ⅱ级 15 例，Ⅲ级 34 例，Ⅳ级 19 例；基础病：高血压病 20 例，冠心病 32 例，风心病 8 例，扩心病 12 例，肺心病 6 例。中医辨证参照《中药新药临床研究指导原则》有关标准分为心肺气虚证 6 例，气阴两虚证 9 例，气虚血瘀证 20 例，心肾阳虚证 16 例，阳虚水泛证 18 例，痰饮阻肺证 5 例，阴竭阳脱证 4 例。全部病例均按临床表现及超声心动图中心室射血分数（EF）进行心功能分级，凡 EF<50 可入选本研究，所有观察病例均未使用可能影响 HRV 的药物。

2. 观察方法 采用中外合资北京美高仪技术有限公司生产的三通道动态心电图检查，测定 HRV 时域指标：①24 小时 R–R 间期标准差（SDNN）；②24 小时每 5 分钟 R–R 间期标准差（SDANNi）；③5 分钟正常 R–R 间期均值的标准差（SDNNi）

（ms）；④ 24 小时 R-R 连续差异均方的平方根（rMSSD）（ms）；⑤相邻窦性 R-R 间期差值＞ 50ms 百分比（pNN50）（%）。并用美国产惠普多普勒超声测定：左室射血分数（LVEF）、左室短轴缩短率（FS）、左室舒张末内径（LVEDD）。

3. 统计学方法　所有数据以平均数的标准差（$\bar{x} \pm s$）表示，组间比较采用 t 检验。

二、结果

1. 心功能 NYHA 分级的 HRV 各项指标比较　见表 5-1。SDNN，SDANNi 心功能Ⅱ，Ⅲ，Ⅳ级与Ⅰ级，SDNN，SDANNi 心功能Ⅱ，Ⅲ级与Ⅳ级比较，差异均有显著性意义（P ＜ 0.05）。rMSSD，pNN50 心功能Ⅱ，Ⅲ，Ⅳ级与Ⅰ级心功能比较，差异无显著性意义（P ＞ 0.05）。

表 5-1　心功能 NYHA 分级的 HRV 各项指标比较（$\bar{x} \pm s$）

心功能分级	n	SDNN（ms）	SDNNi（ms）	rMSSD（ms）	pNN50（%）
Ⅰ	10	115.43 ± 22.09	100.14 ± 20.63	22.70 ± 10.02	7.84 ± 6.31
Ⅱ	15	106.35 ± 30.12[1)3)]	112.78 ± 24.84[1)3)]	24.30 ± 12.46[2)]	8.13 ± 7.82[2)]
Ⅲ	34	102.56 ± 26.65[1)3)]	110.14 ± 22.18[1)3)]	21.10 ± 108.7[2)]	9.73 ± 8.65[2)]
Ⅳ	19	101.18 ± 28.96[1)]	108.35 ± 22.67[1)]	19.40 ± 11.24[2)]	7.08 ± 6.67[2)]

注：与Ⅰ级心功能比较，[1)] P ＜ 0.05，[2)] P ＞ 0.05；与Ⅳ级心功能比较，[3)] P ＜ 0.05

2. CHF 各中医证型左心室功能参数比较　见表 5-2。心肺气虚证、气阴两虚证、气虚血瘀证的 LVEF，FS 与心肾阳虚证比较，差异均有显著性意义（P ＜ 0.05）；其 LVEF，FS，LVEDD 分别与阳虚水泛证、痰饮阻肺证、阴竭阳脱证比较，差异均有非常显著性意义（P ＜ 0.01）。心肾阳虚证左心室各项功能参数与阴竭阳脱证比较，差异均有显著性意义（P ＜ 0.05）。

表 5-2　CHF 各中医证型左心室功能参数比较（$\bar{x} \pm s$）

证型	n	LVEF（%）	FS（%）	LVEDD
心肺气虚证	6	0.45 ± 0.26[1)2)]	0.29 ± 0.07[1)2)]	55 ± 16[2)]
气阴两虚证	9	0.46 ± 0.36[1)2)]	0.28 ± 0.36[1)2)]	59 ± 30[2)]
气虚血瘀证	20	0.40 ± 0.19[1)2)]	0.31 ± 026[1)2)]	57 ± 24[2)]
心肾阳虚证	16	0.38 ± 0.53[3)]	0.27 ± 0.17[3)]	57 ± 21[2)]
阳虚水泛证	18	0.36 ± 0.23	0.29 ± 0.64	63 ± 41
痰饮阻肺证	5	0.41 ± 0.19	0.26 ± 0.74	60 ± 19
阴竭阳脱证	4	0.33 ± 0.34	0.25 ± 0.63	63 ± 36

注：与心肾阳虚证、痰饮阻肺证比较，[1)] P ＜ 0.05；与阳虚水泛证、阴竭阳脱证比较，

第五部分　国医大师雷忠义痰瘀流派　国家优秀临床人才论文

3.心力衰竭各中医证型 HRV 参数比较　见表5-3。心肺气虚证、气阴两虚证、气虚血瘀证的 SDNN，SDANNi 与心肾阳虚证、痰饮阻肺证比较，差异均有显著性意义（P < 0.05）；其 SDNNi 分别与阳虚水泛证、阴竭阳脱证比较，差异均有非常显著性意义（P < 0.01）。阳虚水泛证、阴竭阳脱证的 SDNN，SDANNi，SDNNi 与心肾阳虚证比较，差异均有非常显著性意义（P < 0.01）。

表 5-3　心力衰竭各中医证型 HRV 参数比较（$\bar{x} \pm s$）

证型	n	SDNN（ms）	SDANNi（ms）	SDNNi（ms）	pNN50（%）
心肺气虚证	6	114.23 ± 30.24[1)2)]	102.23 ± 19.78[1)2)]	48.41 ± 19.32[2)]	8.71 ± 10.64
气阴两虚证	9	116.45 ± 28.95[1)2)]	100.72 ± 16.31[1)2)]	39.13 ± 19.14[2)]	7.64 ± 4.82
气虚血瘀证	20	105.32 ± 26.42[1)2)]	98.72 ± 17.28[1)2)]	47.67 ± 20.14[2)]	8.64 ± 11.13
心肾阳虚证	16	99.05 ± 30.16	80.42 ± 21.32	36.14 ± 17.64	7.09 ± 9.21
阳虚水泛证	18	80.64 ± 25.13[3)]	70.54 ± 18.91[3)]	32.13 ± 21.82[3)]	7.31 ± 10.23
痰饮阻肺证	5	90.67 ± 19.54	90.63 ± 19.87	38.67 ± 18.19	6.32 ± 9.65
阴竭阳脱证	4	62.31 ± 10.14	55.84 ± 19.31[3)]	30.65 ± 20.29[3)]	6.18 ± 8.65

注：与心肾阳虚证、痰饮阻肺证比较，1) P < 0.05；与阳虚水泛证、阴竭阳脱证比较，2) P < 0.01；与心肾阳虚证比较，3) P < 0.01

三、讨论

慢性心衰时由于各种原发病对心脏自主神经的损害，使自主神经对心脏的支配出现明显异常，交感神经与迷走神经相互协调失去平衡，导致心率变异性的改变。以往研究表明，慢性心衰患者心率变异性明显降低，且与心功能分级呈明显的负相关，SDNN，SDANNi，SDNNi 是 CHF 患者最有力和独立的死亡预测因子，自主神经功能紊乱与心脏危险的增加有关。本研究也证实心功能越差，心率变异性越低，故 HRV 在 CHF 危险性评估及治疗方法评价方面有一定的价值。CHF 患者自主神经受损的机制目前尚未完全明了，大量研究表明，心力衰竭的基本机制是心室重塑，在心室重塑过程中，随着心肌细胞、胞外基质、胶原纤维网的变化，也伴随着心脏自主神经的损害，表明自主神经的损害程度与心室重塑和收缩功能密切相关。

中医学认为，心衰乃心气虚渐及心阳虚，心气虚不能行血，心阳虚不能温通血脉，心脉瘀阻，日久累及脾肾阳虚，不能化气行水，上凌心肺，重则发展到阴阳离绝，心阳欲脱的危证。

本研究结果显示，中医不同证型其心功能各项参数指标有明显差异，其中以阴竭阳脱证心功能损害最严重，由气虚发展到气阳两虚意味着心脏泵血功能失常的加重，提示心气和心阳对心脏泵血功能起决定作用，印证了中医基础理论心气、心阳的功能定位。因此，心功能各项参数、心率变异性可间接反映 CHF 的程度及预后，可为中医辨证分型提供客观量化指标。

参考文献

[1] 郭水千.124 例充血性心力衰竭患者心率变异性分析.山东医药，2003，43（16）：48

[2] 国家药品监督管理局.中药新药临床研究指导原则·第 4 辑.2002.

[3]Weijiang，Hathaway WR，mc Nulys，et al.Ability of heart rate vaiablity to predict prognosis in patient with advanced con-gestive heart failure.Am J Cardiol，1997，80：808–811.

[4] 杨立森，潘静玲，石学宁，等.充血性心力衰竭患者心率变异性与心功能及心室重塑的关系.宁夏医学院学报，2004，26（5）：333–334.

[5] 黄平东，梁晓海，刘煜德，等.充血性心力衰竭中医证型特征及其演变规律的临床观察.中西医结合心脑血管病杂志，2005，3（6）：540–541.

（《新中医》2006 年第 38 卷第 8 期）

第五部分 国医大师雷忠义痰瘀流派 国家优秀临床人才论文

文颖娟论文

基于雷忠义国医大师痰瘀互结理论的临床思维启示

文颖娟

（陕西中医药大学）

自《内经》起即有关于痰、瘀致病的认识，如《素问·缪刺论》曰："今邪客于皮毛，入舍于孙络，留而不去，闭塞不通，不得入于经，流溢于大络，而生奇病也。"张仲景以痰浊阻滞胸阳为切入，创立论治胸痹之经典名方瓜蒌薤白类方，而国医大师雷忠义主任医师则继承《内经》有关瘀血致病广泛、顽固难解之说，以及《伤寒杂病论》痰浊阻滞胸阳之胸痹的认识，并结合现代医学对于冠心病的认识，创造性地提出从痰瘀互结诊治冠心病，终成一代名师。现仔细梳理雷老痰瘀互结理论形成的脉络，以启迪中医临床思维。

一、渊源于《内经》瘀血形成以寒邪为本

瘀血引起的疾病十分严重，但对瘀血引起的原因的关注亦不容忽视，《内经》则指出了瘀血的成因、症状以及治疗原则等。

1. 外生之寒或内生之寒是引起瘀血的关键因素，且致病广泛　如在引起瘀血的原因方面，包括外因、内因等，外因如外受风寒等，指出寒邪是引起瘀血的关键因素，《素问·八正神明论》指出"天寒曰阴，则人血凝泣而卫气沉……"《素问·离合真邪论》曰："天寒地冻，则经水凝泣。"

同时，寒邪可导致不同部位瘀血阻滞，影响脏腑功能，甚至形成痹症、积聚等，如《素问·五脏生成》"卧出而风吹之，血凝于肤者为痹，凝于脉者为泣，凝于足者为厥。"《素问·举痛论》指出寒邪阻滞于脉络，可引起心痛，得温则解，如"寒气客于背俞之脉则脉泣，脉泣则血虚，血虚则痛，其俞注于心，故相引而痛。按之则热气至，热气至则痛止矣。"寒邪也可阻滞其他部位，导致气血不通引发诸病，如《素问·举痛论》曰："寒气客于小肠膜原之间，络血之中，

血泣不得注于大经，血气稽留不得行，故宿昔而成积矣。寒气客于五脏，厥逆上泄，阴气竭，阳气未入，故卒然痛死不知人，气复反则生矣。"再如《素问·痹论》指出："痹在于骨则重，在于脉则血凝而不流，在于筋则屈不伸，在于肉则不仁，在于皮则寒，故具此五者则不痛也。凡痹之类，逢寒则急，逢热则纵。"

而内生之寒也是引起瘀血的关键因素，如《素问·调经论》指出"帝曰：阴盛生内寒奈何？岐伯曰：厥气上逆，寒气积于胸中而不泻，不泻则温气去，寒独留，则血凝泣，凝则脉不通；其脉盛大以涩，故中寒。"

另外《内经》指出外伤也可引起瘀血，如《素问·缪刺论》曰："人有所堕坠，恶血留内，腹中满胀。"而离经之血也可致瘀血，如《素问·八正神明论》指出"月满而补，血气扬溢，络有留血，命曰重实。"

2. 瘀血是引起疑难病症的关键因素　《内经》已经认为疑难病症如积聚等，多以瘀血阻滞为关键因素，日久不去，停而成积，形成痼疾，如《素问·缪刺论》指出"今邪客于皮毛，入舍于孙络，留而不去，闭塞不通，不得入于经，流溢于大络，而生奇病也。"《灵枢·百病始生》曰："卒然外中于寒，若内伤于忧怒，则气上逆，气上逆则六输不通，温气不行，凝血蕴里而不散，津液涩渗，著而不去，而积皆成矣。"《灵枢·刺节真邪》指出"有所结，气归之，卫气留之不得反，津液久留，合而为肠瘤，久者数岁乃成，以手按之柔。已有所结，气归之，津液留之，邪气中之，凝结日以易甚，连以聚居，为昔瘤，以手按之坚……凡此数气者，其发无常处，而有常名也。"

另外，《内经》也指出了瘀血阻滞常见的症状，如面色黧黑等，如《灵枢·经脉》曰："少阴者心脉也，心者脉之合也，脉不通则血不流，血不流则色不泽，故其面黑如漆柴者，血先死。"与临床冠心病较久患者面色相符，也是冠心病从瘀血治疗的关键指标。

同时，《内经》也提到了瘀血阻滞的治则治法，《灵枢·阴阳二十五人》如"切循其经络之凝涩，结而不通者，此于身皆为痛痹，甚则不行，故凝涩。凝涩者，致气以温之，血和乃止。其结络者，脉结血不行，决之乃行。"

综合以上可以看出，《内经》指出瘀血因寒而致，瘀血凝结久之而成积聚、痹症等病，提示，年老体衰、阳气虚弱（以肾阳虚衰为主）易生内生之寒，阻滞气血，形成瘀血，久之，若阻滞于心脉，则形成胸痹，而现代医学认为冠心病好发于老年人，类似于中医学"胸痹"，这些对于雷老治疗胸痹（冠心病）从肾论治以治其本、从瘀血论治以治其标奠定了理论基础，如雷老认为：痰瘀阻塞心脉是胸痹的病理关键，脏腑功能失调，血液与津液代谢紊乱，特别是心脾肾脏气虚弱，运行无力，以及肝失条达，气血逆乱，出现痰浊湿邪阻碍血行而致瘀或瘀血影响运化致湿生痰，血瘀与痰浊交结，形成痰瘀复合性病理产物，阻塞心脉而致胸痹心痛，形成本虚标实之证。其病情较重病程较长，缠绵难愈。

二、传承于张仲景瘀血、痰浊的辨证思路

张仲景基于《内经》的认识，认为瘀血致病广泛，如《金匮要略·妇人产后病脉证治》指出瘀血在腹部，引起腹痛，如"师曰：产妇腹痛，法当以枳实芍药散，假令不愈者，此为腹中有干血着脐下，宜下瘀血汤主之。"《金匮要略·妇人杂病脉证并治》指出瘀血阻滞少腹引起下利、腹满等症，如"妇人年五十所，病下利，数十日不止，暮即发热，少腹里急，腹满，手掌烦热，唇口干燥，何也？师曰：此病属带下，何以故？曾经半产，瘀血在少腹不去。何以知之？其证唇口干燥，故知之。当以温经汤主之。""妇人少腹满如敦状，小便微难而不渴，生后者，此为水与血并结在血室也，大黄甘遂汤主之。"以及下焦蓄血之发狂症，如《伤寒论·卷第三·辨太阳病脉证并治中》"太阳病不解，热结膀胱，其人如狂，血自下，下者愈。其外不解者，尚未可攻，当先解其外；外解已，但少腹急结者，乃可攻之，宜桃核承气汤。"《伤寒论·卷第五·辨阳明病脉证并治》之阳明蓄血症，如"阳明证，其人喜忘者，必有蓄血。所以然者，本有久瘀血，故令喜忘。屎虽硬，大便反易，其色必黑者，宜抵当汤下之。"

并指出瘀血致病的主要症状，如《金匮要略·惊悸吐衄下血胸满瘀血病脉证治》指出："患者胸满，唇痿舌青，口燥，但欲漱水不欲咽，无寒热，脉微大来迟，腹不满，其人言我满，为有瘀血。"此为瘀血的辨证奠定基础。

张仲景《伤寒杂病论》并没有明确提出痰浊，但指出痰饮、水饮致病广泛，如《金匮要略·痰饮咳嗽病脉证并治》言："夫饮有四，何谓也？师曰：有痰饮，有悬饮，有溢饮，有支饮。问曰：四饮何以为异？师曰：其人素盛今瘦，水走肠间，沥沥有声，谓之痰饮。饮后水流在胁下，咳唾引痛，谓之悬饮。饮水流行，归于四肢，当汗出而不汗出，身体疼重，谓之溢饮。咳逆倚息，短气不得卧，其形如肿，谓之支饮。"并指出痰浊凝结胸阳之胸痹，以通阳散结，化痰宽胸为主，如《金匮要略·胸痹心痛短期病脉证治》指出"胸痹之病，喘息咳唾，胸背痛，短气，寸口脉沉而迟，关上小紧数，瓜蒌薤白白酒汤主之。"而枳实薤白桂枝汤、人参汤更是通阳散结的代表，其中人参汤即理中汤，更是体现"内生之寒温必补之"之法，如《金匮要略·胸痹心痛短期病脉证治》曰："胸痹心中痞，留气结在胸，胸满，胁下逆抢心，枳实薤白桂枝汤主之；人参汤亦主之。"

可以看出，张仲景更明确指出痰浊瘀血致病的广泛性、严重性以及持久性，其有关瘀血、痰浊诊断、治疗以及用药，包括抵当汤之水蛭、桃核承气汤之桃仁

等，皆广泛应用于雷老对于冠心病的治疗中，如针对冠心病症见胸闷痛，有灼烧感，大便干结，小便黄或黄浊，舌暗红、苔黄腻，脉弦滑或涩等，以涤痰化浊，活血化瘀，清热解毒。方选赤芍、牡丹皮、丹参、黄芪、瓜蒌皮、红曲、水蛭、葛根、银杏叶、黄连等。尤其是雷老治疗胸痹更是创立的丹蒌片，更是以瓜蒌薤白汤为主加减。

三、雷忠义国医大师从痰瘀毒互结论治胸痹

雷忠义国医大师在《内经》《伤寒杂病论》基础上，创新性的把瘀血痰浊的认识应用在冠心病的治疗上。

1. 从肾治心　目前研究表明羊红膻温肾助阳、活血化瘀、养心安神、温肺散寒、健脾益气、止咳祛痰。雷老基于羊红膻从民间治疗家畜衰老性疾病，到克山病的防治，基于中医理论人与自然是整体，包括人与动植物的相同性，家畜衰老性疾病同样以肾气的衰退为主，尤其可能以肾阳的不足为主，认识到此药可能温补肾阳，鼓舞肾气；又有研究表明，病因可能与缺硒有关，心脏受损，症见心悸、气短、头昏、乏力等症状，此药能够治疗克山病，说明其对于心肌功能可能有改善。而冠心病多发于老年人，兼具肾气不足，心脉失养之机，症见胸闷、胸痛，心悸气短等，基于以上，雷老团队创新性地把该药应用于冠心病的治疗，效果显著。羊红膻（Pimpinella thellugiana Wolff）系民间中草药，常用于防治家畜衰老性疾患，20 世纪 60 年代初曾用于防治克山病取效。1975 年我们用以治疗冠心病取得较好疗效，1977—1987 年间我们又先后五次继续对冠心病、高血压病进行系统治疗观察，临床实践证明，羊红膻与普萘洛尔（心得安）均有减慢心率、降低心肌氧耗、降低血压、抗心绞痛等作用，但羊红膻有优于普萘洛尔（心得安）方面，如毒副反应小，并有正性肌力作用、改善血液流变学作用等，值得进一步深入研究。

2. 痰浊瘀血浊毒凝结是冠心病病机关键　冠心病类似于中医学"胸痹"，胸痹从痰论治始于汉代医圣张仲景《金匮要略》"胸痹心痛"篇。明清时代，王清任著《医林改错》主倡以血府逐瘀汤治疗心痛。冠心病致病的核心病机是痰浊还是瘀血？20 世纪 70 年代，中国中医科学院郭士魁大师、陈可冀院士等首倡，以冠心Ⅱ号为代表方的以气滞血瘀立论来治疗冠心病，并在临床与基础方面进行了大量卓有成效的研究，进一步奠定了血瘀论治冠心病的基础。现代医学认为，动脉粥样硬化是冠心病最主要的病理变化，其病理形态学灰黄白色的、不规则的斑块，聚集堆积，既有出血，又有凝血，这非常类似中医学的痰浊与瘀血。且动脉粥样硬化的形成与脂质代谢有关，痰浊内蕴（高脂血症）是导致经脉瘀滞、气血不畅（动脉粥样硬化、血黏度增高）的直接原因。痰浊闭阻、经脉瘀滞是产生胸

痹的前提条件。因此，痰瘀阻塞心脉是胸痹的病理关键。此多因脏腑功能失调，血液与津液代谢紊乱，特别是心脾肾脏气虚弱，运行无力，以及肝失条达，气血逆乱，出现痰浊湿邪阻碍血行而致瘀或瘀血影响运化致湿生痰，血瘀与痰浊交结，形成痰瘀复合性病理产物，阻塞心脉而致胸痹心痛，形成本虚标实之证。其病情较重，病程较长，缠绵难愈。以此病机假说为理论依据，在以往临床实践的基础上，拟定了"加味瓜蒌薤白汤"，针对胸痛胸闷并见，憋气脘痞纳呆肢沉，苔腻，舌质紫暗，脉弦滑或涩等，以通为补，化痰宣痹、活血化瘀。基本方药包括：瓜蒌皮、丹参、黄芪、葛根、薤白、泽泻、川芎、郁金、骨碎补、赤芍等，进行了大量的临床、实验研究，最终，创立冠心病新药中成药丹蒌片。

随着临床实践的不断深入，雷老团队发现部分患者临床表现为：胸闷痛伴有灼烧感，心烦，易怒，头晕，少寐，大便干结，舌红苔腻，脉滑等，不是单纯的痰瘀互结证，可见较明显热象，给予化痰宣痹、活血化瘀之剂，虽然有效但多不尽如人意。这些患者多为久病不愈或急性加重者，这明显的热象是如何来的？此热非外感，必是内伤。而痰瘀互结日久，生热化毒，郁热毒邪内伏致营卫不和，气血亏虚，形成痰瘀与热毒互为因果的恶性循环，促进了冠心病的恶化。由此痰瘀毒互结证的假说应运而生，并创立新方"丹曲片"，针对症见胸闷痛，有灼烧感，心烦，易怒，头晕，少寐，五心烦热，大便干结，小便黄或黄浊，舌暗红、苔黄腻，脉弦滑或涩，以涤痰化浊，活血化瘀，清热解毒。方选赤芍、牡丹皮、丹参、黄芪、瓜蒌皮、红曲、水蛭、葛根、银杏叶、黄连等。且"丹曲片"作为院内制剂已在临床应用多年，目前已进入新药研发程序。

3.典型案例　李某某，女，76岁，职业：退休工人，2018年12月12日就诊。

主诉：间断性心慌10年。现病史：10年来间断性心慌，ECG提示：心房纤颤，服用胺碘酮，间断服用参松养心胶囊、丹参滴丸。现症见：心慌，心悸，眠差，舌苔腻，食欲可，便秘，三日一次，怕冷，舌体胖舌质暗紫边尖有齿痕，脉涩。西医诊断：阵发性房颤；中医诊断：心悸（心脾两虚）；治法：益气温阳、活血化湿、通脉散结；方药：养心活血汤加减，丹参30 g，陈皮15 g，三七粉（冲服）3 g，人参（另煎）10 g，麦冬10 g，炙南五味子10 g，肉苁蓉24 g，佛手15 g，荜澄茄10 g，良姜10 g，水蛭10 g，甘松10 g，黄连8 g，吴茱萸8 g，乌贼骨8 g。6剂，水煎服。

按语：患者10年来间断性心慌，ECG提示：心房纤颤，现症见：心慌，心悸，眠差，此为心气血不足，而舌苔腻、舌体胖舌质暗紫边尖有齿痕，脉涩，则为瘀血阻滞、水湿停滞之象；且患者为老年女性，加之畏寒，肾阳不足，推动无力，症见便秘。诊断为心悸（心脾两虚型），治法用益气温阳、活血化湿、通脉散结，方用养心活血汤加减，此方为科室协定方，具有养心活血的作用，另再加肉苁蓉温肾润肠通便；三七、水蛭活血化瘀；荜澄茄、高良姜温中散寒，行气止痛。

四、启迪临床，行气活血论治胸痹

笔者为全国第四批中医优秀临床（基础）人才，有幸拜师国医大师雷忠义主任医师门下，梳理了雷老痰瘀互结理论源流，即基于中医经典著作，寒邪凝滞—瘀血阻滞—变生他症（痹症等）；明确了其学术传承发展脉络，即密切结合临床实际，瘀血、痰浊阻滞—变生他症—胸痹—冠心病，并以此启迪自己临床实践，附笔者验案如下：

张某某，女，70岁。

初诊（2019-01-13）多年以来，时有右胸部不适，胸片示：左心室肥大。近来感冒后见胸闷、气短，心前区不适，舌质暗苔稍白腻，口唇青紫，脉沉，以桂枝汤和枳实薤白桂枝汤加减。桂枝15 g，炒白芍20 g，炙甘草30 g，全瓜蒌30 g，桔梗10 g，枳实15 g，柴胡9 g，川牛膝15 g，仙灵脾25 g，降香12 g，丹参20 g，炙黄芪20 g，薤白18 g，焦三仙各15 g，地龙15 g。8剂，水煎，前2日每日1剂半。

二诊（2019-05-21）服上方效显，本次感冒后症状同前，仍乏力，胸闷，鼻塞，纳差，舌淡质暗苔白腻，脉沉，仍以上方。加炙黄芪30 g，白芷20 g。7剂，电话告知效显，嘱咐后以金匮肾气丸、复方丹参巩固。

按语：本案患者为老年女性，潜在肾阳不足、体表不固之机，加之外受风寒，内外之寒相引，阻滞气血津液，瘀血痰浊阻滞心脉，症见胸闷、气短，以及舌质暗苔稍白腻，口唇青紫等，脉沉为浊邪阻滞较重，也是肾阳不足之象，诊为胸痹，基于雷老痰瘀互结论治胸痹的学术经验，以其经验方丹蒌片为主，因患者有肾阳不足之机，加之痰浊瘀血阻滞，取仙灵脾甘温以补肾壮阳、辛温以散寒除湿浊；因其舌质暗苔稍白腻，口唇青紫等，脉沉，以及肢体沉重，考虑瘀血阻滞较重，故以王清任血府逐瘀汤之调动全身气血升降之配伍组合"桔梗、柴胡、枳实、川牛膝"，进一步促进全身气血运行，缓解瘀血阻滞，加用黄芪、地龙，取补阳还五汤之义以益气活血通络，嘱咐两天后电话告知病情后再决定服药剂量，3月16日电话告知效显，感冒症状消失，胸闷、气短等症明显缓解。约半年之后，患者再次感冒，症状同前，乏力明显，伴见鼻塞，原方加用黄芪，并用白芷以宣通鼻窍，7剂效显。考虑患者年老体衰，且感冒后易引发心脏疾患，嘱其以金匮肾气丸、复方丹参片以调心肾。

参考文献

[1] 周仲瑛.中医内科学.北京：中国中医药出版社，2003，143.

[2] 雷忠义，于小勇，刘超峰，等.冠心病痰瘀互结证与痰瘀毒互结证探析.陕西中医，2013，33（12）：1646-1648，1669.

[3] 刘超峰，范虹，雷鹏.名老中医雷忠义治疗冠心病心绞痛痰瘀互结证的经验.陕西中医，2003，23（8）：722-723.

[4] 武雪萍，于小勇，刘超峰.雷忠义主任医师痰瘀毒并治冠心病心绞痛的经验.陕西中医，2010，31（11）：1507-1508.

[5] 雷忠义，苏亚秦，吴亚兰，等.加味瓜蒌薤白汤治疗冠心病心绞痛104例.陕西中医，1983，4（4）：23.

[6] 雷忠义，苏亚秦，吴亚兰，等.羊红膻治疗冠心病和高血压病466例分析（摘要）.中医杂志，1991，（8）：32.

[7] 雷忠义，于小勇，刘超峰，等.冠心病痰瘀互结证与痰瘀毒互结证探析.陕西中医，2013，33（12）：1646-1648，1669.

[8] 文颖娟，潘桂娟.气机升降运动在复方配伍中的应用.浙江中医杂志，2008，43（3）：132.

郑旭锐论文

国医大师雷忠义先生"痰瘀"理论在胸痹治疗中的运用探析

郑旭锐

（陕西中医药大学）

吾师国医大师雷忠义先生，博读医著，继承发扬，师古创新，多年来一直潜心研究胸痹心痛的理论和临床，于20世纪70年代提出"痰瘀致病"理论，此痰瘀互结的新理论，见解独特，造诣颇深，并且取得了显著的临床效果。雷老融化痰宣痹、活血化瘀为一体，从痰瘀治疗胸痹心痛，具有独特的见解，对于丰富祖国医学的宝库，提高中医对胸痹心痛证规律的认识，增加治疗胸痹心痛的手段和经验，对提高辨治胸痹心痛的水平，保护广大人民的身体健康均具有重要而积极的意义。吾有幸入师门，成为雷老门下的一名弟子，跟师临床数日，亲眼所见雷老用痰瘀理论治疗胸痹数例，临床疗效显著，现总结分享雷老用"痰瘀"理论在胸痹治疗中的运用，以供同人们商榷。

一、跟师典型病例

病例一

常某，男，55岁，离退休人员，就诊日期：2018年12月12日。

主诉：间断胸闷8年，晕厥1次。

病史：8年前始间断胸闷、心慌、气短，伴出汗，持续10余分钟，休息后好转。轻度活动后气短，曾在延安市延安大学附属医院及第四军医大学西京医院就诊，诊断为扩心病，经对症治疗（予以利尿剂等）后症状缓解；2018年4月8日出现腹部及后背疼痛，急诊转入西京医院，诊断为"心力衰竭"，经对症治疗，16天后仍有气短、胸闷等不适，伴有双下肢浮肿，后就诊于我院心内科，诊断为"扩心病－

心衰"，急性肾损伤，在心内科住院治疗8天后症状胸闷、气短明显缓解；此后因感冒再次就诊于我院心内科，经住院治疗后症状缓解出院；1周前晕厥，意识丧失，持续约1分钟，无呕吐、抽搐、口吐白沫等不适，自行苏醒，醒后无特殊不适，随即就诊于陕西省中医医院心内科，诊断为"扩心病"，予以对症治疗。现主症：活动及进食后出现心慌、胸闷、气短等不适，心率最快可达170次/分，怕冷，嗳气，无反酸，腹胀，食欲差，大小便可，睡眠可，舌暗红，苔黄腻，脉弦滑。

既往史：30年前体检时诊断为扩心病。

辅助检查：心脏超声示：心律失常，室间隔及左室壁搏幅普遍性减低；全心大，左室显著；考虑扩张型心肌病，三尖瓣关闭不全，肺动脉高压；左室收缩功能减低；彩色血流示：三尖瓣反流（中量），二尖瓣反流（少量）（第四军医大学西京医院 2018-04-12）。心电图示：窦性心律，电轴左偏，心电图示：一度房室传导阻滞，完全性右束支传导阻滞，左前分支传导阻滞，ST-T改变，房早，V_3R-V_5R "q" 波明显。腹部B超示：肝光点密集细小增多、肝囊肿，胆囊壁毛糙，右肾体积小，实质回声增强，请结合临床及肾功，左肾囊肿。（2018-09 陕西省中医医院）

中医诊断：胸痹（痰瘀互结、气虚水滞）。

西医诊断：①扩张型心肌病，心律失常，一度房室传导阻滞，频发室早，完全性右束支传导阻滞，心力衰竭心功能Ⅳ级；②晕厥待查；③肾功能不全；④肺部感染；⑤肾囊肿；⑥甲状腺功能减退；⑦高尿酸血症。

治法：益气养阴，活血化痰利水。

方药：雷氏养心活血汤化裁。人参（另煎）10 g，麦冬 16 g，五味子 10 g，丹参 30 g，陈皮 12 g，三七粉（冲服）3 g，葶苈子 24 g，炙黄芪 45 g，茯苓 45 g，黑附子（先煎）10 g，干姜 8 g，益母草 30 g，莪术 10 g，红景天 10 g，防己 10 g，椒目 10 g，酒山萸肉 15 g，生地黄 30 g，苍术 10 g，炒薏苡仁 30 g。共6剂，水煎服，早晚分服，日1剂。服药2周后各种症状缓解。

按语：患者病程日久，脏器亏虚，气虚无以行血，脉络不通，胸阳不展，故胸闷、气短；胸阳痹阻，无以温煦，水凌心肺，故气喘；水液停于四肢，故双下肢水肿，痰瘀互结、气虚水停，气机不利，气血不能上奉大脑，故见头晕，气虚日久则阳虚，心肾阳虚，心神失养则心悸。舌暗红，苔黄腻，脉弦滑为痰瘀互结、气虚水滞之证，本病属中医"心衰病"范畴，证属痰瘀互结、气虚水滞。方选雷氏养心活血汤，雷氏养心活血汤是雷老遵从古方，活用经方，在20世纪70年代拟定的有效方剂，用于治疗多种心血管疾病，全方组成为：人参 10 g，麦冬 15 ～ 20 g，五味子 10 g，丹参 30 g，陈皮 10 g，三七粉（冲服）3 g。主治气阴两虚、痰瘀内阻，其中人参大补元气，麦冬养阴清心，五味子收养心气而安神。三药合用治疗心气阴两虚证，益气养阴敛汗固脱，丹参活血化瘀止痛，陈皮可燥湿化痰，理气止痛，三七粉化瘀，散瘀消肿止痛。全方共奏活血化瘀、化痰通血脉、益气养阴之功。加茯苓、益母草、防己、苍术、炒薏苡仁等加强祛痰利湿之效，加黑附子、干姜、椒目有加强温肾助阳之效。加莪术、红景天有加强活血化瘀，改善心肌氧耗之功，山萸肉、生地黄有补益先天之本之功。

病例二

李某某，女，68 岁，2018 年 12 月 12 日就诊。

主诉：胸闷、下肢水肿 5 年，伴气短 1 年。

病史：5 年前下肢水肿，住院治疗，平时怕冷服玉米须后好转，1 年前气短，活动后加重，伴胸闷，偶气短，坐位好转，平卧加重，冠脉 CTA 轻度狭窄。10 年来头晕，伴记忆力下降，耳鸣，大便偏干。糖尿病 29 年，曾用诺和龙和胰岛素治疗，舌暗紫，苔黄腻，脉沉。

中医诊断：胸痹（痰瘀互结）。

西医诊断：①冠状动脉粥样硬化性心脏病；稳定型心绞痛；心力衰竭；心功能 3 级；②糖尿病。

处方：雷氏养心活血汤加赤芍 18 g，川芎 15 g，黄连 10 g，苦参 10 g，土茯苓 10 g，西洋参 10 g，山萸肉 10 g，吴茱萸 8 g，苍术 15 g，黄柏 10 g，黄精 20 g，鬼箭羽 30 g，珍珠母 9 g，紫石英 15 g，瓜蒌 24 g，薤白 20 g，莪术 15 g，石菖蒲 15 g。6 剂水煎服，丹曲胶囊 5 盒。

按语：方中的养心活血汤益气活血通脉，赤芍活血化瘀，川芎活血行气，黄连归心经，清热燥湿、泻火解毒，苦参归心经，清热燥湿。

二、跟师心得体会

跟师过程中，通过病例的学习和老师的讲解，体会如下：

1."痰瘀理论"治疗胸痹的源流　早在古代就有胸痹治疗从痰瘀立论的记载，如汉·张仲景在《金匮要略》胸痹心痛短气病脉证治就提出"阳微阴弦"，即"胸痹而痛"，并创建了瓜蒌薤白汤、瓜蒌薤白半夏汤等化痰宣痹通阳的效方，创立了痰理论治疗胸痹病的先河。唐·孙思邈在《千金方》一书中描述道："胸中逆气，心痛彻背，少气不得食"，治疗用方前胡汤。宋·《太平圣惠方》一书发展了痰的理论，如原文中描述道："胸痹疼痛痰逆于胸心膈不利"。而瘀血论早在《内经》中即有立论，如原文中说道："血实者宜决之""心痹者，脉不通"，并创立了活血化瘀的治法。晋代·葛洪在《肘后备急方》使用活血化瘀药治疗卒心痛。直至清代，对瘀血论的发展更为深入，如清代医家王清任在《医林改错》

中说道："突然胸痛，前方皆不应，用血府逐瘀汤一剂痛立止"，创造了有名的血府逐瘀汤，并为后世医家广泛使用。唐容川在《血证论》中说道："心病血急宜去瘀为要"，应用归芎失笑散等，从而使瘀血论占据了主要地位。后世医家不断继承发展，对活血化瘀法进行深入系统的研究，并根据气血之间的生理关系"气为血之帅，血为气之母""气行则血行"确立了两者之间的病理关系"气滞则血瘀""气虚则血瘀"，从而使活血化瘀成为治疗胸痹心痛的主要治疗方法。

总之，胸痹（冠心病）从痰论治起源于汉代，发展于晋唐宋时期，深入于明清时期。

2."痰瘀理论"是治疗胸痹的理论基础　气血津液的正常运行有赖于脏腑功能的正常。在人体的五脏之中，心主血脉，心血的正常运行，有赖心气的推动而运行全身，发挥其濡养心脉的功能，若心气虚无力推动血液运行。肝主疏泄，主藏血，肝之疏泄与肝之藏血功能关系密切。脾主运化，一是运化水谷精微，为气血生化之源，一是运化水液，维持体内水液的正常运行。胃主受纳，与脾互为表里关系，脾胃为后天之本，气血生化之源，气血之盈亏与脾胃关系非常密切。肺主气，司呼吸，主宣发肃降，肾主纳气，主水液代谢。这些脏腑在生理上密切相关，在病理上互相影响。如气虚推动无力，气滞导致血液凝滞，均可导致血液运行不畅，血络瘀阻而造成瘀血。另外"脾为生痰之源"，脾失健运，易致水湿内停，聚湿为痰。"肺为贮痰之器"，痰浊阻滞，从而变生"百端"。现代医学则认为，动脉粥样硬化是胸痹（冠心病）最主要的病理变化，而动脉粥样硬化的基本病理形态酷似中医的痰浊和瘀血，动脉粥样硬化的形成与脂质代谢紊乱有关，痰浊内蕴（高脂血症）是导致经脉瘀滞、气血不畅（动脉粥样硬化、血黏度增高）的直接原因。痰浊闭阻、经脉瘀滞是产生胸痹的基础。

3.雷老治疗胸痹心痛证痰瘀临证运用

（1）雷老认为胸痹病理关键是痰瘀性病理产物阻塞心脉：雷老基于胸痹的理论基础"痰瘀立论"，总结分析了产生瘀血的原因有以下几方面：①外感六淫、疠气，内伤七情等，导致气虚、气滞、血寒、血热，使血行不畅而凝滞，从而产生瘀血；②内外伤可引起出血，离经之血积存体内，形成瘀血。这些致瘀因素可以反复致瘀，导致局部瘀血转变为全身瘀血，轻度瘀血转变为重度瘀血，慢性瘀血急性加重，易治性瘀血转变为难治性瘀血，实证更实、虚证更虚或虚实并见。

雷老通过大量临床观察，认为胸痹心痛多因心脾肾三脏气机虚弱，运行无力失调，血液与津液代谢紊乱有关。气血阴阳亏损，肝失疏泄，条达不畅，气血逆乱而出现痰浊湿邪阻碍血液运行而致瘀或产生瘀血湿邪生痰，瘀血与痰浊交结，形成痰瘀阻塞心脉而致胸痹心痛。瘀久化热生毒，痰湿日久亦可化热，痰瘀交结化热化毒，痰瘀毒反之耗伤机体气血津液，进一步加重痰瘀毒，导致痰瘀互结。

（2）雷老治疗胸痹心痛痰瘀典型方运用：雷老在提出胸痹痰瘀毒理论后，又拟定了治疗胸痹的雷氏养心活血汤、加味瓜蒌薤白汤、丹曲饮、雷氏丹蒌方（也名雷氏舒心方）等经典的方剂。

其中养心活血汤益气养心活血通脉，全方组成为：人参、麦冬、五味子、丹参、陈皮、三七粉。主治：气虚血瘀型。其中人参大补元气，麦冬养阴清心，五味子收养心气而安神。三药合用治疗心气阴两虚证，益气养阴敛汗固脱。丹参活血化瘀止痛，陈皮可燥湿化痰，理气止痛，三七粉化瘀，散瘀消肿止痛。全方共奏活血化瘀、化痰通血脉、益气养阴之功。胸痛明显者加瓜蒌皮、葛根、赤芍加强活血通络；心悸明显者加龙骨、牡蛎、珍珠母、百合养心定悸。

丹曲方功效为涤痰化浊、活血化瘀、清热解毒，主治痰瘀毒互结型，基本方药：丹参、红曲、赤芍、牡丹皮、炙黄芪、法半夏、瓜蒌皮、水蛭、葛根、银杏叶、三七、黄连、薤白。辨证要点：胸痛胸闷并见，憋气脘痞纳呆肢沉，苔腻、舌质紫暗，脉弦滑或涩。方中丹参、红曲活血化瘀、化浊散结，瓜蒌皮、薤白、半夏宽胸理气、化痰散结，水蛭、银杏叶、三七活血化瘀，赤芍凉血活血，黄连清热解毒、清心火，牡丹皮凉血活血解毒，黄芪补心气，葛根升阳。加减应用：若热毒伤阴化燥，加生地、麦冬等；胸痛明显瘀血重者加水蛭、三七粉、莪术。胸闷痛明显者加红花、三七粉、延胡索、川芎、佛手等。

加味瓜蒌薤白汤方药组成为：瓜蒌皮、黄芪、葛根、薤白、泽泻、川芎、郁金等。功效：化痰宣痹、活血化瘀。主治痰瘀互结型。辨证要点：胸痛胸闷并见，憋气，胸脘纳呆，脉沉，苔腻，舌质紫暗，脉弦滑或涩。兼阳气不足者加人参、附子、肉桂、鹿角胶、淫羊藿。

雷氏丹蒌方组成：丹参、瓜蒌皮、黄芪、葛根、薤白、泽泻、川芎、郁金、骨碎补、赤芍等。功效：化痰宣痹、活血化瘀。主治：胸痹痰瘀互结型。加减应用：气虚阳虚者加吉林参、党参；胸痛明显瘀血重者加水蛭、三七粉、莪术；脾气虚加四君子汤，痰重瘀轻可加二陈汤；口苦黏腻，心烦急躁，舌红、苔黄腻者加黄连；合并高血压加天麻、钩藤、莱菔子。

三、结语

跟师数日，感触颇多，吾师雷老看患者无数，待患者和蔼可亲，医术精湛，孜孜不倦，实为弟子们仰慕，雷老的胸痹痰瘀致病理论更为弟子们推崇备至，吾辈将认真学习吾师的为人处世态度、精湛的医术，并将其胸痹痰瘀致病理论学以致用，很好地运用于临床。

李翠娟论文

雷忠义国医大师痰瘀相关理论临床应用探析

李翠娟

（陕西中医药大学）

本人有幸，拜师于陕西省中医医院雷忠义国医大师，在跟师学习过程中，系统学习了雷老的学术思想及提出的痰瘀相关理论，并跟从雷老临证侍诊，深得其用药心法，获益良多。结合自己的认识，现将学习过程中，对雷老提出的痰瘀相关理论及其临床经验的认识总结报告如下：

一、痰瘀相关理论探源

1. 启蒙于《内经》　《黄帝内经》中虽然没有明确提出痰瘀相关的理论，但对于痰瘀之间的关系已有一些论述。其认为，在生理状态下，津血同源互化，津液是血液的重要组成部分，可不断补充血液，所谓"津液和调，变化而赤为血"（《灵枢·痈疽》）。在病理情况下，气血凝滞、津液输布失常，水瘀相互搏结又可导致一系列病证的发生。如《灵枢·百病始生》篇云："肠胃之络伤，则血溢于肠外，肠外有寒，汁沫与血相搏结，则合并凝聚不得散，而积成矣"。并云："凝血蕴里而不散，津液涩渗，著而不去而积成矣。"认为津液输布失常所致之痰湿与血行瘀滞所致之瘀血可相互影响、共同为患，导致积病的发生。《灵枢·水胀》中又说："臌胀何如？岐伯曰：腹胀身皆大，大与肤胀等也，色苍黄，腹筋起。"认为臌胀的发生是由于气血瘀滞，瘀阻水停，或水聚迫血不行而血脉瘀阻，痰瘀两者互为因果，最终导致腹大如鼓之臌胀发生。在临床治疗上，《内经》也已初显水病可治血、血病可利水的治疗理念。如《素问·汤液醪醴论》中提出治疗内伤水肿病可用"去菀陈莝"之治法，即是用活血化瘀的方法达到消除水肿的目的。《素问·缪刺论》又云："人有所堕坠，恶血留内，腹中满胀，不得前后，先饮利药"。张景岳注云："先饮利药，逐留内之瘀血也。"此处利药即指破瘀通便的方药，即运用攻下、利水、祛瘀之药治疗堕坠所致之瘀血内停。由此可见，痰瘀相关学说在《内经》时代已初见端倪。

2. 奠基于汉唐　汉代张仲景在《伤寒杂病论》中首先提出了"瘀血""痰饮"病名，并详细描述了其临床表现及证治。同时在《金匮要略·水气病篇》中，其创造性地提出了水气病分水分、血分之说，认为"经水前断，后病水，名曰血分，此病难治；先病水，后经水断，名曰水分，此病易治。何以故？水去，其经自下"，指出了水血并病先后辨证的关系，认为水病可致血病，血病亦可导致水病，并提出"血不利则为水"的著名论断，为后世"从血治水"奠定了理论基础。同时，其创制的千金苇茎汤、大黄牡丹汤、鳖甲煎丸、当归芍药散、桂枝茯苓丸、当归贝母苦参丸、大黄甘遂汤等均为痰瘀并治之方剂，至今仍在临床上广泛运用。隋代巢元方的《诸病源候论》中对痰瘀相关理论亦有精辟论述。其在"诸痰候"中明确指出："诸痰者，此由血脉壅塞，饮水积聚而不消散，故成痰也。"首次阐明了瘀血化痰的病理过程。《诸病源候论·妊娠胎间水气子满体肿候》中指出，导致妊娠妇女胎间水气子满体肿的原因，是由于"妊娠之人，经血壅闭，以养于胎，若挟有水气，则水血相搏"而为病，"诸肿候"中又指出："肿之生也，皆由风邪寒热毒气客于经络，使血涩不通，壅结皆成肿也。"这些论述，均强调了水、血之间在病理上的相互影响，为痰瘀相关理论的形成奠定了重要基础。唐朝经济文化事业的繁荣，给医学发展带来了契机，涌现出了众多的医家和医著。如孙思邈的《备急千金要方》《千金翼方》及王焘《外台秘要方》等，均汇集了唐以前医家大量的医方，从其记载的方剂中，亦可窥见痰瘀同治之法的广泛运用。在《千金要方》卷十七中记载的蜥蜴丸，治疗症坚水肿，流饮结积，既用了攻下逐水的甘遂、巴豆，又用了活血祛瘀的泽漆、桃仁、蜥蜴、䗪虫、蛴螬、虻虫等，活血与利水同用。在《外台秘要》卷十九中所列举的治疗遍身肿，小便涩者的麻豆方，既用桑根白皮、猪苓等利水，又用丹参等活血化瘀；治疗水气及脚并虚肿方的葶苈丸，既用葶苈子、牵牛子、甘遂等攻逐水饮，又用泽漆、昆布等活血化瘀，这种活血与利水药的共同组方配伍的思路，为后世痰瘀同治药物的配伍应用提供了思路。

3. 发展于宋金元　宋金元时期，中医学发展迅速，学术流派开始形成，对于痰瘀相关的理论认识更加深入。宋代陈无择在《三因极一病证方论》中提出了著名的"三因学说"，促进了病因理论的快速发展，同时其提出："津液流润，营血之常，失常则为痰涎，咳嗽吐痰，气血已乱矣。"认为痰水之化生，与气血逆乱密切相关。金元四大家之一、滋阴派的代表朱丹溪，对痰瘀关系的论述非常深入，其多从"气、血、痰、郁"入手论治内伤杂病，尤其注重从痰瘀出发进行辨证论治，首次提出了"自气成积，自积成痰……痰挟瘀血，遂成窠囊，此为痞、为痛、呕吐、为噎膈、反胃之次第也"（《局方发挥》）的科学论断，开创了痰瘀致病之说，并极力倡导"痰瘀同治"的观点。如认为肺胀是"痰挟瘀血碍气而病"（《丹溪心法》），治疗用四物汤加桃仁、诃子、青皮、竹沥、姜汁之类。清·唐容川在《血证论·内伤肺胀之法》中评价说："丹溪云，此证多系痰挟瘀血，……用四物汤加桃仁、诃子、青皮、竹沥、姜汁治之。丹溪此论，洵中病情。盖失血之家，所以有痰，皆血分之火，所结而成。然使无瘀血，则痰气有消容之地……丹溪此论，可谓发矇振聩。"又如治痰瘀身痛胁痛，用控涎丹加桃仁泥丸，并提出"气不能作块成聚，块乃有形之物，痰与食积、死血而成也"（《丹溪心法》），认为凡人体内外所生包块，皆是痰浊死血而成。其在《格致余论》中论治乳硬时亦说："乳子之母，不知调养，怒忿所逆，郁闷所遏，厚味所酿，以致厥阴之气不行，故窍不得通，而汁不得出，阳明之血沸腾，故热甚而化脓……治法：疏厥阴之滞以青皮，清阳明之热细研石膏，行污浊之血以生甘草之节，消肿导毒以瓜蒌子，或加没药、青橘叶、皂角刺、金银花、当归。或汤或散，或加减随意消息，然须以少酒佐之。"认为对乳硬之病应运用清热化痰、理气活血之法治疗。

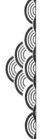

4. 成熟于明清　明清时期，中医学理论不断创新、综合、汇通和完善，痰瘀相关理论也向纵深发展，在临床各科治疗中得到广泛运用。如明代医家孙一奎直接指出："津液者，血之余，行乎脉外，流通一身，如天之清露。若血浊气滞，则凝聚为痰"（《赤水玄珠全集》三十卷），强调痰瘀之间在病理上的密切联系，临床用药亦是痰瘀兼治，如治疗痰浊阻于经隧，气血不能畅通之痰厥头痛，用二陈汤加天南星、川芎、细辛、枳实、酒炒黄芩。治疗风痰瘀相兼之中风病，用滋养之和荣汤，药用白术、川芎、南星、半夏、芍药、茯苓、天麻、当归、生地、熟地、牛膝、酸枣仁、黄芩、橘红、防风、桂枝、红花、甘草、黄柏、竹沥、姜汁，并释此方"有补血活血之功，不致于滞；有健脾燥湿消痰之能，不致于燥；又清热运动疏风，开经络，通腠理，王道之剂，多服可以见功。"虞天民《医学正传·痈疽门》在阐述痈疽发生的病因病机时亦说："痈疽因阴阳相滞而生……气得邪而郁，津液稠黏，为痰为饮，积久渗入脉中，血为之浊，此阴滞于阳也。血得邪而郁，隧道阻隔，或溢或结，积久渗出脉外，气为之乱，此阳滞于阴也。百病皆由于此，又不止于痈疽而已。"认为众多疾病的发生都是由于阴阳相滞、痰瘀气的相互搏结而成。因此其在论述"胃脘痛"时即认为，胃脘痛的"致病之由，多因纵恣口腹，喜好辛酸，恣饮热酒煎煿，复餐寒凉生冷，朝伤暮损，日积月深，自郁成积，自积成痰，痰火煎熬，血亦妄行，痰血相杂，妨碍升降，故胃脘疼痛，吞酸嗳气，嘈杂恶心。"在妇科疾病方面，也有医家认为与痰瘀为患有关，如万全的《万氏妇人科》中在论述妇人经候不调的原因时说："盖妇女之身，内而肠胃开通，无所阻塞，外而经遂流利，无所碍滞，则血气和畅，经水应期。惟彼肥硕者，膏脂充满，元室之户不开，挟痰者痰涎壅滞，血海之波不流，故有过期而经始行，或数月而经一行，及为浊为带为经闭，为无子之病。"其论述可谓一语中的，精炼而公允。临床治疗时，对经期迟至和"数月而经一行"之症，"如肥人及饮食过多之人，责其湿痰壅滞，躯肢迫塞也，用六君子加归芎汤主之"；对"肥人经水来少者，责其痰碍经隧也，用二陈加芎归汤主之"；对"因气郁血闭不行者，用开郁二陈汤主之"。这些方药为临床从痰瘀论治妇科疾病奠定了基础。

到了清代，众多医家更是从痰瘀交结来认识疾病发生的机制。清代名医喻昌提出："胀病亦不外水裹气结血凝。"医家何梦瑶也极力倡导痰瘀同病学说，提出"气水血三者，病常相因……有先病水肿而血随败者，有先病血结而水随蓄者。"并认为腹痛的发生是由于"邪入则气停液聚，痰血不行，脉络皆满，邪正相搏故痛"，痹证的发生是因"瘀血痰饮之为痹"，"内风"的发生是"由于气虚则气滞，而血与痰凝矣。痰血凝滞，食亦不化，填塞于腑，则二便不通，阻塞脏气，则昏迷不醒，其重者也。"温病大家叶桂提出了"久病入络"学说，认为"宿病，病必在络……痰因气滞，气阻血瘀，诸脉逆乱"（《临证指南医案》），并强调胃痛、痹证等疾病的发生是由于凝痰聚瘀而致。至清代唐容川撰写《血证论》时，痰瘀相关理论则贯穿于其始终，明确地提出瘀血、痰水相互交结，共同为病的发病机制，认为"血瘀既久，亦能化为痰水"，"瘀血流注，亦发肿胀者，乃血变成水之证"，"血结亦病水，水结亦病血"，并进一步提出了痰瘀并治的相关方药，如单腹胀之血臌，由血化为水而肿者，用五皮饮加当归、白芍、蒲黄、牡丹皮、桃仁治之；若产后败血干脾发为水肿，是血从水化而变为水，用五苓散加蒲黄、牡丹皮以利之；若瘀血乘肺，用葶苈大枣汤加苏木、蒲黄、五灵脂、童便治之；若痰血作咳，须知痰水之壅，由瘀血使然，但去瘀血则痰水自消，宜代抵当丸加云茯苓、法半夏，轻则用血府逐瘀汤，加葶苈、苏子等等，将痰瘀互治理论论述得淋漓尽致，并广泛地运用于临床，可谓是痰瘀同治之大家。

5. 彰显于当今临床　痰瘀相关理论自《内经》启蒙以来，经过历代医家的演绎发挥，成为中医理论的重要组成部分，并有效地指导着当今的临床实践。如邓铁涛教授认为痰与瘀都是津液之病变，痰是瘀的早期阶段，瘀是痰的进一步发展，治疗上主张益气除痰祛瘀。关幼波教授提出"痰与血同属阴，易于交结凝固"、临床"治痰要治血，血行则痰化"。沈宝藩教授主张运用"痰瘀同治"法治疗中风病，认为"痰一化，窍自开，络自通，风自清"。杨关林教授以"痰借血体，血借痰凝，痰瘀互结，闭阻血脉"立论，提出运用"祛痰化瘀、和血通脉"法论治血脉病等。

笔者也以"痰瘀"为主题词，在 CNKI 上检索 1980 年至今的相关文献，发现共检索到文献 9426 篇，对文献发表年度、涉及的病种等数据进行统计分析发现，近几年来，痰瘀相关的研究报道越来越多，呈逐年上升趋势（具体见图 5-1）。从痰瘀论治的病种繁多，涉及内外妇儿各科疾病，其中又尤以冠心病、中风、糖尿病、心绞痛、动脉粥样硬化、高血压病、高脂血症、类风湿性关节炎、脂肪肝、痴呆、慢性阻塞性肺疾病等内科病证为多，涉及的文献分别为 1204 篇、766 篇、715 篇、672 篇、606 篇、569 篇、390 篇、315 篇、311 篇、294 篇、272 篇（具体见图 5-2）。

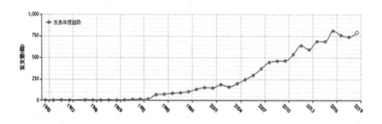

图 5-1　痰瘀相关论文总体趋势图

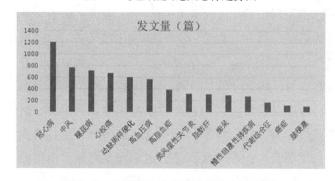

图 5-2　从痰瘀论治主要病种发表论文数

二、雷忠义国医大师对痰瘀相关理论的临床应用

雷忠义主任医师是陕西省著名老中医，为全国第四批老中医学术经验继承指导老师，全国第三届"国医大师"，从事临床医疗、教学、科研工作 60 余年，学验俱丰，医术精湛，医德高尚。从 20 世纪 70 年代起雷老就致力于活血化瘀研究，运用活血化瘀的方法治疗冠心病心绞痛，取得了较好的临床疗效。同时，雷

老根据临床实际，认为痰浊和瘀血常相兼为病，两者既是病理产物，又是致病因素，相互交结，在冠心病发生发展中起着非常重要的作用。其提出从痰瘀立论是治疗胸痹的基础，首倡把胸痹心痛的痰浊说与瘀血说融为一体的痰瘀互结说，并根据临床患者具体表现，辨别寒热虚实，辨证施治，或痰瘀并治，或痰瘀虚并治，或痰瘀毒并治，或痰瘀毒风并治，创立了加味瓜蒌薤白汤、舒心片、养心活血汤、丹曲饮、丹蒌片等一系列方药，经过临床病例对照研究发现，疗效确切，无毒副反应。现将雷老从痰瘀论治胸痹的经验总结报告如下：

1. 痰瘀并治　雷老认为，痰瘀病理产物阻塞心脉是胸痹的病理关键。临床上，情志失调、饮食失宜、寒温不适等各种致病因素，使患者脏腑功能失调，特别是心脾肾等脏气虚衰，或肝失疏泄条达，使气血津液的化生和输布运行无力，导致津液代谢紊乱，血液运行不畅，出现痰湿浊邪阻碍血行而致瘀或瘀血阻滞导致痰湿内生，血瘀与痰浊相互交结，互为因果，共同阻塞心脉而致胸痹心痛发生。患者临床常表现为胸闷、胸痛，脘痞、纳呆、下肢沉重，舌质紫暗、舌苔厚腻，脉弦滑或涩等症。雷老治疗倡导以通为补、化痰宣痹、活血化瘀，用舒心片治疗，药用瓜蒌皮、丹参、黄芪、葛根各 30 g，薤白 13 g，泽泻、川芎、郁金、骨碎补、赤芍各 15 g。方中瓜蒌皮、黄芪、葛根、薤白、泽泻健脾祛湿、化痰宣痹，丹参、川芎、郁金、骨碎补、赤芍活血化瘀，诸药合用，痰瘀并治，脉络畅通，则心病可愈。

2. 痰瘀虚并治　心脏疾患多发生于中老年人，脏气亏虚，气化失司，行血无力，痰瘀内生，导致本病多本虚标实，虚实夹杂之证。其中又尤以气阴两虚、痰瘀互结多见。临床多表现为胸闷胸痛，失眠多梦，心烦纳差，心悸气短，头晕汗出，尿少，全身乏力，舌暗苔厚腻乏津，脉虚数等症状，雷老根据"气阴两虚、痰瘀互结"的病机理论，通过长期临床观察，创制了经验方养心活血汤，以益气养阴、活血化瘀、祛痰通络，药用人参 10 g，麦冬 15 g，五味子 10 g，丹参 30 g，陈皮 10 g，三七粉 3 g（冲服）。方中人参大补元气，安魂魄，定精神，麦冬可养阴清心，五味子收养心气而安神。三药合为生脉散，以益气养阴敛汗而固脱。丹参具有活血化瘀止痛之功效，其活瘀血，生新血，凉血，安神宁心，补心定志，急性期尤佳。陈皮可燥湿化痰，理气止痛，三七粉能化瘀血为水，散瘀消肿而定痛。诸药合用，既益气养阴以扶正，又活血化瘀、祛痰通络以治标，临床广泛应用于冠心病、心绞痛、心肌梗死、心力衰竭、心肌病、心律失常、高血压等多种心血管疾病证属气阴两虚、痰瘀互结者，效果显著。

3. 痰瘀毒并治　瘀血、痰饮既是病理产物，又是致病因素，长期蕴积体内，日久又可蕴热生毒，临床患者常表现为胸闷痛，有灼烧感，心烦，易怒，口干口苦，头晕，少寐，五心烦热，大便干结，小便黄，舌暗红、苔黄腻，脉弦滑或涩等症状。雷老认为此为痰瘀互结日久，化热生毒，郁热毒邪蕴伏体内，进一步加重气血津液代谢紊乱、脏腑功能阴阳失调，致营卫不和，气血亏虚，脏腑衰败，形成痰瘀互结与热毒互为因果的恶性循环，促进了冠心病的恶化，使病情更加复杂，缠绵难愈。因而提出了痰瘀毒互结的理论，临床治疗以涤痰化浊、活血化瘀、清热解毒为主，并自拟丹曲饮治疗，药用赤芍、牡丹皮、丹参、黄芪、瓜蒌皮、红曲、水蛭、葛根、银杏叶、黄连。方中赤芍、牡丹皮凉血活血，瓜蒌皮、红曲理气化痰，丹参、水蛭、葛根、银杏叶活血化瘀通络，黄连清热解毒。冠心病心绞痛为本虚标实之证，故用黄芪补心气，气旺则血行，血行则痰瘀自消，热毒自散。热毒易伤阴化燥，临床可加用生地、麦冬等养阴之品。胸闷痛明显者，加红花、三七粉、川芎，川芎为血中气药，可助心行血；痰浊重者合用二陈汤或温胆汤；热毒偏重加栀子、黄芩、玄参。诸药合用，可使痰化瘀去热解，则病可愈。

4. 痰瘀毒风并治　痰瘀互结，日久化热成毒生风，临床表现为胸痛、胸闷、心神不定，惊悸怔忡，乏力、气短，恶风、多汗，舌暗红，苔厚腻或有裂纹，脉弦细或细数结代等症状。雷老认为此是由于痰瘀毒互结，阻碍气机，气机不畅而逆乱，热极生风，或痰瘀毒蕴结日久，耗气伤阴，阴虚失于濡养而生风，风性善行而数变，故表现出心神不定，惊悸不安，脉动促结代等症状。治疗以补益气阴、祛风宣痹或化痰行瘀、息风定悸为主，方药在常用治疗胸痹方中加僵蚕、钩藤、甘松、徐长卿、水蛭、蛇床子、黄连、苦参、石菖蒲、远志、牡丹皮、赤芍等祛风之品。临床雷老用痰瘀毒风理论指导，取祛风解毒、活血化痰等治法，治愈了数百例交感风暴、室速、室颤等患者。同时，雷老临床观察发现，冠心病、风心病、心力衰竭、心电传导疾病、窦房结功能异常、心肌病、电解质紊乱、离子通道异常、内分泌疾病、神经体液因素、交感副交感失衡等疾病都会引起不同程度的心律失常，心律失常之快速心律失常和"风性善行数变"特点相似，故主张临床治疗这类疾病，在辨证论治基础上酌配少量息风止痉药物，临床治疗效果会大大提高。

综上所述，雷老基于历代医家对痰瘀相关理论的认识，结合自身的临床实践经验，创造性地将痰瘀相关理论运用于胸痹等疾病的治疗，取得了较好的临床疗效。本人通过这一段时间的跟师学习，一方面，从理论角度对痰瘀相关理论有了更深层次的认识，并结合历代医家的相关论述，梳理了痰瘀相关理论的源流；另一方面，也深入学习了雷老痰瘀同治的临床经验，并在临床实践中指导一些慢性病的治疗，取得了较好的临床效果。今后，本人将结合自己的专业知识，将雷老痰瘀相关理论进一步发扬光大，并广泛运用于临床实践，造福广大患者。

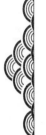

国医大师雷忠义痰瘀流派论文集

参考文献

[1] 于俊生.痰瘀相关学说的形成和发展.山东中医学院学报，1994，18（2）：127-132.

[2] 邓铁涛.邓铁涛临床经验辑要.北京：中国医药科技出版社，1998：22.

[3] 北京中医医院.关幼波临床经验选.北京：人民卫生出版社，1981：194.

[4] 沈宝藩，路桂英，黄素文，等.痰瘀同治法治疗中风病160例.陕西中医，1988，9（9）：402-403.

[5] 刘悦，张哲，张会永，等.杨关林"痰瘀学说"理论发挥.辽宁中医杂志，2017，44（11）：2280-2283.

[6] 武雪萍，于小勇，刘超峰.雷忠义主任医师辨治冠心病心绞痛经验.中医临床研究，2011，3（19）：79-80.

[7] 刘超峰，范虹，雷鹏.名老中医雷忠义治疗冠心病心绞痛痰瘀互结证的经验.陕西中医，2003，23（8）：722-723.

[8] 王勇.国医大师雷忠义中医药辨治冠心病的临床经验.陕西中医药大学学报，2018，41（3）：22-23，40.

[9] 于小勇.国医大师雷忠义养心活血汤治疗冠心病临床效果观察.河南医学研究，2018，27（22）：4033-4034.

[10] 武雪萍，于小勇，刘超峰.雷忠义主任医师痰瘀毒并治冠心病心绞痛的经验.陕西中医，2010，31（11）：1507-1508.

[11] 雷忠义，于小勇，刘超峰，等.冠心病痰瘀互结证与痰瘀毒互结证探析.陕西中医，2013，34（12）：1646-1648，1669.

[12] 陈金锋，雷忠义，刘超峰，等.雷忠义教授"胸痹痰瘀毒风"理论体系探析.陕西中医药大学学报，2018，41（6）：1-2，20.

卫培峰论文

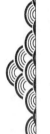

基于"痰瘀互结"理论探讨
冠心病（胸痹）之病因病机及研究现状

卫培峰　文颖娟　李翠娟　郑旭锐　文　佳　王丽平　严淑婷
（陕西中医药大学）

冠心病目前是临床上最常见的心血管疾病。冠心病主要是由于冠状动脉发生动脉粥样硬化病变从而引起血管腔狭窄或阻塞，造成心肌缺血、缺氧或坏死而导致的心脏病。临床上的冠心病往往与高脂血症密切相关，研究发现冠心病所致的血管腔狭窄或阻塞的主要原因就是由于血液内胆固醇、三酰甘油不能正常清除而沉积于血管内壁，因此可以说高脂血症是冠心病的前期基础病因。中医学认为冠心病心绞痛均属于中医"胸痹"范畴，而高血脂则属于痰浊之邪，国医大师雷忠义在20世纪70年代就提出，胸痹的发生虽以心气心阳虚为本，但应以痰浊瘀血为标，如过食肥甘厚味，人体精微过量则可转化为膏脂，致使运化不利，内生痰湿，化而为浊，而成痰浊之邪，进而痰浊又可阻滞心脉运行，终成痰瘀互结之胸痹证。基于此，本文拟从中医及现代医学角度对痰瘀互结导致冠心病（胸痹）的病因病机及现代研究情况进行简要论述。

一、痰浊之邪与高血脂的关系

1. 古代关于高血脂的认识　古人并无"高血脂"一说，但经查阅古籍，不难发现，关于"脂膏"之说，数不胜数。早在《黄帝内经》中就有关于"膏""脂"的记载，如《灵枢·五癃津液别》中记载："五谷之津液，和合而为膏者，内渗入于骨空，补益脑髓，而下流于阴股。"又如《灵枢·卫气失常》中还提到："脂者，其血清，气滑少"，这些记载应是对"血脂"的最早论述。说明古代先贤已经认识到人食五谷，可转化为津液，津液化生的"膏""脂"可作为维持人的生命健康的营养物质，同时也认识到脂肪与血液之间具有一定的相关性。而根据《医学心悟》记载："凡人嗜食肥甘，则内湿从内聚而生痰"，以及《圣济总录·痰饮统论》中提出："三焦者，水谷之道路，若三焦气塞，脉道壅闭，则水积为饮，不得宣行，聚成痰饮。"可明显看出，古人认为嗜食肥甘可导致痰浊内生，而痰浊的含义与现代所说的高血脂具有很大的相似性。

2. 痰浊之邪与高脂血症关系的基础研究　在临床研究中，郑爱军等人不仅对122例高脂血症患者进行了血脂全套检查，而且就中医对高脂血症的辨证分型与血脂脂质成分的相关性做了初步探讨，其中以"痰浊"为病机的患者大多表现为血清总胆固醇（TC）、三酰甘油（TG）双相升高；袁肇凯等人对127例不同证候的高脂血症患者进行了中医症征积分和血脂、血流动力学检测及相关分析，研究结果表明，其中"痰浊"症征积分与高密度脂蛋白（HDLC）、低密度脂蛋白（LDLC）呈高度相关。吴焕林等人通过文献研究对高脂血症进行了 Meta 分析，对与高脂血脂相关的检查项目，如：血脂（TC，TG，LDLC）、身体质量指数（BMI）、C 反应蛋白（CRP）、同型半胱氨酸（HCY）等指标进行定量分析，结果发现，TC，TG，LDLC 能够作为"痰浊"证的诊断项目。因此可以说明中医所说的痰浊之邪确实与高脂血症密切相关。

3. 化痰降浊方法在治疗高脂血症方面的应用　刘东方教授等自拟健脾泄浊汤，具体方药组成为：党参、黄芪、茯苓、泽泻、山楂、红曲、麦芽、陈皮、半夏、丹参、姜黄、甘草，在对64例高脂血症患者的治疗过程中发现，中医证候总疗效总有效率可以达到90.3%，血脂治疗总疗效总有效率达87%；钱师等根据十年临床经验，创制活血化瘀利水方，具体方药组成为：黄芪、丹参、茺蔚子、车前子、夏枯草等，在对70例高血压伴高脂血症患者治疗过程中表明，血脂治疗总疗效总有效率达88.57%；韩冬以西药结合降脂汤（方药组成：法半夏、大黄各10 g，枳实、柴胡、黄芩各15 g，白芍、丹参、茯苓、甘草、陈皮、泽泻、何首乌、虎杖各20 g，山楂、金樱子各30 g）一同治疗胸痹心痛病（痰浊血瘀证）合并高脂血症患者66例，治疗后发现，血脂改善总有效率为96.97%。综上所述，现代中医治疗高脂血症多选用具有活血化瘀、利水化痰、健脾之功效的中药进行组方，并且可以达到很好的治疗效果。由此可见，中医临床中采用化痰降浊方法治疗高脂血症取得了不错的疗效，说明对于高脂血症的治疗从以痰浊之邪进行辨证是正确的。

二、对痰瘀互结导致冠心病的病因病机认识及研究进展

1. 古代关于对胸痹病因病机的认识　《金匮要略·胸痹心痛短气病脉证

治第九》第一条云："夫脉当取太过不及……今阳虚知在上焦，所以胸痹、心痛者，以其阴弦故也。"《备急千金要方·卷十三·心脏方·胸痹第七》也引述了仲景《金匮要略·胸痹心痛短气病脉证治第九》的第一条条文，说明早在汉唐时期多数医家就认为胸痹病机应以寒邪为主，而直至清代这种思想一直占据主导地位。《灵枢经·卷之七·本脏第四十七》篇云："肺大则多饮，善病胸痹喉痹逆气。"这句话不仅首次提出了胸痹病名，还反映了胸痹与饮邪密切相关。明代秦景明在《症因脉治·卷三·痹症论·内伤痹证·胸痹》述胸痹之因："饮食不节，饥饱损伤，痰凝血滞，中焦混浊，则闭食闷痛之症作矣。"秦氏认为胸痹是因饮食不节而致的痰凝血滞而成，这是古代首次提出了痰瘀互结是导致胸痹的主要病机，但并未受到后世医家的重视。

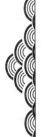

国医大师雷忠义痰瘀流派论文集

国医大师雷忠义于20世纪70年代通过大量实践发现，痰瘀互结是导致胸痹（冠心病）的主要病机之一，因此提出胸痹应辨证分型应另外分出痰瘀互结证一型，属于国内较早提出痰瘀互结是导致胸痹（冠心病）主要病机的学者之一。

2. 现代医学认为痰瘀互结是导致冠心病的主要病因病机之一 高脂血症被流行病学和临床循证医学研究证实是动脉粥样硬化和冠心病最重要的危险因素之一，而脂质沉积是造成动脉粥样硬化的最主要的原因。胆固醇增高可导致动脉壁的内皮层受损，使其通透性增加，向中层浸润引起动脉粥样硬化，进而认为其与血管内皮层损伤、血流动力学改变、血液黏稠度增加等因素有关，这与中医胸痹"瘀血痰浊为标"的病因病机理论相符合。有研究者发现动脉粥样硬化、血脂升高归结为中医学致病因素中"痰"的表现，心肌缺血、血液流变学改变则为"瘀"的表现。从病机而言，痰瘀互结，痹阻胸阳，进而阻滞心脉，则可引发冠心病。由此说明，痰瘀互结这一病机贯穿于冠心病发病的整个过程，在中医临床诊疗中具有重要意义。

3. 痰瘀互结导致冠心病的现代医学研究进展

（1）痰瘀互结导致冠心病的动物实验研究：凌爽采用脂肪乳剂灌胃法建立了痰瘀阻络大鼠模型，并通过血浆胆固醇含量的变化以及大鼠舌象是否出现紫斑、舌胖大、苔薄来进一步判断痰瘀阻络模型的形成。实验结果综合分析表明，造模10天可形成稳定的痰瘀阻络模型，继续延长造模时间，可致部分血脂水平继续升高。痰瘀阻络模型大鼠血浆胆固醇及血糖含量的升高可能是引起血液黏度增大，SOD酶活力下降，MDA含量升高的重要原因；而全血黏度的升高可能与红细胞膜表面的唾液酸含量及Na^+–K^+–ATP酶活力有关。刘建勋研究采用高脂饲料喂养结合冠状动脉内皮损伤的方法建立的冠心病痰瘀互结证小型猪模型，能够恰当地表现出临床冠心病的主要病理特征。痰浊、瘀血、邪毒三者的相互影响促进了 AS 斑块的发生和发展，是冠心病的关键病机所在。实验研究认为冠心病的病机规律不仅仅在于瘀血阻滞心脉，更多的是与痰、毒、瘀密切相关，是一个动态发展变化的过程。痰浊内阻是诱导冠心病发病的首要因素，血脂代谢紊乱是其主要的病理体现。痰浊内阻，碍气阻络，影响血液正常运行，从而导致血行滞缓而停蓄，日久为瘀，主要表现在血液流变性方面的异常改变；瘀血形成之后，既无以载气，亦阻碍气机，影响气对津液之输布、宣化，导致津液凝聚而成痰饮，而成痰瘀互结的病变过程。因此在痰瘀互结病机中"痰浊"与"血瘀"互为因果，共同为病。同时痰瘀互病，蕴结日久，邪毒内生，毒邪致病，以败坏形质，伤及脉管与心，从而导致与冠心病相关的多种病理结果。

（2）痰瘀互结导致冠心病的临床基础研究：有诸多学者对于冠心病痰瘀互结证的临床生化指标进行相关研究，探讨冠心病痰瘀互结证与多种因素、多个客观指标的相关性，以及痰瘀互结型冠心病合并颈动脉粥样硬化（CAS）、冠心病（稳定型心绞痛）等疾病的客观实质，为临床研究和决策提供更多线索和客观依据。杨海霞分析体重指数、高血压及血脂异常等多种危险因素与冠心病痰瘀证关系密切，且证候计分较高，冠脉病变程度较重，是多支病变的主要部分；血脂四项中，TC，LDL 水平升高、炎症因子 CRP，TNF-α，IL-6，SCD40L，ICAM-1 水平与冠心病痰瘀证发病有着密切的关系。靳宏光等基于临床数据研究，探讨了冠心病痰瘀证与多个客观指标的相关性，发现TC，TG，LDL-C，FINS，hs-CRP，MMP-9 水平与冠心病痰瘀证有着较为密切的联系，为冠心病痰瘀辨证分型的进行提供客观的临床研究依据。关于痰瘀互结型冠心病合并颈动脉粥样硬化（CAS），陶丽宇等基于血管功能及结构检测探讨病变特征，研究结果显示痰瘀互结型血管功能及结构较非痰瘀互结型更差。颈动脉内中膜厚度（IMT）、脉搏波传导速度（PWV）、总胆固醇（TC）、低密度脂蛋白胆固醇（LDL-C）等指标可作为痰瘀互结型中医临床辨证参考依据。对于痰瘀互结型冠心病（稳定型心绞痛），亦有研究者进行相关研究。杨茗茜运用理化检查指标进行现代研究，提出颈动脉彩超、心电图、心脏彩超、射血分数与冠心病心绞痛之间的相关性，并且发现空腹血糖与痰瘀互结型冠心病患者关系更为密切。孔德昭进行冠心病稳定型心绞痛痰瘀互结证与血脂等指标相关性比较研究，得出以下结论：高密度脂蛋白、血尿酸与其关系较为密切。

4.痰瘀同治应是冠心病的临床基本治疗原则之一 国医大师雷忠义认为，痰瘀互结是冠心病（胸痹）发病的主要病机之一，基于此其在临床中创立了加味瓜蒌薤白汤用于治疗冠心病（胸痹）属痰瘀互结证者，取得了较好的疗效，该处方后被开发为国家新药丹蒌片上市后也获得满意疗效。李飞侠等认为，血液中流动的脂质属于"浊气"范畴，并提出"浊气归心"则成心血瘀阻之证，主张临床采用化痰逐瘀之法治疗冠心病。屈治学等运用自拟方化痰祛瘀汤治疗痰瘀互结证冠心病取得良好疗效。宋婷婷等总结导师临证经验，通过临床实践证明痰瘀互结是冠心病的主要病因病机，遵循痰瘀同治原则，运用祛痰化瘀方法，在治疗中取得良好的疗效。苏雪芬等通过文献研究冠心病痰瘀互结证临床用药规律，并提出痰瘀同治是辨证论治大法之一。上述文献说明，痰瘀互结应是临床中冠心病的主要证型之一，痰瘀同治应是其基本的治疗原则。

综上所述，自雷忠义老师提出痰瘀互结证是冠心病的主要证型之一后近40余年，痰瘀互结是冠心病的主要病因病机之一已得到了中医业内学者的广泛认可，并对此证型进行了大量深入而卓有成效的基础与临床研究。以"痰浊""血瘀"作为主要的病因病机，采用祛痰降浊、活血化瘀药作为组方进行辨证论治的，已经成为临床中治疗冠心病的基本治疗方法与原则之一。

参考文献

[1] 李文雄，孙赫，刘文婷.中医药治疗高脂血症研究进展.河南中医，2015，35（2）：439–441.

[2] 逢冰，等.中医对高脂血症认识和展望.辽宁中医杂志，2016，43（5）：1107–1109.

[3] 韩崇伟.健脾化痰治疗高脂血症的理论探讨.山东医药，2006，46（10）：78.

[4] 郑爱军，石宝连，王春媚.122例原发性血脂异常相关因素与中医证型关系分析.北京中医药，2012，31（7）：533–535.

[5] 袁肇凯，简亚平，黄献平.高脂血症痰瘀辨证的血脂和血流动力学检测分析.湖南中医学院学报，2001，21（3）：1–4.

[6] 吴焕林，吕渭辉，潘桂娟，等.中医痰证诊断标准.中国中西医结合杂志，2016，36（7）：776–780.

[7] 宋茂林.健脾泻浊汤治疗高脂血症（痰浊阻遏型）的临床疗效观察.黑龙江中医药大学，2017.

[8] 唐孝.活血化瘀利水方治疗高血压伴高脂血症的疗效观察.广西中医药大学，2017.

[9] 韩冬.降脂汤治疗胸痹心痛病（痰浊血瘀证）合并高脂血症的临床观察.光明中医，2018，33（11）：1599-1601.

[10] 钟小雪，何庆勇，尹湘君，等.治疗冠心病方剂用药规律的数据挖掘研究.北京中医药大学学报，2017，40（4）：344-349.

[11] 杨杉杉.周亚滨教授治疗稳定型心绞痛（痰瘀互阻型）的用药研究.黑龙江中医药大学，2018.

[12] 朱旅云，胡丽叶，李晓玲，等.不同糖耐量人群早期动脉硬化指标检测及临床意义探讨.临床误诊误治，2012，25（12）：44-47.

[13]Nishimura RA，Schaff HV.Evolving treatment for patients with hypertrophic obstructive cardiomyopathy.J Am Coll Cardiol，2015，66（15）：1697-1699.

[14] 蔡卓冶，蔡伦.二陈汤和血府逐瘀汤加减治疗痰浊内阻夹瘀型稳定型心绞痛的疗效.内蒙古中医药，2012，31（13）：1-2.

[15] 鹿小燕，曹洪欣.冠心病从"痰瘀相关"论治探讨.中医杂志，2010，51（2）：101-103.

[16] 袁蓉.冠心病痰瘀互结证的近代研究及中医治疗进展.中国中药杂志，2016，41（1）：35-37.

[17] 凌爽，毕悦，翟慧颖，等.痰瘀阻络模型大鼠血液流变学及红细胞膜生物学研究.中医药学报，2015，（2）：40-43.

[18] 刘建勋，林成仁，任建勋，等.小型猪痰瘀互结证冠心病"痰、毒、瘀"病机演变规律的实验研究.中国中药杂志，2013，38（23）：4138.

[19] 洪永敦，杨海霞.冠心病痰瘀证与多因素的相关性研究.广州中医药大学学报，2010，27（2）：184-188.

[20] 靳宏光，齐锋，王义强，等.冠心病痰瘀证客观指标的临床研究.世界科学技术－中医药现代化，2013，15（5）：1032-1036.

[21] 陶丽宇，杜文婷.基于血管功能及结构检测探讨痰瘀互结型冠心病合并 CAS 的病变特征.中西医结合心脑血管病杂志，2016，14（20）：2337-2340.

[22] 杨茗茜，袁东超，张哲，等.冠心病心绞痛及其中医证型的现代研究.第七届中医／中西医结合循证医学方法研讨会论文集，2013.

[23] 孔德昭.冠心病心绞痛痰瘀互结证与血脂等指标相关性比较研究.沈阳：辽宁中医药大学；2013.

[24] 雷忠义.加味瓜蒌薤白汤治疗冠心病心绞痛97例.1978年全国中医心血管太原会议集，1978：89-90.

[25] 雷忠义，苏亚秦，吴亚兰，等.加味瓜蒌薤白汤治疗冠心病心绞痛104例.陕西中医，

1983，22（4）：23.

[26] 李飞侠，马辉 . 从"浊气归心"谈冠心病的证治 . 中医药导报，2015，21（22）：103–104.

[27] 屈治学，向巧玲 . 化痰祛瘀汤治疗冠心病心绞痛痰瘀互阻证临床效果分析 . 亚太传统医药，2015，11（13）：117–118.

[28] 宋婷婷，王春林，焦晓民 . 冠心病痰瘀同治理论探讨 . 中西医结合心脑血管病杂志，2015，13（8）：1042–1043.

[29] 苏雪芬，李先涛，谢蓉，等 . 冠心病痰瘀互结证临床用药规律的文献研究 . 中国实验方剂学杂志，2015，21（14）：191–198.

国医大师雷忠义痰瘀流派
三代传承人论文

安静论文

益气养阴活血方对病毒性扩张型心肌病小鼠 TNF-α mRNA 表达的影响

安　静（陕西省中医医院）

陈会君（黑龙江中医药大学第二医院）

　　本研究根据慢性心肌炎及早期扩张型心肌病（DCM）患者之气阴两虚、瘀血阻滞、热毒残留的证候特点。观察益气养阴活血方对小鼠心肌组织病理形态学变化及心肌组织肿瘤坏死因子-α（TNF-α）的影响，初步揭示作用机制，为中医药早期治疗 DCM 提供理论依据。

一、材料与方法

　　1. 实验动物　210 只雄性 Balb/c 小鼠，体重 10 g，3～4 周龄，由北京军事医学科学院实验动物中心提供。分笼饲养，每笼 10 只，室温（26±3）℃，均食用普通饲料。

　　2. 病毒　柯萨奇 B_{3m}（CVB_{3m}）病毒（Nancy 株，购自哈尔滨医科大学克山病研究所），在 Hela 细胞中传代，冻融 3 次，离心（2000 r/min，10 分钟），上清液分装，在 Hela 细胞中测 50% 组织感染率（TCID50）为 10^{-7}，-70℃保存备用。

　　3. 实验用药　益气养阴活血组方：黄芪、红参、生地、麦冬、五味子、川芎、丹参、板蓝根、大青叶、桔梗、升麻、远志、柏子仁、合欢皮。中药经水提取，制成浸膏，含水量为 21%。用蒸馏水稀释，调整浓度为 82%，即相当于每毫升悬液中含生药 4.3 g 备用。黑龙江中医药大学制剂室提供。生产日期：20051108。

　　4. 主要试剂　试剂盒 Trizol RNAI solation、反转录试剂盒由美国 Irnirogen 公司提供、TaqDNA 聚合酶由大连宝生物有限公司提供。PCR Marker 试剂盒由美国 Promega 公司提供。PCR 引物，应用引物设计软件 Primed　5.0 设计引物，上海捷倍思基因有限公司合成。详见表 6-1。

表 6-1　PCR 引物序列

引物	上游	下游
β–actin 长度 432 bp	5′–CCCGCTGAGGAGCACCCTG–3′	5′–CGCTTCGGTCAGGATCTTC–3′
TNF–α 长度 653 bp	5′–CCCGAACAAGGAGGAGAAGT–3′	5′–CTTGGATGTCTAAGTACTTG–3′

5. 模型制备及分组　3 ~ 4 周龄雄性 Balb/c 小鼠共 210 只，自然光线，自由饮水，自由摄食条件下适应性喂养 1 周。1 周后，其中 180 只 Balb/c 小鼠随机分为 4 组：正常对照组、模型组，中药高、低剂量组。正常对照组 30 只，模型组，中药高、低剂量组各 60 只。中药高剂量组、中药低剂量组、模型对照组均于实验的 1 天、8 天、15 天、22 天、36 天、50 天分别予腹腔注射 RM1640 液稀释的 0.1 ml 10^{-4} TCID50CVB$_{3m}$，0.1 ml 10^{-3} TCID50CVB$_{3m}$，0.2 ml 10^{-3} TCID50CVB$_{3m}$，0.1 ml 10^{-3} TCID50CVB$_{3m}$，0.1 ml 10^{-4} TCID50CVB$_{3m}$，0.1 ml 10^{-4} TCID50CVB$_{3m}$。正常对照组分别于实验同期注射同体积的 RM1640 液。

6. 给药方法　各组均于末次病毒注射后 10 天，即实验的第 60 天开始灌胃。中药低、高剂量组均给予益气养阴活血方混悬液灌胃，剂量分别为 10.35 g/（kg·d）及 20.7 g/（kg·d），以上给药剂量均为生药量。模型对照组和正常对照组灌以同体积蒸馏水。每日 1 次灌胃，连续 4 周。

7. 取材　称重后将小鼠用颈椎脱臼的方式处死，置入盛 70% 乙醇的烧杯中，使其体毛完全润湿。小鼠置于 70% 乙醇润湿纸巾，剪开将腹部皮肤，无菌取出心脏，将血液拭干，称重后取 1/2 投入液氮罐中，–70℃低温冰箱保存，备反转录 – 聚合酶链反应 RT–PCR mRNA 检测。

8. 检测指标及方法　RT–PCR 法检测心肌组织肿瘤坏死因子 mRNA 表达。

9. 统计学处理　应用 SPSS 11.0 软件分析。计量资料以均数 ± 标准差（$\bar{x} \pm s$）表示，多组均数间比较用方差分析，两两比较用 q 检验。等级资料组间比较应用秩和检验。样本率比较用 χ^2 检验。

二、结果

1. 小鼠心肌组织 TNF–α mRNA 电泳条带比较　TNF–α mRNA 在琼脂糖电泳凝胶上紫外灯下观察均可见 653 bp 片段，但各组电泳条带亮度有明显差异。各组 β–actin 电泳条带亮度一致，扩增片段均为 432 bp。

2. 小鼠心肌组织 TNF–α mRNA 电泳产物灰度扫描值变化（见表 6-2）　与正常组相比，模型组、中药组小鼠 TNF–α mRNA 表达明显升高（P < 0.01）；

与模型组相比，中药高、低剂量组 TNF-α mRNA 表达明显降低（P < 0.01）；中药高剂量组与中药低剂量组相比，心肌组织 TNF-α mRNA 表达降低的更明显（P < 0.01）。

表 6-2　TNF-α mRNA 电泳产物灰度值变化比较（$\bar{x} \pm s$）

组别	n	TNF-α / β-actin
正常对照组	28	0.0030 ± 0.0008
模型组	33	0.3857 ± 0.0922[1]
中药低剂量组	39	0.2166 ± 0.0343[1][2]
中药高剂量组	29	0.1863 ± 0.0191[1][2][3]

注：与正常对照组比较，[1]P < 0.01；与模型组比较，[2]P < 0.01；与低剂量比较，[3]P < 0.01

三、讨论

在病毒性心肌炎发病及其向扩张型心肌病演变的过程中，心肌细胞及浸润心肌的巨噬细胞和 T 淋巴细胞，以及心肌组织中的成纤维细胞和内皮细胞等均可合成并释放肿瘤坏死因子。生理情况下，TNF-α 具有调节免疫应答、促进细胞生长分化、参与机体免疫应激反应及抗病毒等多种生物活性，但当它们过度产生或长期存在于心肌组织中时，也会对心脏结构和功能造成不利影响。注射外源性重组人 TNF-α 会使心肌细胞病毒含量增高，心肌坏死及细胞浸润更严重，心肌炎加重。而抗 TNF-α 抗体能改善其心肌损害，延长存活时间。TNF 是病毒性心肌炎发病机制中致心肌损伤的重要因素之一。在非应激状态下时，正常的心肌组织是不合成及释放 TNF-α，与本实验中正常对照组小鼠心肌组织中 TNF-α mRNA 的情况一致。而和正常组小鼠比较，其余各组小鼠心肌组织 TNF-α mRNA 表达均明显升高（P < 0.01）。益气养阴活血方能明显抑制小鼠心肌组织 TNF-α mRNA 的表达，减轻由 TNF-α 所引发的一系列免疫反应，减轻心肌病理形态及超微结构的改变，且以中药高剂量组的作用最为明显。益气养阴活血方的作用机制可能是：早期通过降低心肌 TNF-α 含量，以减缓炎症细胞的聚集，活化和炎症介质的释放、减轻心肌组织的炎性病变。后期抑制心肌成纤维细胞和间质细胞增生，减缓心肌胶原酶、蛋白酶的合成，防止心肌组织异常增生、肥大及纤维化，减轻 DCM 的病理损伤。通过抑制 TNF-α 对心肌细胞主要 MHC-Ⅱ类抗原异常表达的诱导功能，从而阻断 T 细胞介导的一系列自身免疫反应。减轻了对心肌细胞的损害，改善了心肌组织的功能，延缓了慢性心肌炎向 DCM 发展的进程，对早期扩张型心肌病起到了较好的治疗作用。

参考文献

[1] 王哲，杨继红，张腊蒲.参麦注射液合用1，6二磷酸果糖治疗小儿病毒性心肌炎疗效观察.中西医结合心脑血管病杂志，2007，（5）：440–441.

[2] 程志清，张娟，刘宏飞.清心Ⅱ号对病毒性心肌炎急性期小鼠Th细胞分化与凋亡干预作用的研究.中西医结合心脑血管病杂志，2008，6（1）：44–46.

[3] 王再谟，傅荣周，唐章全.现代中药临床应用.北京：人民卫生出版社，2005，259.

（《中西医结合心脑血管病杂志》2011年第9卷第9期）

第六部分　国医大师雷忠义痰瘀流派 三代传承人论文

任得志论文

丹蒌片治疗痰瘀互结型
冠心病不稳定型心绞痛的临床观察

任得志　张军茹　申仙利

（陕西省中医医院）

　　不稳定型心绞痛是于稳定型心绞痛和急性心肌梗死之间的一组综合征，不及时治疗最易发展为急性心肌梗死。本研究在西医常规治疗的基础上，加用丹蒌片治疗痰瘀互结型不稳定型心绞痛 34 例，效果满意，现报道如下。

一、资料与方法

　　1. 临床资料　　2011 年 8 月至 2012 年 6 月我科住院患者 68 例，随机分为两组。治疗组 34 例，男 20 例，女 14 例，年龄 47 ~ 72 岁，平均 61.2 岁；对照组 34 例，男 18 例，女 16 例，年龄 42 ~ 75 岁，平均 63.5 岁。两组性别、年龄、病程及合并症等经统计学处理，差异无统计学意义（P > 0.05），具有可比性。

　　2. 诊断标准　　西医诊断标准参照中华医学会心血管病分会制定的《不稳定型心绞痛诊断和治疗建议》；中医诊断辨证标准参照卫生部《中药新药临床研究指导原则》所确定的诊断标准，辨证分型属痰瘀互结型胸痹心痛。

　　3. 治疗方法　　对照组给予硝酸酯类、β 受体阻滞剂、阿司匹林、低分子肝素钙等常规治疗。治疗组在对照组基础上加用丹蒌片，每次 4 片，每日 3 次口服，连用 1 个月。观察比较两组用药后心绞痛发作次数、发作程度、持续时间，心电图 ST-T 改变、心率、血脂改变及不良反应。治疗期间心绞痛发作者均可含服硝酸甘油片。

　　4. 疗效评定　　标准中医证候及心绞痛疗效判定标准参照卫生部颁布的《中药新药临床研究指导原则》。

　　5. 统计学处理　　应用 SPSS 13.0 软件进行分析。计量资料以均数 ± 标准差（$\bar{x} \pm s$）表示，采用 t 检验。计数资料采用 χ^2 检验。以 P＜0.05 为差异有统计学意义。

二、结果

1.两组心绞痛疗效比较（见表6-3）。

表6-3　两组心绞痛疗效比较　例（%）

组别	n	显效	有效	无效	加重	总有效
治疗组	34	12（35.3）	17（50.0）	4（11.8）	1（2.9）	29（85.3）
对照组	34	10（29.4）	15（44.1）	7（20.6）	2（5.9）	25（73.5）

注：两组总有效率比较，P＜0.05

2.两组心电图疗效比较（见表6-4）。

表6-4　两组心电图疗效比较　例（%）

组别	n	显效	有效	无效	加重	总有效
治疗组	34	17（50.0）	13（38.2）	3（8.8）	1（2.9）	30（88.2）
对照组	34	15（44.1）	10（29.4）	6（17.6）	3（3.8）	25（73.5）

注：两组总有效率比较，P＜0.05

3.两组中医证候疗效比较（见表6-5）

表6-5　两组中医证候疗效比较　例（%）

组别	n	显效	有效	无效	总有效
治疗组	34	13（38.2）	18（52.9）	3（8.8）	31（91.2）
对照组	34	10（29.4）	14（41.2）	10（29.4）	24（70.6）

注：两组总有效率比较，P＜0.05

4.两组治疗前后血脂指标比较（见表6-6）

表6-6　两组治疗前后血脂指标比较（$\bar{x} \pm s$）

组别		n	总胆固醇（mmol/L）	三酰甘油（mmol/L）	高密度脂蛋白（mmol/L）	低密度脂蛋白（mmol/L）
治疗组	治疗前	34	5.95±0.81	2.26±0.93	0.97±0.09	4.24±1.11
	治疗后	34	4.67±0.01[1]	1.47±0.89[1]	1.40±0.56[1]	2.55±1.03[1]
	差值		1.31±0.63[2]	0.79±1.32[2]	−0.43±0.58[2]	0.56±0.53[2]
对照组	治疗前	34	5.88±0.91	2.18±1.06	0.94±0.10	4.23±1.07
	治疗后	34	5.18±0.94[1]	2.08±0.90[1]	1.12±0.18[1]	3.30±0.98[1]
	差值		0.87±0.54	0.10±1.38	−0.17±0.18	0.42±0.22

注：与同组治疗前比价，[1] P＜0.05；与对照组比较，[2] P＜0.05

5.不良反应　所有观察对象在服药过程中未发现明显不良反应,治疗前后血、尿、粪常规,肝肾功能未有明显异常。

三、讨论

冠心病心绞痛属中医"胸痹心痛"范畴,历代医家多认为痰瘀交阻胸中是胸痹心痛发作的重要因素。巢元方在《诸病源候论》中明确指出:"诸痰者,此由血脉壅塞,饮水结聚而不消散,故能痰也。"曹仁伯《继志堂医案》就更加明确地指出:"胸痛彻背,是名胸痹……此病不惟痰浊,且与瘀血交阻隔间"。近年来,不少学者亦从痰瘀出发论治冠心病心绞痛,并发现从痰瘀论治冠心病心绞痛对临床工作具有重要意义。同时相关研究也表明,高脂血症是痰浊始化的物质基础,由高脂化生痰浊,引起血液黏稠性增高,血浆流动性降低,进而导致血管内皮细胞损伤,可谓"痰浊致瘀"。冠心病患者血流降低,血液瘀滞,组织缺血缺氧,引起细胞膜脂质代谢紊乱,导致脂质堆积。血瘀证时,亦见到与痰浊始化的三酰甘油具有明显上升之势,可谓"瘀致痰浊"。提示在痰瘀互结型冠心病心绞痛的病理过程,血液流变学改变与脂质代谢紊乱的共同作用,加速了冠状动脉粥样硬化的形成。所以痰瘀同治可阻止冠心病心绞痛病情的进一步发展。

丹蒌片由瓜蒌皮、薤白、丹参、黄芪、葛根、川芎、赤芍、泽泻、骨碎补、郁金组成,具有宽胸通阳、化痰散结、活血化瘀的功效。

现代研究也表明,瓜蒌皮能够提高心肌耐缺氧能力,保持超氧化物歧化酶活性,发挥清除氧自由基等作用。黄芪、薤白、葛根、川芎、丹参可以扩张冠状动脉周围血管,增加冠脉血流量,降低心肌耗氧量,并且有利于内皮细胞的修复。赤芍能够抑制血小板聚集和血栓的形成。泽泻、骨碎补、郁金具有降低血脂的作用。

本研究结果显示,运用豁痰化瘀法治疗冠心病证属痰瘀互结者疗效明显。治疗组在治疗不稳定型心绞痛疗效和改善中医证候疗效方面都明显优于对照组,在对血脂调节方面亦优于对照组,提示丹蒌片具有稳定斑块、抗动脉粥样硬化的作用。因此,应用丹蒌片对不稳定型心绞痛具有良好防治作用,能明显改善临床症状、降低血脂,且具有一定的稳定斑块的作用,对预防急性冠脉综合征的发生、发展具有一定的意义。

参考文献

[1] 中华医学会心血管分会.不稳定型心绞痛诊断和治疗建议.中华心血管病杂志,

2000, 28（11）：409-412.

[2] 中华人民共和国卫生部.中药新药研究指导原则.北京：中国医药科技出版社，2002：6-73.

[3] 陈玉婷，胡娟娟，胡申江，等.冠心病痰瘀辨证与相关生化指标关系探讨.浙江中西医结合杂志，2005，15（3）：441.

[4] 汪杰，刘明.动脉粥样硬化及其中西医结合防治新策略.医学研究杂志，2012，5（41）：9-11.

（《中西医结合心脑血管病杂志》2014年第12卷第8期）

慢性稳定型心绞痛中西医结合临床路径实施效果评价

任得志　安　静　刘超峰　张军茹

（陕西省中医医院）

临床路径是医院为特定疾病的诊治而制订的一套"最佳的"标准化服务与管理计划，目的在于有效保证医疗服务高质量化的同时降低医疗费用。实施临床路径管理可以有效缩短临床实践与诊疗指南之间的差距，本研究对我院慢性稳定型心绞痛临床路径实施效果进行非同期队列研究进行评价，现报道如下：

一、资料与方法

1. 一般资料　共 76 例患者纳入研究，其中路径组 40 例，为 2014 年 1 月至 2014 年 6 月接受临床路径管理的慢性稳定型心绞痛患者，其中男 16 例，女 24 例，年龄 47 ~ 79 岁，平均 69.8 岁。传统组 36 例，为 2013 年 5 月至 2013 年 12 月接受常规治疗的慢性稳定型心绞痛患者，治疗方案按照我科中西医诊疗规范进行，其中男 18 例，女 18 例，年龄 42 ~ 77 岁，平均 68.5 岁。两组患者性别、年龄、病程及合并症等经统计学处理，差异无统计学意义（P > 0.05），具有可比性。

2. 病例纳入标准　第一诊断必须符合稳定型心绞痛（ICD-10）的患者；同时具有其他疾病，但在住院期间不需特殊处理也不影响第一诊断的临床路径流程实施时，可以进入本路径。

3. 排除标准　急性冠脉综合征；缺血性心肌病；肝肾功能异常；合并严重心

律失常；由药物、毒物反应或中毒、放射线照射和某些全身性疾病所致的心绞痛患者。

4.临床路径退出标准　治疗过程中出现过敏反应或严重不良反应者；在实施过程中，由于某种原因，患者需要出院、转院或改变治疗方式而不得不中止临床路径的患者；入组前相关检查结果报告不准确或其他原因导致非慢性稳定型心绞痛患者进入临床路径诊疗流程的患者。

5. 方法

（1）临床路径的修订与实施：对慢性稳定型心绞痛进行相关文献调研，根据《中国慢性稳定型心绞痛诊疗指南》《中药新药临床研究指导原则》《中医内科学》等制定慢性稳定型心绞痛中西医结合临床路径文件；对临床路径的诊疗关键环节咨询陕西省中西医心血管病专家，并结合我专科多年的临床经验，形成临床路径初稿；对临床路径进行小范围试用，征求一线医护人员的意见并逐步完善修订，对我科全体医护人员进行临床路径培训并在科室粘贴临床路径流程图。

（2）临床路径内容：按入院第 1 天、第 2 天至第 3 天、第 4 天至第 7 天、第 8 天至第 12 天预定顺序进行常规诊疗，主要内容包括病史及中医四诊采集、辅助检查、危险性评估、检查结果分析、病案完善、上级医师查房、护理方案、一般处理、中医治疗、特色治疗、西医治疗、健康宣教及医护人员签名等。

其中中医辨证论治依据我科多年临床实践辨证为心血瘀阻（含气虚血瘀、气滞血瘀）、寒凝心脉、痰瘀互结、心气虚弱、心肾阳虚、心肾阴虚，中药针剂活血类选用丹参类制剂、葛根素注射液、三七类制剂等，益气类选用生脉针、益气复脉针、参麦针及参附针；中成药选用丹蒌片、丹曲片、调尔律片、麝香保心丸、心可舒片、银杏叶片、通心络胶囊、芪参益气滴丸。中药汤剂对症选用水蛭化瘀宣痹汤、散寒宣痹汤、雷氏丹蒌方、补气宣痹汤、温阳宣痹汤、养阴活血汤。特色疗法包括耳穴压籽疗法、针刺法、穴位注射法、浴足法。

（3）效果评价：安全性指标：症状、体征、血、尿、粪常规及肝肾功能；经济学指标：住院总费用、住院天数；疗效性指标：治疗前后心绞痛发作变化、中医证候及心电图改变。中医证候及心绞痛疗效判定标准参照卫生部颁布的《中药新药临床研究指导原则》。

6.统计学处理　应用 SPSS 13.0 统计软件进行分析。两组样本均数间差异采用 t 检验，等级资料用 Ridit 检验，计数资料采用 χ^2 检验。以 P < 0.05 为差异

有统计学意义。

二、结果

1. 两组住院费用及住院天数比较　见表6-7。

表6-7　两组住院费用及住院天数比较（$\bar{x} \pm s$）

组别	n	住院费用（元）	住院天数（d）
路径组	40	5278 ± 1819	10.5 ± 5.1
传统组	36	6990 ± 2315[1]	14.1 ± 6.8[1]

注：与路径组比较，[1] P < 0.05

2. 两组心绞痛疗效比较　见表6-8。

表6-8　两组心绞痛疗效比较

组别	n	显效	有效	无效	加重	总有效
路径组	40	13（32.5）	22（55.0）	4（10.0）	1（2.5）	35（87.5）
传统组	36	9（25.0）	16（44.4）	9（25.0）	2（5.6）	25（69.4）

注：两组总有效率比较，P < 0.05

3. 两组心电图疗效比较　见表6-9。

表6-9　两组心电图疗效比较　例（%）

组别	n	显效	好转	无效	加重	总有效
路径组	40	8（20.0）	15（37.5）	16（40.0）	1（2.5）	23（57.5）
传统组	36	4（11.1）	9（25.0）	20（55.6）	3（8.3）	13（36.1）

注：两组总有效率比较，P < 0.05

4. 两组中医证候疗效比较　见表6-10。

表6-10　两组中医证候疗效比较　例（%）

组别	n	显效	有效	无效	总有效
路径组	40	15（37.5）	21（52.5）	4（10.0）	36（90.0）
传统组	36	10（27.8）	16（44.4）	10（27.8）	26（72.2）

注：两组总有效率比较，P < 0.05

5. 安全性观察结果　所有观察对象在治疗过程中未发现明显不良反应，治疗前后血、尿、粪常规及肝肾功能检测结果无异常。

三、讨论

临床路径作为一种新型的规范化诊疗管理方式，通过综合多学科知识，建立标准化流程的方式来规范临床医疗行为，明确临床医疗服务的技术路线流程以及实现医疗服务预期目标的途径、方法和基本准则。现已证实临床路径不仅能有效降低医疗费用及住院天数，同时也能显著提高临床疗效及患者满意度，受到医学界的重视。祖国传统医学对于慢性稳定型心绞痛的治疗积累了丰富的经验，发挥中西医结合的优势，构建中西医结合慢性稳定型心绞痛的临床路径，对于提高慢性稳定型心绞痛的中西医结合治疗水平及管理方式，不断提高医疗服务质量和水平，构建和谐医患关系具有重要意义。

我科在文献调研、专家共识及临床经验的基础上结合患者需要与专科实际情况制定了慢性稳定型心绞痛的中西医结合临床路径，并成立专门小组进行路径实施与监督，规范了中医辨证施治与西医诊疗途径，结果提示此临床路径组与传统组相比，可显著降低患者总住院费用及住院天数，提高临床疗效。

参考文献

[1] 周保利，英立平. 临床路径应用指南. 北京：北京大学医学出版社，2007，9.

[2] 中华人民共和国卫生部. 中药新药临床研究指导原则. 北京：中国医药科技出版社，2002.

[3] 吴勉华，王新月. 中医内科学. 北京：中国中医药出版社，2012，205.

[4] 潘哲毅. 论临床路径理论、实施及其意义. 医疗管理，2013，30（1）：29-32.

（《中西医结合心脑血管病杂志》2015年第13卷第4期）

刘超峰名中医应用血府逐瘀汤治验

任得志 刘超峰 安 静

（陕西省中医医院）

刘超峰名中医为陕西省中医医院主任医师，硕士研究生导师，陕西省有突出贡献专家，国家第二批"西部之光"访问学者，三秦学者，第二批名老中医学术经验继承人，第五批名老中医学术经验继承导师，从事中西医结合临床、科研和教学30余年，具有坚实的理论基础和丰富的临床经验，其以血府逐瘀汤为基础，独创鬼玄逐瘀汤、陷胸逐瘀汤、通脉逐瘀汤、天子逐瘀汤、百母逐瘀汤，别具特色，临床获效显著。笔者有幸跟师临证，亲聆教诲，受益匪浅。

血府逐瘀汤出自清·王清任之《医林改错》，原方主治"胸中血府血瘀之证"。

从所治病证来看，王清任列举了胸痛、头痛、不寐等19种病证，这些病证虽各不相同，但只要有瘀血证可查，就可从血府血瘀的病证来分析，并使用本方来进行治疗。尊师刘超峰每将血府逐瘀汤加减用于多种瘀血病证的治疗，取效甚捷，兹举案例如下，以飨读者。

一、鬼玄逐瘀汤加减治疗糖尿病伴冠心病

糖尿病伴冠心病是在患者糖尿病的基础上形成，在中医上属于"消渴"和"胸痹"范畴。患者消渴之症经久不愈导致阴虚燥热，津亏液少，最终导致心脉痹阻而发病。因此，治疗上以滋阴活血为主。尊师选择鬼玄逐瘀汤加减治疗糖尿病伴冠心病，取得了良好的治疗效果。方中以血府逐瘀汤为基础，加用鬼箭羽解毒活血，重用玄参滋阴清热，诸药合用，可条达气机、滋阴活血、化瘀止痛。现代药理学研究亦显示，鬼箭羽具有降糖及调节脂质代谢的作用，玄参有扩张血管、抗血小板聚集、抗菌抗炎、调节免疫等作用，此外，玄参还具有较强的抗内毒素活性，可降解、破坏内毒素。

病案举例：宋某某，女，73岁，工人。有糖尿病病史20余年，3年前冠脉植入支架2枚，尿常规提示蛋白尿（++）2年。6天前因感染出现发热，咳嗽咳痰，痰色黄质黏，不易咳出，双下肢凹陷性水肿，肌肤麻木不仁，再发胸痛、胸闷，静脉滴注抗菌药物，感染症状消失，但双下肢仍凹陷不起，倦怠乏力，口干口渴，肌肤麻木不仁，胸闷气短，舌质紫暗，出现瘀点瘀斑，苔白厚，脉细涩。此乃久病入络，痹阻血脉，加之气化失司，水湿内停。治则当为活血化瘀，利湿通络。处以鬼玄逐瘀汤加减：当归15 g，生地15 g，桃仁15 g，赤芍15 g，红花15 g，枳壳9 g，川芎15 g，牛膝15 g，茯苓15 g，泽泻15 g，白茅根30 g，鬼箭羽15 g，玄参20 g。7剂凹陷性水肿消失，肌肤麻木感明显缓解，仍感口干口渴。上方去白茅根、茯苓、泽泻，加山药30 g，天花粉20 g，山茱萸15 g，连服10剂，诸症消失，尿蛋白复查（0～1+）。本病属糖尿病肾病合并冠心病。患者由感染诱发病情加重，急投活血化瘀、利湿通络之品，快速缓解病情，待症状稳定之时，继用活血化瘀的同时，加用滋阴润燥之品。此外，糖尿病肾损害出现蛋白尿病程较长，久病入络，瘀阻脉络，无论是病情急骤变化，还是缓解稳定，活血化瘀必须贯彻始终，方选鬼玄逐瘀汤辨证加药，常获奇效。

二、陷胸逐瘀汤加减治疗冠心病合并高脂血症

高脂血症属"痰浊""瘀血"之范畴，在本病中脏腑功能失调，首先表现

以痰浊为患。痰浊即成则"随气升降，无处不到，或在脏腑，或在经络"，痰性黏稠，注于血脉，则血性凝滞，久则成瘀，痰瘀互结，而瘀阻脉道又可使津液出入受阻，停而为痰，痰致瘀，瘀致痰，两者互为因果，互为转化，痰瘀互结日久，又可化热，积于脉道，郁而化毒，痹阻心脉则为胸痹，故本病往往缠绵难愈。我科在多年的临床中发现痰瘀毒互结证的比例明显高于其他证型，早年在全国率先提出"从痰瘀毒论治"的新思路，在治疗上，尊师选用陷胸逐瘀汤以奏化痰、解毒、祛瘀之功。方中瓜蒌甘寒清肺化痰、利气宽胸；黄连苦寒清热燥湿、泻火解毒，半夏辛温化痰散结，两者辛开苦降，与瓜蒌相合，共奏清热化痰、宽胸散结之功，配以血府逐瘀汤活血化瘀，以达"痰瘀毒同治"之效，瘀祛利痰消，痰去助瘀除。

病案举例：张某某，男，70岁，形体肥胖，2年前外院行冠脉造影提示三支病变，建议行冠脉搭桥术，后因患者担忧手术风险及经济原因而放弃，行西医标准化治疗效仍不佳，就诊时主诉胸部憋闷，压缩感、心悸、气短，倦怠乏力，时咳嗽咳痰，脓痰为主，咳痰不利，头重如裹，口渴不欲饮，食纳差，夜寐可，小便调，大便干，脉滑结代，舌紫暗苔黄腻。心电图提示：房性早搏、ST-T 改变。血脂：胆固醇 7.2 mmol/L，三酰甘油 4.6 mmol/L，低密度脂蛋白 4.1 mmol/L。四诊合参，辨证胸痹心痛病，病机为痰热结胸、胸阳不振、瘀毒痹阻。治以化痰散结、清热解毒、宣痹通络。处以陷胸逐瘀汤 7 剂，1 周后胸闷、心悸、气短、乏力诸症明显改善。后因气温变化复感外邪，咳嗽、咳痰有所反复，痰黏不易咳出，守原方加浙贝母 15 g，前胡 10 g，10 剂，三诊时精神明显好转，行走自如，胸闷、心悸、气短未再发作，偶感乏力。咳嗽已大愈，偶有咳痰。遂于首诊 14 剂以巩固疗效，随诊半年，效果满意。

三、通脉逐瘀汤加减治疗冠心病介入术后再狭窄

冠心病 PCI 术后再狭窄已经成为冠心病介入治疗的热点话题。PCI 术后仍有 20% ～ 26.4% 在严格遵守医嘱的情况下，3 ～ 6 个月内发生再狭窄，再次出现不同程度胸痛胸闷、心悸气短、乏力、头晕等症状。关于 PCI 术后再狭窄的发病机制目前尚未完全清楚，大多数学者认为是局部血管对机械性损伤的一种过度修复反应，由血管平滑肌细胞增生、血管重塑、血栓形成等因素参与。祖国传统医学中无冠心病 PCI 术后再狭窄的相关病名，它属于科学技术进步带来的新问题，据其临床表现与发病特点，应属"胸痹""真心痛""厥心痛"范畴，其病机的关键在"瘀血"和"瘀毒"，发病的重要条件在于气滞、阳虚、痰浊，最终导致重度"瘀阻心络"，故畅通心络是治疗本病的关键，以此为基础，尊

师以血府逐瘀汤为基础，加用瓜蒌、薤白、水蛭、地龙创立通脉逐瘀汤，方中以瓜蒌宽胸散结，薤白辛温通阳，配以虫药水蛭、地龙通经达络，搜剔疏利，心络得通，诸症自解。

病案举例：赵某某，男，58岁，患者1年前劳累后突发心前区疼痛，伴气短，汗出，持续不缓解。急就诊于外院，行冠脉造影术示：前降支近中段闭塞，回旋支远端80%狭窄，右冠近端狭窄50%。于前降支植入支架2枚，术后患者标准化治疗，偶发胸闷、心慌，无胸痛。半个月前患者自觉胸闷，心悸，气短，再发胸痛，伴乏力，面色晦暗，纳可眠差，舌质紫黯，苔厚腻，脉弦涩。复查造影示原部位狭窄＞50%。证属胸阳不振、痰浊内壅、瘀阻心脉，治拟通阳理气、化痰祛瘀，处以通脉逐瘀汤7剂。二诊，胸闷、胸痛偶作，气短，夜寐不安，纳可，二便调，舌质淡黯，苔白腻，脉沉。上方加酸枣仁30g，夜交藤30g养心安神，继服7剂。三诊无胸闷胸痛，气短明显好转，夜寐安，纳可，二便调，继予调和气血、养心安神巩固，随诊1年病情较稳定。

四、天子逐瘀汤加减治疗高血压病头痛、眩晕

高血压病为西医病名，是一种心血管综合征，其病因、发病机制和临床表现众多。中医认为七情内伤、饮食不节等因素导致气血津液失调、阴阳失衡是其主要发病机制，肝、心、肾是其发病部位。其中肝是最先累及的部位。肝郁化火，或肝阳上亢，或久病由肝及肾，肝肾阴虚，阴虚阳亢均可挟痰瘀上逆，导致脑络经脉瘀塞，则产生头痛、头晕，甚则中风。依照此理论刘超峰老师以血府逐瘀汤为基础，加用天麻平肝息风、祛风止痛、地龙息风解痉；车前子清热明目，诸药共达平肝潜阳、活血祛瘀、理气止痛之效。

病案举例：王某某，女，55岁，形体消瘦，诊断高血压病10余年，以"头痛头晕半个月"之主诉于就诊，来时感觉头晕、两侧颞部胀痛明显，眼睛发胀，时有耳鸣、一过性耳聋，心烦易怒，双手晨起发胀，夜休食纳差，口干不欲饮，查血压170/90 mmHg，舌质暗红，舌苔薄白，脉弦细数。服用苯磺酸左旋氨氯地平片以降压，配合安定、谷维素辅助治疗，但头痛头晕仍反复发作。辨证属阴虚内热，血瘀生风，瘀阻脉络。治以平肝息风、养阴清热、活血化瘀。处方：当归10g，生地20g，桃仁15g，赤芍10g，红花10g，黄芩10g，丹参30g，车前子30g，牛膝15g，地龙15g，天麻15g，枳壳10g，夜交藤30g，石决明15g。服用7剂，测血压140/90 mmHg。感头痛头晕有所缓解，睡眠较前改善，耳聋消失，但耳鸣、眼睛发胀依旧。原方去黄芩，改生地为熟地，加酸枣仁、山萸肉、山药，再服7剂，诸症减轻。后患者随诊，以此方加减，1个月后头痛头晕明显好转，

血压达标，睡眠食纳均良好。

五、百母逐瘀汤加减治疗更年期综合征

现代医学认为，更年期综合征系由卵巢功能衰退，雌激素水平降低，引起内分泌系统功能失调，心血管系统、自主神经系统功能紊乱所致。该病首见于《金匮要略》，仲景认为是一种心肺阴虚内热的疾病，然在临床中，本病除表现为阴虚内热、气血紊乱、心神失养外，还可见面色晦暗，口唇青紫，舌质有瘀点瘀斑等症。随着年龄的增长，机体功能日渐衰退，气血微，经气衰竭，血行不利而致瘀。故老师以血府逐瘀汤为基础，重用百合养阴润肺，知母滋阴降火，共奏滋阴清热、活血祛瘀、养心安神之功效，以使紊乱的生理功能得以调整，机体重获阴阳平衡。

病案举例：范某某，女，48岁，就诊前半年无明显诱因出现月经周期紊乱，淋漓不尽，心慌胸闷，烦躁不安，汗多，口干不欲饮，记忆力衰退，失眠多梦，舌质青紫，边有瘀点，脉弦涩，曾服用谷维素、安宫黄体酮等。效不佳而就诊于我院，诊断为更年期综合征，处以百母逐瘀汤，二诊症状消失大半，续服10剂，以资巩固，半月后告知诸症消失，舌质脉象复常。

上述5则病例，病症亦纷繁不同，但使用血府逐瘀汤加减均获良效，充分体现了中医"异病同治"的特点，此外，这几则病案虽然都以血府逐瘀汤为主，但在具体的药物运用上仍有差别，这是尊师刘超峰"辨病辨证相结合"的外在体现。老师临证时主张以证选方，注重根据疾病的特异性加减用药，在选药方面除了根据其传统功效外，也参考其现代药理作用，既遵循祖国医学辨证论治规律，同时又利用现代医学手段进行"优势互补"。以中医基础理论为体，以现代研究为用，将该方充分应用到临床诸病中，取得较满意的效果。

参考文献

[1] 孙瑞茜，彭静，郭健，等.鬼箭羽的现代药理作用研究成果.环球中医药，2015，8（2）：245-246.

[2] 许福泉，许旭东，陈士林.玄参化学成分及药理活性研究进展.中国现代中药，2013，15（9）：752-754.

[3] 刘超峰，范虹，雷鹏.名老中医雷忠义治疗冠心病心绞痛痰瘀互结证的经验.陕西中医，2003，23（8）：722-723.

[4] 范虹，安静，刘超峰，等.丹曲方治疗冠心病心绞痛痰瘀毒互结证疗效观察.陕西中医，

2014，35（8）：973-975.

[5]任得志,张军茹,申仙利.丹蒌片治疗痰瘀互结型冠心病不稳定型心绞痛的临床观察.中西医结合心脑血管病杂志，2014，12（8）：1022-1023.

[6]陈晓洋,涂良珍.冠心病PCI术后再狭窄的临床分析.心血管康复医学杂志,2011,20(4)361-364.

[7]黄宗燕，林英忠，刘伶，等.冠心病患者PCI术后支架内再狭窄的因素分析.中国现代医学杂志，2010，21（4）：3331-3333.

（第二届陕西省名老中医经验论文集）

周蓓论文

菖琥宁心汤治疗病毒性心肌炎后遗症的临床观察

周　蓓[1]　周海哲[1]　刘超峰[2]

（1. 陕西中医药大学；2. 陕西省中医医院）

病毒性心肌炎是指病毒感染导致心肌局限性或弥漫性的急慢性炎性病变，是临床常见病、多发病，其临床表现及相关辅助检查均缺乏特异性，国际上至今尚无统一的诊断标准，因此多数人患病后不能得到及时有效的治疗而留下后遗症。由于炎症累及心肌部位的不同，其后遗症的主要临床表现有长期早搏、传导阻滞、心动过速、心动过缓、心肌缺血等，轻者可无明显自觉症状，重者表现为心悸、胸闷、乏力、气短且伴有相关实验室检查的异常，给患者的生活及精神带来极大的痛苦。中医中药在对病毒性心肌炎后遗症的诊治上，具有独特的优势，笔者导师刘超峰教授应用菖琥宁心汤治疗心肌炎后遗症疗效确切，现报道如下：

一、临床资料

1. 一般资料　既往曾患急性病毒性心肌炎，现出现后遗症且符合筛选标准的患者共 84 例，其中男性 38 例，女性 46 例，年龄 21 ~ 50 岁。按照随机分组的方法分为治疗组 54 例，应用菖琥宁心汤进行治疗；对照组 30 例，应用辅酶 Q_{10} 和 ATP 进行治疗。治疗组和对照组患者的性别、年龄、职业等一般资料比较差异无统计学意义（$P > 0.05$），两组患者具有可比性。

2. 诊断标准　参照 1999 年由中华医学会心血管病学分会参与研讨制定的《关于成人急性病毒性心肌炎诊断参考标准和采纳世界卫生组织及国际心脏病学会联合会工作组关于心肌病定义和分类的意见》中的诊断标准。

3. 纳入标准　①既往曾患急性病毒性心肌炎，并于缓解期出现心悸、乏力、胸闷、气短等后遗症的患者；②符合中医证候诊断标准；③年龄在 14 ~ 50 岁；④肝肾功能基本正常，无其他严重原发性疾病；⑤了解本试验目的，同意配合本治疗方案并签订书面知情同意书。

4. 排除标准　①排除风湿性心肌炎、中毒性心肌炎、β 受体功能亢进、甲状腺功能亢进症、冠心病等及影响心肌的其他疾患；②排除妊娠和哺育期妇女；③重症病毒性心肌炎；④合并有脑血管、肝、肾和造血系统等严重原发性疾病、精神病等；⑤凡不符合诊断标准、未按规定服药、无法判断疗效或资料不全等影响疗效或观察指标者。

以上标准参照《中药新药临床研究指导原则》制定。

二、方法

1. 治疗组　应用菖琥宁心汤治疗，药物选用石菖蒲 15 g、琥珀（研末冲服）6 g，炙甘草 10 g，桂枝 10 g，西洋参 10 g，生地黄 20 g，麦门冬 10 g，胡麻仁 30 g，丹参 30 g，苦参 15 g，甘松 15 g，阿胶（烊化）10 g 等，每日 1 剂，水煎取汁 400 ml，分 2 次服，2 个月为 1 个疗程，治疗 3 个疗程。

2. 对照组　给予辅酶 Q_{10}，每次 40 mg，每日 3 次，口服；ATP，40 mg，每日 3 次，口服，2 个月为 1 疗程，治疗 3 个疗程。

3. 疗效标准　治疗组与对照组患者的疗效均参照《中药新药临床研究指导原则》中病毒性心肌炎疗效标准拟定。①治愈：3 个疗程后，临床症状、体征消失，血清心肌酶谱各项指标完全正常，Holter 检查早搏为偶发或消失；②显效：3 个疗程后，临床症状、体征明显缓解，血清心肌酶谱各项指标基本正常，Holter 检查早搏减少 80% 以上；③有效：3 个疗程后，临床症状、体征有所改善，血清心肌酶谱各项指标的检测值与正常参考值的差减小，Holter 检查早搏减少 50% ~ 80%；④无效：3 个疗程后，临床症状、体征未见改善，血清心肌酶谱各项指标无明显变化，Holter 检查早搏减少小于 50%。

4. 统计学方法　统计方法运用 SPSS Statistics 19.0 统计分析软件，计数资料用 χ^2 检验，计量资料用 t 检验。

三、结果

1. 两组总疗效比较　见表 6-11。

表 6-11　两组总疗效比较　例［n（%）］

组别	n	治愈	显效	有效	无效	总有效
治疗组	54	8（14.8）	26（48.1）	11（20.3）	9（16.7）	45（83.3）△
对照组	30	3（10）	9（30）	7（23.3）	11（36.6）	19（63.3）

注：△与对照组比较，P < 0.01

2. 两组症状改善情况比较　见表6-12。

表6-12　两组症状改善情况比较　例［n（%）］

症状	组别	n	显效	有效	无效	总有效
心悸	治疗组	53	32（60.3）	16（30.2）	5（9.4）	48（90.6）*
	对照组	26	7（26.9）	11（42.3）	8（30.8）	18（69.2）
乏力	治疗组	50	19（38）	25（50）	6（12）	44（88）△
	对照组	27	7（25.9）	9（33.3）	11（40.7）	16（59.2）
胸闷	治疗组	54	36（66.7）	14（25.9）	4（7.4）	50（92.6）*
	对照组	28	5（17.9）	10（35.7）	13（46.4）	15（53.6）
气短	治疗组	48	27（56.3）	14（29.2）	7（14.6）	41（85.4）△
	对照组	22	6（27.3）	7（31.2）	9（40.9）	13（59.1）

注：△与对照组比较，P ＜ 0.05；*与对照组治疗后比较，P ＜ 0.01

3. 两组血清心肌酶谱测定值比较　见表6-13。

表6-13　两组血清心肌酶谱测定值比较（$\bar{x} \pm s$）

组别	时间	n	CK-MB（%）	LDH/（IU/L）	AST/（IU/L）
治疗组	治疗前	26	25.2 ± 2.4	337 ± 80.4	130 ± 9.65
	治疗后	26	5.3 ± 2.8△*	73 ± 19.8△*	37 ± 14.3△*
对照组	治疗前	12	21.8 ± 3.2	312 ± 64.3	127 ± 7.72
	治疗后	12	9.2 ± 2.6△	143 ± 26.5△	84 ± 18.6△

注：△与本组治疗前比较，P ＜ 0.05；*与对照组治疗后比较，P ＜ 0.01

4. 两组 Holter 检查结果比较　见表6-14。

表6-14　Holter 检查结果比较　例［n（%）］

早搏类型	组别	n	显效	有效	无效	总有效
房性	治疗组	13	4（30.8）	6（46.2）	3（23.1）	10（76.9）△
	对照组	6	1（16.7）	2（33.3）	3（50）	3（50）
交界性	治疗组	5	2（40）	2（40）	1（20）	4（80）△
	对照组	3	0（0）	1（33.3）	2（66.7）	1（33.3）
室性	治疗组	16	5（31.3）	8（50）	3（18.8）	13（81.3）△
	对照组	11	2（18.2）	3（27.3）	6（54.5）	5（45.5）

注：△与对照组比较，P ＜ 0.05

通过治疗组和对照组两组数据的比较，发现治疗组总体疗效明显优于对照组。无论是患者心悸、胸闷、气短、乏力等临床症状改善的情况，还是其血清心肌酶谱测定值的变化，以及 Holter 检查结果，治疗组均明显优于对照组，相关数据经检验都具有统计学意义。因此，证明菖琥宁心汤对病毒性心肌炎后遗症具有确切的临床疗效。

四、讨论

病毒性心肌炎由于发病隐匿，早期临床表现不典型，以及缺乏特异性的现代医学辅助检查，绝大多数患者难以在发病初期得到确切的诊断。临床上前来就诊的患者多数处于后遗症期，多以心悸、胸闷或胸痛、气短乏力、口干自汗等为主要表现。从中医角度讲，病毒性心肌炎属"心悸""怔忡""胸痹""胸痛"等病症范畴。《内经》中所记载的"心怵惕""心澹澹动"等表现与病毒性心肌炎后遗症极其相似。汉《伤寒杂病论》中"伤寒，脉结代，心动悸，炙甘草汤主之"认为本证乃由太阳受邪，少阴里虚，邪气内陷所致。心藏神主血脉，心之阳气虚则心失温煦，血脉失于鼓动，心之阴血虚则神失所养，脉道失充，气血运行艰涩，乃生结代，不但阐明了本病的发病机制，而且提出了基本治则并创立了炙甘草汤。《景岳全书·怔忡惊恐》中记载："此证唯阴虚劳损之人乃有之，盖阴虚于下，则宗气无根，而气不归源，所以在上则浮撼于胸臆，在下则振动于脐旁，虚微者动亦微，虚甚者动亦甚。"认为本病由阴虚劳损所致，一定程度上阐述了本病的发病机制。此外，据叶天士《温热论》中"温邪上受，首先犯肺，逆传心包。"这一学说将本病归于"温病"范畴的观点，也受到诸多医家的认可。

笔者导师刘超峰教授法崇仲景，博采众长，根据多年的临床经验，将辨病和辨证相结合，认为病毒性心肌炎后遗症期的主要病机以气阴两虚为主，当以扶正祛邪、益气养阴为主要治则，在此基础上创立了菖琥宁心汤，在临床应用中屡获奇效。方中石菖蒲归心经，宁神益志；琥珀甘平，归心经，镇惊安神；炙甘草甘温益气，通经脉，利血气，为复脉之要药；三者共为君药、具有益气安神复脉之功。生地黄、阿胶、西洋参、麦门冬、胡麻仁均有滋心阴、养心血之用而同为臣药，君臣相配，益心气、养心阴为复脉之本；桂枝、丹参通心经，苦参、甘松复心脉四者同为佐药，以助君臣之功。全方益气养阴、安神复脉，甘平温和，标本同治，适用于病毒性心肌炎后遗症期的治疗。此外，现代药理学研究发现，炙甘草有抗病毒、抗心律失常作用；琥珀、石菖蒲均有镇静抗惊厥及抗心律失常的作用；桂枝所含桂皮醛具有镇静、抗惊厥、抗流感病毒的作用；西洋参具有抗缺氧、抗心肌缺血、抗心律失常、增加心肌收缩力的作用；丹参能改善心肌缺血，提高心肌耐缺氧能力，改善血液流变性，同时对中枢神经有镇静作用；麦冬提高心肌收缩力和心脏泵血功能，改善心肌细胞营养，提高缺血心肌耐低氧能力，其有效成分麦冬总甙有一定的预防和治疗心律失常的作用。甘松有镇静、安定作用，其所含缬草酮有抗心律失常作用；苦参对心脏有明显的抑制作用，具有较强的抗心律失常作用。综上可知，菖琥宁心汤治疗病毒性心肌炎后遗症之所以疗效显著，一则是因为本方立法切中病毒性心肌炎后遗症期气阴两虚的主要病机，再则是因为本方遣药无论从中医学角度，还是结合中药的现代研究成果来看，不仅对证，也对症，体现了辨证与辨病的思想。

参考文献

[1] 中华心血管病杂志编辑委员会心肌炎心肌病对策专题组.关于成人急性病毒性心肌炎诊断参考标准和采纳世界卫生组织及国际心脏病学会联合会工作组关于心肌病定义和分类的意见.中华心血管病杂志，1999，2（6）：405-406.

[2] 中华人民共和国卫生部.中药新药临床研究指导原则.北京：中国医药科技出版社，1995.

[3] 高学敏，张廷模，张俊荣，等.中药学.北京：中国中医药出版社，2008：1.

（《陕西中医药大学学报》2016年第39卷第3期）

王宁宁论文

菖琥温胆汤联合 β 受体阻滞剂
治疗冠心病室性早搏（痰瘀互结证）的临床观察

王宁宁[1] 洛 晶[1]

指导老师：刘超峰[2]

（1. 陕西中医学院；2. 陕西省中医医院心病科）

室性早搏是临床常见病、多发病，属中医"心悸""怔忡"等范畴，目前抗心律失常药物亦存在一定的致心律失常的不良反应。刘超峰主任医师从事心内科临床工作 20 余年，对心内科疾病，尤其对室性早搏有着独到的见解。笔者有幸师从学习，现将菖琥温胆汤联合 β 受体阻滞剂治疗冠心病室性早搏痰瘀互结证40 例的临床疗效报道如下。

一、资料与方法

1. 临床资料　选取符合标准的 2010 年 6 月至 2011 年 7 月间来陕西省中医医院心病科门诊患者 80 例，病程 3 个月至 21 年，随机分为两组，治疗组 40 例，男 22 例，女 18 例，年龄 28 ~ 79 岁，平均年龄 56.8 岁。对照组 40 例，男 24 例，女 16 例，年龄 39 ~ 76 岁，平均年龄 59.3 岁。两组患者在性别、年龄、病情分布及病情轻重等方面差异无统计学意义（$P > 0.05$），具有可比性。

2. 入选标准　心悸中医诊断标准参照 2002 年卫生部颁布的《中药新药治疗心悸的临床研究指导原则》，室性早搏参照《西医内科学》诊断标准。

所有患者均属心悸之痰热互结证。主症：心悸怔忡、早搏频发、胸闷气短、脉结代涩。次症：时有胸痛、舌质红、苔黄厚腻、舌有瘀斑。

3. 治疗方法　治疗组予以清热化痰、活血定悸，方用菖琥温胆汤：菖蒲 15 g，琥珀 10 g，黄连 10 g，枳实 10 g，竹茹 10 g，半夏 10 g，陈皮 10 g，茯苓 20 g，苦参 10 g，党参 10 g，茵陈 30 g，甘松 15 g，丹参 30 g，甘草 3 g。水煎内服，1剂/日；同时予倍他乐克，12.5 mg/次，2次/日。对照组治以倍他乐克，12.5 mg/次，2次/日。治疗前及疗程结束后均进行 24 h 动态心电图检查，同时复查肝肾功能及电解质。并且每周复查心电图 1 次，治疗期间记录心律、心率变化，同时观察服药期间症状改善情况，两组均以 1 周为 1 个疗程，治疗 3 个疗程后观察临床疗效。

4.疗效标准　参照《中药新药临床研究指导原则》制定临床症状疗效标准。治愈：服药后半年内未再发作。显效：服药后早搏基本消失，偶有发作，但患者无感觉或不影响日常生活。有效：服药后早搏减少，但仍发作较为频繁，患者有感觉。无效：治疗前后病情无改变。

心电图疗效标准：治愈：早搏消失；显效：早搏较治疗前减少 80% 以上；有效：早搏较治疗前减少 50%；无效：早搏无变化或较治疗前加重。

5.统计学方法　应用 SPSS 16.0 软件进行统计分析，所有数据均行卡方检验，$P < 0.05$ 为显著性差异。

二、观察结果

治疗组临床症状改善、心电图变化的总有效率明显高于对照组，两组差异对比具有统计学意义（$P < 0.05$）。见表 6-15、表 6-16。

表 6-15　两组患者症状改善比较（n）

分组	n	治愈	显效	有效	无效	总有效率（%）
治疗组	40	2	20	12	6	85.00*
对照组	40	1	16	11	12	70.00

表 6-16　两组心电图改善比较（n）

分组	n	治愈	显效	有效	无效	总有效率（%）
治疗组	40	1	20	12	7	82.50*
对照组	40	0	16	11	13	67.50

注：两组有效率均经统计学处理，*$P < 0.05$，治疗组有效率优于对照组

三、讨论

室性早搏是临床最常见的心律失常之一，近年来由于人们生活方式的改变及环境的变异，痰瘀互结型冠心病患者的增多，心悸怔忡的患者也呈逐年上升态势。《医宗金鉴》曰："（脉）沉弦细滑大小不均，皆痰气为病。"《证治汇补·惊悸怔忡》曰："人之所主者心，心之所养者血，心血一虚，神失头晕，神去则舍空，舍空则郁而生痰，痰居心位，以惊悸之所以肇端也。"《景岳全书·痰饮》

曰："痰证皆本气血，若化失其正，则脏腑病，津液败，而血气即成痰涎"。痰瘀互结，郁而化热，扰乱心神，发为早搏。

菖蒲温胆汤是以黄连温胆方为基本方加味，功效以清热化痰、活血定悸，茵陈清热利湿化瘀，琥珀性甘平，宁心复脉，活血利水；丹参可活血化瘀通络，丹参酮Ⅱ–A可抑制豚鼠单个心肌细胞L型钙电流和缩短动作电位时程，因而推测丹参酮Ⅱ–A通过抑制缺氧细胞钙超载，减少触发活动和折返，从而降低心率而防治心律失常；甘松含有缬草酮及甘松酮，有强烈的松节油香气，能抑制心肌细胞钠通道和L–钙通道，具有膜抑制作用及延长动作电位作用，能有效抑制折返激动，有胺碘酮类似的抗心律失常作用机制，但无其心外不良反应；苦参现代药理研究认为苦参碱及金雀花碱可通过阻断钠、钙离子通过而发挥抗心律失常作用，其有效成分为苦参碱能显著减慢离体大鼠右心房的自发频率，有明显抗心律失常作用，苦参总黄酮能降低氯仿诱发小鼠室颤的发生率。此外尚发现其亦可扩张冠状动脉，减轻急性心肌缺血，还能扩张外周血管从而减轻心脏负荷，降低心肌耗氧量。全方合用，可使心气渐足，瘀祛络通，气血流畅则心悸胸闷诸症自除，尤其适合治疗冠心病性室性早搏。本观察表明：菖蒲温胆汤除具有直接的抗心律失常作用外，尚可通过改善心肌缺血，消除产生心律失常的病理基础而间接的抗心律失常，是中西结合治疗冠心病室性早搏痰瘀互结证的理想方药，值得临床推广。

参考文献

[1] 中华人民共和国卫生部制定颁发.中药新药临床研究指导原则.第一辑，1993，49–50.

[2] 陈灏珠.实用内科学.北京：人民卫生出版社，2009，1397–1398.

[3] 王怡，高秀梅，邢永发，等.丹参酚酸B、丹参酮治疗心血管疾病的药理学研究进展.上海中医药杂志，2010，44（7）：82–87.

[4] 唐其柱，黄峥嵘，史锡腾，等.甘松提取物对家兔心室肌细胞钠、钙通道的影响.中华心血管病杂志，2004，32（22）：267–271.

[5] 徐今宁，张鹤明，赵秀华.苦参的药理活性研究进展.河北北方学院学报（医学版），2007，24（5）：67–69.

（《现代中医药》2012年第32卷第2期）

第六部分　国医大师雷忠义痰瘀流派 三代传承人论文

梁妍论文

菖琥温胆汤治疗阵发性房颤痰火扰心型的临床观察

梁 妍

（陕西中医学院）

阵发性房颤（paroxysmal atrial fibrillation，PAF）是临床上最常见的心律失常之一，它几乎占心律失常住院患者的 1/3，并且其患病率随年龄的增加而增加。使用 β 受体阻滞剂虽可迅速减慢心率，但患者自觉心悸不安症状缓解欠佳。其中中医辨证为痰火扰心型心悸患者在临床较为常见，自 2012 年 8 月至 2013 年 10 月，笔者跟随导师采用自拟菖琥温胆汤治疗此型患者，取得了良好的效果。

一、方法

1.纳入及排除标准　2012 年 8 月初至 2013 年 10 月底于我院心病科住院患者，经心电图和或动态心电图筛查为冠心病阵发性房颤患者 84 名，其中，男 44 例，女 40 例；平均年龄（71.31±7.91）（58～84）岁；病程最短 3 个月，最长 12 年，平均 4.5 年。

排除：重症心衰、恶化劳力型心绞痛、严重糖尿病并发症，严重血管病变、急进型高血压、重度瓣膜病变等患者。据我科心悸病诊疗方案辨证为痰火扰心型，依患者入院顺序随机分 2 组，即对照组与治疗组各 42 名。两组在基础疾病方面无明显差异，具有可比性。

2.分组给药　对照组给予冠心病房颤西医常规治疗，治疗组在此基础上给予口服菖琥温胆汤加减。菖琥温胆汤组成：菖蒲 15 g，琥珀 10 g，甘松 15 g，黄连 10 g，半夏 10 g，陈皮 10 g，枳实 10 g，竹茹 10 g，茯苓 20 g，泽泻 15 g，丹皮 15 g，甘草 6 g。用药加减：临床气虚明显者可加人参、党参；胸痛明显者可加水蛭、地龙、三七粉；脾胃虚弱者加四君子汤。中药于我院中药房煎制 400 ml，早晚分服，200 ml/次。

3.疗效评定　显效：心悸症状消失，心电图或动态心电图明显改善，阵发性房颤发作基本控制或频发转为偶发；有效：心悸症状大部分消失，心电图或动态心电图有所改善，阵发性房颤发作较治疗前减少30%以上，持续时间较治疗前缩短30%以上，或频发转为多发，或多发转为偶发；无效：达不到显效或有效标准者。中医症状疗效评定标准参照《中药新药临床研究指导原则》，症状疗效评定采用积分法。患者住院治疗10天左右，复查24 h动态心电图、长程动态心电图。出院1周后门诊复诊，由心内科医师随访患者阵发性房颤发作情况，观察用药后症状缓解情况，并调整用药。随后每周复诊1次，平均疗程1个月。

二、结果

1.对照组和治疗组经治疗后中医证候积分结果见表6-17，经x^2检验两组患者中医证候积分疗效比较，差异有统计学意义。可见经中药治疗后患者中医证候缓解情况明显优于对照组，可见经中药治疗后患者自觉心慌症状缓解情况较对照组有明显增加，治疗总有效率达92.86%。

表6-17　经治疗后患者中医证候积分疗效评定表（例）

疗效	对照组（例）	治疗组（例）	合计（例）
显效	14	15	29
有效	20	24	44
无效	8	3	11
总有效率	80.95%	92.86%	

注：对照组和治疗组比较，P < 0.05

2.对照组和治疗组经治疗后复查动态心电图可见阵发性房颤发作次数和时间较治疗前有明显改变，具体结果见表6-18，经x^2检验两组患者动态心电图结果比较，差异有统计学意义。可见经中药治疗后的患者房颤发作的症状缓解情况明显优于未使用中药治疗的患者，而经中药治疗后的患者较未使用中药治疗的患者房颤发作的频率有所降低，治疗后总有效率为73.81%。

表6-18　经治疗后患者动态心电图结果比较（例）

疗效	对照组（例）	治疗组（例）	合计（例）
显效	10	10	20
有效	18	21	39
无效	14	11	25
总有效率	66.67%	73.81%	

注：对照组和治疗组比较，P < 0.05

三、讨论

刘超峰主任医师致力于心血管疾病的中西医结合科研和临床研究工作30余年，依据临床经验，认识到阵发性房颤可归为中医心悸病，其中痰火扰心型是一个十分重要的类型，中医治疗常采用黄连温胆汤加减。在长期的实践总结的基础上，创立菖琥温胆汤治疗心悸病痰火扰心型，症见心悸时发时止，胸闷烦躁，失眠多梦，口苦，大便秘结，小便短赤，舌红苔黄腻，脉滑数或结代。该方在黄连温胆汤的基础上加入菖蒲以宽胸理气、宁神益智；琥珀以镇心安神、活血利水；甘松以安神定悸、行气止痛、开郁醒脾。诸药合用可达到清热化痰、宁心安神之作用。标本兼治，攻补兼施，防治结合，改善患者心悸不安的症状。

药理研究表明：石菖蒲挥发油，β-细辛醚能明显降低动脉粥样硬化大鼠血脂，改善高黏血症大鼠的血液流变性，能降低心肌缺血大鼠异丙肾上腺素致心肌缺血大鼠内皮素（ET）水平，提高一氧化氮的含量，降低心肌组织损伤程度和坏死率，显示了对心血管有明显的保护作用。琥珀中所含有的琥珀胆碱有明显的肌松作用，常被用于麻醉治疗过程中。甘松能对抗氯化钡由于延缓 K^+ 外流导致心房传导阻滞和房室束-浦肯野系统等快反应细胞的自律增高所致的心律失常，显著延长离体心房不应期，对心房有直接抑制作用。

菖琥温胆汤可明显缓解冠心病阵发性房颤患者的自觉症状，并可显著减少房颤发作的频率及次数，降低了患者使用抗心律失常药物带来的潜在风险，值得临床学习和推广。

（《陕西中医学院学报》2014年第37卷第4期）

参考文献

[1] 赵水平，胡大一，等.心血管病诊疗指南解读（第2版）.北京：人民卫生出版社，2008：270.

[2] 武雪萍.雷忠义主任医师治疗冠心病的学术思想和临床经验研究.北京：中国中医科学院，2012-5.

[3] 吴起端，方永奇，陈奕芝，等.石菖蒲挥发油及 β-细辛醚对心血管的保护作用.中药新药与临床药理，2005，16（4）：244-247.

[4] 崔志斌，刘芬，黄家锟，等.甘松抗心律失常有效组分的药理筛选.西南民族大学学报（自然科学版），2008，34（3）：504-506.

姚斌论文

脑心清片联合冠心病标准化治疗
治疗冠心病稳定型心绞痛的临床疗效及安全性观察

姚　斌[1]　刘超峰[1]　陈志文[2]

（1.陕西省中医医院；2.宁夏中宁县中医医院）

冠心病心绞痛是指在冠状动脉粥样硬化使血管腔狭窄或阻塞的基础上，由于心肌负荷的增加引起心肌急剧的、暂时的缺血与缺氧的临床综合征。冠心病稳定型心绞痛患者经内科标准化治疗后仍存在部分冠心病患者心绞痛发作，本研究在标准化治疗组基础上加用脑心清片治疗冠心病稳定性心绞痛，观察其临床疗效，以探讨能否有效改善心绞痛发作。

一、资料与方法

1.临床资料　选取符合标准的 2012 年 6 月至 2014 年 6 月间陕西省中医医院心病科门诊及住院部患者76例(1例失访,2例服药不正规退出实验),病程0.5～21年，合并高血压病33例，血糖异常21例，高脂血症32例，心律失常19例，心功能不全4例，男25例，女14例；年龄36～68岁，平均（61.41±10.86）岁。性别方面差异无统计学意义（$P > 0.05$），具有可比性。

2.入选标准及排除标准　冠心病稳定型心绞痛参照 2007 年中华医学会心血管病学分会颁布的《慢性稳定型心绞痛诊断与治疗指南》及 2002 年 ACC/AHA 与 2006 年 ESC 相关指南拟定诊断标准。胸痹心痛诊断标准参照 2002 年《中药新药临床研究指导原则》冠心病中医辨证诊断标准。

排除标准：①近 6 个月内急性心肌梗死；②妊娠及哺乳期妇女；③肝、肾功能不全者；④合并中度以上高血压患者，心功能＞ 3 级，严重心律失常者；⑤精神病患者及不合作者；⑥对本药过敏者、因各种原因未完成治疗的患者。

3. 心绞痛分级　参照加拿大心血管学会心绞痛分级分为 I ～ IV级。

二、治疗方法

给予患者常规抗缺血治疗，根据人民卫生出版社第 7 版《内科学》教材标准化冠心病稳定型心绞痛治疗用药。并在常规治疗的基础上，加用脑心清片（广州白云山和记黄埔中药有限公司生产）每次 2 ～ 4 片（片重 0.41 g），每日 3 次口服。以 4 周为 1 个疗程，治疗 3 个疗程后观察临床疗效。治疗期间若患者心绞痛发作，应以硝酸甘油进行治疗。

三、观察指标与统计学方法

1. 观察指标　观察患者治疗前后临床症状、心绞痛分级及发作次数、西雅图心绞痛量表积分、心电图、及血常规、尿常规、肝肾功能指标等变化。

2. 疗效标准　疗效标准按 1993 年中华人民共和国卫生部制定的《中药新药临床研究指导原则》进行评定。

3. 统计学方法　使用 SPSS 19.0 软件包进行数据处理，计量资料以（$\bar{x} \pm s$）表示，组间比较采用 t 检验，计数资料采用 χ^2 检验。

四、结果

1. 治疗前后心绞痛分级比较（见表 6-19）　治疗后心绞痛分级降低，与治疗前比较有统计学意义（$P < 0.05$）。

表 6-19　治疗前后心绞痛分级比较　例（%）

时间	n	I 级	II 级	III 级	IV 级
治疗前	73	21（28.77）	36（49.32）	13（17.81）	3（4.11）
治疗后	73	42（57.53）	21（28.77）	9（12.33）	1（1.34）

2. 西雅图心绞痛量表积分（见表 6-20）　治疗后患者躯体活动受限程度、心绞痛稳定状态、心绞痛发作情况、治疗满意程度、疾病认识程度均较治疗前有所改变（$P < 0.05$）。

表 6-20　西雅图心绞痛量表积分比较（$\bar{x} \pm s$）

时间	躯体受限活动程度	心绞痛稳定状态	心绞痛发作状况	治疗满意程度	疾病认识程度
治疗前	52.39 ± 7.54	48.0 ± 19.6	60.27 ± 14.72	31.35 ± 9.30	45.32 ± 11.70
治疗后	69.71 ± 10.69*	78.0 ± 20.1*	82.47 ± 11.64*	58.98 ± 5.85*	76.94 ± 13.79*

注：与治疗前相比 *P < 0.05

国医大师雷忠义痰瘀流派论文集

3.治疗前后症状对比(见表6-21) 治疗前后症状对比具有明显改变(P<0.05),且胸痛、胸闷、气短、心悸、畏寒肢冷、腰膝酸软、自汗、不寐与治疗前有相关关系。

表6-21 治疗前后症状比较($\bar{x} \pm s$)

症状	治疗前	治疗后
胸痛	1.52 ± 1.168	0.64 ± 0.632[*▲]
胸闷	2.263 ± 0.540	1.11 ± 0.458[*▲]
气短	2.51 ± 0.648	1.10 ± 0.476[*▲]
心悸	2.05 ± 0.998	0.92 ± 0.618[*▲]
倦怠乏力	2.49 ± 0.626	1.1 ± 0.505[*]
畏寒肢冷	1.14 ± 0.990	0.63 ± 0.565[*▲]
腰膝酸软	0.86 ± 0.769	0.68 ± 0.621[*▲]
自汗	1.21 ± 0.897	0.62 ± 0.490[*▲]
不寐	1.72 ± 1.071	0.77 ± 0.613[*▲]

注:与治疗前相比 [*]P<0.05,治疗有效;[▲]P<0.05与治疗前相比有相关关系

4.心电图疗效情况 31例治疗前后均为正常心电图,42例治疗前异常心电图,心电图改善率为52.38%。

5.不良反应 治疗后对血、尿、便常规,肝、肾功能均无影响,1例患者出现上腹部不适,口服奥美拉唑1周后消失,期间未停药。未见其他患者出现不良反应。

五、讨论

动脉硬化主要是由于脂质代谢紊乱、脂质蛋白过氧化、血管内皮细胞损伤、炎症因子释放、血小板活化、血液凝血-纤溶系统活化、免疫功能改变、血管内皮白细胞黏附浸润,引发炎症反应、加重血管内皮细胞损伤、血流动力学和血液流变学改变所引起。这些因素共同导致动脉粥样硬化斑块形成。脑心清片能明显改善血脂代谢、调节血脂,对 TC,TG,LDL-C 有明显的降低作用,对 HDL-C 有明显的升高作用;清除自由基、抑制脂质过氧化引起的 LDL-C 的过氧化修饰;抑制血管平滑肌细胞增生;改善毛细血管通透性;从而抗动脉粥样氧化。脑心清片还可提高红细胞电泳率,同时使全血和血浆比黏度下降、减少纤维蛋白原沉积;防止和减轻红细胞之间的黏附沉积;抗血小板聚集;改善血液流变学、血液高凝状态,降低血液黏稠度,抑制血栓形成;其通过增可加 NO,抑制 ET,改善其内皮功能,增加冠脉血流量,改善心肌缺血、缺氧,减少心绞痛发作频率,缓解冠

心病心绞痛的临床症状。本研究结果表明，在内科标准化治疗的基础上加用脑心清片可明显改善心绞痛患者疼痛程度及发作次数，改善患者症状及生活质量。并在心电图的改善等方面具有明显作用，治疗前后差异有统计学意义且未见明显不良反应，该药对冠心病稳定型心绞痛的疗效肯定，且安全性较高。

参考文献

[1] 陆再英，钟南山，谢毅.内科学（第7版）.北京：人民卫生出版社，2008：274-275、279.

[2] 郑筱萸.中药新药临床研究指导原则（试行）.北京：中国医药科技出版社，2002：68.

[3] 吴小南，汪家黎.鲜柿叶汁对实验性高脂大鼠减肥降脂作用的观察.中国公共卫生，1999，15（4）：302-303.

[4] 梁斯碧，朱桂腾.脑心清片治疗冠心病变异型心绞痛临床疗效及对内皮功能的影响.广东药学，2004，14（6）：39-41.

[5]Bei W，Peng W，Zang L，et al.Neuro protective effects of a standardized extract from leaves of diospyros kaki in middle cerebral artery occlusion（MCAO）transient focal cerebral ischemie rats and in cultured neurons injured by glutamate or hypoxia.Planta Med，2007，73（7）：636-643.

[6]Bei WJ，Pen WL，Ma Y，et al.Flavanoids from leaves of diospyros kaki pmtect primary neuron culture from injury induced by oxidative stress.Life sci，2005，76（17）：1975-1988.

（《光明中医》2015年第30卷第4期）

国医大师雷忠义痰瘀流派论文集

罗建文论文

刘超峰教授治疗胸痹经验介绍

罗建文[1]　刘超峰[2]

（1.陕西中医药大学；2.陕西省中医医院）

导师刘超峰教授是陕西省中医医院主任医师，陕西省第二批名中医。从事心血管疾病的中西医结合科研、临床 30 余年，在心血管病领域有深厚的学术造诣和丰富的临床经验，特别对于胸痹的诊治见解独特。

一、胸痹的病因病机认识

1.传统医学观点　中医学认为，胸痹心痛病之根本为心气亏虚，阴阳失调，病变部位为胸中。闷、痛之感皆由于胸中阳气不足，气机运行不畅所致，加之水气痰饮等阴邪阻滞，不通则痛。胸痹的病因病机主要有以下几类：①饮食所伤，常食肥甘厚味，脾胃受损，升降失司，湿邪凝聚成痰，痰浊瘀阻血脉，脉络痹阻而胸痛。②情志失调，情绪气机长期不畅，忧虑伤脾，脾失健运，津液不能随其规律输布全身，凝聚成痰；情郁伤肝，肝失条达，气滞日久化火，灼伤津液，易生痰湿，痹阻心脉。③年老体衰，中年已过，肾气渐衰，精血阳气渐弱，津液传输失司，化为痰浊，痹阻血脉，瘀血化生，心脉瘀阻。

2.病因病机认识　刘超峰教授认为，胸痹常常以痰浊、瘀血相兼为患，互为影响，又作为病因导致新的病理产物，即热毒。毒邪分内外，胸痹毒邪由内而生，此为痰、瘀病理产物蓄积而成。早在《金匮要略》中就有记载"毒，邪气蕴结不解之谓"。《诸病源候论·心悬急懊痛候》曰："邪迫阳气，不得宣畅，壅瘀生热，故心如悬而急，烦懊痛也"。可知痰瘀搏结，不止痹阻胸阳，郁久必将化热生毒。因此主张在"涤痰化浊、活血化瘀法"基础之上，予以"清热凉血解毒"之法治疗胸痹之痰瘀热毒互结证。

二、方药

1. 痰瘀毒互结证　症见胸骨后灼痛、心烦不寐，口干溺赤、大便干结、舌质干，舌红或绛、苔腻，脉弦数或滑。且此类患者多病程日久，其亦为痰瘀日久化热生毒之外候。体内痰浊、瘀血搏结，导致热毒化生、内伏，而气虚血瘀，造成热毒与痰瘀互为因果。

2. 刘师取瓜蒌薤白半夏汤与血府逐瘀汤方义进行加减自创DQ方　组方：丹参30 g，红曲15 g，赤芍15 g，牡丹皮15 g，黄连10 g，栀子10 g，炙黄芪30 g，瓜蒌15 g，薤白15 g，法半夏10 g，水蛭6 g，葛根30 g，三七粉3 g，桂枝10 g。本方以"宣痹通阳，理气化痰，活血化瘀，清热解毒"之法，以治疗胸痹之痰瘀热毒互结证。

3. 本方分析　君药：丹参、红曲以活血化瘀。丹参苦寒，归心、肝、心包三经，有凉血止痛、祛瘀、安神。《本草纲目》称其为"破宿血，补新血"。红曲甘温，归脾、肝、大肠三经，可活血化瘀、健脾消食、暖胃。《本草求原》言："能走营气以活血，凡七情六欲之病于气以至血涩者，皆宜佐之"。本方以瓜蒌皮、薤白、法半夏、黄连、三七粉、水蛭粉、桂枝、赤芍为臣药，佐助君药以行宣痹活血、化痰散结、清热解毒之功；予炙黄芪以补气生血、固护人体正气而治本虚。葛根为佐升发阳气。黄连、牡丹皮、栀子亦为使药引诸药入心经。

4. 临症加减　遵叶天士"久病入络"之说，临床对于胸痹日久的患者常佐以虫药，水蛭6 g，地龙15 g，全蝎6 g，蜈蚣6 g，僵蚕6 g等，疗效甚好。又因胸痹心痛乍作乍止，与"风性善行数变"相投，故临证亦重视风药的运用。常以蜈蚣6 g搜风通络，络石藤15 g，豨莶草15 g祛风通络等。再者邪热之毒可化燥而伤阴，故常加用麦冬20 g，生地25 g以养阴。胸闷、胸痛较重者，加延胡索10 g，佛手10 g，川芎10 g，红花10 g等以加强理气活血之效。痰浊较重者，合用温胆汤，理气化痰、清胆和胃。热毒偏重者，加黄芩10 g，栀子10 g，玄参15 g等清热除烦、解毒通便。其余兼夹症状，"知犯何逆，随证治之"。

三、典型病例

患者高某，男，67岁，冠心病。2015年10月23日初诊。患者2年前，间断胸闷，胸痛、气短，未系统治疗，常于劳累及情绪不佳时诱发，并于近2个月加重。每天发作2～3次，含服硝酸甘油后能够缓解。可伴灼烧感、心悸、气短、烦躁，食纳可，睡眠可，便秘、尿黄，舌质暗红，舌边有瘀斑，苔黄厚腻，脉弦滑。检查：心电图：$V_{4\sim6}$ ST段压低0.07 mV。证属：胸痹心痛病痰瘀热毒互结证；

治拟：宣痹通阳，理气化痰，活血化瘀，清热解毒。组方：黄连 10 g，桂枝 10 g，丹参 30 g，红曲 15 g，黄芪 30 g，三七粉 3 g，红花 10 g，川芎 15 g，赤芍 15 g，葛根 30 g，瓜蒌 15 g，薤白 15 g，清半夏 10 g，水蛭 6 g，地龙 15 g，栀子 10 g，郁金 10 g，7 剂，温水冲服，早晚各 1 次。2015 年 11 月 1 日二诊，患者诉近日胸部闷痛缓解，已停服硝酸甘油，偶心悸，小便调，大便通。舌质暗红，苔黄厚，脉弦。方药：前方加麦冬 10 g，14 剂，温水冲服，早晚各 1 次。2015 年 11 月 18 日三诊患者诉胸闷、胸痛、心悸未再发，持续约 10 分钟自行缓解，纳可，眠可，二便调，舌暗红，苔黄略厚，脉弦。处方：上方制膏剂服用，并嘱其改善生活方式、清淡饮食、适量运动、调畅情志。30 天后复查心电图恢复正常。

按：患者胸闷，气短，苔厚腻，脉滑，为痰浊内阻之征象，痰为阴邪，易伤阳气，气机不畅则胸闷气短。胸痛，舌暗红有瘀斑为瘀血之兆，胸中烧灼感，心烦易怒，尿黄便秘，其为痰瘀互结日久，化热生毒之苗窍，热扰心神则心烦易怒，热灼血络则胸中有烧灼感，心火下移则便秘尿赤。故刘师以 DQ 方共凑"宣痹通阳，理气化痰，活血化瘀，清热解毒"之效。

参考文献

[1] 张家礼 . 金匮要略 . 北京：中国中医药出版社，2004，124-126.

[2] 巢元方 . 诸病源候论 . 北京：人民卫生出版社，2007，65-66.

[3] 杜松，胡镜清，卢红蓉 . 痰瘀互结证现代理论研究进展述评 . 中国中医基础医学杂志，2015，21（4）：111-116.

[4] 范虹，安静，刘超峰，等 . 丹曲方治疗冠心病心绞痛痰瘀毒互结证疗效观察 . 陕西中医，2014，35（8）：973-975.

（《世界最新医学信息文摘》2018 年第 18 卷第 24 期）

吴凡论文

浅谈对冠心逐瘀汤治疗痰瘀互结型胸痹的认识

吴 凡[1] 刘超峰[2]

（1.陕西中医药大学；2.陕西省中医医院）

胸痹是由于正气亏虚、饮食、寒邪、情志等引起的以痰浊、气滞、瘀血、寒凝痹阻心脉，以膻中或左胸部阵发性憋闷、疼痛为主要临床表现的一种病症。轻者只感胸闷憋气，难以呼吸，程度重者则有胸痛明显，更甚者心痛彻背、背痛彻心。胸痹临床表现最早的记载是《内经》，而《灵枢·厥病》将心痛症状严重，并迅速导致死亡者，称为"真心痛"。继而汉·张仲景《金匮要略》中正式提出了"胸痹"的病名，其病机阐述为"阳微阴弦"。中药制剂对此类病症具有较好的预防及治疗作用，而冠心逐瘀汤治疗痰瘀互结型胸痹效果最为显著。

一、中西医对胸痹的基本认识

1.西医观点 胸痹与现代医学的冠心病心绞痛相类似，主要是指因冠状动脉供血不足，心肌急剧短暂的缺血缺氧所致，出现以阵发性胸骨后或心前区疼痛为主的临床综合征。其发病机制可归纳为：由于心脏的负荷突然增加，需血量较前明显增加，超出了冠脉供血的负荷值；或需血量不增多，但冠脉痉挛，减少其供血量；或上述原因同时存在，可引起心脏急剧短暂的缺血缺氧而发生心绞痛。冠心病心绞痛具有动脉粥样硬化和心肌缺血的双重病理特征，中医认为动脉粥样硬化和血脂升高为"痰"的表现，心肌缺血和血液流变学为"瘀"的改变，因此冠心病心绞痛更易出现痰瘀互结的病理因素。

2.中医观点 胸痹的病机早已阐明，前人将其归纳为心脉痹阻，病位在心，与之相关的脏腑还有肝、肺、脾、肾等。而痰瘀互结证的病因病机可归纳为：①饮食不节：素食肥甘厚味，损伤脾胃，运化失司，湿邪凝聚成痰，痰浊日久留恋，瘀阻血脉，脉络痹阻而胸痛。②情志失调：情绪气机长期不畅，忧虑伤脾，脾失健运，津液不能随其规律输布全身，凝聚成痰；情郁伤肝，肝失条达，气滞日久化火，灼伤津液，易生痰湿，痹阻心脉。③年老体衰：中年已过，肾气渐衰，精血阳气渐弱，津液化生输布失司，生为痰浊，血脉不通生为瘀血，痰瘀并因，痹阻心脉。

二、方药

1.冠心逐瘀汤　是陕西省名中医刘超峰主任医师的经验方，由血府逐瘀汤化裁而来，在其基础上加瓜蒌、薤白而成，增加了宽胸理气散结之效。基础方血府逐瘀汤出自王清任的《医林改错》，原文曰："胸疼在前面，用木金散可愈；后通背亦疼，用瓜蒌薤白白酒汤可愈；在伤寒，用瓜蒌、陷胸、柴胡等，皆可愈；有忽然胸疼，前方皆不应，用此方一剂，疼立止。"其组方为："桃仁四钱，当归二钱，生地黄三钱，川芎二钱半，赤芍二钱，牛膝三钱，桔梗一钱半，柴胡一钱，枳壳二钱，甘草二钱，水煎服。"冠心逐瘀汤全方共奏宽胸化痰、活血化瘀、行气止痛之功效。

2.病因病机　本证可归纳为瘀血、痰浊内阻胸部，气机郁滞所致。肝经循行于胸中，当痰瘀痹阻，气机郁而不畅，清阳不能上达胸中，故见胸闷、胸痛。瘀滞日久，肝失条达，易急躁易怒；痰瘀内阻心脉，心失所养，常惊悸失眠。唇、目、舌、脉所见，皆为痰瘀之象。

三、痰瘀互结证的辨证论治

1.痰瘀互结证　症见：心胸疼痛，痛有定处，夜间尤甚，重则心痛彻背，背痛彻心，或疼痛牵引肩背，伴有胸闷，长久不愈，可因情志不遂、劳累而加重，舌质紫暗，易有瘀斑，苔白或腻，脉弦滑。病机为：痰瘀互结，胸阳闭阻，心脉不畅。选方可用冠心逐瘀汤加减。

2.方药的灵活应用　瘀血痹阻胸中重证，胸痛剧烈，可加乳香、没药、郁金、降香等，意在加强活血理气之功；若血瘀兼有气滞，胸闷痛甚者，可酌加沉香、檀香等辛香理气止痛之品；若寒凝血阻或阳虚血瘀，并伴畏寒肢冷，脉沉细者，可加细辛、桂枝、高良姜等温通散寒之药，或用人参、附子等加强益气温阳之功；若痰浊痹阻日久，伴胸闷如痞、咳痰、舌苔白腻，可合用小陷胸汤，增强其宽胸散结之效。

四、冠心逐瘀汤的现代药理研究

1.瓜蒌的药理作用　瓜蒌在低药量时就可表现出对离体小鼠心脏冠脉血流量的增加作用。其注射液可使豚鼠离体心脏冠脉流量增加，心率减慢，对垂体后叶素引起的大鼠急性心肌缺血有保护作用。麻醉大鼠用瓜蒌水煎剂也对药物诱发的心律失常有对抗作用。更多的研究数据表明，瓜蒌的提取物可以降低全血及血浆黏度，有效地改善微循环。同时还具有降低血清总胆固醇、祛痰的作用。

2. 薤白的药理作用　薤白含有的主要成分有甾体皂苷、含氮化合物、酸性成分及无机元素等。能促进纤维蛋白溶解，降低动脉脂质斑块、血脂、血清氧化脂质，抑制血小板聚集和释放反应，抑制动脉平滑肌细胞增生。其对抑郁状态大鼠血管内皮功能能有保护作用。吴波等发现薤白的提取物有对抗垂体后叶素所致的大鼠急性心肌缺血作用，并能明显保护缺血再灌注引起的大鼠心肌损伤。

3. 对血府逐瘀汤方剂的研究　本方能使全血黏度、血浆黏度、血细胞比容、纤维蛋白原等血液流变学指标明显下降，并增强红细胞变形能力，降低血液黏滞度。改善微循环，抗心肌缺血亦是其重要作用。本方对改善急性心肌缺血心脏的血流动力学，增加冠脉血流量，减少心肌供血供氧，降低心肌耗氧量，增强心肌收缩力和改善左心室功能，增强心脏的泵血功能都具有积极的作用。同时，抗动脉粥样硬化更是血府逐瘀汤在临床中的重要治疗作用。

五、典型病例

1. 患者詹某，女，66 岁，退休，2017 年 1 月 19 日初诊。左侧胸闷、胸痛 3 个月余，自服"丹参滴丸"后疼痛可减轻，胸闷缓解不明显。CTA 示：左侧冠状动脉前降支 7 段弥漫性软斑形成，管腔狭窄约 50%。症见：胸闷、胸痛，疼痛持续 3 ~ 5 秒，无明显放射痛。口服"丹参滴丸"后症状稍缓解，咳白黏痰，怕冷，纳可，眠差，二便调。舌暗红，苔白腻，脉弦滑。此为心阳不足，痰浊、瘀血痹阻心胸，当给予冠心逐瘀汤以宽胸散结、活血化瘀。组方：瓜蒌、薤白各 15 g，生地 20 g，当归 10 g，川芎 15 g，赤芍 15 g，桃仁 10 g，红花 10 g，柴胡 10 g，牛膝 15 g，枳壳 10 g，桔梗 10 g，甘草 6 g，煅龙骨、煅牡蛎各 30 g。上方每日 1 剂，连服 7 剂，胸闷、胸痛减轻。二诊继服上方 14 剂，胸闷痛消失，咳痰明显减少，舌质转淡，苔薄白，病情明显好转。

2. 患者高某，男，70 岁，退休，2017 年 2 月 17 日初诊。患者冠心病病史 7 年，PCI 术后 2 年，常服"单硝酸异山梨酯片、阿司匹林"等药治疗，病情欠稳定，有高血压病史 10 年。1 个月来患者胸闷、胸痛明显，疼痛持续约 5 秒钟，伴有头晕、头痛、耳鸣、口苦，纳眠尚可，二便调。舌红有瘀斑，苔黄腻，脉弦。证属痰瘀日久，郁而化热，治当宽胸化痰，活血化瘀，佐以清热。组方如下：瓜蒌、薤白各 15 g，生地 20 g，当归 10 g，川芎 15 g，赤芍 15 g，桃仁、红花各 10 g，柴胡 10 g，牛膝 15 g，枳壳 10 g，桔梗 10 g，甘草 6 g，天麻 15 g，延胡索 10 g，丹参 30 g，三七粉 3 g。上方 7 剂，水煎服，每日 1 剂，降压药按原方案服用。二诊诉胸闷、胸痛减轻，头痛消失，偶有头晕，口苦减轻，上方去天麻、延胡索，再服 7 剂。三诊患者胸闷明显缓解，未诉胸痛，舌体瘀斑较前减少，苔厚略黄，上方改丹参 15 g，继续服 14 剂巩固治疗。随访 2 个月病情稳定。

六、讨论

现代医学认为冠心病心绞痛类似于中医的胸痹。目前治疗胸痹的西药主要是硝酸酯类、β受体阻滞剂和钙拮抗剂等，上述药物能扩张冠状动脉血管，改善心肌供血，缓解心绞痛发作。中医认为胸痹主要由心脉痹阻所导致，心病不能运行血脉，加之痰浊与瘀血互结为因，易使血行瘀滞，构成了痰瘀互结型胸痹的主要病机。冠心逐瘀汤由血府逐瘀汤添加薤白、瓜蒌化裁而来。血府逐瘀汤最大特点是活血化瘀不伤正，疏肝理气不耗气，添加薤白、瓜蒌宽胸理气、散结化痰，全方共奏宽胸化痰、活血化瘀、行气止痛之效。临床上痰瘀互结型的胸痹发病率最高，应用此方治疗也取得了良好效果。但在临床中，虚实夹杂的情况更为多见，必须要密切观察病情变化，灵活掌握，根据情况适当加减化裁，按虚实主次缓急而兼顾同治，配合有用的中成药及基础病的治疗，才能取得更好的临床疗效。

参考文献

[1] 王培利，雷燕，陈可冀. 血管新生——治疗心血管疾病的策略. 中国中西医结合杂志，2006，26（2）：173-176.

[2] 徐蓉娟. 内科学（新世纪第2版）. 北京：中国中医药出版社，2002，130.

[3] 袁蓉，王阶，郭丽丽. 冠心病痰瘀互结证的近代研究及中医治疗进展. 中国中医药杂志，2016，41（1）：35.

[4] 周仲瑛. 中医内科学（新世纪第2版）. 北京：中国中医药出版社，2007，137.

[5] 黄美兰，贝伟剑. 大子瓜蒌和瓜蒌的药理作用比较. 广东药学，2000，10（1）：47-49.

[6] 聂淑琴，李桂琴，薛宝云，等. 瓜蒌皮抗心律失常作用的实验研究（简报）. 中国中药杂志，1992，17（2）：112.

[7] 盛华刚. 薤白的化学成分和药理作用研究进展. 药学研究，2013，32（1）：42-45.

[8] 吴波，陈思维，曹虹，等. 薤白提取物对心肌缺血及缺血再灌注心肌损伤的保护作用. 沈阳药科大学学报，2001，18（2）：131-133.

[9] 沈映君，陈长勋. 中药药理学. 上海：上海科学技术出版社，2008，152.

[10] 景月玲. 血府逐瘀汤合旋覆代赭汤加减治疗胸痹心痛30例临床分析. 中国中医药咨讯，2011，3（19）：79.

（《世界最新医学信息文摘》2017年第17卷第86期）

王申论文

陷胸逐瘀汤治疗痰瘀互结型胸痹心痛之经验

王　申[1]　刘超峰[2]

（1.陕西中医药大学；2.陕西省中医医院）

　　胸痹心痛是临床上非常多见的心系疾病，相当于西医的冠状动脉粥样硬化性心脏病。胸痹心痛的主要症状为胸部闷痛，严重时胸痛彻背、气短、喘息不得卧。胸痹心痛的表现早在《黄帝内经》中就有所论述，《金匮要略·胸痹心痛短气病脉证治》为胸痹心痛第一篇专论。国医大师雷忠义认为痰瘀互结是胸痹心痛的主要病机，冠状动脉粥样硬化的基本病理形态类似于中医的痰浊和瘀血，其形成与脂质代谢紊乱有关，认为痰浊内蕴（高脂血症）是导致经脉瘀滞、气血不畅（动脉粥样硬化，血黏度增高）的直接原因。痰浊闭阻、经脉瘀滞是产生胸痹的前提条件。

　　刘超峰主任医师结合自己几十年临床经验，以"痰瘀互结"为突破口探讨胸痹心痛证治，运用经典方剂血府逐瘀汤和小陷胸汤化裁，治疗痰瘀互结型胸痹心痛的临证中疗效明显。

一、痰瘀互结型胸痹心痛释义源流

　　痰瘀相关理论可追溯于《黄帝内经》。《灵枢·邪客》有"营气者，泌其津液，注之于脉，化以为血"的记载。从生理的角度阐述了津血同源及化生。《素问·痹论》曰："心痹痛者，亦有顽痰死血"。《灵枢·百病始生》中有"凝血蕴里而不散，津液涩渗，着而不去而积成矣"。提出痰、瘀等病理产物的产生过程。《金匮要略·胸痹心痛短气病脉证治》为胸痹心痛专论，建立了胸痹心痛阳微阴弦的正虚标实病机病理，在此基础上创制了瓜蒌薤白白酒汤等八个效方。巢元方《诸病源候论·诸痰候》中曾有："诸痰者，此有血脉壅塞，饮水结聚而不消散，故成痰也"的记载，即因血瘀而致痰浊。朱丹溪在《丹溪心法》中提出："痰夹瘀血，遂成窠囊"，对往后的痰瘀互结学说的发展起到促进作用。王清任《医林改错》"凡血症，总以祛瘀为要"；所创制血府逐瘀汤为治疗胸痹心痛要方，将活血化瘀推上一个新高度。历代医家均有发挥，使得痰瘀互结理论不断深入。

二、痰瘀互结型胸痹心痛病机现代研究

近年来诸多医家把中医学理论与现代医学进行有机结合，对冠心病的发病机制进行了阐释。瘀血包括不在经脉中运行之血及血运不通畅而阻塞、瘀滞在经络或脏腑组织内的血液。水谷精微失去了正常的运行变化，积聚储存于体内，就会凝结成痰。现代医学研究发现，冠心病与脂质代谢紊乱关系相当密切，"痰浊"可能类似血液循环的高脂血症和高凝状态。程晓曲认为痰浊为有形之物，流窜经脉，因其黏涩，滞着于动脉壁上形成肿块，又可导致血流缓慢，血管硬化，血流量减少之血瘀表现，最终形成一种痰瘀互结的病理状态，且痰瘀贯穿于冠心病的整个发展过程。现代研究表明，动脉粥样硬化的形成是动脉壁脂质沉积，继而引起纤维增生所致，这与中医学中痰浊黏凝于血脉之内，留而不去，凝聚成块的过程相同。

三、痰瘀互结型胸痹心痛临床表现

症见：胸闷胸痛、口黏有痰，纳呆脘胀，头身困重，兼有心悸、气短，舌质紫黯、舌下脉络紫胀，舌苔浊腻或白滑，脉弦涩或弦滑。而患者多劳逸失调，形体肥胖，饮食肥甘厚味或急躁易怒。

四、医师经验

刘超峰为国医大师雷忠义的学术继承人，将痰瘀互结理论作为治疗胸痹心痛的基础研究，经过几十年的不断实践，归纳和总结了一套较完备的理法方药。痰瘀互结型胸痹心痛的患者多诉胸闷痛，可见舌苔滑腻等典型的痰瘀互结症候群。痰瘀交结的病理产物，性质黏腻，机制复杂，遂缠绵难愈，病情较重。若单纯活血化瘀，不去除黏滞的痰等病理产物，不纠正患者体质的气血阴阳的偏颇，不能从根本上促进阻塞的血管开通，更无从预防再次阻塞。根据同气相求理论，痰瘀易袭痰湿体质之人。本病治疗原则：化痰宣痹，活血化瘀。施以小陷胸汤合血府逐瘀汤化裁。加减用药：瘀血较重加水蛭、地龙。兼有心悸加用龙骨牡蛎或琥珀。肝郁化火加用香附、川楝子，兼有肋痛加延胡索。每日 1 剂，水煎取汁 400 ml，分早晚 2 次温服。

五、方义分析

陷胸逐瘀汤是血府逐瘀汤和小陷胸汤的组合方。血府逐瘀汤出自王清任《医

林改错》，方中当归、川芎、桃仁、红花、赤芍活血化瘀止痛；牛膝祛瘀血通脉，并引瘀血下行；柴胡疏肝解郁，升达清阳，桔梗开宣肺气、枳壳理气宽胸，升降并用；生地黄凉血清热以除瘀热，配以当归则能养血润燥，使瘀祛而不伤阴血。

小陷胸汤君药为全瓜蒌，《本草思辨录》记载："瓜蒌实之长，在导痰浊下行，故结胸胸痹，非此不治。"瓜蒌理气宽胸散结，同时有润肠通便的作用，使邪有出路。姜半夏具有燥湿化痰、消痞散结之功，两者相配，既通阳气，又祛痰浊。黄连痰瘀郁久化为热毒，黄连清热凉血，开心下之痞。

两方合用则胸中阳气宣通，痰结消除，气行血运。攻补兼施，泻实补虚，标本兼治，故收良效。

六、典型案例

马某，男，60岁。发病节气：立秋。主诉：阵发性胸痛、胸闷2年，加重7天。现病史：患者2年前因急性广泛前壁心肌梗死于交大一附院植入2枚支架。术后规律服用冠心病治疗药物，病情平稳。7天前，自觉胸闷、胸痛频繁发作，程度较前加重，胃脘痞满，纳呆，肢体困重，大便黏腻，小便正常，眠差，遂来诊治。既往有高血压病史、2型糖尿病病史。查体：血压150/90 mmHg，双肺（－），心率80次/分，律齐，心音低钝，心脏听诊区未闻及病理性杂音。肝脾肋下未及，双下肢轻度凹陷性水肿。辅助检查：心电图：陈旧性前壁心肌梗死，左心室肥大。口唇紫暗，舌苔白厚腻，舌下脉络迂曲紫胀，脉弦滑。诊断：中医：胸痹心痛（痰瘀互结）；西医：冠心病陈旧性前壁心肌梗死PCI术后心功能Ⅱ级，高血压病2级（很高危），2型糖尿病；治法：化痰宣痹，活血化瘀；方药：桃仁10 g，红花10 g，当归10 g，生地黄10 g，牛膝25 g，川芎10 g，桔梗10 g，赤芍10 g，枳壳10 g，柴胡6 g，半夏10 g，黄连10 g，瓜蒌15 g，陈皮10 g，茯苓15 g，生山楂15 g。二诊：服后未诉胸痛，胸闷程度减轻，腹胀、纳少、身困重均减轻，诉两胁胀痛、情绪不佳。上方加延胡索、香附各10 g。三诊患者感诸症明显减轻，去延胡索，加郁金10 g。后期随访，患者未诉特殊不适。

七、讨论

痰瘀互结型胸痹心痛主要是多脏腑功能失调，气血津液代谢紊乱，形成胶固的痰瘀，阻塞心脉导致胸痹心痛。痰瘀互结贯穿始终，对其早期干预，有助于预防再发，改善预后。陷胸逐瘀汤对胸闷痛、痰湿困脾等症状均有缓解作用，对本病预后有良好的效果。将刘超峰老师治疗痰瘀互结型胸痹心痛的学术经验和专病验方应用于辨证结合治疗中，为临床提供新思路，使中医药发挥更加重要的作用。

参考文献

[1] 范虹，于小勇，武雪萍.国医名师雷忠义临证菁华.北京：中国中医药出版社，2013：43.

[2] 程小曲.痰浊型冠心病与血清脂蛋白载脂蛋白的关系及痰浊形成机制探讨.新中医，1994，46（3）：7-8.

[3] 郭双庚，李娜，张林.痰瘀热毒与动脉粥样硬化炎性机制的关系探讨.中医杂志，2010，51（6）：485-487.

[4] 黄芝蓉，黄继荣.试析王清任逐瘀类方的组成及临床应用特点.湖南中医学院学报，1994，14（4）：3-5.

（《实用妇科内分泌杂志》2017年第4卷第29期）

刘勇论文

冠心病心绞痛病机痰瘀毒互结证研究进展

刘　勇[1]　姚　斌[2]　刘超峰[3]

（1. 陕西中医药大学；2. 宁夏回族自治区中卫县中医医院；3. 陕西省中医医院）

冠心病是目前临床常见的、致死率最高的心血管病之一，中医学通常将其归于"胸痹心痛"的范畴，对于其病因病机，目前较为统一的认识是胸痹心痛为本虚标实之证，而痰瘀互结贯穿其全程，而在冠心病的发生发展过程中，痰瘀既是病理产物，又是致病因素，易互结从而相互转化，而痰瘀日久不化，内伏邪毒郁热导致痰瘀毒互结证。近年来对冠心病痰瘀毒互结证的病因病机、辨证论治及现代医学客观指标的研究越来越多，取得了较为丰富的成果，其成为冠心病心绞痛的新证型，也是贯穿冠心病全程的主要病机，本文试从文献理论、生物学基础研究、临床研究、临证实践等方面进行阐述，为中医学诊治冠心病心绞痛提出了一种新的方向。

一、文献理论

痰即痰浊，是指人体津液代谢障碍所产生的病理产物，痰浊产生后，运行于体内，因其性黏滞，影响体内血液运行，血流不畅日久可致痰瘀互结。《中风斠诠》云："痰涎积于经隧则络中之血必滞。"而痰瘀互结黏连日久，长期不化，内伏邪毒郁热，从而使得痰瘀与毒邪互为因果，产生了恶性循环，促进了冠心病的恶化，最终产生痰瘀毒互结证。随着冠心病的发展，毒邪成为冠心病发生发展过程中的重要病机，而且在病情波动恶化的不稳定期上升为主要矛盾。

对于毒邪，《说文解字》云："毒，厚也，害人之草。"在《金匮要略》中记载："毒，邪气蕴结不解之谓。"这都表明，毒是指一种病邪，其性质险恶，胶结难愈，危害极大，是各种致病邪气长期积累不化的结果，而有很多医家认为温、热、毒只是因其轻重程度不同而有所区分，热邪浅者称为温，温邪盛则成热，热极则化毒，故在中医学中常热毒相称，又因毒常蕴热，故毒邪最常见的存在方式即为热毒，是具有火热之性的毒邪，其特点为热盛且病程长。正如王永炎院士所言：当脏腑气血功能失调使体内的病理或生理产物无法及时排出时，过多积聚会导致邪气亢盛，形体败坏从而化为毒邪。

1. 古代医家的认识　冠心病心绞痛属中医"胸痹""心痛"范畴，对其病因病机古代医家有较多记载，虽然没有直接以痰瘀毒互结证立论的，但有许多关于痰浊、瘀血、毒邪的文献。而在秦汉时，《素问》指出："风、寒、湿、火、热诸邪，皆能致病心痛""心热病者，先不乐，数日乃热，热争则卒心痛"。表明早在秦汉时期医家们就已经发现胸痹心痛与热邪有密不可分的关系。在隋代《诸病源候论》提出："此由风气相搏，变成热毒；其久心痛者，是心之支别络脉，为风邪冷热所乘痛也。"由此阐明毒邪的产生及其日久不化将导致胸痹心痛，而后进一步提出"其痛悬急懊者，是邪迫于阳气，不得宣畅，壅瘀生热，故心如悬而急烦懊痛也"，表明了胸痹心痛痰壅瘀生热的病理转化，由于痰瘀互结日久，产生毒邪，三者相互影响导致本病的发生发展。宋明时期的《症因脉治》云："内伤胸痛之因，七情六欲，动其心火……或过饮心热，伤其上焦，则血积于内，而闷闷胸痛矣。"《医医琐言》曰："毒之所在病必生焉。其发也，或自外而触冒，或自内而感动，病之已成，千状万态，不可端倪。"《太平圣惠方》曰："邪毒之气，入于脏腑，攻击于心络，故令心腹刺痛也。"亦表明火热邪毒是胸痹心痛的发展中重要病机，热邪日久而化毒，促进了胸痹心痛的恶化发展。以上古代医籍对于胸痹心痛病因病机之论述，虽存在一定的认识局限性，但为痰瘀毒互结证的提出奠定了理论基础。

2. 近现代医家认识　近现代，诸多学者对冠心病的病因病机进行了诸多的研究与发展，国医大师雷忠义则认为胸痹心痛病程日久，热甚乃成毒，痰瘀日久、化热生毒而成，最终提出了痰瘀毒互结之证。国医大师张学文认为胸痹心痛的病因病机为虚、瘀、痰、毒，治疗则以补虚、化痰、活血、解毒为原则。陈可冀院士则认为"瘀毒致变"是胸痹心痛的特殊类型，"瘀毒"是瘀血或瘀血兼其他邪气长期未消的结果，是从血瘀证病机延伸而来的毒邪损害的表现，进而提出了"瘀毒理论"。而董汉良对于痰瘀的转化提出独特的观点，他认为，从血瘀转化为痰浊，重点是从定量转为定性的转变，即瘀血转为痰浊，而痰浊化为血瘀，重点是关于转化的主要矛盾，即痰阻血瘀，痰瘀互结导致疾病虚实夹杂，反复发作，易化热化毒，形成痰瘀热毒的复合证型。周仲瑛则认为，痰瘀与热毒密切相关，六淫化火可影响营血，致使气血阻滞，同样也可灼阴耗血，致使血液滞为瘀。王强则提出，胸痹心痛痰瘀互结证逐渐成为临床主要证候，导致其热化的因素越来越多，他认为病程迁延日久则伤阴耗气，疾病虚实夹杂，不易痊愈，痰瘀病机发展从而热化。而而以上所有观点，均从不同角度说明痰瘀毒互结是胸痹心痛重要病机，痰浊、瘀血、毒邪三者相互影响，互为因果，产生了恶性循环，导致冠心病迁延不愈，不断进展，正是由于毒邪这一关键病机，最终打破了冠心病稳定型心绞痛原有平衡，是导致急性心脑血管事件的发生的重要因素，这些理论研究对于指导临床具有重要的意义。

二、生物学基础研究

目前现代医学研究对于冠心病确切的发生机制尚未阐明，较为公认的是血脂代谢异常是其中最重要的因素，血管内皮损伤是动脉粥样硬化（AS）最重要的始动环节，炎症反应贯穿于动脉粥样硬化发生、发展、血栓形成和斑块破裂的过程。这与中医痰瘀毒互结证不谋而合，中医学者通过大量研究表明氧化应激及炎症反应所导致冠状动脉内皮损伤、脂质和坏死组织不断聚集导致斑块形成及血脂、血流变、凝血功能异常等诸多因素与痰瘀毒互结证有重要联系。研究表明，毒邪的临床致病特点如骤发、善变、火热、广泛、顽固等与动脉粥样硬化致病特点非常相似，从而表明冠心病与毒邪有密切联系。

1. 血管内皮损伤与痰瘀毒互结证的关系　韩学杰等研究发现当痰瘀互相胶结，其物质基础可能是脂质过氧化、氧自由基增加、脂质物质黏附血管内皮从而逐步损伤血管内皮的病理过程。已有研究表明，血管内皮与中医学络脉具有密切联系。而王永炎等认为毒邪非常容易损伤络脉，络脉受损是疾病发展过程中重要的转折点。外感、内伤及慢性疾病所拥有的共同致病因素为毒损络脉，同样也是疾病病情加重的原因。已有实验表明，黄连解毒方能拮抗内毒素对血管内皮细胞的损伤，这进一步表明毒邪正是冠心病迁延不愈，不断进展的关键，由于毒邪这一关键病机，最终打破了冠心病稳定型心绞痛原有平衡，可能是导致急性心脑血管事件的发生的重要原因。

2. 炎症反应与痰瘀毒互结证的关系　研究表明炎症在动脉粥样硬化斑块形成及不稳定斑块转变过程中发挥重要作用，近年来有相关研究通过对临床患者的实验室分析，表明了冠心病患者在病程的急性期体内炎症反应亢进的事实。姚斌等研究 DQ 方对雄性 ApoE-/- 小鼠动脉粥样硬化模型的斑块形态、TC、ox-LDL、CD68、IL-β、PPAR γ 及 SM-α-actin 表达的影响，发现以祛痰、化瘀、解毒为治法的 DQ 方具有明显的降脂、减少炎症因子释放、抗炎、抗动脉粥样硬化形成的作用。吴伟等通过初期给予黄芩苷等抗炎治疗，肺炎衣原体感染高胆固醇饲养小鼠的血清 NF-α、IL-6 水平不同程度的降低，并可减轻高胆固醇合肺炎衣原体感染小鼠主动脉粥样硬化斑块的损伤。刘建勋等通过制备小型猪痰瘀互结证冠心病模型，发现观察组血清 hs-CRP、IL-6、TNF-α 水平显著升高，冠状动脉狭窄率及内膜厚度显著升高，据此，认为痰瘀互结生毒，而毒伤气血，阻滞气机，败伤血分，瘀血内阻。陈可冀等 研究发现冠心病"毒"致病组 C 反应蛋白等炎性指标明显高于非"毒"致病组，"毒"致病组发生心血管事件危险度明显高于非"毒"致病组。通过以上研究，可以看出，在冠心病发生发展过程中，当痰浊、瘀血互相胶结，两者互为因果时，疾病较为稳定，而当痰瘀日久、化热生毒，毒邪参与其中，由于毒邪火热、顽固等特点，反过来耗伤机体气血津液，从而形成恶性循环，进一步加重脏腑功能阴阳失调，毒邪才是胸痹心痛久久不愈、加重、恶化的重要因素，也是胸痹心痛痰瘀互结核心病机的终末证候。

3. 斑块温度、交感神经兴奋与痰瘀毒互结证的关系 现代病理研究表明动脉粥样硬化的基本病理形态与中医的痰浊和瘀血相类似，而贯穿于动脉粥样硬化起始、进展及斑块破裂和血栓形成的全过程的炎症反应与毒邪相似，Madjid 等研究表明，炎性斑块表面温度高于非炎性斑块和动脉壁的正常温度，并且可以通过测量斑块表面温度，间接估计斑块中血管平滑肌细胞及炎性细胞数。已有研究表明，一些稳定型心绞痛、大多数不稳定型心绞痛和急性心梗患者有 2 个甚至 3 个"热斑"，这在动物试验得到了相同的结果，进一步表明毒邪与冠心病心绞痛的发展及恶化有着密切关系，由于毒邪这一关键病机，最终打破了冠心病稳定型心绞痛原有平衡，是导致急性心脑血管事件的发生的重要因素，对于临床判断冠心病的变化预后具有重要意义。另外，陈小野等发现交感神经兴奋是冠心病的重要病理机制之一，热证时交感神经兴奋，在冠状动脉狭窄的情况下，这种神经刺激会造成心肌缺血、缺氧，再次表明在当痰瘀互结，疾病较为稳定时，由于毒邪的出现，改变了原有的平衡，毒邪才是胸痹心痛加重、恶化的重要因素。

三、临床研究

目前由于冠心病心绞痛痰瘀毒互结证的临床发病率逐渐升高，成为冠心病常见证候之一，对于其研究越来越受到临床研究者的重视，以清热活血化瘀为指导的治疗方法逐渐受到了推崇。已有研究表明采用痰瘀毒三者并治的方法可有效改善患者临床症状，减少心绞痛发作时间，改善中医症状及各项客观指标，提高患者生活质量。薛兰霞等在冠心病心绞痛痰瘀互结证诊治中，应用菱花汤治疗 30 天，发现观察组血脂中胆固醇、高密度脂蛋白胆固醇及甲皱微循环的各项积分显著降低，低密度脂蛋白胆固醇及心电图总改善率显著增高。段敏等同样也发现应用菱花汤可有效改善患者的临床症状，尤其在改善心绞痛、中医证候方面有显著效果。

骆霖等通过应用 DQ 方可明显缓解冠心病心绞痛痰瘀毒互结证患者的症状，改善心功能；范虹等研究证明，丹曲片可明显改善冠心病心绞痛痰瘀毒互结证患者的胸闷、胸痛、心慌、气短等临床症状，明显降低血脂及相关炎性指标，可改善循环、降脂稳斑、抗炎、改善心肌供血等。武雪萍等应用加味瓜蒌薤白半夏汤治疗冠心病痰瘀毒互结证 50 例，结果发现可有效改善患者临床症状及中医证候，降低心绞痛的发作频率，提高患者生活质量；孙萍等通过临床治疗 42 例冠心病患者，结果两组 C 反应蛋白水平与治疗前比较均下降，尤其以老年组下降较为明显，证实毒邪理论可能导致了冠心病的发作，同时表明抑制炎性因子对于冠心病的诊治有较为明显作用。乔志强等通过实验方法证实清热解毒方可有效改善冠心病患者的凝血纤溶系统，同时使用清热解毒方可使冠心病患者血管内皮素降低，一氧化氮升高，抑制血小板凝聚，从而防止内皮细胞的增生。这从另一个角度证明对于冠心病，痰瘀同治的同时，进行清热解毒，解决毒邪这一促进冠心病加重、恶化的重要因素，可防止冠心病的进一步加重，防止急性冠脉综合征的发生，从而达到既病防变的作用。

四、临证实践

1. 病因病机对于痰瘀毒互结证的产生　　于书文等研究认为随着目前全球变暖、环境污染加剧、生活水平提高、饮食重盐重油、嗜食辛辣刺激、忽视运动、社会竞争激烈、欲念加剧、相火妄动，这些作为冠心病的危险因素，皆可蕴结化火生毒，进一步表明由于现代生活环境的改变，痰瘀毒互结证的发生逐渐增多。而雷忠义等则认为年老体衰，气血阴阳亏损、脏腑功能失调，肾气不足，精血渐衰，阳气衰弱，体内代谢紊乱，津液不化，产生痰浊，血脉不畅，瘀血乃生，痰瘀日久，相互胶结，易化热化毒。综上所述，痰瘀毒互结证的形成由多种因素共同影响，痰瘀即是致病因素，又是病理产物，在多重因素影响下郁而化热生毒，从而导致痰瘀毒互结之证。

2. 症候特征　　目前雷忠义等认为其特征是：胸闷胸痛并见，有灼烧感，心烦，易怒，头晕，少寐，五心烦热，大便干结，小便黄或黄浊，舌暗红、苔黄腻，脉弦滑或涩；宋一亭等则认为其特征：胸闷，胸痛，心悸，心烦急躁，头晕目眩、大便干结；舌质淡暗或紫黯，苔白或黄腻；脉弦滑。而王勇等运用德尔菲法，通过两轮专家咨询，最终初步确定冠心病痰瘀毒互结证辨证依据为胸闷，胸痛，憋气，痰多，面色晦暗，体胖，心悸，烦躁，舌有瘀象，苔黄腻或厚腻或乏津，舌体胖多，脉涩、脉弦滑，为诊治冠心病心绞痛痰瘀毒互结证提供了重要依据。

3. 治疗原则　　正所谓"法无常法，法随证变"，在冠心病的发展过程中，要根据痰浊、血瘀、毒邪三者的不同情况进行治疗，当痰瘀胶结日久，长期不化，内伏邪毒郁热，导致气血亏损，营卫不和，从而使得痰瘀与毒邪相互为因果，产生痰瘀毒互结之证，也是胸痹心痛痰瘀互结病机的终末证候，此时患者一般病情较重，应以清热解毒，化痰祛瘀为治疗大法，才能充分发挥中医药辨证论治的治疗优势，取得满意的疗效。

4. 治法方药及关键药物　对于痰瘀毒互结证的具体治法方药，根据各家的脏腑气血辨证不尽相同。雷忠义等采用涤痰化浊、活血化瘀、清热解毒之法，自拟加味瓜蒌薤白半夏汤为治疗基本方，对于关键的毒邪病机，采用黄连、牡丹皮、赤芍等药物进行治疗。杨学信等以清热解毒、化痰通络止痛为法，自拟愈冠清心化瘀方，对于毒邪病机，则加入金银花、山慈菇等关键药物进行治疗；宋一亭等则以祛痰逐瘀、清热解毒为法，自拟蒌花汤进行治疗，对于关键的毒邪病机，使用金银花、马齿苋等药物进行治疗。刘超峰等则运用涤痰化浊、活血化瘀、清热凉血解毒之法，自拟 DQ 方进行临床治疗，使用黄连、黄芩、绞股蓝、姜黄作为治疗毒邪病机的关键药物；王凤荣等以祛痰化瘀解毒为法，采用大柴胡汤化裁进行治疗，对于关键毒邪病机，则采用黄芩、大黄等药物进行治疗，以上各家均取得了良好的临床效果。通过以上论述，可以发现对于如何解决打破冠心病稳定型心绞痛原有平衡的关键病机 - 毒邪，各家使用药物不尽相同，分别使用了黄连、牡丹皮、赤芍、金银花、山慈菇、马齿苋、黄芩、绞股蓝、姜黄、大黄等清热解毒之药，这些药物对于临床用药具有重要的启发作用。

而古今医家对于冠心病痰瘀毒互结证治疗药物的使用及频次，认识也有所差异，屈茜茜等通过整理从热毒论治冠心病的相关文献，发现对于冠心病毒邪证的治疗，古今医家均注重清热解毒法，古代医家所使用的清热药出现频次依次为桔梗、赤芍、犀角屑、前胡、瓜蒌，清热解毒药物为朱砂、鬼臼、射干、栀子、玄参。现代医家所使用的清热药出现频次依次为生地、黄连、瓜蒌、玄参、栀子，清热解毒药物为金银花、贯众、射干、连翘、菊花，这表明现代医家在继承的基础上不断研究，推陈出新，法古而不拘古，虽然药物不同，但重视清热解毒药物已成为古今医家之共识，这些药物对于指导临床应用研究具有重要的意义。

五、小结

早在古代中医学者们就已经发现痰浊、瘀血、毒邪与胸痹心痛有密不可分的关系，现代生物学基础研究、临床研究及临证实践同样也证明了毒邪为冠心病心绞痛发展过程中的关键证候，是冠心病久久不愈、加重、恶化的重要因素，也是导致急性心脑血管事件的发生的重要因素。现代学者们将前人的思想与现代临床研究相结合，通过临证实践研究痰瘀致变，提出痰瘀毒互结之证，是中医学学术研究的一次突破，也为痰瘀毒三者并治提供了科学的依据，通过病症结合，辨证论治，治疗上运用清热解毒，化痰祛瘀的治疗方法，最终可有效改善患者临床症状及客观指标，充分发挥中医药治疗优势，为中医药诊治冠心病心绞痛提供了新的方向，但由于目前痰瘀毒互结证客观量化诊断尚未制定，各研究报道中采用的辨证标准也不尽统一，相信随着冠心病心绞痛痰瘀毒互结证的研究不断深入，辨证标准及客观量化诊断指标不断完善，冠心病中医诊治方法及疗效将会进一步提高。

参考文献

[1] 刘超峰，范虹，雷鹏．名老中医雷忠义治疗冠心病心绞痛痰瘀互结证的经验．陕西中医，2003，24（8）：722-723.

[2] 杨新，吴献．胸痹心痛的病机辨证及证型客观化研究．内蒙古中医药，2017，36（19）：122-123.

[3] 蔡嫣然，江丽杰，李子赟，等．痰瘀兼化：冠心病病机新论及临床应用．中国中医基础医学杂志，2019，25（1）：100-102，126.

[4] 李圣耀．瘀毒在冠心病发病中的意义．中国中医药报，2017-12-29（004）.

[5] 王永炎．关于提高脑血管疾病疗效难点的思考．中国中西医结合杂志，1997，17（4）：196.

[6] 齐婧，尤金枝，王永刚，等．冠心病"虚、瘀、痰、毒"致病浅析．新中医，2014，46（6）：258-259.

[7] 陈可冀，李连达，翁维良．血瘀证与活血化瘀研究．中西医结合心脑血管病杂志，2005，3（1）：1-2.

[8] 董汉良．试谈痰瘀相关．中医杂志，1980，（9）：7-10.

[9] 贺笑，朱垚，沈丹丽，等．国医大师周仲瑛从瘀热辨治胸痹经验．环球中医药，2019，12（5）：796-797.

[10] 郑玲玲，王强．王强教授治疗痰瘀互结型胸痹临证经验．吉林中医药，2012，32（4）：333-334.

[11] Kubas S, Meslet JB, Brisset U, et al. Lifestyle, risk factor control and use of recommended medications in patients with coronary heart disease one year after cardiac rehabilitation. Archives of Cardiovascular Diseases Supplements, 2018, 10（1）：121-122.

[12] 张允岭，郭蓉娟，常富业，等．论中医毒邪的特性．北京中医药大学学报，2007，30（12）：800-801.

[13] 韩学杰，沈绍功．探讨血管内皮损伤致冠心病心绞痛的发生机理．中国中医基础医学杂志，2001，7（4）：23-24.

[14] 陈书杰．络病辨证在冠心病血管内皮损伤中的应用．四川中医，2013，31（2）：32-34.

[15] 张锦，张允岭，郭蓉娟，等．从"毒损脑络"到"毒损络脉"的理论探讨．北京中医药，2013，32（7）：483-486.

[16] 郭重仪．黄连解毒汤对动脉粥样硬化炎症反应的实验研究．广州中医药大学，2010.

[17] ZhangXinsheng，XueChangyong，XuQing，etal.Caprylicacidsuppressesinflammationvia TLR4/NF-κBsignalingandimprovesatherosclerosisinApoE-deficientmice.Nutrition&metabolism，2019，16.

[18] 余锋，信梦雪，刘静，等．急性冠脉综合征患者 Th/Tregs 水平的变化及其临床意义．海南医学，2018，29（11）：1486-1489.

[19] 姚斌．DQ 方抗 ApoE 基因敲除小鼠动脉粥样硬化的研究．陕西中医药大学，2015.

[20] 周蓓．DQ 方对 ApoE 基因敲除小鼠动脉粥样硬化斑块中 IL-1β、PPARγ 及 SM-α-actin 表达的影响．陕西中医药大学，2016.

[21] 吴伟，刘煜德，李荣，等．肺炎衣原体感染对动脉硬化斑块面积的影响及黄芩苷的干预作用．广州中医药大学学报，2006，23（4）：322-324，329.

[22] 刘建勋，林成仁，任建勋，等．小型猪痰瘀互结证冠心病"痰、毒、瘀"病机演变规律的实验研究．中国中药杂志，2013，38（23）：4138-4143.

[23] 刘龙涛，陈可冀，付长庚，等．从"因瘀致毒"谈冠心病的病因病机．中国中西医结合杂志，2015，35（11）：1378-1380.

[24] MadjidM，NaghaviM，MalikBA，etal.Thermaldetectionofvulnerableplaque.AmJCardiol，2002，90（10C）：36L-39L.

[25] WebsterM，StewartJ，RuygrokP，etal.Intracoronarythermographywithamultiplethermo-couplecatheter：initialhumanexperience.AmJCardiol，2002，90（1）：24H.

[26] 陈小野，屈伸，邵晶晶，等．冠心病：一直被忽视的热证．中国中医基础医学杂志，2015，21（5）：489-490，493.

[27] 薛兰霞．蒌花汤治疗冠心病心绞痛痰瘀毒互结证的效果及对脂代谢、心电图 ST-T 改变和甲皱微循环指标的影响．四川中医，2019，37（4）：96-98.

[28] 段敏．宋一亭学术思想与临床经验总结及"蒌花汤"治疗冠心病心绞痛痰瘀毒互结证的临床研究．北京中医药大学，2017.

[29] 骆霖．DQ 方治疗冠心病稳定型心绞痛（痰瘀热毒互结证）的临床观察．陕西中医药大学，2017.

[30] 范虹，安静，刘超峰，等．丹曲方治疗冠心病心绞痛痰瘀毒互结证疗效观察．陕西中医，

2014，35（8）：973-975.

[31]武雪萍，范虹，刘超峰，等.加味瓜蒌薤白半夏汤治疗冠心病痰瘀毒互结证的临床观察.世界中西医结合杂志，2012，7（9）：800-801.

[32]孙萍，赵莉，刘艳，等.甘温除大热法对冠心病患者炎性因子的干预作用.中国老年学杂志，2009，29（6）：717-718.

[33]何启扬，李树强，乔志强.清热解毒方对冠心病心绞痛患者内皮素及一氧化氮水平的影响.中国中医药信息杂志，2011，18（2）：9-10.

[34]丁书文，李晓.治疗冠心病的常法与变法.中医杂志，2004，45（6）：464-466.

[35]武雪萍，于小勇，刘超峰，等.雷忠义主任医师痰瘀毒并治冠心病心绞痛的经验.陕西中医，2010，31（11）：1507-1508.

[36]雷忠义，于小勇，刘超峰，等.冠心病痰瘀互结证与痰瘀毒互结证探析.陕西中医，2013，34（12）：1646-1648，1669.

[37]王勇.运用德尔菲法对冠心病痰瘀毒互结证辨证量表的初步探讨.陕西中医药大学，2018.

[38]师常喜，高彦斌，杨学信.杨学信教授从毒热痰瘀治疗胸痹心痛病经验.亚太传统医药，2018，14（10）：134-135.

[39]罗建文，刘超峰.刘超峰教授治疗胸痹经验介绍.世界最新医学信息文摘，2018，18（24）：201-202.

[40]杨荣来.王凤荣教授运用大柴胡汤化裁以"痰瘀毒"论治冠心病经验探析.辽宁中医药大学，2012.

[41]屈茜茜.清热解毒法辨治冠心病的中医文献研究.山东中医药大学，2016.

（《中医杂志》2019年第60卷第21期）

国医大师雷忠义胸痹心痛痰瘀毒风

互结理论发展沿革及年谱

1949 年 8 月—1952 年 7 月，雷忠义在陕西省合阳中学上学。

1952 年 8 月—1954 年 8 月，雷忠义在陕西省卫校医疗专业上学。

1954 年，雷忠义以优异成绩提前毕业留校工作，被分配到新建立的电针研究室（陕西省中医药研究院前身），在我国电针发明人朱龙玉先生指导下从事临床研究。雷忠义学习勤奋，善于观察总结，认真收集、统计临床病例，为编辑出版《电针疗法》一书做了大量准备工作。

1954 年 9 月—1958 年 10 月，雷忠义在陕西省电针（灸）研究室（陕西省针灸研究所及陕西省中医研究所前身）工作。

1958 年 11 月—1959 年 3 月，雷忠义在陕西省卫生学校医务室、学生生产实习指导室工作。

1958 年 9 月—1959 年 12 月，雷忠义在陕西省宝鸡市第一康复医院医师进修班学习 1 年。

1959 年 4 月—1961 年 9 月，雷忠义在陕西省结核病研究所工作。

1961 年 10 月—1964 年 4 月，雷忠义被选派参加陕西中医学院西医离职学习中医班（全国西学中班第二期）。

1963 年 7 月—1964 年 4 月，雷忠义在甘肃省中医院学习，遇到张翰祥院长。

1964 年 9 月至今，雷忠义在陕西省中医研究所、陕西省中医医院（原陕西省中医药研究院）工作。

1965 年—1968 年，雷忠义常听到老前辈名老中医张翰祥和米伯让先生探讨《伤寒论》，并从他们关于胸痹心痛病治法的不同观点的争论中受到启发。

1969 年，雷忠义用秦伯未"胸痛方"治疗急性心肌梗死患者，痰瘀互结思想萌芽。

1971—1984 年，雷忠义主持由陕西省科委资助、陕西省中医研究所（院）立题的"高血压病、冠心病城乡防治点的建立及防治工作"。

1972 年 3 月—1974 年 11 月，雷忠义先后在中国中医研究院西苑医院、北京中医医院、阜外心血管病医院、北京医学院人民医院，跟随王文鼎、赵锡武、郭士魁、岳美中、方药中等名老中医学习研修心血管疾病。

1972—1973 年，雷忠义结合赵锡武、郭士魁、张翰祥、米伯让等对胸痹心痛病病机"痰"和"瘀"的争论，通过临床观察、总结：瘀血有"痛"，痰湿则"闷"，提出痰瘀互结论。在此期间，郭士魁和赵锡武之间关于胸痹心痛病"瘀"

和"痰"的争论，对雷忠义提出胸痹心痛病痰瘀互结理论影响最大。

1973 年，雷忠义主持陕西省防治冠心病、高血压协作组，联合西安市第一、第五人民医院，西安市红十字会医院，西安市中医医院，陕西中医学院附属医院，陕西省中医研究所六家医院观察撰写了"加味瓜蒌薤白汤治疗冠心病 44 例"，1974 年发表在《陕西新医药》杂志上。

1974—1991 年，雷忠义主持由陕西省科委资助、陕西省中医研究所（院）立题的"单味草药羊红膻片的临床研究"。

1975—1981 年，雷忠义主持由陕西省科委资助、陕西省中医研究所（院）立题的"复方羊红膻片（舒心宁片）的临床研究"。

1978 年，陕西省中医研究所内科研究室心血管病组在《陕西新医药》杂志发表"羊红膻片治疗 22 例冠心病临床观察"。

1978 年，复方羊红膻片（即舒心宁片）作为地标产品，荣获陕西省卫生科技二等奖。

1979 年，雷忠义在太原全国学术会议交流"加味瓜蒌薤白汤治疗冠心病心绞痛 97 例"。

1983 年，陕西省中医研究所心血管病学组研究撰写的"加味瓜蒌薤白汤治疗冠心病心绞痛 104 例"发表在《陕西中医》第 4 卷第 4 期。

1987 年，雷忠义主持陕西省科委课题"胸痹心痛痰瘀互结证型及丹蒌片的临床和基础研究"（项目编号：87K41）被陕西省科委立项。

1990 年，经陕西省中医医院院领导决定，把舒心Ⅱ号方转卖给长春盖普药业有限公司进行生产，商品名为"舒心片"。

1991 年，陕西省中医研究所心血管病学组在《中医杂志》发表"羊洪膻治疗冠心病和高血压病 466 例分析"，获陕西省中医药优秀论文奖及陕西省自然科学优秀论文奖。

1994 年，"羊红膻的临床研究"被陕西省科学技术协会评为陕西省自然科学三等优秀学术论文。

1998 年，长春盖普药业有限公司把舒心片二次转卖给吉林康乃尔药业公司生产。

1998 年，雷忠义主编《心脏病养生保健 200 问》，在世界图书出版公司出版。

1998 年 5 月—2000 年 5 月，陕西省中医药研究院和中国中医科学院西苑医院合作，做"舒心片药效学补充实验"。

1999—2000 年，重新做舒心片（后改名丹蒌片）基础研究，李连达院士、刘建勋博士和他们的团队在对该药的基础药理实验给予了很大帮助。

2000 年，丹蒌片经卫生部国家药品食品监督管理局审定为国药准字号（国药准字 Z20050244）。期间，雷忠义教授和他的团队也做了大量的临床和基础研究，如：《HPLC 法测定舒心片中葛根素含量》《舒心片治疗冠心病心绞痛的临床研究》《胸痹痰瘀互结证型与应用舒心片治疗的临床研究》。

2000—2010 年，提出胸痹心痛病痰瘀毒互结理论，并设计治疗痰瘀毒互结证的方剂"丹曲方"，多次与翁维良、陈可冀、张学文、杜雨茂、傅贞亮等教授交流探讨，认定了痰瘀毒互结理论正确性。

2000—2014，王阶教授和他的团队对痰瘀互结证和丹蒌片做了十余项科技攻关项目，并获得国家科技进步二等奖。

2001 年，《中医药学刊》刊登国医大师邓铁涛的观点"痰瘀互结是冠心病发生发展的常见证候"。

2001 年，时任中国中医科学院院长曹洪欣博士等在"痰瘀互结与冠心病的辨识"一文中强调"痰瘀互结是冠心病发展的重要病理因素，也是常见证候，且贯穿始终。"

2002 年，在北京召开第六次全国中西医结合心血管病学术会议，交流"胸痹痰瘀互结证型与应用舒心片治疗的临床研究"。

2003 年，雷忠义、刘超峰、苏亚秦等"舒心片治疗胸痹（冠心病心绞痛）痰瘀互结证的临床研究"发表在《陕西中医学院学报》。

2003 年 3 月，雷忠义、刘超峰等"治疗胸痹痰瘀互结证新药——丹蒌片"获得陕西省科技进步二等奖。

2006 年，雷忠义荣获陕西省老科协教育耆英奖。

2006 年 9 月，中国老科技工作者协会授予"中国优秀科技工作者"称号。

2009 年，张伯礼院士在《天津中医药》杂志第 2 期发表"心脑血管疾病痰瘀互结证述析"，提出"痰瘀互结证显著增多，尤其在心脑血管疾病以及糖尿病、高脂血症等代谢性疾病中表现尤为突出"。

2010 年，武雪萍，于小勇，刘超峰等"雷忠义主任医师痰瘀毒并治冠心病心绞痛的经验"发表在《陕西中医》。

2012 年，根据中医"风性善行而数变"理论，从"风"论治心律失常，成功治好"交感风暴"、室速、室颤患者。

2013 年，范虹主持获得陕西省科技厅社会发展攻关计划项目"雷氏养心活血汤加味治疗慢性心衰的基础研究"1 项。

2013 年，范虹、武雪萍、于小勇主编《雷忠义工作室系列丛书》——《国医名师雷忠义临证菁华》（中国中医药出版社）。

2013 年，提出胸痹心痛病痰瘀毒风互结理论。

2014 年、2016 年，痰瘀互结证和丹蒌片被列入《中西医结合 I 期心脏康复专家共识》。

2015 年，上海解放军第二军医大学长征医院心内科主任吴宗贵认为：陕西省中医院对胸痹痰瘀互结证及丹蒌方的研究具有"里程碑"意义，他领导的团队在动物实验中发现，此药可以稳定、缩减颈动脉粥样硬化斑块。此研究获得中国中西医结合学会科技进步一等奖。

2015 年，武雪萍主编《雷忠义工作室系列丛书二》——《雷忠义临证精华》（陕西科技出版社）。

2015 年，陈金锋、刘超峰、范虹等"雷忠义教授'胸痹痰瘀毒风'理论体系探析"发表在《陕西省第二届名中医学术经验集》、2018 年发表在《陕西中医药大学学报》和《中国中医药报》上。

2015 年，刘超峰主持"DQ 方抗 ApoE-/- 基因敲除小鼠动脉粥样硬化的研究"课题，获得陕西自然科学基金重点项目。

2015 年，丹蒌片被列入《国家药典》。

2015 年，丹曲胶囊作为治疗冠心病痰瘀毒互结证的唯一用药，为院内制剂生产，其研究也在积极进行中，经临床和实验研究，证实其具有抗动脉粥样硬化和降血脂作用。

2016 年，丹蒌片被列入由陈可冀院士、张敏州教授、霍勇教授、吴宗贵教授等 65 位中西医专家制定《急性心肌梗死中西医临床诊疗专家共识》《诊疗指南》。

2016 年，刘超峰主持"DQ 方治疗冠心病心绞痛（胸痹心痛病痰瘀毒互结证）的中药新药开发研究"课题，被陕西省科技统筹创新工程计划立项，获得 80 万元的资金资助。

2017 年，雷忠义获得"第三届国医大师"荣誉称号。

2017 年，陈金锋主持课题"雷氏养心活血汤治疗心悸病气阴两虚痰瘀互结证的研究"，被陕西省中医药管理局立项。

2017 年，雷鹏主持课题"丹蒌片治疗高脂血症大鼠的研究"，陕西省中医药管理局立项。

2017 年，《陕西年鉴》入编国医大师雷忠义事迹。

2017 年，痰瘀互结证和丹蒌片被国家中管局首部官方临床路径纳入高脂血症、胸痹心痛、卒心痛等临床路径。

2017 年，痰瘀互结证和丹蒌片相继被列入《动脉粥样硬化中西医结合诊疗专家共识》《血脂异常中西医结合诊疗专家共识》。

2017 年 10 月 29 日至 10 月 30 日，在陕西西安举办"一带一路全国心血管疾病痰瘀同治论坛暨国医大师雷忠义学术思想临床经验培训班"。

2018 年，痰瘀互结证和丹蒌片相继入选《经皮冠状动脉介入治疗围手术期心肌损伤中医诊疗专家共识》《冠心病用药指南》。

2018 年，国家中医药管理局支撑"第三届国医大师雷忠义传承工作室建设"。

2018 年，"长安雷氏心病痰瘀互结流派传承工作室"获得陕西省中医药管理局批准。

2018 年，国医大师雷忠义当选长安医学会副主任委员。

2018 年，"角药理论在中医药治疗儿童哮喘中的应用"获得 2018 年度陕西省科学技术奖。

2018 年，《国医年鉴》"中医药名人榜"登载国医大师雷忠义事迹。

2019 年，范虹主持"雷氏养心活血汤加味治疗慢性心衰大鼠的实验研究"获得陕西省重点研发项目。

2019 年，任得志主持"长安雷氏心病痰瘀流派"治疗冠心病心绞痛方药规律数据挖掘研究，获得陕西省中医药管理局立项。

2019 年 9 月，雷忠义国医大师被聘为《国医年鉴》顾问，雷忠义大师的"弘扬国医、承前启后"书法作品被登在彩页中。陈金锋"国医大师雷忠义胸痹痰瘀互结理论提出和 50 年历程"被《国医年鉴》刊登。

2019 年 9 月，在新中国成立 70 周年国庆节前，雷忠义国医大师获得国家人社部、国家卫健委中医药管理局提名的"全国中医药杰出贡献奖"。

参考文献

[1] 雷忠义.大医精诚 垂范后人.三秦文化研究会.孙思邈与中医药文化研讨会论文集，2006：4.

[2] 张亦舒.雷忠义："心病"需要身心同调.中医健康养生，2018，4（8）：33-35.

[3] 张亦舒.雷忠义：痰瘀同治 独辟蹊径.中国中医药报，2018-05-18（003）.

[4] 雷忠义.雷忠义：从痰瘀毒风治胸痹心痛.中国中医药报，2018-05-18（004）.

[5] 张亦舒.雷忠义：防心血管病要靠好习惯.中国中医药报，2018-05-18（007）.

[6] 洪文旭.雷忠义治心病经验.中国中医药报，2018-04-19（004）.

[7] 国医大师 雷忠义.西部大开发，2017，（10）：160-161.

[8] 刘超峰.雷忠义：养生不能太刻意.健康报，2017-07-26（006）.

[9] 党朝晖.雷忠义：仁心仁术六十载.陕西日报，2013-10-10（001）.

[10] 史建发.国之魁宝 民之福星——从陕西中研院走出的国医大师雷忠义.当代陕西，2017-08-07.

[11] 耿羽，张义学，李斌，等.国医大师雷忠义：杏林耕耘66载.西部大开发，2019，（4）：115-118.

[12] 陕西省中医研究所内科研究室冠心病研究组.陕西省关中部分地区农民冠状动脉粥样硬化性心脏病的发病调查.陕西新医药，1973，（Z1）：31-36.

[13] 陕西省防治冠心病、高血压病协作组，加味瓜蒌薤白汤治疗冠心病观察小组.加味瓜蒌薤白汤治疗冠心病心绞痛44例小结.陕西新医药，1974，（1）：16-18.

[14] 雷忠义.脑电阻图临床应用概述.陕西新医药，1976，（2）：44-48+53.

[15] 陕西省中医研究所内科冠心病研究组.舒心宁片治疗农民冠心病86例疗效观察.陕西新医药，1976，（4）：17-20.

[16] 陕西省中医研究所内科研究室心血管组.羊红膻片治疗22例冠心病临床观察.陕西新医药，1978，（4）：10-12.

[17] 焦东海，雷忠义.大黄的传统药理作用及在当代的临床应用.陕西中医，

1982，3（1）：37–39.

[18]雷忠义，苏亚秦，吴亚兰，等.加味瓜蒌薤白汤治疗冠心病心绞痛104例.陕西中医，1983，4（4）：23.

[19]雷忠义，苏亚秦.陕西关中地区农民冠状动脉粥样硬化性心脏病普查后10年随访.陕西医药资料·老年医学专辑，1986，3.

[20]雷忠义，吴亚兰，王莎萍，等.羊红膻片与心得安片对照治疗冠心病79例.陕西医学杂志，1987，16（8）：14–15.

[21]雷忠义，杨承祖.炙甘草汤治疗心悸的临床体会.实用中西医结合杂志，1988，1（2）.

[22]雷忠义，刘超峰，苏亚秦，等.舒心片治疗胸痹（冠心病心绞痛）痰瘀互结证的临床研究.陕西医学，1990.

[23]张琼，苗青，崔天红，等.舒心片治疗冠心病心绞痛的临床研究.浙江中西医结合杂志，2000，10（8）：6–8.

[24]雷忠义.胸痹痰瘀互结证型与应用舒心片治疗的临床研究.第六次全国中西医结合心血管会学术会议论文汇编，2002：2.

[25]雷忠义，于小勇，刘超峰，等.冠心病痰瘀互结证与痰瘀毒互结证探析.陕西中医，2013，34（12）：1646–1648，1669.

[26]雷忠义.长安学派代表性传承人米伯让先生轶事考究.陕西中医药大学学报，2019，42，（3）：8–12.

[27]刘超峰.张仲景治肺特色探讨.陕西中医，1988，（4）：185，187.

[28]刘超峰，王莎萍.胸痹心痛证的治疗体会.陕西中医函授，1990，（1）：18–19.

[29]刘超峰.略论"心水相关"与心水证治.陕西中医，1991，12（4）：167–168.

[30]刘超峰，范虹，雷鹏.名老中医雷忠义治疗冠心病心绞痛痰瘀互结证的经验.陕西中医，2003，23（8）：722–723.

[31]范虹，雷鹏.雷忠义主任医师运用养心活血汤治疗多种心血管病经验.陕西中医，2005，26（10）：1075–1076.

[32]范虹，安静.养心活血汤加味治疗慢性充血性心力衰竭45例.安徽中医学院学报，2007，26（5）：13–14.

[33]范虹，刘超峰，雷鹏，等.雷忠义主任医师治疗心肌炎三度房室传导阻滞验案1例.陕西中医，2013，34（1）：89–90.

[34]范虹，安静，刘超峰，等.丹曲方治疗冠心病心绞痛痰瘀毒互结证疗效观察.陕西中医，2014，35（8）：973–975.

[35]范虹,刘超峰,武雪萍,等.养心活血汤加味治疗室性早搏40例.陕西中医，2014，35（9）：1167–1169.

[36]范虹，雷忠义，刘超峰，等.雷氏养心活血汤加味对心力衰竭大鼠血压、

Na$^+$-K$^+$-ATP酶、心钠素、血管紧张素Ⅱ水平的影响.中西医结合心脑血管病杂志,2019,17（13）：1956-1960.

[37]武雪萍,刘超峰.益气健脾活血利水方治疗慢性充血性心力衰竭32例.陕西中医,2007,28（10）：1281-1282.

[38]武雪萍,于小勇,刘超峰,等.雷忠义主任医师痰瘀毒并治冠心病心绞痛的经验.陕西中医,2010,31（11）：1507-1508.

[39]武雪萍,范虹,雷忠义.心悸宁治疗心律失常30例临床观察.内蒙古中医药,2011,30（18）：31-32.

[40]武雪萍,于小勇,刘超峰.雷忠义主任医师辨治冠心病心绞痛经验.中医临床研究,2011,3（19）：79-80.

[41]武雪萍,范虹,于小勇,等.清眩降压煎治疗高血压病30例临床观察.四川中医,2012,30（1）：77-78.

[42]武雪萍,范虹,刘超峰,等.加味瓜蒌薤白半夏汤治疗冠心病痰瘀毒互结证的临床观察.世界中西医结合杂志,2012,7（9）：800-801.

[43]于小勇,武雪萍,范虹,等.雷忠义主任医师治疗血瘀证经验管窥.陕西中医,2010,31（8）：1043-1044.

[44]于小勇,武雪萍,范虹,等.名老中医雷忠义养心活血汤治疗急性冠脉综合征经验.陕西中医,2011,32（4）：463-464.

[45]于小勇.国医大师雷忠义养心活血汤治疗冠心病临床效果观察.河南医学研究,2018,27（22）：4033-4034.

[46]陈金锋,郭利平,雷忠义,等.丹蒌片的临床应用研究进展.现代中西医结合杂志,2016,25（8）：910-912.

[47]陈金锋,雷忠义,刘超峰,等.养心活血汤治疗冠心病不稳定型心绞痛的临床疗效观察.实用心脑肺血管病杂志,2018,26（6）：140-143.

[48]陈金锋,雷忠义,刘超峰,等.雷忠义教授"胸痹痰瘀毒风"理论体系探析.陕西中医药大学学报,2018,41（6）：1-2,20.

[49]陈金锋,雷忠义,刘超峰,等.雷氏养心活血汤治疗冠心病气阴两虚痰瘀互结证临床研究.陕西中医,2018,39（12）：1691-1693.

[50]陈金锋,雷忠义,刘超峰,等.丹蒌片治疗冠心病痰瘀互结证的疗效及对血清炎性因子的影响.中西医结合心脑血管病杂志,2018,16（23）：3401-3404.

[51]陈金锋,刘超峰,范虹,等.加味雷氏养心活血汤治疗心律失常气阴两虚兼痰瘀互结证患者的临床疗效.实用心脑肺血管病杂志,2019,27（1）：62-65.

[52]陈金锋,雷忠义,刘超峰,等.养心活血汤对心力衰竭大鼠左心室指数与血管紧张素Ⅱ及肺水肿影响研究.四川中医,2019,37（4）：51-53.

[53]陈金锋,雷鹏,范虹,等.一种理论,五十春秋——国医大师雷忠义胸

痹痰瘀互结理论源流回溯 . 陕西中医药大学学报，2019，42（4）：8-11.

[54] 王勇 . 国医大师雷忠义中医药辨治冠心病的临床经验 . 陕西中医药大学学报，2018，41（3）：22-23，40.

[55] 周岩芬 . 中西医结合治疗冠心病心肌梗死的效果观察 . 临床医学研究与实践，2016，1（23）：122-123.

[56] 田心，徐攀，刘超峰 . 丹曲胶囊抗心肌缺血再灌注损伤的线粒体保护机制 . 中国医药导报，2018，15（36）：16-19.

[57] 谢华宁，任得志 . 慢性心力衰竭中西医结合临床路径实施效果评价 . 中西医结合心脑血管病杂志，2018，16（4）：455-457.

[58] 张军茹，李健，刘超峰 . 慢性充血性心力衰竭不同中医证型心率变异性与心功能的关系 . 新中医，2006，38（8）：38-39.

[59] 安静，陈会君 . 益气养阴活血方对病毒性扩张型心肌病小鼠 TNF-α mRNA 表达的影响 . 中西医结合心脑血管病杂志，2011，9（9）：1086-1087.

[60] 任得志，张军茹，申仙利 . 丹蒌片治疗痰瘀互结型冠心病不稳定型心绞痛的临床观察 . 中西医结合心脑血管病杂志，2014，12（8）：1022-1023.

[61] 任得志，安静，刘超峰，等 . 慢性稳定型心绞痛中西医结合临床路径实施效果评价 . 中西医结合心脑血管病杂志，2015，13（4）：540-542.

[62] 周蓓，周海哲，刘超峰 . 菖琥宁心汤治疗病毒性心肌炎后遗症的临床观察 . 陕西中医药大学学报，2016，39（3）：53-55.

[63] 王宁宁，洛晶，刘超峰 . 菖琥温胆汤联合 β 受体阻滞剂治疗冠心病室性早搏（痰瘀互结证）的临床观察 . 现代中医药，2012，32（2）：19-20.

[64] 梁妍，吴若晨 . 菖琥温胆汤治疗阵发性房颤痰火扰心型临床观察 . 陕西中医学院学报，2014，37（4）：42-43.

[65] 姚斌，刘超峰，陈志文，等 . 脑心清片联合冠心病标准化治疗治疗冠心病稳定型心绞痛的临床疗效及安全性观察 . 光明中医，2015，30（4）：823-824.

[66] 罗建文，刘超峰 . 刘超峰教授治疗胸痹经验介绍 . 世界最新医学信息文摘，2018，18（24）：201-202.

[67] 吴凡，刘超峰 . 浅谈对冠心逐瘀汤治疗痰瘀互结型胸痹的认识 . 世界最新医学信息文摘，2017，17（86）：169-170.

[68] 王申，刘超峰 . 陷胸逐瘀汤治疗痰瘀互结型胸痹心痛之经验 . 实用妇科内分泌杂志（电子版），2017，4（29）：23-24.

[69] 侯杰军，雷鹏，陈金锋，等 . 网络药理学方法挖掘丹蒌片治疗冠心病的作用机制研究 . 中西医结合心脑血管病杂志，2019，17（24）：1-13.

[70] 刘勇，姚斌，刘超峰 . 冠心病心绞痛痰瘀毒互结证病机研究进展 . 中医杂志，2019，60(21)：1875-1879.

跋

　　雷忠义先生是我国第三届国医大师、陕西省名老中医。他从医 60 余载，是我非常尊敬的师长、长辈之一。他作风朴实、和蔼可亲、平易近人，对待患者和学生都是非常热情，给人一种长者的温暖。他艰苦朴素，无论是工作，还是生活都能严格要求自己。平时科学研究及临床教学工作，总是亲自参与，和大家一起认真工作。退休后，他依然坚持科研和临床工作，不辞辛苦，带领年轻人继续进行临床和科研工作。

　　雷老是全国第二批西学中专家，早年到我院，曾跟随朱龙玉先生做电针研究，并跟随米伯让先生多次到关中、陕南、陕北做流行病调查，在地方病的防治中做了大量的工作。20 世纪 70 年代，他带领内科心血管学组进行心血管病中医防治探索，他首次提出胸痹心痛病痰瘀互结理论，并联合西安市五家医院做临床研究，1974 年发表了治疗痰瘀互结证的文章"加味瓜蒌薤白汤治疗冠心病 44 例"，开创了痰瘀互结论研究的先河。他相继研究的舒心片（后改名丹蒌片）、复方羊红膻片（舒心宁片）等，获得了陕西省科技进步二等奖，丹蒌片获得了国家级新药证书，目前痰瘀互结论和丹蒌片在全国具有很大的影响力。

　　雷老在心血管领域所做的突出贡献，得到党和国家的认可，被评为第三届国医大师。耄耋之年，他继续坚持一贯的科研创新作风，近年来带的传承学生越来越多！他提出胸痹心痛病痰瘀毒互结理论和心悸病痰瘀毒风互结理论，他这种不畏艰难困阻、不断科研创新精神和持之以恒、锲而不舍的求知态度值得我们学习，是我们的楷模！

　　去年在我们共同努力下，长安学派雷氏心病痰瘀流派得到了陕西省中医药管理局立项批准。这一流派标志着以雷老为中心的心病痰瘀流派经过半个世纪的发展成熟了。在经过四代人传承，目前传承团队已有 60 余人，可见雷老不仅临床科研搞得好，学术传承也搞得很好。在新中国成立 70 华诞，也是雷老痰瘀理论提出 50 周年，《国医大师雷忠义痰瘀流派论文集》的出版，是一件非常欣慰的事情，记录了雷氏痰瘀流派 50 年的发展印迹，具有里程碑的意义。在此表示衷心祝贺！也由衷希望雷老健康长寿，雷氏痰瘀流派薪火相传、源远流长！

陕西省中医研究院院长
陕西省中医医院院长

二〇一九年八月